学术经验传承集腋

吴光炯

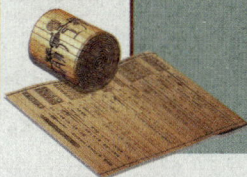

贵阳中医学院第一附属医院
吴光炯名老中医药专家传承工作室

吴泽湘

主编

贵州科技出版社

图书在版编目（CIP）数据

吴光炯学术经验传承集腋 / 吴泽湘主编. — 贵阳 ：
贵州科技出版社，2016.6（2025.1重印）
ISBN 978 – 7 – 5532 – 0476 – 5

Ⅰ. ①吴… Ⅱ. ①吴… Ⅲ. ①中医学 – 临床医学 – 经
验 – 中国 – 现代 Ⅳ. ①R249. 7

中国版本图书馆 CIP 数据核字（2016）第 125032 号

吴光炯学术经验传承集腋

WUGUANGJIONG XUESHU JINGYAN CHUANCHENG JIYE

出版发行	贵州科技出版社	
地　　址	贵阳市中天会展城会展东路 A 座（邮政编码：550081）	
网　　址	http://www.gzstph.com　http://www.gzkj.com.cn	
出 版 人	熊兴平	
经　　销	全国各地新华书店	
印　　刷	北京兰星球彩色印刷有限公司	
版　　次	2016 年 6 月第 1 版	
印　　次	2025 年 1 月第 2 次	
字　　数	592 千字	
印　　张	33.5　插页　0.5	
开　　本	710 mm × 1000 mm　1/16	
书　　号	ISBN 978 – 7 – 5532 – 0476 – 5	
定　　价	190.00元	

天猫旗舰店 :http://gzkjcbs.tmall.com

《吴光炯学术经验传承集腋》
编辑委员会

主　编　吴泽湘

副主编　许　滔

主　审　吴光炯

编委及其单位(以姓氏笔画为序)

田　津　贵阳中医学院第二附属医院

毕　莲　贵阳中医学院第一附属医院

许　滔　贵阳中医学院第二附属医院

吴光炯　贵阳中医学院第一附属医院

吴泽湘　贵阳中医学院第一附属医院

吴光炯教授简介

吴光炯(1942—　)，主任医师、教授，贵州省首批名中医，第四、第五批全国老中医药专家学术经验继承工作指导老师，成都中医药大学特聘博士生导师。吴氏从医40余年，临床以中医中药为主，中西医结合诊治内科、儿科、妇科等疾病，擅长消化内科、儿科、神经精神病症、甲状腺疾病、糖尿病、妇女更年期综合征、性行为障碍等病症的中西药结合诊治；对中医经典和金元学说思想有较深研究。在学术思想方面，吴氏主张多学科、跨学科地研究中医中药，科学、合理地应用中医中药；以人为本，疗效第一；与时俱进，无条件服从现实逻辑的权威。针对人体这个复杂系统，其病时每多因多果、一因多果、多因一果的特点，吴氏提出复杂性思维临床诊疗模式以及在和合思想指导下的处方用药原则等，从而提高了中医中药的临床疗效。

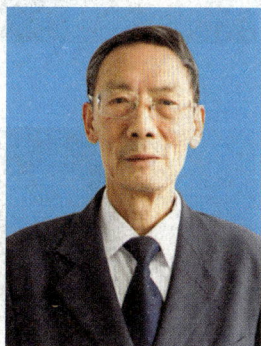

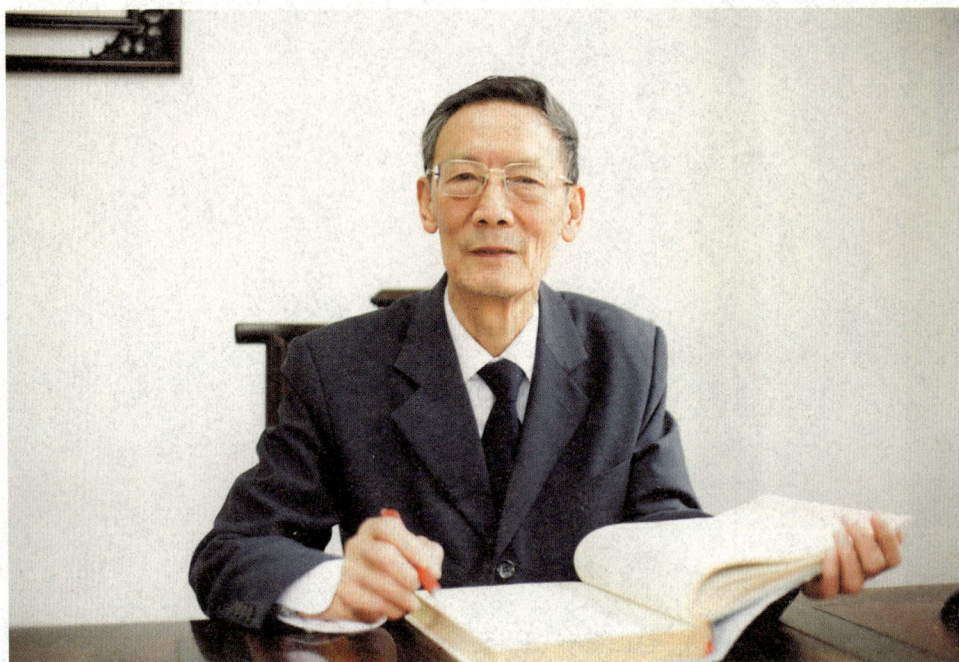

吴光炯教授

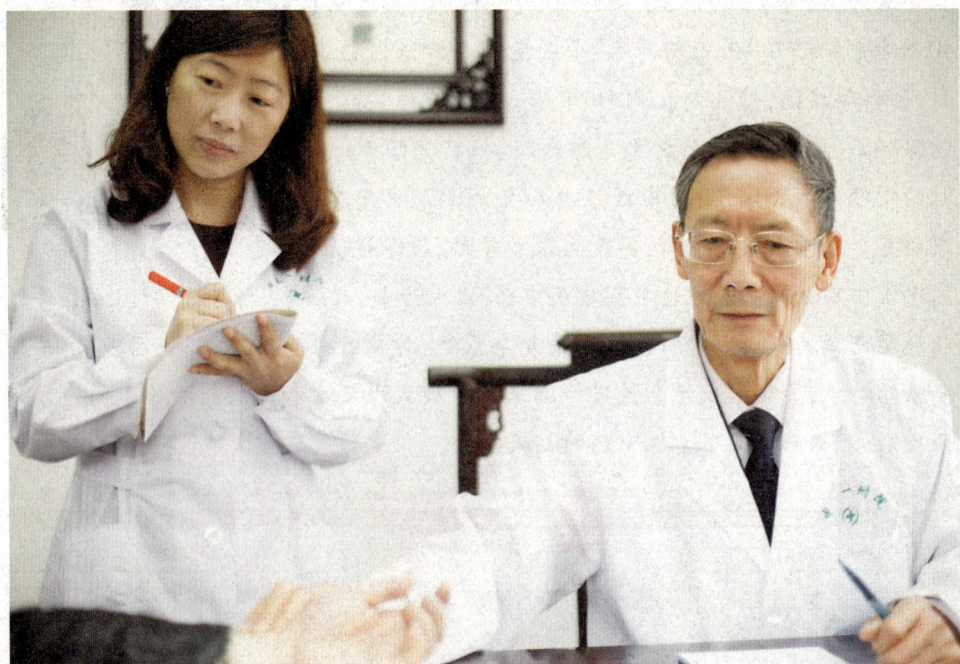

吴光炯教授临床带教

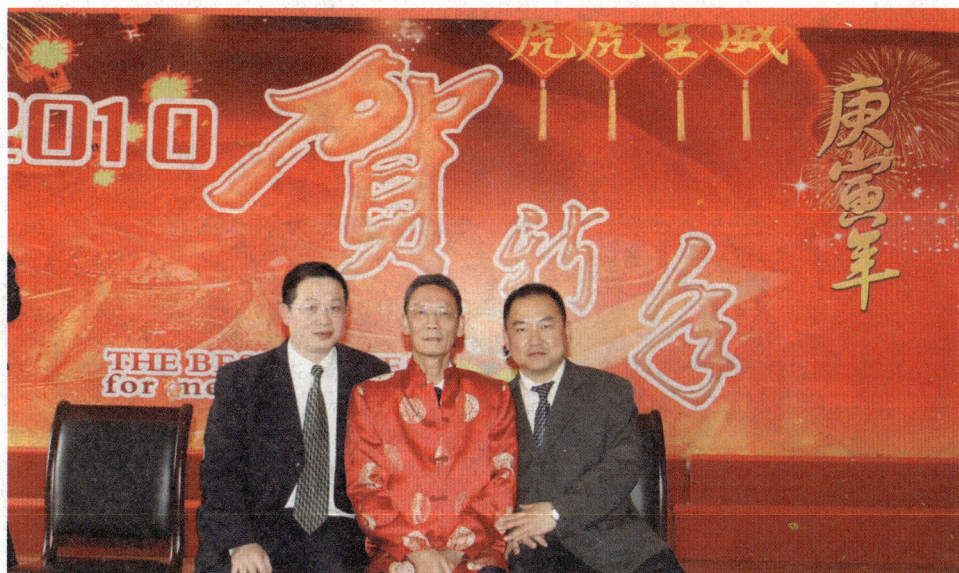

与弟子吴泽湘、许滔合影于拜师典礼

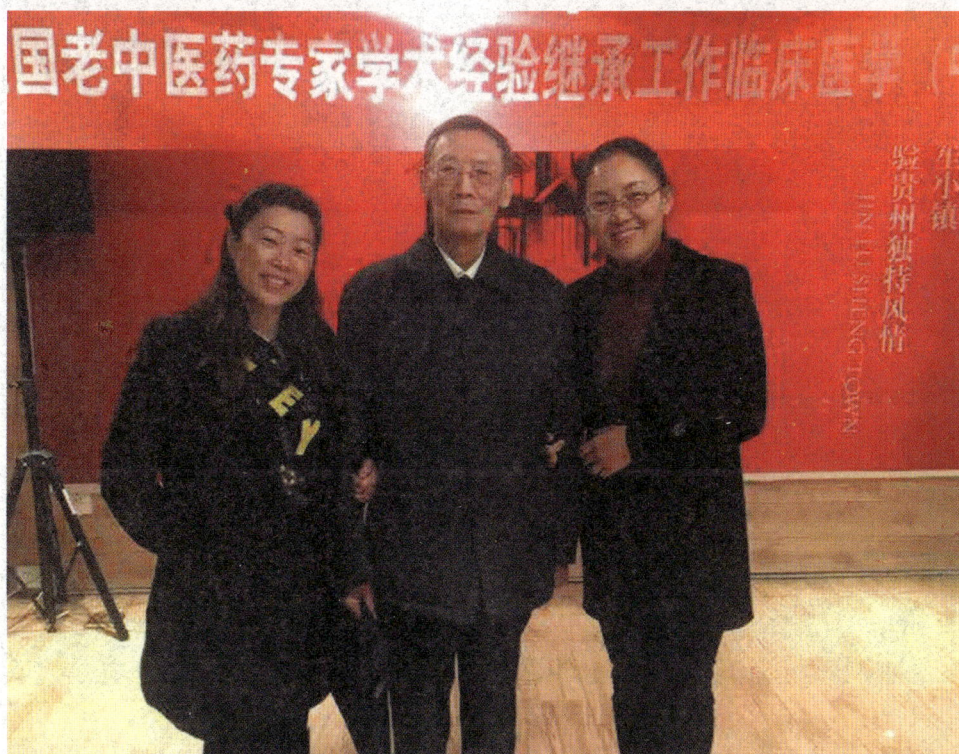

与弟子毕莲、田津合影于博士论文答辩

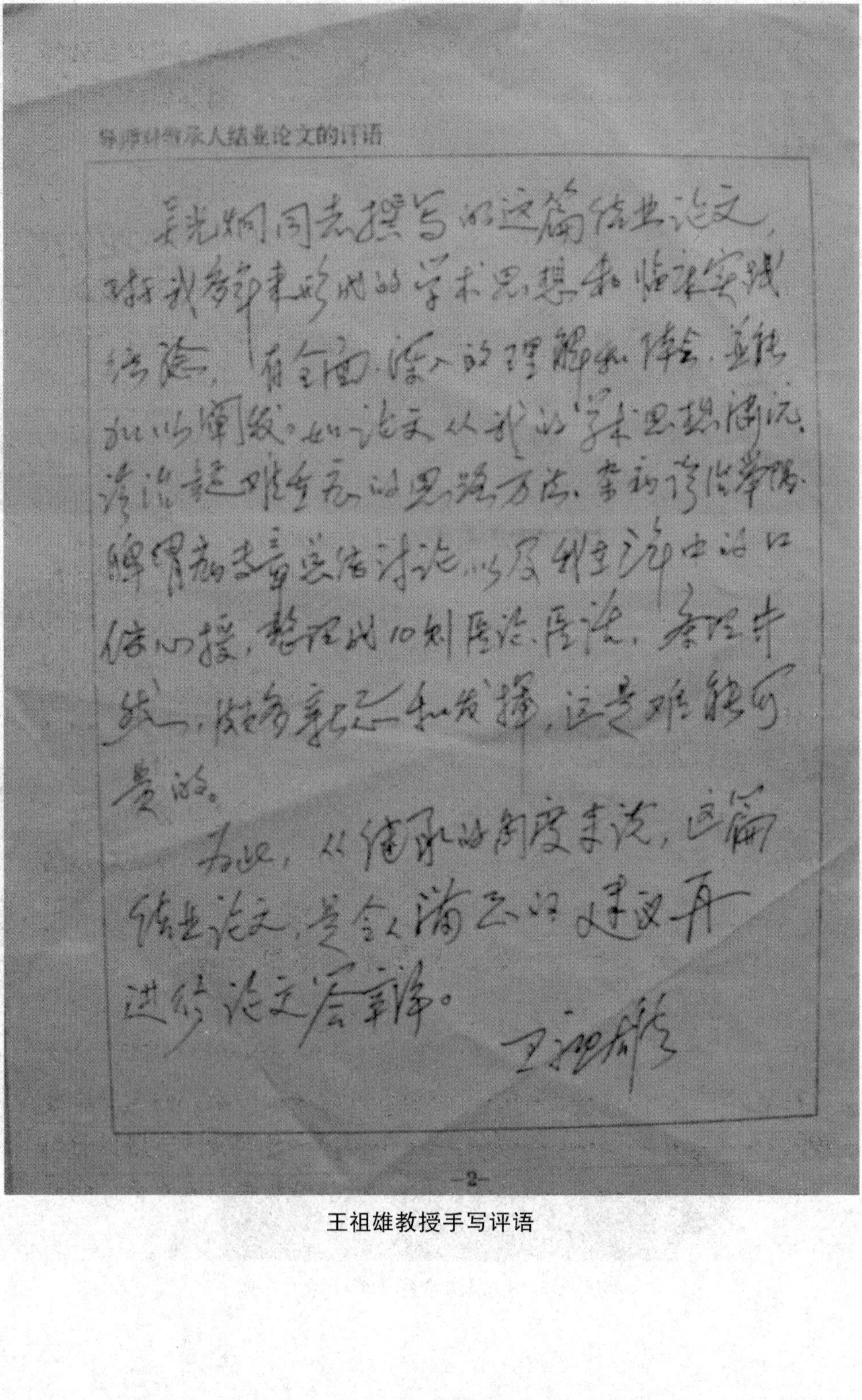
导师对继承人结业论文的评语

吴光炯同志撰写的这篇结业论文，对我多年来形成的学术思想和临床实践经验，有全面、深入的理解和体会，并能加以阐发。如论文从我的学术思想阐述诊治疑难重症的思路方法，重新诠释脾胃病的专病专治讨论，以及刺血疗法中的口传心授，整理成口诀、医话、医论，条理井然，做了多方面的充实和发挥，这是难能可贵的。

为此，从继承的角度来说，这篇结业论文是令人满意的，建议开进行论文答辩。

王祖雄

王祖雄教授手写评语

序 PREFACE

　　经我医治过的病人朋友,指导过的研究生们都建议我写本书,把好的经验记下来,传下去。我都回答说,没什么值得可写的。古人有云:腹中有万卷书,心中无半点尘,方能著书立说。我何许人也,敢有著书立说之意! 本书之成,缘于国家人力资源和社会保障部、国务院学位委员会、教育部、原卫生部(现更名为国家卫生和计划生育委员会)、国家中医药管理局联合开展的全国老中医药专家学术经验继承工作过程中,我有幸被遴选为全国首批师承学员,跟我省著名老中医王祖雄教授临床学习3年,所撰写的出师论文《王祖雄教授内科学术经验探骊》顺利通过答辩,获国家颁发的出师证书。10多年后我也忝列为第四、第五批全国老中医药专家学术经验继承工作的指导老师,先后指导4名学员,其中,3名获博士学位,1名获硕士学位。在此期间,国家中医药管理局又授予我名老中医工作室,并斥资建设;同时,也要求在工作室建设期内必须出版名老中医药专家学术经验著作至少1部,才能合格验收。工作室基本建设完备,医疗教学工作繁重,还要编写一部数十万字的中医专业著作并出版,谈何容易! 所幸我工作室的成员基本上是我指导的师承学员,他们所撰写的出师论文和学位论文都是从不同角度、不同方面几乎没有重复地来总结我的学术经验,而且都是经同行专家评议通过的。现在把他们的论文重新进行整合,进一步修改和补充,便是这本书的重要内容。

　　我从事中医医疗和教学40多年来,也发表过几篇论文,在不同场合作过若干次讲座,每次讲座稿都是新的内容,特别是我也是曾经的师承学员,也积累了一些承和传的经验,知道如何做一个好的师承学员,也知道如何做一个好的指导老师。故将我的这部分文稿也收入此书。

在指导师承学员的过程中,我在他们写的跟师笔记、心得体会和临床病案上用红笔写了近10万字的批语,加上我发表过和未发表过的短文,整理为"医话集萃"编入此书,并附以我们的师承学习感言。

我是多学科爱好者,师生中能反映我多学科、跨学科研究运用中医的思路与方法的论文也收入此书。

综上所述,这本书实际上是汇聚了我和我的老师、我的学生三代中医人的经验和智慧,故书名为《吴光炯学术经验传承集胲》,或许名实相符。人微言轻。我不认为这本书有多少可取之处,也不相信会有多少读者愿浪费时间认真去读它。不喜欢它的读者,权当它是古旧书摊上众多的低水平重复的中医书中的一本!是以为序。

吴光炯于不遂书屋
2016 年 3 月 18 日

前　言 FOREWORD

　　给这部总结吴光炯教授学术经验的书写前言,真不是一件容易的事情。我是吴老师的学生之一,他曾告诫我们,写关于老师的文章,不要用过多的抽象溢美之词,要重事实,要实事求是,否则就无异于先是把老师高高地举起,然后又轻轻地放下;还要求我们要避免科学中的不端行为。

　　吴老师治学严谨、知识广博、学贯中西、学验俱富,特别是在多学科、跨学科研究中医方面有颇多新的见解,是当之无愧的名老中医!

　　吴老师很早就重视全科医学,他临床所诊治的疾病,遍及内、儿、妇、外科,包括外科术前术后的调治。他说,天下男性与女性各占一半,儿童加老年人与成年人各占一半,躯体与精神心理各占一半,如果只重视一半而忽视另一半,就是单边失重。一个中医医生一旦有了点名气后,人们就以为你是万能的,什么病都要来找你试试;有些患者自己的病被治好了,还会把家人和亲朋好友中的病人也带来找你诊治,如果你知识单边,不懂全科医学知识,你能正确合理地诊治吗? 曾经有一位贵阳某农校的学生自认为"早泄"来院就诊,先是一位中医男科医生以肾虚用"金锁固精丸"治疗多次,毫无效果,后来求治于吴老师。吴老师见其衣冠褴褛,精神萎靡,又是未婚青年学生,怎么知道自己是"早泄"呢? 详问病史,原来这位来自湖南农村的青年学生,家境贫寒,来贵阳学习时得到该校食堂一位女青年的关照,不久就恋爱上了,第一次发生性关系时因"早泄"未能成功,女方即认为他有"问题"便分手了,于是这位患者误认为自己确实有"问题",担心今后不会生育了,于是十分痛苦悲观。吴老师批评教育学生后，指出这是当时过分紧张所致，完全属于正常现象，不需要服药物治疗，让他放心，安心学习。该生毕业前还来向吴老师辞别，表示深深的感谢。后来以吴老师为主，为学院本科生开设了性医学选修课，可惜由于当时的特殊社会环境，只讲了一期便停止了，现在看来不能不说是一种遗憾！

由于诸多原因，《吴光炯学术经验传承集腋》一书之成，实在是时间仓促，没有全方位总结吴老师的学术经验，例如他为我的优才研究课题所开设的《伤寒论》学术实质研究讲座十余次，内容十分丰富，本书中相关内容部分只能反映一个大概；吴老师在妇、儿、皮肤病方面也有丰富的经验，本书也只是收集一些零散的病案，没有系统整理总结；由于本书主要体现名老中医的学术经验方面，故吴老师口碑很好的师德、医德方面的事例没有得到很好地反映。对此，我们作为他精心指导过数年的学生，不能不说这是对老师的亏欠！

最后还需要说明的是，在本书中有关作者的文章内可能有个别话语和观点是吴光炯老师凭很久以前的记忆讲述的，已不记得出处了，如果出现了这样的情况，则向相关学者表示歉意。

贵阳中医学院第二附属医院心内科主任、主任医师、博士
全国中医第三批优才学员

许 滔
2016 年 4 月 18 日

从医小传 AUTOBIOGRAPHY OF A MEDIC

　　如果这本书必须要有本工作室主人公的小传,那么这个小传也必须由我本人来写,因为我还健康地活着,而且这是认识自我,检验我人生的好机会。

　　许多中医名家、大师的成才,都是在某种特定的环境里一下子就爱上了中医,最后走上了成功之路的。而我不才,却是从不喜欢中医到研究、应用中医,成为一个与时俱进的中医人的!

　　贵州多大山。黔北的桐梓县西面有一座偏僻的大山,是娄山山脉的延伸。在那座大山的顶上,有一个只有几十户农家的山村,那里不是丹霞地貌,后来却叫作"红岩村"。1942 年 3 月的某天清晨,我出生在那里一个农民的家庭。这天正好是惊蛰节气,故我的乳名就顺便叫作"惊蛰"。我母亲是典型的勤劳朴素的农村妇女,她含辛茹苦生养了我;父亲也是农民,却颇有些文化,写得一手好字,他懂阴阳五行,还做过几年私塾先生。在我的记忆中,老家堂屋的大方桌上总是放着很多的书,印象最深的除了《三字经》《百家姓》《增广贤文》《幼学琼林》《四书》以外,就是线装本的"象吉通书",至今还依稀记得其中的几本:《奇门遁甲》《罗经地理》《通核众法》《万年历书》,等等。

　　在那个出门不是下山就是上山,去任何一个集镇都需要徒步十多公里的大山顶上,缺医少药是显而易见的,至今亦然。据说我的祖辈人丁兴旺,但在一次染上什么"鸡窝寒"的疫病后丧其大半。父亲是幸存者,故他特别强调要保护好人丁,在他看来,每一代都要有人学医,是保护家人的最好方法之一。父亲自己就喜欢读医书。当然，那时候的医书就是中医，他认识不少中草药，还送我大哥去邻县一位中医医生家里当学徒，后来我大哥居然先后当上了桐梓县、习水县几个区卫生院院长。20世纪60年代初，我大哥又被选送去原遵义卫生学校进修西医2年，成为中西医结合的医生，在当地口碑很好。父亲懂阴阳五行，又有个哥哥是中医，生长在这样的家庭，似乎注定我与中医的缘分。然而，因为一次患病的经历，使我对民间草药产生了怀疑。

在我十来岁时曾患阵发性剧烈腹痛，父亲认为，小儿腹痛十有八九不是蛔虫就是食积，便去山下刮来苦楝皮煎水让我服，先后服了五六碗，毫不见效，腹痛发作时必须用力压住上腹部才能忍受，曾晕厥几次。当时我大哥是区卫生所所长，知道后便请了当时区联合诊所一位叫欧遂良的西医医生一道来家，经"中西医会诊"后，给我服了两小片叫作"山道年"的白色药片和两片棕黄色的药片，大约5 h后腹痛腹泻大作，随即排出近百条大小不一的蛔虫，腹痛霍然而止，再未发作。农村孩子毕竟懵懂，哪管它是中医还是西医，甚至连医学的概念都没有。知道中西医有所不同，是很久以后的事了。

我四五岁时，父亲开始教我读蒙学书，什么《三字幼宜》《三字经》《百家姓》《增广贤文》《大学》《中庸》，等等。70年后的今天，我依然能背诵许多，但已不是当初不识字义，只按顺口溜似背诵的"望天书"了。这或许是我后来上新学时严重偏文科，和后来特别酷爱文、史、哲和社会科学学科的缘故。心理学家弗洛伊德强调一个人的早期经验对后来一生的影响都很大，这在我身上也得到了验证。

在县城读中学的6年时间里，随着文化知识的进步，我利用假期回老家的机会，翻读了父亲的许多属于"数术"类的"象吉通书"和线装本的中医书，发现两者都应用了阴阳五行，天干地支，四时节气，乃至太极、八卦等理论。这完全是出于好奇，根本没有想到要学医，更没有想到会学中医！但这些"数术"类知识对于我后来学习中医理论时大有似曾相识之感。

人生的历程总是阴差阳错。1965年，我居然考取当年新成立的贵阳中医学院的医疗系，这的确不是我的第一志愿。但在当时的历史条件下，能考上大学已很不容易了，特别是在那个偏僻的大山头上，只有我能从小学读到高中毕业，又考上了大学，除了从年老的父母口中夺食外，还有就是我的三个哥哥，他们从自己微薄的工资收入中挤出一部分来供我上学，希望我能读上大学。于是，我转念一想，"用心计较般般错，退后思量步步宽"，这毕竟是所大学，特别是"医疗系"三个字尤其让我有一种使命感:我今后从事的职业就是要用中医中药给人治病,还能简单地让病人去喝几大碗棕黄色的苦楝皮汤吗?既然自己怀疑中医,就一定要走进去看个究竟。中医是什么?如何才能科学合理地利用她来治病呢?使命感是一种责任感,既有压力,也有动力。就这样,我走上了中医之路。苏东坡有诗云:"横看成岭侧成峰,远近高低各不同,不识庐山真面目,只缘身在此山中。"50多年来,我始终坚持不懈地学习中医,应用中医,用多学科、跨学科知识来解读、阐释中医,不但走进了中医,而且又走了出来——原来中西医虽然是两种不同的医学体系,却又是可以优势互补的!

1970年我大学毕业后被分配去贵阳市郊的林东矿务局职工医院,先是接受工人阶级再教育一年,使我学得一手很好的传统木工技艺!在这一年中已有不少工人来找我看病,居然反映还挺好。当我正式到医院工作后就是在中医科,开诊的第一天竟来了不少病人,这使我充满了信心。这时我已自学完西医本科一整套教材,对一些确实需要用西药的病人,我也能规范地给予诊治。当那位热爱中医中草药的范卫成院长知道后,下死命令要我把中医搞好,坚决不允许我用西医西药,连科里原有的听诊器、血压计等都给"没收"了。为此,我与这位善良的范院长善意地争论了不知多少次,却谁也没说服谁。

1975年底我调到贵阳中医学院内科教研组,主要在内科病房肾炎组做管床医生。在国内知名中西医结合肾病专家陆鸿滨教授的影响下,我开始学着寻找中西医之间的融合点,对中西医结合诊治肾内科疾病也有一些经验和体会。1981年,我考进贵州省第二期中医研究班学习3年。这3年是我学习中医的黄金时代,这个班请来了省内外知名中医理论家、临床家来授课,使我受益匪浅。我自己也利用这个机会认真研读了中医所有的经典,对《伤寒论》《金匮要略》及温病学四大家的研究颇为深入,学习期间撰写了《〈伤寒论〉方法论初探》《〈金匮要略〉奔豚气病发病机制及辨证论治探讨》《温热病耗血动血与DIC》(此文未发表)等论文。结业论文是由名老中医袁家玑教授指导的,题目是《试论〈伤寒论〉表证的三个基本证型及其传变倾向》,经专家组答辩通过。研究班结业后,我先后在贵阳中医学院第一、第二附属医院做临床工作,还系统学习普通心理学和医学心理学,于1987年在贵阳中医学院第一附属医院开设心理咨询门诊,对有心理障碍问题的病人提供免费心理治疗,深受欢迎;同时,为学院本科生讲授医学心理学选修课,因发现大学生中存在诸多的心理问题,即撰写《应当重视对高校学生的心理教育指导》一文发表在

《中医教育》杂志(1990 年)。

由于我对中国传统文化已有比较全面、深入的了解,20 世纪 70 年代中叶,我就自觉或不自觉地开始关注西方文化,特别是我国改革开放以来,从西方引进了不少关于自然科学、社会科学和意识形态方面的论著。那时正是我的不惑之年,除了马克思主义哲学以外,对西方其他哲学也特别感兴趣,对我影响较大的还有康德、黑格尔,以及属于科学哲学的库恩、波普尔、拉卡托斯、迈克尔·波兰尼,等等。从此,我对哲学特别是科学哲学的爱好已胜过对文学的爱好。这时我对现代医学科学的了解已远远不只是西医本科教材的水平了。以上这些知识是我后来进行中西医比较研究的基础;也是我后来提出中医和合论,构建脾胃(肠)病病因病机模式和复杂性临床诊疗思维模式的基础,从而提高了中医中药疗效的关键。

1992 年国家启动了全国老中医药专家学术经验继承工作,我被遴选为全国首批师承学员,跟我省著名老中医王祖雄教授临床学习 3 年,所撰写出师论文《王祖雄教授内科学术经验探骊》3 万余言,王老审阅后十分满意,其批语写道:

> 吴光炯同志撰写的这篇结业论文,对于我多年来形成的学术思想和临床实践经验,有全面、深入的理解和体会,并能加以阐发。如论文从我的学术思想渊源,诊断疑难重症的思路和方法,杂病诊断举隅,脾胃病专章总结讨论以及我在 3 年中的口传心授,整理我 10 则医论、医话,条理井然,颇多新意和发挥,这是难能可贵的。

> 为此,从继承的角度来说,这篇结业论文,是令人满意的。

> 建议再进行论文答辩。

> 王祖雄(见王老批语手迹)

在师承学习期间我已晋升为副主任医师。我的指导老师王祖雄教授是知名脾胃病专家,为了学以致用,我出师后回到临床便以胃肠病作为主要研究对象,并指导 3 批共 6 名硕士生获得学位。由于我为学院多届临床型硕士研究生讲授脾胃系病症,为了把课讲好、讲深、讲透,我采用中西医比较、融会贯通的方式备课多达 300 余页,使后来的两批师承学员也受益不少;还先后撰写了《试论李东垣脾胃学说中的温热病学思想》《试论金元时期的温热病学思想》等论文在《中医杂志》上发表,在 2000 年 11 月江苏无锡"第四次全国中医药防治传染病学术交流会议"上的发言,收入该次《学术大会论文集》。

2006年退休，我继续在贵阳中医学院第一、第二附属医院专家门诊应诊，先后被选评为贵州省首批名中医，第四、第五批全国老中医药专家学术经验继承工作指导老师，成都中医药大学特聘博士生导师，国家中医药管理局还授予我名老中医工作室，这些都给了我尽心尽力耕耘好这最后"一亩三分地"的绝好机会！

我临床诊治病人是极为认真的，我指导师承学员也是尽心尽力的，我常告诫他们，在高校附属医院当医生，要成为学者型临床家，不要做只会随便开处方的医匠。我曾在一次学术讲座上说："从医几十年来，我对得起病人，对得起我的学生；但对不起自己，对不起家人。这就是我的从医之路，也是我勤奋学习，认真做人的一生！"

吴光炯

2016 年 5 月 15 日

目 录
CONTENTS

第一章

学 术 思 想

第一节　和合论思想及其在中医学中的应用

和合论思想在诊治脾胃病中的应用

许　滔

　　吴光炯老师认为,中国传统文化中的和合论思想对中医学理论和实践的影响很大,从而提出中医和合论,他把道家和儒家经典中的和合论思想与中医经典紧密联系起来,发挥得淋漓尽致。

　　和合思想可追溯到我国春秋战国时期。如《周易》说:"乾道变化,各正性命,保合太和,乃利贞。"在这里,"合"与"和"同时出现,即是说宇宙人生能保合太和是吉利的象征。《老子》说:"万物负阴而抱阳,冲气以为和。"万物都是由阴阳二气构成,"阴者,藏精而其亟也;阳者,卫外而固也""阴在内,阳之守也;阳在外,阴之使也",阴负阳抱,相互维系,和谐统一,就产生一种冲和之气。《礼记》中庸篇论及性命之致中和时说:"喜怒哀乐之未发,谓之中;发而皆中节,谓之和。中也者,天下之大本也;和也者,天下之达道也。致中和,天地位焉,万物育焉。"不偏之谓中,任何事物都不能走向极端,喜怒哀乐关乎性命,以之比况。孔孟还提出"礼之用,和为贵"的人和论,属于和合的伦理政治概念。吴光炯老师指出,最值得玩味的是《国语·郑语》中记载的史伯与郑桓公的一段对话最为精彩,援引如下:

　　　　公曰:"周其弊乎?"对曰:"……今王弃高明昭显,而好谗慝

　　　　暗昧;恶角犀丰盈,而近顽童穷固。去和而取同。夫和实生物,

同则不继。以他平他谓之和，故能丰长而物归之；若以同裨同，尽乃弃矣。故先王以土与金、木、水、火杂，以成百物。是以和五味以调口，刚四支以卫体，和六律以聪耳，正七体以役心，平八索以成人，建九纪以立纯德，合十数以训百体。出千品，具万方，计亿事，材兆物，收经入，行姟极。故王者居九畡之田，收经入以食兆民，周训而能用之，和乐如一。夫如是，和之至也。于是乎先王聘后于异姓，求财于有方，择臣取谏工而讲以多物，务和同也。声一无听，物一无文，味一无果，物一不讲。王将弃是类也而与专同。天夺之明，欲无弊，得乎？"

吴光炯老师特别重视这段文字。他说这才是中医学和合思想的文化母体，远远超乎《易经》对中医学的影响。文中谓"以他平他谓之和"是强调对立事物的和谐统一，才能发展，故和实生物；太极从混沌无序演化到有序时，就是一分为二，二生三，三生万物，就是阴阳和合的结果。故《黄帝内经》说："阴阳之要，阳密乃固，两者不和，若春无秋，若冬无夏。因而和之，是谓圣度。"把"和"看成"圣度"，提得多高。人体阴阳和合，和谐统一，才是理想状态，故"察舌按脉，先别阴阳""察其阴阳所在而调之，以平为期"。期，期望、目的也。《黄帝内经》把调和、调节阴阳，使之和谐统一以生万物看成是最高的、最理想的法度。对阴阳如是，对脏腑百骸、气血津液等也如是。引文中又说，"故先王（应该说是先民——引者）以土与金、木、水、火杂，以成百物"，并用"和五味以调口""和六律以聪耳"来比况（《左传·昭公二十年》有与此基本相同的论述）。杂，多也、合也，是指杂多事物的和合、和谐统一。《黄帝内经》讲"人与天地相参，与日月相应"的天人合一，是强调人与大自然的和谐统一；又讲"志闲而少欲，心安而不惧，形劳而不倦，气从以顺，各从其欲，皆得所愿。故美其食，任其服，乐其俗，高下不相慕，其民故曰朴。是以嗜欲不能劳其目，淫邪不能惑其心，愚智贤不肖，不惧于物，故合于道"。如果克服了这段文本中道家保守思想的一面，就是强调人与社会环境的和合、和谐统一关系这个"道"。国际上异质文化的和平共处，国内建构的和谐社会，也是从和合这个"道"出发的。

吴光炯老师说，和合思想不是他的发明，他只是看到了和合思想在认识人体的生理病理，病因病机，特别是在治法和方药中的重要性。

阴阳五行是中医学的说理工具。西方人会问，阴、阳的实质是什么，那五种风马牛不相及的物质怎么能与人体组织器官扯在一起？他们受还原论思想的影响太深,不知中国传统文化看重的是事物之间的关系。在中医学中,阴阳之间、五行之间的关系,是和合的和谐统一关系,即是"阴平阳秘,精神乃治;阴阳离决,精气乃绝"的关系,是生克制化,亢害承制的关系,等等。基于这个原则,脏与腑和合为表里,脏腑与五官、五体和合为内外;营与卫要和合,气与血要和合,形与神要和合,人与大自然和社会要和合,等等。这是整体论、互动观的思想。

"合"的反义词是离,是分离,是决裂。《黄帝内经》有"阴阳离决,精气乃绝"之论,有"阴阳离合论"名篇。"和"字还没有找到一个恰当的反义词,但这并不要紧,《黄帝内经》把"病"看作"和"的反面,如说"气相胜者和,不相胜着病"(《素问·气交变大论》)。可见和是正常生理状态,不和就是病。

吴光炯老师认为,"和"是"合"的结果,即是对立的、杂多的事物共处在同一时空相互依存、相互为用、相互生克制化的有序状态,这种有序状态就是"保合太和",故《黄帝内经》强调"必先岁气,无伐天和"。中药复方配伍时讲究"七情合和",也就是要服从"保合太和"的有序性。他指出,一部《伤寒论》从疾病的发生、发展和转归到治法方药都体现出和合思想,而且主要是在诊治胃肠病上。如桂枝汤证的营卫不和,大小柴胡汤证的表里不和,泻心汤证的寒热虚实不和,承气汤证的腑气不和,等等。这些方药既可以治"伤寒",也是治疗胃肠病的常用方。《伤寒论》讲合病并病,例如太阳与少阳合病、太阳与阳明合病、三阳合病、太阳与少阴两感证,相应的治法和方药也体现出和合的思想,如柴胡桂枝各半汤证、小柴胡加芒硝汤证、大柴胡汤证、麻附细辛汤证,等等。据统计,《伤寒论》中与和法有关的条文就有40余条。因此,吴光炯老师认为《伤寒论》关于"和"的概念是广义的,分别有调和、调解、温和、合和、调节、调剂等多种含义。《伤寒论》53条说:"病常自汗出者,此为荣气和,荣气和者,外不谐,以卫气不共荣气谐和故尔,以荣行脉中,卫行脉外,复发其汗,荣卫和则愈,宜桂枝汤。"文中的"谐和"就是指营卫必须和合、和谐统一才是正常生理状态;又说:"复发其汗,荣卫和则愈,宜桂枝汤。"这里把发汗治法也称作"和",桂枝汤解肌发汗也是调和方。《伤寒论》233条说:"阳明病,胁下硬满,不大便而呕,舌上白苔者,可与小柴胡汤。上焦得通,津液得下,胃气因和,身濈然汗出而解。"原来小柴胡汤不但能和解表里,而且还可以和胃气;与98条对比分析,可知小柴胡汤本证实际上是表未解而兼见胃气不和的所谓半里证。耐人寻味的是本属于下法的三个承气汤和大陷胸丸证都与一个"和"字相关(见《伤寒论》254、213、214、108、253、29、135条)。所以,张介宾说:"和方之剂,和其不和者也。凡病兼虚者,补而和之;兼滞者,行而和之;兼寒者,温而和之;兼热者,凉而和之;和之义广也,亦犹土兼四气,其于补泻温凉之无所不及,务在调平元气,不失中和之为贵也。"戴天章也说:"寒热并用之谓和,补泻合剂之谓和,表里双解之谓和,平其亢厉之谓和。"许多疾病是一因多果、多因一果或多因多果的,因此,广义地理解和法、和方,充分体现中医复方的多成分、多效应,从而多靶点、多位点调节的特点和优势,从根本上有别于西医主张的对抗性治疗。单味中药本身就是多成分的,如人参的成分就有100多种。按七情合和配伍后即使是药对,也不是"1 + 1 = 2",而是"1 + 1 > 2 或 1 + 1 < 2"的问题。一首小柴胡汤由7味药组成,其成分和效应就极其复杂了。这是中医一方能治多种病症,经加减化裁后能治更多疾病的实质。例如,在吴光炯老师的经验中,三个泻心汤方既可以治食管、胃、十二指肠和大小肠的功能性疾病,又可以治前述部位的结构性疾病,后者如溃疡性结肠炎,胃及十二指肠溃疡,巴雷特食管,等等。所以,吴老师说,在和合思想指导下的立法、制方,就是着眼于和的调节治法,而非抗癌、抗菌、抗病毒。事实上许多疾病都有自限性和自愈倾向,中医讲阴阳自和,讲津液自和,讲正气来复,正是希波克拉底所说的机体的自然疗能。贝尔纳(Claude Bernard)的"内环境"概念和坎农(Walter Braford Cannon)的"稳态"概念都认为有机体本身有潜在的自稳调节能力,现在已认识到这种自稳、自愈调节是通过神经 - 内分泌 - 免疫网络来实现的。因此,中医的治法虽多,但主要是通过补偏救弊或因势利导,协助机体启动、矫正这些自稳调节装置的功能而已,而这种治法正是和合思想指导下的和法、和方。这正如清代医家周学海说的:"伤寒以柴胡为和解之方,后人不求和解之义,囫囵读过,随口称道,昧者更以果子药当之。窃思凡用和解之法者,必其邪气之极杂者也。寒者、热者、燥者、温者,结于一处而不得通,则宜开其结而解之;升者、降者、敛者、散者,积于一偏而不相洽,而宜平其积而和之。故方中往往寒热并用,燥湿并用,升降敛散并用,非杂乱而无法也,正法之至妙也。"

　　吴老师还特别强调中医和合论中"和"字的温和概念。他说,在中外古代传统医学中都有所谓的"迅猛疗法",即对病人不问虚实寒热,动辄发汗、催吐、通便、放血、发疱。据医学史记载,美国开国总统华盛顿患急性咽喉炎,医生先用斑蝥在咽喉发疱后不见好转,又多次放血约2000 mL,最后死于失血性休克。医学史家称这些疗法为"迅猛疗法"或"英雄疗法"并加以否定。其实,《黄帝内经》早就有"粗工凶凶,以为可攻,故病未已,新病复起"的批评;《伤寒论》的"救逆法"就是针对粗工们盲目滥用汗、吐、下、温针所造成的所谓"坏病"而设的。吴老师甚至认为,华佗与张仲景同是汉代人,华佗在没消毒、麻醉、抗炎、急救和相应仪器设备的条件下做开颅术,显然属于盲目的迅猛疗法,病人的痛苦和风险都极大,故"失传"了。而张仲景在汤液经法的基础上,严格按"观其脉证,知犯何逆,以法治之"来辨证论治,故风险小,疗效好,被"秘不外泄"地流传了下来。吴老师对王孟英"重病有轻取之法"和"骇人之病当用骇人之方"的观点颇为赞赏,30多年前还发表了关于重病轻取的论文。但这不等于说吴老师排斥峻剂,只是在治疗功能胃肠病中特别强调平正通达,以和为贵,升清降浊是和、辛开苦降是和、寒温并用是和、补泻宣通也是和。

吴老师比较推崇方证对应的辨证方法,但是,说方证辨证是"尖端"的提法有让后学者误解为其他辨证方法不重要之嫌。方证对应辨证确实是捷径,只要认真掌握好数百首成方(包括经方、时方)的药物组成和适应证,临床使用极为方便。但必须掌握成方的加减化裁。诚如丹波元坚说的,"盖用方之妙,莫如于加减;用方之难,亦莫如于加减"。记方证,是一般性知识,是基本要求;善于加减化裁,是因人、因时、因地而异,体现了个体化的诊疗原则,是在一般性知识(如记方证)基础上的提高。吴老师对成方的加减化裁很灵活,对于加减的药物不但要遵循七情合和,还要考虑与原方中某药组成什么样的关系。例如,治疗功能性胃肠病的七味白术散,加黄连,就含有和寒热的香连丸;加吴萸,就含有辛开苦降的左金丸;加芩、连,则是七味白术散与葛根芩连汤的合方。

应用和合论解读中医理法方药

吴泽湘

应用和合论解读中医理法方药是吴光炯教授学术思想的内容之一。中医学既是中国传统文化孕育出来的,又是中国传统文化的重要组成部分。中医是我国古代劳动人民长期以来与疾病做斗争的经验总结,其理论体系的形成和发展过程中受黄老思想的影响是显而易见的,是业已公认的;同时,也受儒家思想的影响。故吴老师认为中医学是中国古代黄老思想和儒家思想相结合的混合物。例如,中医学中的许多术语和命题,如阴阳、五行、天人相应、七情合和,等等,既有黄老"道法自然"的自然哲学思想,又有儒家"礼之用,和为贵",讲天时地利人和的政治伦理思想这样的双重概念。吴老师认为最有代表性的古代和合论思想,就是黄老文化和儒家文化共同提出来的一个十分重要命题,如《周易》讲的"保合太和",《老子》讲的"冲气以为和",儒家讲的"和实生物,同则不继""致中和",等等。用和合论思想理解大自然和人类社会这两个环境的理想状态,就是强调对立事物的和谐统一,和平共处。中医学用阴阳、五行论解释人体生理病理,用天人合一论解释人与天地相应与日月相参,用恬淡虚无、高下不相慕、其民故曰"朴"来构建人与社会的良好适应状态,甚至于以"七情合和"的配伍原则"聚毒药以供医事",和其不和而治病,等等,都充分体现出黄老、儒家和合论思想对中医学从初始的尝百草的纯医疗经验到后来形成发展为独特的理论体系所产生的巨大影响。因此,我们认为吴老师应用和合论思想解读中医理法方药是一种新的视角,而且也是对现代生物-社会-心理医学模式的中医解读,很有现实意义。

1. 和合的本义及其演变探源

"和"通"龢"。《说文解字》段注:"经传多假和为龢。"考"龢"字,"龠"是形符,是古代的一种乐器;"禾"是声符。《说文解字》:"禾,嘉谷也。二月始生,八月而孰,得时之中,故谓之禾。"故"和"的本义是指音乐旋律的和谐之美。《说文解字》"龢""调"互训,故"和"还有调和、烹调的概念。如《左传·昭公二十年》:"和如羹焉。水、火、醯、醢、盐、梅,以烹鱼肉,燀之以薪。宰夫和之,齐之以味,济其不及,以泄其过……"其实,这里的和声之美、和羹之美在儒家中是"和"的本义演变为哲学、政治、伦理概念的状况,春秋战国时期的孔、孟直接把"和"作为儒家政治哲学和伦理的精神哲学的核心,如《论语》说"礼之用,和为贵""君子和而不同,小人同而不和";《孟子》也强调"天时不如地利,地利不如人和"的政治理念。在儒学中,"和"与"中庸"是同一概念的两种表述,如《中庸》说:"喜怒哀乐之未发,谓之中;发而皆中节,谓之和。中也者,天下之大本也;和也者,天下之达道也。致中和,天地位焉,万物育焉。"中庸之道,就是不偏不倚,要执中,不要从一个极端走向另一个极端。

"合"的本义是指上下唇合拢。吴老师说,单独一个"合"字并没有深层含义,但与"和"字连用就构成"和合"范畴。他同时提到,"和""合"二字始见于《周易》乾卦的象辞:"乾道变化,各正性命,保合太和,乃利贞。"即是说天道的大化流行,万物各得其正,保持完美和谐,就是事物顺利发展的象征。《老子》说:"万物负阴抱阳,冲气以为和。"负阴抱阳是阴负阳抱的倒装句型,阴阳相抱即是阴阳相合,即是冲和之气。这里已有"和合"的初始概念。将"和""合"二字连用构成"和合"范畴的出自《国语·郑语》:"商契能和合五教,以保于百姓者也。"即是说商契能把五教的关系调和好,使百姓安身立命。但这里的"和合"只是行为概念。真正赋予"和合"自然哲学概念和社会政治伦理概念的,应该是前面所引《国语·郑语》论"和实生物,同则不继"那段文字中说的先王"以土与金、木、水、火杂,以成百物。是以和五味以调口"。即大千世界,杂多的、对立的事物达到和谐统一、和平共处,才是理想的状态。《灵枢·血络论》直接使用了"和合""合和"这样两个含义相同的词组:"新饮而液渗于络,而未合和于血也,故血出而汁别焉……阴阳之气,其新相得而未和合,因而泻之,则阴阳俱脱,表里相离……"这里的"合和"或"和合",是指水与血的交融和阴阳二气的和谐统一。

根据这些文献所述,吴老师认为"和合"不是不同事物简单相加的混合物,而是不同事物的相反相成、相辅相成,是不同事物的相互包容和融合,达到致中和的和谐统一。这一和合思想对中医学的影响极大。

2. 对《黄帝内经》中的和合论思想的发掘

阴阳、五行论是我国远古先民们在认识大自然的过程中总结出来的朴素自然哲学观,后来由于儒家思想的掺入,其概念被泛化。大凡天文、地理、人事都可以用阴阳、五行论来解释。阴阳、五行论是中医学主要的说理工具,讨论、研究阴阳、五行的文献可谓汗牛充栋,也成为其存废之争的焦点。吴老师认为,如果用唯心论、还原论、机械论的观点和方法讨论、研究阴阳、五行,它确实没有科学意义。但如果把阴阳、五行还原为自然哲学观,把它作为研究复杂系统的思路和方法,用历史唯物主义的观点来看待它,它就具有实在的科学性。例如阴阳、五行论所包含的和合论思想,只要把它发掘出来,就是现代医学中关于内环境概念和环境生态学的中医学解读,而且早于现代医学 2000 多年。关于阴阳论中的和合论思想,吴老师引领我们走进《素问·生气通天论》。

《生气通天论》安排在《素问》一书的前第三篇,以示其重要性。该篇文中论及阴阳和合与阴阳平衡的一段文本说:

> "凡阴阳之要,阳密乃固,两者不和,若春无秋,若冬无夏,因
> 而和之,是谓圣度。故阳强不能密,阴气乃绝;阴平阳秘,精神乃
> 治,阴阳离决,精气乃绝。"

这段经文的前后两句是连续的,前面讲的是阴阳之间的关系,后面讲的是阴阳之间的关系正常与否的结果。可是,但凡引用这段经文的人都只看重后面讲阴阳平衡这个结果,忽视了前面讲阴阳和合关系这个前提。细读这段经文,原来阴阳平衡不是"量"的对等,而是阴阳之间的关系,这种关系就是对立事物的和合、和谐统一关系。这种和谐统一的关系是一种理想状态,是最高境界,故称为"圣度"。即是说和其失调的阴阳关系,是最高的、最理想的法度!故《黄帝内经》说:察色按脉,先别阴阳;观其阴阳所在而调之,以平为期。

仰观宇宙之大,俯察品类之盛。在万物中,古希腊哲学家恩培多克勒认为,气、水、火、土是世界的本原。我国古代先民则从万物中选出木、火、土、金、水五种物质来称之为"五行"。如果不考虑文化背景和时代精神,我们今天即便另外指认出小于四或大于五的几种物质来称之为世界的"本原"或什么"行",大概也错不到哪里。但是在中国古代传统文化中,在中医学中,只有"五行"才具有特定的含义。首先解读"五"这个数字。在不同的传统文化背景中都有许多术数性的神秘数字。中国古代文化中的《河图》《洛书》里就有这些神秘数字。据说,《尚书》里的"洪范九畴"就与《洛书》里的"有数至于九"有关。《难经》有九九八十一难,是尚"九"的体现。然而古老的五行论为什么不定为九行呢?原来"九"是个老数,即一到九这几个自然数中一最小,九最大,如说"一言九鼎"。而"五"这个数字正好是一到九的中间。这反映了中国古代儒家文化主张执中、致中和的中庸思想。中国古代文化尚"五"的很多,有阴阳五行、三皇五帝、三坟五典、三纲五常、四书五经,等等。再释这个"行"字。"五行"在中国文化中本来是一个"普适"性的名词、术语,但这里的"行"读作行走的行,这就赋予五行论有运行、运动变化的概念,五行的运行、运动变化本身就意味着杂多事物的消长、涨落,从而有相生、相克、相乘、相侮的机制。最后讨论"五行"所代表的杂多事物之间的关系。木、火、土、金、水这五种物质本身没有特别的意义,但如果用这五种物质性各异的物质代表宇宙中杂多事物的相互关系,就有实际意义了。五行之间的相互关系是生克制化,通过相互的生克制化,杂多的不同事物共处在同一时间、同一空间能和谐统一、和平共处,以达到平衡稳定和发展。如果其中任何一项在数量上、性质上变化的太过或不及,就会破坏生克制化机制。故《黄帝内经》说:"亢则害,承乃制,制则生化。"张介宾注释这段经文时说得很精彩:"盖造化之机,不可无生,亦不可无制,无生则发育无由,无制则亢而为害。生克循环,运行不息,而天地之道,斯无穷已。"如果说阴阳和合是指对立事物的和谐统一,那么,五行和合则是代表杂多事物的和谐统一。阴阳和合和五行和合都被用来解释人体表里、寒热、营卫、气血和五脏六腑的生理病理,特别耐人寻味的是张介宾阐述五行"亢害承制"的那段话语,用来理解环境生态学和人体内肠道微生态平衡机制是十分贴切的。

在阴阳五行这一自然哲学精神的框架下,《黄帝内经》中的和合论思想还从天人相应论中体现出来。简单引几段经文:"人以天地之气生,四时之法成""天食人以五气,地食人以五味""人与天地相参,与日月相应"。这些论述即是说人体本身就是大自然的一个部分,是自然这个大系统的一个子系统,其生命的生长壮老也必须服从自然规律,遵守自然法则;人体是一个开放的复杂系统,来自大自然又依赖大自然,要不断与大自然进行物质、能量、信息交换才得以生存。因此,天人相应论就是强调人体必须适应大自然,尊重大自然,合理利用大自然又不破坏大自然,与大自然保持和谐统一、和平共处的关系。作为生物的人,要适应大自然,以保持生理上的完好,健康无病;作为社会的人,还必须有良好的社会适应状态。构建和谐社会不仅是政治上的需要,也是每一个社会成员的需要。《素问·上古天真论》作为首篇就提出"恬淡虚无,真气从之,精神内守,病安从来"这样一个重大的命题,这个命题与现代医学中新兴的精神免疫学概念十分接近。

《素问·上古天真论》指出,今时之人的体质和寿命都不如上古之人的原因是"上古之人,其知道者,法于阴阳,和于术数,食饮有节,起居有常,不妄作劳,故能形与神俱,而尽终其天年,度百岁乃去。今时之人不然也,以酒为浆,以妄为常,醉以入房,以欲竭其精,以耗散其真,不知持满,不时御神,务快其心,逆于生乐,起居无节,故半百而衰也"。这段批判现实主义的文字具有非常重要的现实意义,是现代人享受型生活的写照! 如何保持良好的社会适应性呢? 就是要做到"恬淡虚无……志闲而少欲,心安而不惧,形劳而不倦,气从以顺,各从其欲,皆得所愿。故美其食,任其服,乐其俗,高下不相慕",达到这种状态,就叫作"朴"。朴是不争,不争就是和谐统一。和谐社会是典型的黄老道家思想。

3. 对《伤寒论》广义的"和"的引申和发挥

张仲景的和合论思想主要体现在《伤寒论》一书中。吴老师说,《伤寒论》研究外感热病是以六经辨证为框架,以阴阳、表里、寒热、虚实辨证为核心的;在脏腑气血津液方面,主要重视胃肠和津液。包括《金匮要略》在内的《伤寒杂病论》没有提到"五行",这竟成了主张废弃五行论者的一个依据。吴老师指出,《伤寒杂病论》

是前人和张仲景自己临床经验的总结,其书体例是条文式的就证论证,就证辨证论治,不是鸿篇巨制的论医理,故对《黄帝内经》的某些名词术语有时是取其义而不用其名。例如,《伤寒论》讲肝乘脾(111 条)、《金匮要略》讲肝病传脾时不刻意提木克土,讲"人禀五常"而不讲人禀"五行"。这种现象很可能是由于张仲景确实受到《汤液经法》的影响。总之,《伤寒论》是在辨证论治中实际应用了和合论思想。

据吴光炯老师统计,《伤寒论》条文中用"和"字达 40 多处,其概念是广义的,有和谐、调和、调解、自和、合和、调节、调剂等多种含义。吴老师对《伤寒论》中广义的和合论思想加以合理的阐述和发挥,很有临床意义。《伤寒论》53 条(以下只提条文编号)说:"病常自汗出者,此为荣气和。荣气和者,外不谐,以卫气不共荣气谐和故尔。以荣行脉中,卫行脉外。复发其汗,荣卫和则愈。宜桂枝汤。"条文中说的病常自汗出者,是因为"卫气不共荣气谐和故尔",也就是说,人体营卫二气和合、谐和统一,才是正常生理状态。桂枝汤发汗以调和营卫是和,解肌发汗治太阳中风也是和,故发汗也是和法。据此,柯韵伯、王晋三都说桂枝汤是和剂第一方。98 条说:"伤寒五六日,中风,往来寒热,胸胁苦满,嘿嘿不欲饮食,心烦喜呕……小柴胡汤主之。"这是标准的小柴胡汤证,其病机是表里不和。是"半在里,半在外",是"有表复有里"。可是,有注家却曲解为少阳证是既不在表,又不在里,而在表里之间。这使得后学不知"表里之间"指的是何部位。吴老师认为,小柴胡汤证的四大适应证症状都与脾胃不和有关,或因外感热病直接影响了胃肠功能,或因外感热病所致的"邪在胆,逆在胃"(《灵枢·四时气篇》)引起的胃肠道症状。吴老师的这一理解不但结合临床实际,而且从《伤寒论》223 条所述的内容得到证实:"阳明病,胁下硬满,不大便而呕,舌上白苔者,可与小柴胡汤。上焦得通,津液得下,胃气因和,身濈然汗出而解。"再回过头来分析 98 条小柴胡汤证的七个或然证加减法。小柴胡汤共 7 味药组成,按照七个或然证加减,只要保留柴胡,其他 6 味药去掉任何一二味,仍叫作小柴胡汤加减方。表已解当减去柴胡;里未和,原方去柴胡略加减后就成了调和脾胃之虚实不和、寒热不和的三泻心汤了。这就反证了小柴胡汤和表里的实质是解表和胃肠。由于《伤寒论》说三泻心汤所治的痞证是由误下造成的,这无意遮蔽了小柴胡汤证与三泻心汤证的内在联系。其实,小柴胡汤是和法,三泻心汤也是和法,而且前者是狭义的,后者是广义的。正如清代医家周学海说的:"伤寒以柴胡为和解之方,后人不求和解之义,囫囵读过,随口称道,昧者更以果子药当之。窃思凡用和解之法者,必其邪气之极杂者也。寒者、热者、燥者、温者,结于一处而不得通,则宜开其结而解之;升者、降者、敛者、散者,积于一偏而不相洽,则宜平其积而和之。故方中往往寒热并用,燥湿并用,升降敛散并用,非杂乱而无法也,正法之至妙也。"然而更广义的和法还在《伤寒论》中。

在《伤寒论》中大承气汤、小承气汤、调胃承气汤都是"和"(254、213、214、108、253、29 等条),甚至连大陷胸汤(135 条)、十枣汤(157 条)也是"和"。所以,张介宾说:"和方之制,和其不和者也。凡病兼虚者,补而和之。兼滞者,行而和之。兼寒者,温而和之。兼热者,凉而和之,和之为义广矣。亦犹土兼四气,其于补泻温凉之用,无所不及,务在调平元气,不失中和之为贵也。"戴天章也说:"寒热并用之谓和,补泻合剂之谓和,表里双解之谓和,平其亢厉之谓和。"可见,凡有造诣的中医学家,都认识到广义的"和"非常重要,正所谓智者所见略同。

或曰:这里只讲了《伤寒论》中"和",还有"合"呢? 吴老师说,"和"本身就隐含有"合"的概念,《伤寒论》讲"阴阳自和""津液自和""营卫谐和"等,不就是阴与阳、津与液、营与卫的相合吗? 桂枝合麻黄加强发汗治伤寒表实证,桂枝合芍药用阴和阳治中风表虚证,柴胡桂枝各半汤治太阳与少阳合病,不也是和中有合吗? 基于这些认识,吴老师对《伤寒论》广义的和加以引申和发挥。这里略举一二讨论。

其一,是引申"和"的调和、调节概念。世俗的观点认为中医只能治慢性病。吴老师说,这种观点既是错误的,但又是现实的。之所以是错误的,是因为业外人不懂得中医的历史,不知道仅一部《伤寒论》就总结出多少救治重危病人的经验;之所以又是现实的,是因为近百年来现代医学的快速发展,新的检测技术和新的药物及给药途径等确有优势,故当今的大多数急性感染性疾病、疑难重危病人,首先找西医西药诊治。其中一部分病人在康复期才找中医药调理;还有一些病人在西医西药爱莫能助,甚至感到"山重水复疑无路"的时候,或医生"建议"或病人想到,才来找中医"死马当活马医";即使是一些功能性病症,西医在找不到特异性病因或没看到某一层级上的结构性变化,不能施展对因治疗、对抗性治疗的情况下,也"建议"病人找中医调理,等等。这就是中医现在治疗的大多数是慢性病的现实。面对这一现实,吴老师一边强调中医要发扬救死扶伤、扶危救困的传统,发扬中西医结合诊治流行性乙型脑炎(简称乙脑)、重症急性呼吸综合征(俗称非典型肺炎,即"非典")的精神,特别是在抗生素逐渐失去威力的时候,要加强中医中药治疗感染性疾病的临床研究;一边又强调中医人要学会调理各种各样的慢性疾病,发挥中医确实擅于调治慢性疾病的优势。

《黄帝内经》说："生之本,本于阴阳""阳胜则热,阴胜则寒""阴虚生内热,阳虚生外寒"。故在诊疗上强调"察舌按脉,先别阴阳""察其阴阳所在而调之,以平为期"。但阴阳是抽象的,是有名无形的,数之可十,推之可百,数之可百,推之可千、可万;"左右者,阴阳之道路""阴阳者,水火彰其兆"。故阴阳的和合概念要用于理解、解释人体,以及脏腑、表里、营卫、气血、津液、寒热、虚实的变化才有实际意义。这在《伤寒论》中充分体现出来。吴老师从前人的经验中,从自己的经验中总结出中医治疗慢性疾病要善于调和、调节阴阳所代表的上述种种关系的偏离,或因势利导,或补偏救弊,以促机体的自稳调节能力,恢复其失调的和合关系。外环境的强烈变化可以破坏内环境的恒定性,外科大型手术、介入性检查治疗、不合理使用抗生素、抗癌药等,也同样可以破坏人体内环境。这个内环境的恒定性是由神经－内分泌－免疫网络调节的;这个内环境的恒定性在中医学上就是十二官不得相失,阴平阳秘,营卫谐和,气血冲和,津液自和,等等。慢性疾病大多是这些关系的失和,故《黄帝内经》所强调"因而和之,是谓圣度"。

其二,是严格遵守和合处方用药。古代中医学家处方用药特别重视七情合和,《伤寒杂病论》方堪称典范,后世名家所制成方也恪守七情合和这个原则。经方、时方之多,数以千万。故吴老师在临床上很少自拟方,却非常擅长古方加减化裁。吴老师说,张元素认为古今异轨,古方今病不相能,是对执成方不知加减的批评;丹波元坚说用方之妙妙在加减,用方之难也难在加减才是关键。吴老师运用成方,从药对开始分析,重视升与降、浮与沉、补与攻、收与敛、寒与热、辛与苦、润与燥等七情合和关系,到参考中药及其复方药化、药理的现代研究成果,尽量做到方证对应、药病对应。很多成方都是由小方、基础方合方加减而来,例如治疗气滞血瘀的血府逐瘀汤,是由四逆散、桃红四物汤加桔梗、牛膝而成;清瘟败毒饮由犀角地黄汤、黄连解毒汤、白虎汤、增液汤4个小方合方加减而成。因此,吴老师指出,小方才能合,相互不矛盾的方才能合,有公共药的方最好合。临床见一个门诊病历,病人主诉唇口肿痛、大便溏泻、下肢水肿,医生在治疗栏写的是玉女煎、补中益气汤、实脾饮合方加减。这是典型的不合理合方,不能达到和合的效果。现举吴老师临床运用七味白术散的经验说明如何合理使用成方加减。

七味白术散是宋代儿科专家钱乙所创制的一首治疗小儿泄泻的名方,原方由四君子汤加藿香、葛根、木香等7味药组成。吴老师在辨病、辨人、辨证的基础上,有表证者加苏叶,有参苏饮的含义;寒热不和者加黄连,有香连丸的含义;兼湿热者加黄连、黄芩,有葛根芩连汤的含义;兼食滞者加神曲、法夏、炒山楂,有保和丸的含义;腹痛者加白芍,有芍药甘草汤的含义;等等。这已能充分体现吴老师根据七情合和处方用药的经验了。

其三,是引申和合的温和治法概念。西方医学史把发汗、催吐、通便、发疱、放血等称作"迅猛疗法"或"英雄疗法"。其理论基础是来自古希腊的医圣希波克拉底和古罗马医学家盖伦,说人的生命依赖 4 种体液,血、黏液、黑胆汁和黄胆汁,这 4 种体液对应空气、水、土和火。古希腊人认为血在这 4 种体液中是占主导地位的,盖伦认为血是人体产生的,经常"过剩",于是就放血。盖伦还把人体皮下的动静脉血管和身体各个内脏器官联系起来,得不同的病,就在不同的血管上开口子放血,例如放右臂静脉的血治疗肝病,放左臂静脉的血治疗脾脏的病。放血疗法后来被殖民者带到了美洲。美国著名医生本杰明·瑞师(Benjamin Rush)就是放血疗法的推广者和实践者。瑞师是在《独立宣言》署名者中唯一的医生。当时美国 75% 的大夫都是他的学生,他被誉为"宾夕法尼亚的希波克拉底"。1794 年到 1797 年费城流行黄热病,瑞大夫大量采用放血疗法治疗这些患"热病"的病人,他诊所的后院成了血海。1799 年 12 月 13 日,华盛顿患喉部急性感染,医生用斑蝥喉部发疱。次日,几个医生给华盛顿放掉了近 2500 mL 血——约占人体血容量的一半。结果可想而知,华盛顿死于失血性休克。这种"迅猛疗法"掌握不好对人体损伤很大,甚至可能致命,这种疗法与《黄帝内经》提出的和调阴阳气血,以平为期理论是相悖的。《黄帝内经》中批评迅猛疗法说:"粗工凶凶,以为可攻,故病未已,新病复起";《伤寒论》中的"坏病"就是汗、吐、下、烧针时使用不当造成的,因而提出"观其脉证,知犯何逆,随证治之"的"救逆法"。《伤寒论》也用汗、吐、下等攻邪法,但其把握分寸恰到好处,如第 214 条:"阳明病,谵语、发潮热、脉滑而疾者,小承气汤主之。因与承气汤一升,腹中转失气者,更服一升;若不转失气者,勿更与之。明日又不大便,脉反微涩者,里虚也,为难治,不可更与承气汤也。"发潮热是大承气汤适应证的特征之一,大承气汤证是邪热与阳明糟粕敛结最深的症候,所以脉象当见沉实。但这里是脉滑而疾,因此,犹恐燥实敛结的程度尚浅,故不敢贸然用大承气汤。于是就试投小承气汤来治疗,用小承气汤 1 L 后,如见腹中转气,表明是肠中燥屎已动,只因药轻病重而未泻下,所以,可以再服 1 L,以泻热通便,但若不见转气,提示腑实未成,就不能再用小承气汤了,如泻热通便后,第二天出现不大便,脉反微涩,提示正衰邪结,攻补两难,不能再用承气汤。从这个治疗的过程就体现了《伤寒论》运用和合的温和治法。吴老师 30 年前就发表过一篇论文叫《"重病有轻取之法"的临床体会》,对此有所论述,有些危重病人正虚而受不住大补,邪实而禁不起克伐,对于这种病人,或攻或补,方药虽对证,也应重剂轻投,缓缓图之。正如已故名中医蒲辅周先生说:"用药剂量不宜大,我年轻时读叶天士《临证指南医案》,看到他用药甚轻,多年后才理解,人病了,胃气本来就差,药多了加重其负担,反而影响吸收,这是很有道理的。"这种认识充分体现了温和治法的重要性。

第二节　复杂性思维诊疗模式

复杂性思维诊疗模式在诊治脾胃病中的体现

许　滔

复杂性,复杂性研究或复杂性科学是 20 世纪 80 年代在西方兴起的一门新的学科,近 10 年来国内社科学术界已对此问题开展了比较热烈的研讨。复杂性是什么? 由于它涉及多学科跨学科的知识,到目前为止,国际上还没有一个被公认的确切定义。米歇尔·沃尔德罗普在《复杂》一书的开篇就指出:"这门学科还如此之新,其范围如此之广,以至于还无人完全知晓如何确切地定义它,甚至还不知道它的边界何在。然而这正是它的全部意义所在。如果说,复杂性科学的研究领域目前尚显得模糊不清,那便是因为这项研究正试图解答的是一切常规学科范畴无法解答的问题。"中医经络的实质是什么? 单一地使用现代医学的方法研究了几十年,至今仍不能完满地解答这个问题。应用复杂性思维研究和解答中医理论和临床中的难题,显然是今后的方向。

人体本身就是一个开放系统,而胃肠道则是人体这个开放系统中表现得最开放的子系统。所以,《黄帝内经》在述及"人以天地之气生,以四时之法成""天食人以五气,地食人以五味""五气入鼻,藏于心肺,五味入口,藏于肠胃"的基础上,又特别指出"胃为之市",一个"市"字,说明胃肠道像一个市场集散地一样,什么东西都可能从这里通过。正如李东垣说的:"肠胃为市,无所不包,无所不入,寒热温凉皆有之,其为病也不一。"吴光炯老师针对人体这个开放系统所建构的复杂性思维临床诊疗模式,也充分体现在他诊治脾胃(肠)疾病的思路和方法中。这里略加阐述,实际上,在吴老师关于脾胃病病因病机模式中也体现了他的复杂性研究。

吴老师所主张的临床复杂性思维诊疗模式(图1-1,见第19页)的核心内容是辨病→辨人→辨证的有机结合。我们通常批评说,西医的诊疗只见病不见人,中医的诊疗是见证不见病。吴老师强调的从辨病到辨人再到辨证的思路和方法,利用中西医近百年来的互渗互补,去克服各自的不足。在吴老师看来,无论中医西医,辨病固然很重要,但这还是一般性原则。同样一种病,发生在不同的时间、空间和不同的个体身上,可能出现较大的差异,治疗方案也随之不同。因此,辨人所强调的是个体化原则。这个问题对于主张对抗性治疗的西医来说,似乎不那么重要;对于强调辨证论治的中医则极为重要。只要具备良好的中医和(或)西医理论知识,以及相当的临床经验的医生,参照各科实用性手册和学科学会拟订的疾病诊断标准,辨病(诊断)不是太难。辨人就非常复杂了。俗话说:人心不同,各如其面。换言之,人群的个体之间,心身状况是存在或大或小差异的,患病时更能表现出来。这些差异又与其性别、年龄、民族、籍贯、所从事的职业相关,等等。吴老师在辨人的个体化原则中列出4个方面,涉及的却是多学科知识,复杂性研究。通过3年的跟师学习,可以实事求是地说,吴老师精心设计的辨人条件,不是让人家看的,而是他本身就是这么做的。

在辨病与辨人的基础上辨证,不但显著提高了辨证的准确性,还充分验证了中医"同病异治,异病同治"科学性和临床意义。

正确的辨病有利于选择具体的辨证方法。例如,通过四诊合参所诊断的伤寒病,或是温热病、湿热病、疫疠病、脏腑病、经络病,或是妇科病、皮肤病,等等,才能选择相应的六经辨证、卫气营血辨证、三焦辨证、脏腑辨证、经络辨证,等等,虽然这些辨证方法常常是交叉的。西医辨的病同样必须要把它正确地归入中医何种病症的范畴,才能确定选择相应的辨证方法,等等。

中医辨证的方法很多,除上面提到的外,还有病因辨证、体质辨证、方证辨证,等等。其中,八纲辨证是核心,其他任何一种辨证方法都只是一个基本框架,在这些框架下都必须具体落实到八纲辨证。因此,在模式中吴老师仅以八纲辨证为例,说明辨证要尽量做到定量研究与质性研究相结合的所谓混合研究方法,这也是研究复杂性问题的最新进展。既然辨证是针对病人的,还必须考虑到对立事物、复杂事物的运动变化趋势,如表与里、寒与热、虚与实、阴与阳的彼消此长、此涨彼落,甚至有表复有里,寒热错杂,虚实并见的无序状态。这就是对立事物、杂多事物之间的相互转化、互用互根原则。

阴阳是八纲的总纲,是"万物之纲纪,生杀之本始"。吴老师引入热力学第二定律中"熵"的概念和耗散结构创始人普里戈金的演化论,来理解人的一生中阴阳的演化特点。人是开放系统,人出生后就不断从环境中摄取营养,不断发育成长到中年(通常是 39 岁为止),在没有重大疾病的前提下,增加的是负熵;40 岁以后直到衰老死亡,熵逐渐增加直到最大——热量全部耗散后,就意味着死亡。这就是古人为什么说小儿是纯阳之体,少年血气方刚忌在斗,中青年血气旺盛忌在色;人到中年,就应该重视"中兴"之治了(张介宾《传忠录》);60 岁以后无肉不饱,七八十岁之人无棉不暖,90 岁以上的老人,即使有儿孙伴睡(受当时经济技术条件的限制,穿衣吃饭都成问题,更没有暖水袋、电热毯了)都说冷。

吴老师对八纲辨证的复杂性研究,其中涉及的多学科知识,非后学所能详述的。至于模式中的治法方药,已在医学和合论中讨论。

或问曰:这个复杂性临床思维模式,纯中医实用吗? 吴老师说,《黄帝内经》要求大医必须上极天文,下穷地理,中悉人事。这其中涉及多少与数、理、化和人文学科相关的知识? 能纯吗?《黄帝内经》本身就是用复杂性思维研究医学的范本。"横看成岭侧成峰,远近高低各不同;不识庐山真面目,只缘身在此山中。"移步换形,从多角度观察"庐山",才能识得它的真面目;用单纯的一个角度看它,大有"只缘身在此山中"的误读、误判。吴老师这席振聋发聩的话语,让我们深刻地领悟用复杂性思维研究中医的必要性。

主要针对初诊病人

一般性原则 ｛ 围绕主证主述　结合两个病史　应用四诊合参　依据相应检测① ｝

个体化原则 ｛ 注意一般项目　重视体质差异　评估心理特征　参考环境因素② ｝

辨病

具体的病或症在其病程的特定阶段、时相上，在不同的个体所表现的特异的、非特异的症状、体征、舌、脉象等，选择合理的辨证方法

辨人

辨证

定性定量

表	⟵⟶	里
热	⟵⟶	寒
实	⟵⟶	虚
阳	⟵⟶	阴

转化互根

动态的、辩证法的观察

标本缓急

治法及方药

（经方时方）方证对应＋药并对应（加减化裁）

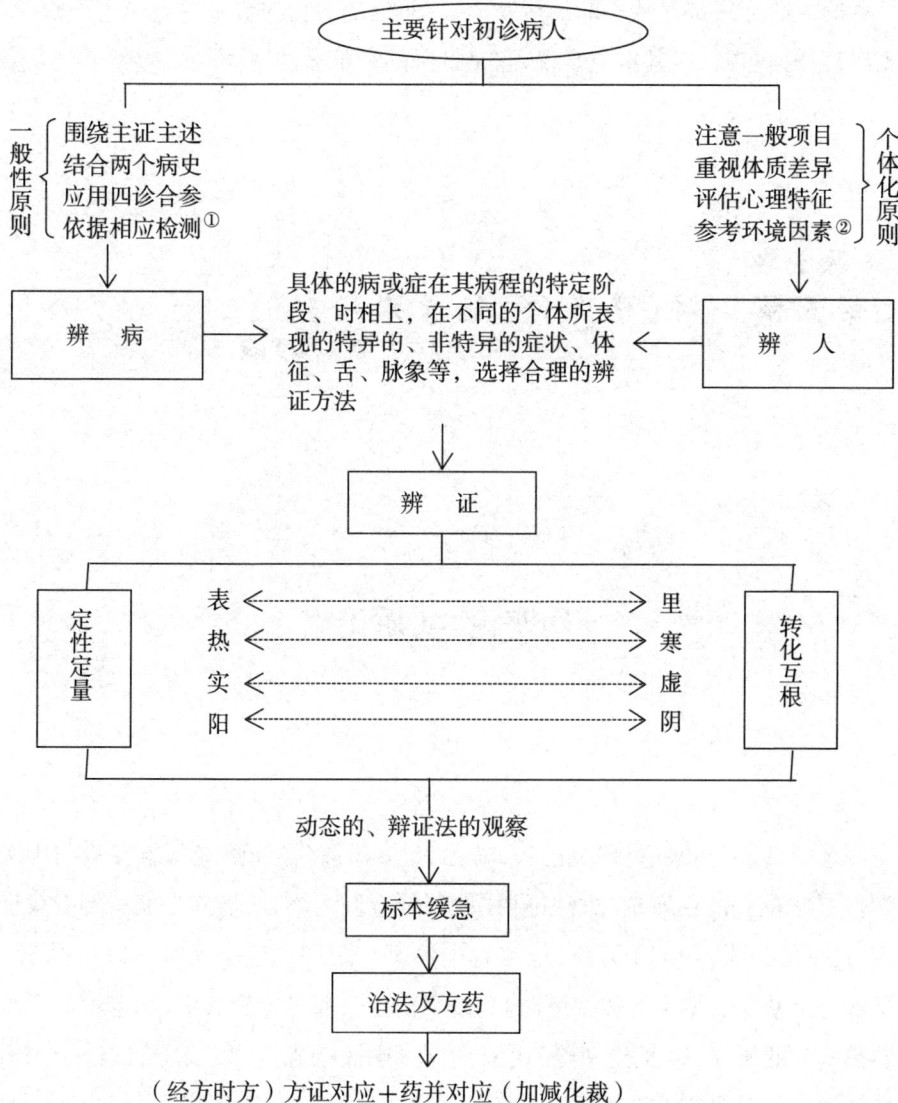

①—包括查体和实验室检测结果；②—包括自然环境和社会环境

图1-1　复杂性思维临床诊疗模式图

（吴光炯老师提供）

　　模式图中的"动态的、辩证法的观察"，吴老师是引用马克思《资本论》第二版跋中关于辩证法的如下表述来说明的："……辩证法在对现存事物的肯定的理解中，同时包含对现存事物的否定的理解，即对现存事物必然灭亡的理解；辩证法对

每一种既成的形式都是从不断的运动中,因而也是从它的暂时性方面去理解;辩证法不崇拜任何东西,按其本质来说,它是批判的和革命的。"

第三节 对《伤寒论》的学术研究

《伤寒论》实质论略

田 津

吴老师重视《伤寒论》研究已久,早在 30 多年前,吴光炯老师就在贵阳中医学院学报上发表了《〈伤寒论〉方法论初探》和《〈金匮要略〉奔豚气发病机制及辨证论治探讨》两篇论文,约 1.2 万字;他在省中医研究班(3 年)毕业时又以《〈伤寒论〉表证的三个基本证型及其传变倾向》为题目的论文通过专家答辩;吴老师非常重视外感热病学的研究,20 世纪 90 年代末,他在《中医杂志》上发表了《试论李东垣脾胃论学说中的湿热病学思想——东垣仲景学说比较》;嗣后又撰写《试论金元时期的温热病学思想》一文,在第四届全国中医药防治传染病学术交流大会上发言。上述两篇论文均全文收入该次大会论文集。这些论文为他后来另辟蹊径研究《伤寒论》打下了基础。例如,在《〈伤寒论〉方法论初探》一文中的 4 个标题说明他对《伤寒论》进行的哲学思考:①从个别中抽象出一般——把多种外感病归之于"伤寒"论之;②抓住内因是变化的依据,通过脉证认识疾病的本质;③分析和综合辩证统一,掌握六经传变的规律;④定性与定量分析相结合,提高辨证的准确性和论治的针对性。在研究班毕业论文《〈伤寒论〉表证的三个基本证型及其传变倾向》中,应用了当时比较热门的中医体质研究成果，等等。对此，吴老师常常引用柏拉图的一段话："我认为，只有当所有这些研究提高到彼此相互结合、互相关联的程度，并且能够对于它们的相互关系得到一个总括的、成熟的看法时，我们的研究才算是有意义的。否则，便是白费气力，毫无价值。"

我院许滔博士被遴选为优才培养对象，继续师从吴老师，为其优才培养课题，吴老师为我们作了他研究《伤寒论》专题讲座10余次，收获颇丰。以下将吴老师对伤寒的研究思路和方法总结如下。

（一）从白文入手，发现六经条文和处方分布的规律

吴老师首先为我们讲了《伤寒论》研究的各种学术观点：

从明清以来，研究《伤寒论》的学术流派很多，主要有错简重订派、维护旧论派、类证类方派、中西会通派或中西结合派、方法论派，等等。各个学派都有自己的理论根据，也各有长短。吴光炯老师在吸收各学派之长的基础上，从临床角度出发，通过中西医比较研究，从总体上探讨《伤寒论》的实质，认为《伤寒论》是以六经为框架，以八纲辨证为核心的模式，研究急性感染性疾病发生、发展、演变和转归的规律及其辨证论治原则的中医外感热病学。所谓"外感"，是说病因来源于外界自然环境；所谓"热病"，是指临床上以发热为主要特征的一类外感疾病。广义的伤寒病，是包括温热病的，只是在治疗上详于寒而略于温。吴老师根据疾病传播性的大小把病因学分为六淫、瘟疫、疠气三大类。六淫病通常不会"皆相染易"，即不会传播，病情也较轻，大多数在太阳病阶段治愈或自愈；瘟疫病是指有传播性，每易在一定区域内流行的一类传染性疾病，如流行性感冒（简称流感）、鼠疫、伤寒、霍乱、痢疾，等等。在当时的历史条件下，即使不失治误治，这类疾病也每多传变，出现合病并病，乃至经历少阴、厥阴阶段，而且死亡率较高；有些则可能转变为慢性感染性疾病。疠气病通常指有传染性、病程长、治疗困难的一类感染性疾病，如梅毒、麻风，等等，在《伤寒论》中似无痕迹，即使有也可能被安排在《金匮要略》一书中，例如百合狐惑病。

吴老师研究《伤寒论》重视研究白文，强调不要先读注释本，以免先入为主。他研究宋刻《伤寒论》白文本目次时发现，全书397条，在六经框架内的实际上是381条，太阳病分上、中、下共178条，约占六经条文的46.72%；阳明病84条，约占六经条文的22.00%；少阳病10条，约占六经条文的2.62%；太阴病8条，约占六经条

文的 2.10%；少阴病 45 条，约占六经条文的 11.81%；厥阴病 56 条，约占六经条文的 14.70%。

再看处方分布情况：六经框架内共 105 首，太阳病 74 方，约占全部方的 70.47%；阳明病出现 19 方，其中有 10 方首先出现在太阳病，则实际是 9 首，约占全部方的 8.57%；少阳病只有 1 首小柴胡汤，而且已首次出现在太阳病，则实际为 0 首；太阴病只有 3 首桂枝汤类方，其中桂枝汤原方首次出现在太阳病，则实际只有 2 首，约占全部方的 1.90%；少阴病 19 方，其中 5 方为复出方，则实际为 14 方，约占全部方的 13.33%；厥阴病 16 方，其中 10 首为复出方，则实际为 6 方，约占全部方的 5.71%。按照"397 法，113 方"的说法，《伤寒论》法和方主要出现在太阳病，其次是阳明病，再次是少阴病、厥阴病，最少的是少阳病、太阴病。

根据《伤寒论》白文本条文和首次出现处方的上述分布规律，吴老师提出《伤寒论》所论的伤寒病，在太阳病阶段最重要，在阳明病阶段最关键，在少阴病、厥阴病阶段最复杂，这完全符合急性感染性疾病过程的发病期、极期和转归期的临床特征。少阳病、太阴病则相对轻微，预后也好，可能就是一般感染性疾病对消化道的影响。

（二）从症状学入手探讨伤寒病

吴老师提到，传统研究《伤寒论》，重在解释一个个的、孤立的条文和方药，很少把《伤寒论》条文中的单一症状（包括体征）和症候群的组合规律应用经验和逻辑推理结合起来分析，从而认识当时诊断治疗的是什么性质的疾病，疾病具体涉及哪个或哪几个系统、部位。故而，师生教与学完《伤寒论》后大多还是一笔糊涂账。

不论何种病因所致的任何疾病都是一个过程，通常称为自然过程，即发生、发展、演变、转归过程；不同的病因、不同的个体、不同的疾病，病程有长有短，有些疾病在不同的个体，不经干预也可以自愈；有些则需要医疗干预才能痊愈。这取决于病因、病种和个体的自稳调节能力以及免疫状态。

急性感染性疾病的自然过程常表现为以下几个阶段：感染病原体后的潜伏期、发病前驱期、发病期、极期、转归期。虽然由于现在抗生素、疫苗等的干预，近几十年来，许多急性感染性疾病的自然过程已不典型，多数情况下依赖于实验室诊断了，但我们这里考察的是没有抗生素、没有疫苗的古代对急性感染性疾病的认识。《素问·热论》和《伤寒论》都是按"六经"把外感热病的病程分为太阳、阳明、少阳、太阴、少阴、厥阴 6 个阶段,与现代医学对急性感染性疾病病程的认识极为相似,这种相似性从《伤寒论》六经症状描述充分体现出来。这里说的症状,包括主观症状、客观体征和脉舌。

吴老师认为《伤寒论》开头的 11 个条文是纲领性的,他根据这 11 个条文的精神,从症状学入手,把《伤寒论》中的症状分为全身症状和局部症状,并从症状入手探讨伤寒病的实质。

1. 全身症状

吴老师把恶寒恶风、发热、汗、肢体疼痛、脉象列为全身症状,其余的诸如咳喘、下利、黄疸、谵语等分属于系统(脏腑)症状。

恶寒恶风 《伤寒论》中对恶寒或恶风亦称畏寒(包括振栗、战汗)的描述全书共 58 处。吴老师认为,恶寒、恶风,只是恶寒程度不同而已,只是为了防止体内热量的散失,周围毛细血管收缩而已。恶寒与恶风通常是发病前驱期的症状,不一定有发热,正如《伤寒论》第 3 条文本说的,"太阳病或已发热,或未发热,必恶寒"。振栗和战汗则是骨骼肌的强烈运动,致产热很高,必定伴随而来的是发热。中医重视恶寒、恶风,因为它是与汗法相对应的,恶寒或恶风意味着邪气在表,是发汗治疗的根据,故说有一分恶寒即有一分表证,表邪未尽,里热未盛,切不可早下。但并不是所有外感病的早期都必恶寒,如《伤寒论》中第 6 条文本说"太阳病,发热而渴,不恶寒者,为温病",说明恶寒是外感病发病早期(太阳病)"伤寒"与"温病"的参考依据之一,恶寒与否也是鉴别伤寒与温病的参考依据之一。

发热 发热(包括各种类型的发热和不发热)的描述全书共 127 处。吴老师指出,引起发热的原因很多,急性感染性疾病居首位。尽管《伤寒论》中的发热可能包括各种原因的发热,甚至还包括体温正常,只是病人主观感觉的身热。但《伤寒论》主要讨论的还是急性感染性疾病的发热,以体温升高 0.5℃ 以上为标准。发热的生理和病理生理机制,可概括为在内外致热原的作用下,体温调节中枢视前区体温调节点上移,使机体的产热、散热失调,出现产热多,散热不及,从而体温升高,临床表现为发热。发热是四大生命体征之一,也是人体内环境恒定失调的重要指标之一。因此,临床上中西医均重视鉴别诊断并积极治疗。

出汗和无汗 出汗和无汗(包括自汗、盗汗)全书共 104 处,其中,无汗 23 处;全书涉及汗的共计约 127 处。出汗是机体通过蒸发散热以维持体温稳定的重要形式,汗液蒸发是利用汗液中的水分从体表气化吸收体热的一种散热方式,水分蒸发需要大量的热,因此,出汗是退热非常重要形式,病人发热时呼吸加快、加深,甚至喘息,呼出的气也是蒸发散热的一种形式,但远不及出汗散热来得快。出汗受很多因素的影响,一是周围血管收缩和舒张,都可致汗腺兴奋,易出汗;二是体液丢失,为了维持内环境的恒定性,就不会出汗,这种情况是不可发汗的,正如《伤寒论》告诫的,"阳盛阴虚,汗之则死,下之则愈"。

头身肢节疼痛 《伤寒论》中头痛 18 处,项背强痛 9 处,身痛 14 处,肢节痛 8 处,全书共出现 49 处。外感热病的早、中阶段通常伴有头身肢体疼痛,通常伴有不同程度的恶寒恶风或寒战,一般与周围血管、肌肉收缩等因素有关,大多在汗出热退后缓解,故头身肢节疼痛在一般外感病中并不太重要,但由于《伤寒论》研究的是急性感染性疾病,是一大类疾病,包括一般的外感和传染性强的疾病,如流感、伤寒、肺炎、流行性乙型脑炎(简称乙脑)、流脑、菌痢、霍乱,等等。因此,头身肢体疼痛就具有一定鉴别诊断的意义,特别是寒战,可能病情较深重,例如化脓性疾病或脓毒血症。

脉象 《伤寒论》和《金匮要略》两书的每个篇名都用上了"脉证并治"4 个字,可见张仲景时代的中医非常重视脉诊,视脉诊为重要的体征。实际上脉搏的大小、长短、软硬、有力无力客观上反映了病人的病情,这是医家们在临床上观察病人病情和预后的过程中,隐约领悟到的。如病人发热时,心率加快,呼吸喘促,脉搏也相应加快;病人心跳、呼吸停止了,脉搏也停止了,等等。可见脉搏可以反映生命四大体征而决生死。

因此,对于急性感染性疾病来说,上述 5 个全身症状既是相互关联的,又是以发热不发热这个症状为核心的。这不仅是对《黄帝内经》"今夫热病者,皆伤寒之类也""人之伤于寒也,则为病热"的发挥,而且为后面的辨证论治急性感染性疾病奠定了基础。

2. 系统症状

至于系统性或称局部部位症状,主要包括了肺系症状、消化道症状、神经精神症状、泌尿系症状。

肺系症状 以咳嗽、气喘及鼻咽部症状为主,其中关于咳、喘症状的有 21 处,咳喘加鼻咽部症状的有 50 处,都是肺系急性、慢性感染性疾病的主要症状,加上前面所讲的 5 个全身症状,恰好说明《伤寒论》研究的疾病对象中有肺系的急性感染性疾病。再看麻黄汤、大小青龙汤、麻杏石甘汤、桂枝加厚朴杏仁汤、葛根芩连汤、大小陷胸汤等也确实是治咳、喘的方药。肺系的慢性感染性疾病则被分在《金匮要略》肺痿、肺痈、咳嗽上气病篇和痰饮咳嗽病篇。上呼吸道感染包括鼻咽喉,发病率很高,在耳鼻喉科中求之。温热病学家进一步提出"温邪上受,首先犯肺"的观点,可见感染性疾病在肺系是居首位的。

消化系症状 《伤寒论》中提到的消化系统症状是最多的,排除口腔疾病后,上下消化道涉及的症状接近200处,这200处症状包括了急性消化道感染性疾病[如伤寒、霍乱、甲型病毒性肝炎(简称甲肝)、菌痢、鼠疫等],包括其他系统急性感染性疾病对胃肠道的影响,也包括消化道慢性感染性疾病。

神经精神症状 《伤寒论》中烦躁症状有90处,谵语有30处,郑声加神志不清6处,加惊悸加心中懊恼共计190处。说明伤寒对"神"的观察很重要,而且神经精神症状主要出现在阳明证及(危重症)少阴、厥阴证,这是很值得深思的!

泌尿系症状(小便症状) 全书有近100处出现小便症状,可能与感染性疾病中泌尿系感染较多,或用药因素导致小便多有关,也从侧面反映了利尿是祛病邪的一个途径。

因此,吴老师通过全身症状、系统症状分析,认为伤寒论以呼吸系统和消化系统为多见,这与急性感染性疾病在这两个系统的发生率高不谋而合,同时,说明《伤寒论》研究的是广义的外感病,即急性感染性疾病。诊治这类急性感染性疾病,在太阳病阶段最重要,在阳明病阶段最关键,一旦转为少阴病和厥阴病阶段,病情就复杂化了。

(三)"伤寒"六经病特点

1. "伤寒"太阳病阶段最重要

通过对《伤寒论》条文及处方分布情况以及症状学分析,吴老师认为《伤寒论》研究的不是某一个病,研究的是多种外感疾病。太阳病阶段之所以重要,是因为多种因素可影响"伤寒病"病程自然转归甚至演变成坏病。太阳病篇分上、中、下节,条文多,首出处方多,说明太阳病阶段证型多,这是由以下6个方面的因素决定的,同时,也决定不同外感疾病的不同自然过程。

病因不同 病因不同,发病早期的临床表现也有所不同。有的发病缓慢,有的发病急骤;有的恶寒重,有的恶寒轻微,呈一过性;有的开始就发热而恶寒;有的恶寒而不发热;等等。因此,太阳病阶段就有麻黄汤证、桂枝汤证、大青龙汤证、小柴胡汤证等各种证型。

发病在不同系统 通过对伤寒症状学研究,根据出现的条文多少,症状出现的频率,发现伤寒病发生在呼吸系统、消化系统症状最多。当然,也包括神经系统、泌尿系统等症状。由于感染的系统病变部位不同,导致太阳病阶段证型繁多。

病程阶段不同 指就诊时外感疾病处于病程的哪个阶段或时相。太阳病是指急性感染性疾病的发病初始阶段,由于病因、发病及病程不同,太阳病不一定都有表证,尤其是不合理治疗、干预,均会造成伤寒证的不典型。如果把恶寒、恶风作为表证的指标,必须有轻重之分,有些是一过性的,有的开始就发热,不恶风寒,或者没有体会、观察到。例如《伤寒论》太阳病篇6条,被定义为温病、风温或失治误治。因此,就诊时可是早期典型太阳的表证,或是不典型太阳表证,或是两感病,或是宿疾外感触发,或是失治误治引起的坏病。所以,有伤寒麻黄汤证及加减证、桂枝汤证及加减证、大小青龙汤、柴胡汤证及加减证、麻桂各半汤证、葛根汤证、麻杏石甘汤类方证、麻黄附子细辛汤证等。

诊治情况不同 急性感染性疾病早期的诊断和治疗很重要。一般的感染性疾病(六淫病),只要不失治误治,通常在太阳病阶段即可治愈或自愈。但如果感染的是瘟疫一类疾病,又体质素虚,或有重要宿疾等,即使不失治误治,少数病人也可能要经过从发病、极期到转归的过程。

个体差异 即体质因素,是指人群中的个体由先天禀赋和后天获得的在机体的形态结构、生理功能、环境适应性、心理稳定状态等的差异性,这些差异性在一定程度上决定个体对某些致病因素的易感性和病程以及转归。正如清代医家柯韵伯所说:"风寒者众人所同,受病则因人而异。"

将息护理的重要性 病人居处环境、饮食调剂、劳逸等都必然影响患者的病程,这也体现了治病"三分治疗,七分护理"的重要性。

2. "伤寒"阳明病阶段是关键

根据《伤寒论》的成书背景,广义伤寒包括的急性感染性疾病大多具有传播性,可能大范围流行,易诊治不当,死亡率很高,故可称为瘟疫。研究《伤寒论》之所以要突出瘟疫,是因为六经作为瘟疫病病程各个阶段的临床表现都反映了急性传染性疾病的发生、发展、转归规律。虽然有些急性感染性疾病不一定有很强的传染性,如金黄色葡萄球菌感染后,其肠毒素的作用,每易发生菌血症、感染性休克。金黄色葡萄球菌感染性疾病如肺炎,虽不属于大范围流行的瘟疫,但其结果的严重性与某些传染性疾病是差不多的,甚至可将金黄色葡萄球菌感染视为医院、公共场所的瘟疫。于是,就把某些瘟疫病与急危重症联系起来找它们的共同点,这个共同点就是阳明病阶段的急慢性胃肠功能障碍与衰竭。我们姑且把《伤寒论》中的阳明病"胃家实"看作急性胃肠功能障碍或衰竭的同义语,分析研究一下瘟疫病与现代急危重症的共同点,这个共同点也就是"胃家实",这是一个最重要的关键环节。

伤寒"胃家实",包括了阳明经证(即热毒证)、阳明腑实证(中毒症)。阳明经证即指"大热、大渴、大汗、脉洪大",系指胃肠道邪盛,热势很高,虽然大汗也不足以散热,大汗而脉仍洪大,而不是汗出后脉静身凉;阳明腑实证包括各种热型(或为蒸蒸发热或潮热或日晡发热),胃肠道功能障碍或衰竭(出现呕吐、腹胀、大便燥结不通),甚者出现谵语、循衣摸床、躁烦不安等神经精神症状。对于这些"胃家实"的经证、腑证,其实就是急性感染性疾病的极期,菌毒素导致了急性胃肠功能障碍或衰竭。对阳明病"胃家实",仲景是用白虎汤清之或三承气汤以急下之,以扭转乾坤;后世还有吴又可、陆懋修等医家也认识到阳明病"胃家实"是治疗关键,如陆懋修提到的"能否治伤寒,主要看能否治阳明病,治之得失生死多焉,阳明经为伤寒之最多之病及伤寒中最重要之治"。吴老师认为,这充分体现了古代中医学家丰富的临床经验、聪明智慧及哲学思维。

吴老师在通过研究《黄帝内经》《伤寒论》相关理论,结合历代医家重视治阳明病的经验中得到的启发,以及他对胃肠道生理病理进行中西医比较研究后,认为要理解为什么"阳明病胃家实"是伤寒病治疗关键,且要用白虎、承气类汤清之或急下之,除了要把"胃家实"与急性胃肠功能障碍或衰竭联系起来外,还要明白承气汤急下法的治疗原理是什么。因此,需要联系以下知识。

"阳明胃家实"的"胃家"包括:解剖上的胃,即上消化道,功能是受纳、腐熟水谷;经络上的胃(《灵枢·本输》"大肠、小肠,皆属于胃,是足阳明也"),功能包括肠的消化吸收代谢、排泄和屏障作用。"胃家实"的"实",首先指热毒、化燥、积滞;其次指的是胃家是多气多血之经,对邪热(抗原)应答反应强烈而导致的免疫损伤。

吴老师指出,中医自《黄帝内经》起就非常重视胃气,《伤寒论》更是处处顾护胃气,李东垣甚至用胃气统指各种正气。在急危重症时,胃气甚至关乎生死,即"有胃气则生,无胃气则死"。似乎胃气与脾胃功能为同一内涵,从中西医脾胃肠生理功能比较发现,确实中医所指的脾胃功能相当于西医的胃肠道对营养物质的消化、吸收、代谢和排泄功能,同时,还包括黏膜屏障功能。

通常情况下,胃肠道功能障碍是指胃肠对营养物质的摄入、消化、吸收、代谢、排泄过程中的任一环节发生故障,这在一般的急慢性胃肠道病中都常出现。而急性胃肠功能衰竭则关涉到胃肠道黏膜屏障的功能受损,特别在重大创伤(包括手术)、严重烧伤、重症感染等的病人,肠黏膜屏障损害的结果是细菌、内毒素移位,进入血液,导致全身炎症反应进而导致多器官功能障碍乃至衰竭。我们都知道,正常肠黏膜屏障(包括化学屏障、机械屏障、生物屏障、免疫屏障)可阻挡肠腔内多种细菌和毒素向肠腔外组织器官移位,防治机体受内源性微生物及毒素的侵害。

急性感染性疾病较长时间的发热,特别是极期的高热,可致水和电解质紊乱,代谢性酸中毒,营养和能量消耗,等等,再加上内毒素、代谢产物等的作用,首先出现胃肠道动力障碍,上不能进食,中不能运化吸收,下不能排泄糟粕;其次是肠道感染后细菌内毒素可使肠管麻痹,再加上炎症介质、细胞因子的作用,进一步影响肠的运动,细菌内毒素、代谢产物、炎症渗出物等淤积在肠道,停留时间过久,水液被吸收,就形成中医所谓的阳明燥结证,大承气汤急下存阴,实际上就是通过泻下清洁肠道,起到清热解毒排泄肠道有害物质,保护肠黏膜屏障的作用。

有研究显示,承气方剂在防治多器官功能障碍综合征中发挥了以下药理、药效作用:保护肠黏膜屏障的作用,这是通过通里攻下,促进肠运动功能;改善肠上皮细胞功能,维护其形态学完整性,降低通透性;减轻缺血-再灌注损伤,维持肠菌群平衡;保护肠免疫防御功能;可抑制肠源性感染对机体的二次打击;通过神经-内分泌-免疫(NEI)网络系统的调节作用,降低全身炎性反应的程度,保持代偿性炎症反应以抑制炎症反应达到平衡,发挥中医的整体调理作用;可抑制肠道细菌移位的作用;清洁肠道可抑菌、抗内毒素,有效地缩小机体内毒素池,减少肠源性感染的发生。

通过以上中西医比较研究分析,对吴老师关于"治伤寒阳明病是关键"的实质已不难理解,对我们临床治疗急性感染性疾病注重防治胃肠功能障碍或衰竭具有指导作用。

3. "伤寒"少阴-厥阴病最复杂

《伤寒论》中关于少阴-厥阴病各有7条危重症,其中各有5条为死证,各有1条为难治证,各有1条为不治证。故少阴病、厥阴病相似点多,可结合起来研究,但仍有区别。传统认为少阴、厥阴病多见厥热下利或厥热胜复,事实上更重要的是脉微细但欲寐,厥逆,躁烦,吐利,息高这五大临床症状。

脉微细,但欲寐 这是少阴病的所谓提纲,实际上也反映了少阴的休克象。吴老师说,《伤寒论》名家,我院袁家玑教授讲解少阴病脉微细时说:脉微犹如天上一朵淡淡薄薄的云彩,脉细犹如丝线、游丝。很显然,微细的脉象实质上反映了心泵的功能及其血液循环状态,少阴病确实属于危重症。但欲寐,是似睡非睡的嗜睡状态,实际上是浅昏迷,亦属于休克的前期状态。

厥逆 包含了多层含义,一是包含昏厥、晕厥之意,即昏迷、意识不清;二是厥冷,指四肢不温,重者四肢厥逆。《伤寒论》中提到厥、厥冷、厥逆共 40 多处,包含有寒厥、热厥,虚证的厥近 40 条,实证的厥 5 条。但厥逆证大多集中在少阴病、厥阴病中,这是个关键问题。少阴 – 太阴的主症是厥热下利和厥热胜复,都是由于水电解质紊乱、酸碱失衡后出现的危重症,因此,吴老师认为少阴 – 厥阴的"四肢厥逆""厥热"与感染性休克、弥散性血管内凝血相关。

躁烦 少阴、厥阴病中都有躁烦这个精神神经症状,而且又特别反映在死证中。急性感染性疾病进入了少阴、厥阴病阶段,既可表现为脉细微、但欲寐的虚弱状态,也可以出现烦躁不安的精神症状,也属于危重症的临床表现。

吐利(痢) 就是上吐下泻,不管是急性胃肠炎还是痢疾或霍乱,极易造成水和电解质丢失,甚至发生酸中毒或碱中毒,水、电解质、酸碱平衡是人体最重要的内环境,特别细胞外液和细胞内液这两个内环境一旦遭到破坏,其结果是可想而知的,因此,吐利也是急危重症。如小儿腹泻脱水严重,或伴有酸中毒,就常出现躁烦,甚至厥逆。因此,吐利出现在少阴 – 厥阴病中,绝不是偶然的。

息高 息高指的是呼吸困难,也是少阴 – 厥阴病要命的危急重症。置人于死地的呼吸困难,其实就是急性呼吸窘迫综合征,故《伤寒论》299 条有"少阴病六七日,息高者,死"。例如,2013 年流行的"非典"大多数就从急性呼吸窘迫到呼吸衰竭。少阴 – 厥阴病呼吸系统症状多,其中 5 条有咽喉部症状,1 条与肺相关,以虚寒表现为主。在呼吸系统疾病中,咽炎、喉炎、会厌炎、化脓性扁桃体炎是急性感染性疾病,在没有抗生素的古代,也是急危重症。

由此可见,少阴 – 厥阴病的见证大多属于呼吸系统和消化系统,正好说明《伤寒论》研究的对象确实是急性感染性疾病,而急性感染性疾病,特别是传染性疾病,多发生在这两大系统。

吴老师通过以上分析认为,少阴 – 厥阴病相当于现代感染病学中的"感染病相关的综合征"。这些综合征包括了溶血性尿毒症综合征、内脏脂肪变性综合征、脓毒症、感染性休克、弥散性血管内凝血、多器官功能障碍综合征、成人呼吸窘迫综合征、全身炎症反应综合征等。这些综合征发病机制非常复杂，又相互关联。吴老师说，在2000多年前的《伤寒论》确实发现了这一现象，列为少阴－厥阴病中的难治证、不治证、死证，是非常了不起的。吴老师也强调了少阴－厥阴病均有三阳病，从另外角度分析，即是在三阳病的任何阶段都可出现少阴厥阴证，阳明病下后，不脉静身凉则转化为少阴、厥阴，故少阴－厥阴病之所以最复杂，是因为这两个阶段是邪盛正虚或邪正两虚，处置是否得当，关乎生死两种可能的结局。

4.从治疗学角度探讨《伤寒论》的现实意义

从治疗学上考虑，无论中医、西医，无论治疗什么病，凡用药物来治疗者，通常可分为病因学治疗、发病学治疗、支持或对症治疗。对感染性疾病，西医强调要明确病因，针对病因治疗；只有当还不能明确病因或病因明确但缺乏对因治疗的药物的情形下，才重视发病学治疗和对症支持治疗。但这还是巴斯德、弗莱明等发现微生物、发明各种抗生素以后的事情。2000多年前的东汉时期乃至2000年来的中医，虽然也重视病因，但特别是像"六淫"这样的病因是很抽象的，是从"证"中"审"出来的，即所谓的"审证求因"。公正地说，与现代医学相比较，中医对因治疗远不如西医。但是《伤寒论》却抓住了发病学治疗和支持治疗，前者就是重视疾病"病机"，后者就是必要时用"扶正祛邪"。例如《伤寒论》根据《黄帝内经》"体若燔炭，汗出而散"的科学道理，针对外感热病的主要症状"发热"和不同的发热类型，分别采用发汗、清下、和解等治法，达到散热降温的效果。但必要时候也扶正祛邪，如白虎加参汤等。

由于《伤寒论》是以八纲辨证为核心的，这个前提说明吴光炯老师围绕着急性感染性疾病来探讨《伤寒论》的实质，并没有排除《伤寒论》理法方药在临床各科的实用价值。

第四节 对东垣学说的研究

试论李东垣脾胃学说中的温热病学思想
——东垣仲景学说之比较

吴光炳

随着对东垣脾胃学说的深入研究,历来认为治外感宗仲景、治内伤宗东垣,把《脾胃论》视为一部详于治脾气略于治胃阴的脾胃病学专著的观点,却显得片面和局限,阻碍了对东垣脾胃学说中的温热病学思想的发掘。东垣的学说思想集中反映在他晚年的论著《内外伤辨惑论》和《脾胃论》(以下合称《两书》)中。通过对东垣《两书》与仲景《伤寒论》进行比较,笔者认为他们有相同的经历和相同的著书立说根据,即都是回顾总结疫病的诊疗经验和教训,只是由于经验不同,从而在邪与正、寒与温、感邪途径以及诊疗原则等问题上有差异,所取的角度不同,但都是把外感热病作为主要研究对象的。东垣的温热病学思想是特定历史环境的特殊产物,是介于仲景伤寒学与明清温病学之间的过渡性产物,起承先启后的作用。笔者认为这一认识,比较合理地解释了东垣学说中所谓"阴火""火为元气之贼""甘温除大热""热中"等问题,现比较分析论证如后。

1. 经历了大疫流行之后的发愤之作

前人通过无数次的经验得出"大兵之后必有凶年,大荒之后必有大疫"的结论。史书关于兵荒引起疫病流行的记载,仅东周至清代就有 557 次。东汉末年,战争频仍,加上自然灾害,疫病流行的发生率很高,有文字记载的就有 51 次。张仲景就经历了建安纪年以来近 10 年间的"伤寒"流行。因"感往昔之沦丧,伤横夭之莫救",从而"勤求古训,博采众方",撰著《伤寒卒病论》。其中,《伤寒论》系统回顾总结了外感热病六经辨证论治规律,的确是一部经历了大疫流行之后的发愤之作。

东垣生活在南宋偏安、金元战乱的动乱年代,经历了汴梁、东平、太原、凤翔等地先后被敌围困,解围之后目睹大批人群发病,且死亡率很高,仅汴梁地方,3 个月内就病死百万人。作者因感于"往者不可追,来者犹可及""免后者之横夭",从而"以平生已试之效""推明前哲之余论,历举近世之变故",著成《内外伤辨惑论》;东垣"且惧俗蔽不可以猝悟也,故又著《脾胃论》叮咛之"。由此可见,东垣《两书》也确实是经历了大疫流行之后的发愤之作。根据东垣在《两书》中多次描述的"脾胃病(证)始得之,气高而喘,身热而烦,其脉洪大而头痛,或渴不止……不任风寒而生寒热",等等,这一系列症状不管与脾胃有多大的关系,当属于疫病一类温热病。

2. 在发病学上内因外因各有偏重

外感疾病的发生至少要考虑内因和外因。通常情况下,内因是发病的根据,外因是发病的必要条件,但对于某些传染性较强的疾病,例如伤寒、鼠疫,则外因在发病上可能起决定性的作用。这可能是东垣、仲景在外感热病的发病上内因外因各有所偏重的原因之一。

仲景所见的"伤寒"流行,没有提到有灾荒或战乱足以造成人群普遍内伤元气的背景,"伤寒"这种外邪在当时疫病的发生上可能起了主导作用,因此,仲景《伤寒论》比较重视风寒这种外邪及其对机体造成的后果,即把外感热病过程中某个阶段、时相上邪正消长变化的反应状态作为辨证论治的根据,治法上或因势利导,或补偏救弊,总是"观其脉证,知犯何逆,随证治之",并不特别强调在发病的初始阶段就需补益正气。虽然桂枝汤、小柴胡汤等也体现扶正,却是主要着眼于祛邪。论中也每多用人参、甘草、大枣等补气药,三阴病更重视补虚,但不是从发病学上,而是从病变本身或误治的结果来考虑的。东垣则不然。他所见的病证大多发生在战乱环境里。汴梁等地先后被围困后,持续数月的高度紧张动乱,劳役过重,饮食不调,寒温失所,卫生条件差,这些综合因素足以导致人群的元气消耗殆尽,抗病力极低下,一旦有疫情发生,极易感染发病,预后也很差。考虑上述发病背景,当时汴梁等地先后发生的大疫,在发病学上,因人群内伤元气、抗病力低下起了决定性作用。故东垣在回顾总结时引用了《黄帝内经》中的大量文字,反复论证脾胃中元气不足的发病原理,甚至把人体诸气乃至天地之气都等同或统之于胃气,得出"内伤脾胃,百病由生"的结论。东垣始终抓住当时人群在战乱环境中内伤脾胃而致元气不足这一事实,把所见病证大多规定为脾胃虚损证,试图通过补益脾胃之气来提高全身的抗病力,从而达到愈病。因此,东垣的"内伤"概念是狭义的,局限在脾胃阳气,在理论上是忽视外邪的。一部《内外伤辨惑论》不是客观地鉴别外感与内伤在症状上的疑似,而是把外感证与内伤证对立起来,极力贯彻他"内伤脾胃,百病由生"这一思想,颇有否认外邪存在的倾向。病的初期恶寒发热,他解释是内伤脾胃,元气不足,"表中无阳","阴火上冲"使然,即使用了升、柴、羌、防、葛根等"风药",他也不认为是祛邪解表的,而解释为"升阳散火";补中益气汤益气解表,有"不散而散"之效,以补中益气汤为基本方加减的40余首方(东垣极少使用补中益气汤原方)中用了不少辛凉辛温的"风药",但他不认为是用来发散表邪的,而解释为引脾胃之气上行或引补气诸药的甘温之气上升以实卫气。东垣对恶寒发热和解表风药的这些新的解释,主观上是为了否认外邪、突出正气,是不可取的,但从现代医学的观点看,却是合理的——解表药解除血管痉挛、改善体表血循环、兴奋汗腺、调节免疫,从而治恶寒发热。

3.对感邪途径的认识不同

关于外感热病的感邪途径,《黄帝内经》提出虚邪贼风伤人是从皮毛肌表侵入后渐次传里的,至于"皆相染易"的疫病邪气伤人是否也是这种途径,则语焉不详。仲景以六经论治伤寒、中风,以"脉浮,头项强痛而恶寒"为太阳病表证提纲,六经病凡具有此脉证者,皆可视为表邪未解,即使是"发热而渴,不恶寒"的温病,也规定为"太阳病",治疗上始终贯彻先治表后治里的原则,必要时才表里兼治,或急先救里而后攻表。仲景显然是沿袭《黄帝内经》邪从皮毛侵入人体而认识的。金元时期经历了几次战乱后的疫病流行,医家们逐步认识到疫病初期的表证不很明显,恶寒轻而短暂,很快入里化热,且火热毒证较重,并不完全符合风寒致病的规律,用麻、桂类辛温解表剂治疗反而加重病情。这一事实客观上促进医家们对温热一类外感病的研究。青年时李东垣就以清热泻火解毒的普济消毒饮治愈不少大头天行而颇有声誉,这时他对天行、时毒类温热病的认识与刘完素的火热病机论很接近,而且已有一定的治疗经验。后来,东垣又观察了汴梁等地流行的大疫,虽然火热证也很明显,颇似经历过的天行时毒一类病,但用清热泻火解毒治疗无效,时医用汗下法又使病情加重乃至不救。究其原因,原来是此时此地的发病人群在战乱中损伤了脾胃元气,特别是汴梁大疫又发生在长夏溽暑,暑热湿邪又重伤元气,故治疗必须以益气为主,兼顾祛邪。东垣总结了这一成功经验,以正时弊,晚年先后写成《内外伤辨惑论》和《脾胃论》,将病因总结为饮食不调、劳倦过度、情志忧怒、风寒暑湿的偏胜,将发病学基础归结为"内伤脾胃,百病由生",等等。东垣没有明确指出这些综合病因是通过何种途径"内伤脾胃"的,但所强调的"内伤脾胃"这一概念中其实就包含有他对当时流行的大疫传染途径的认识,即病邪是从口进入胃肠道致病的。能否找到根据证实东垣确实有这一认识是十分重要的,它关系到东垣所见的到底是哪一类疾病,以及这类疾病与脾胃到底有哪些关系。

按常理,外感是指六淫、疫疠、戾气等所致的疾病,内伤是指七情、饮食、劳倦等所致的疾病,故"外感""内伤"本身就包含病邪来源、性质及其伤人途径。在《黄帝内经》《难经》饮食、劳倦、情志伤脾胃认识的基础上,东垣又提出"风寒暑湿燥一气偏胜,亦能伤脾损胃"的见解,并根据《黄帝内经》胃为水谷之海、胃为市等论述,发挥为"肠胃为市,无物不包,无物不入,寒热温凉皆有之,其为病也不一"。在这里,东垣不是指通常的外感病一般地影响脾胃功能,而是指外邪直接进入胃肠致病,换言之,东垣是说外邪也可以直接伤内,并在人群中皆相染易。这就是东垣"内伤脾胃,百病由生"的实质。东垣所观察的疾病,显然大多数是消化道传染病,如菌痢、肝炎、肠伤寒,等等,中医认为多属于湿热、湿温,这些"外邪"就是从口鼻直接侵入人体致病的。这就是东垣以脾胃名书以脾胃立说,以脾胃论病的真谛。

4.伤寒温病各有详略

外感热病是伤寒与温热病的合称。仲景《伤寒论》虽然基本概括了外感热病的辨证论治原则,但毕竟是详于寒而略于温。仲景学说从晋唐整理传播到宋代的应用与研究,无不奉为圭臬。但到了金元时期情形就不同了。时医盲目用治风寒疾病的麻、桂之类治温热病,已造成危害。刘完素、张子和已注意到了这一事实,东垣也不例外。这不算是学说上的分歧,而是医家所治的病种不同,得出的结论也不同。

有些学者从流行病学、症状学的角度进行对比分析,认为东垣所治病证可能是流感、胃肠道传染病,或是流行性腮腺炎、钩体病、鼠疫,等等。虽然这些传染病都具备发病急骤,表里俱热,头痛、口渴、汗出等特点,也能部分地解释东垣难题,但试图用其中的某一个传染病去解释东垣所见到的汴梁、东平等地先后流行的某一类病,显然是片面的,也混淆了中西医关于病与证的概念,况且用一派苦寒药的普济消毒饮治疗大头天行是东垣早期的经验,而东垣学说的关键是在他经历了几次战乱引起大疫流行之后的晚年著作的《两书》中。

《内外伤辨惑论》上、中卷内容,与其说是在辨内伤与外感,不如说是在辨伤寒与温热病更为恰当。东垣竭力否认是风寒外感病而屡次论及火热暑湿证。《脾胃论》首引《素问·生气通天论》"苍天之气"这一长节文字,结论说"故苍天之气贵清净,阳气恶烦劳,病从脾胃生者一也"。而东垣反复描述的"脾胃之证(病)始得之",这组证候恰好与所引上节经文中的"因于暑,汗,烦则喘喝……体若燔炭,汗出而散"这组证候十分相似,还补充了口渴、头痛、脉洪大3个暑热病的重要症状。《两书》中关于暑热病的论述最多也最详,李东垣难题又处处与暑热病相关联。根据这些事实,笔者认为东垣所治的病证大多数属于温热病中的暑温一类疾病。

东垣对暑病的深入讨论并不次于对脾胃病的研究,而且两者又常常是紧密联系起来的,特别是清暑益气汤竟是补中益气汤的第一个加减方,还把该证该方放在显要位置上来详加讨论,上引《黄帝内经》《千金要方》,中参洁古,结合自己的经验,将"中暑"的诊治原则体现在一首清暑益气汤方中,即:虚人极易伤邪,长夏溽暑,路途劳役,田间作业,或避暑贪凉饮冷,容易发病;根据病史及临床表现,可分为"热中"和"寒中"(相当于阳暑、阴暑);暑热易耗伤气液,故不用升散的柴胡,改用止渴生津的葛根,并合用抑或单用生脉饮益气阴;暑热每多夹湿,二术、泽泻除湿。东垣这一套治暑热病的方案,为明清温病学诊治暑温奠定了基础,每多引用。温病学大家王孟英虽然批评东垣方中某些用药欠妥,作了较大的更动,但仍沿用其方名,基本原则不变。可见东垣对暑热病很有研究。

西医概念的中暑是物理致病,不会传染,不会大范围发病,现代中医也认识到这一点。但古代中医上的暑邪是广义的,包括物理致病和微生物致病,后者具有传染性,如徐大椿就指出:"暑字之名义,与寒字相反,乃天行热毒之病也。"按中医习惯理解,天行时毒就相当于流行性传染病。由此可以推测东垣所治"中暑""伤暑"是广义的暑热病,甚至东垣就是以季节时气来命名当时发生的温热病的。汴梁三月下旬解围后又持续3个月的发病和尸体处理,正是春末、盛夏、初秋,北方暑热较盛,也是许多传染病高发和流行季节。按中医重时令的特点,这一季节多发暑温、湿热、湿温一类疾病。论著中多有对这类病症的描述,或许东垣就是用"中暑""伤暑""暑热"来概括发生在这个季节的外感温热病的。这符合温病学萌芽阶段的做法。

5. 东垣脾胃学说的实质

对仲景《伤寒论》六经实质的讨论是百家争鸣、百花齐放、方兴未艾,但对东垣脾胃学说的评价却是以"补土派"一锤定音。虽然从学说的系统性和价值上,东垣与仲景不能相提并论,但理论的更为深刻的含义不在于其自成体系,而在于它所揭示、所叙述的问题。

　　东垣脾胃学说的实质,关键在脾胃病与温热病的关系上,即东垣为什么以脾胃立说论温热病。从文献上看,东垣本来就擅长治脾胃病。如他在《脾胃论》一书中叙述道,曾以平胃、建中、四君、四物、五苓等方随症加减治疗脾胃病"无不效验",但后来观察到这类方药用于治疗似与脾胃元气不足相关的其他病证,则"终不能使人复"。于是,便从经典医籍中寻章摘句,进行研究,终于得出"盖脾胃不足,不同余脏,无定体故也;其治肝、心、肺、肾,有余不足,或补或泻,惟益脾胃之药为切"的结论。东垣的这一认识过程显然与他经历几次战乱后的大疫流行密切相关。高热对人体的营养和水分消耗很大,病因治疗和支持治疗都很重要,古代的中医只能考虑口服药物和从摄入的食物中吸收得以补充,故脾胃的功能就显得极为重要了。东垣的"惟益脾胃之药为切"的主张既适用于内伤杂病,也适用于外感热病。东垣以补中益气汤为基础加减化裁的40余首方都保留了人参、甘草、黄芪中的两种以上,因为这3种药是他特定的益脾胃药。现代免疫药理学研究结果表明,这类益气健脾药不但能改善脾胃消化吸收功能,还从整体上调节人体神经－内分泌－免疫网络,从而提高抗病能力,促进康复。这不但证明东垣学说的合理性和科学性,而且证明东垣脾胃学说旨在通过发挥正气的主导作用积极战胜病邪。东垣脾胃学说客观上丰富发展了脾胃理论,对脾胃疾病的诊治也有指导意义。但不能因此,就说东垣只是脾胃专家,而忽略他对温热病的贡献。不结合历史背景,看不到东垣所治病证确实是温热病,是无法解释当时汴梁大疫的发病率和死亡率的,也无法完满解释东垣所谓"阴火"等难题。至于补中益气汤一类方药是否适用于治疗温热病,首先要历史地分析,不能拿明清比较成熟的温病学去衡量东垣法,只能拿宋以前用仲景法治温热病来比较。其次是必须看到这样一个事实,即东垣并不是专主温补的,《两书》中用了不少风药,而且是以辛凉类风药为主;用的苦寒清热泻火滋阴药很多,有黄柏、黄连、黄芩、知母、石膏、寒水石、栀子、大黄、生地、白芍、麦冬,等等;补中益气汤的第一个加减法就是黄柏、生地,特别耐人寻味的是紧接着补中益气汤后面立出的第二个方就是清热降火滋阴的朱砂安神丸,也许东垣已看到补中益气汤治温热病的副效应一面,试图作补救。此外,还必须看到东垣《两书》是回顾总结性的著作,只给出一个总的原则,不是汴梁等地大疫的诊疗纪实,显然与当时实际有出入。

　　考虑到特定的历史背景，东垣重视内伤脾胃、元气不足这个关键，是切合当时实际的，但他在理论上忽视外邪不能不说是重大失误。由于过分强调脾胃，他对目睹的几次疫病未予明确的命名，除了"中暑"外，概以"脾胃病（证）"统之；为了解释他的脾胃内伤机制，创用一些新名词术语的概念也不够确切，甚至每多歧义，特别是文字表达上的困难和逻辑上的混乱，等等。正是由于这些失误，使他的外感温热病学思想深深地掩埋在"脾胃"二字中，不易被后人发现。

　　　　　　　　　　　　　　　　　　（发表于《中医杂志》1999 年 2 月）

对李东垣脾胃学说实质的研究

毕　莲

　　在古代，瘟疫和饥饿是对人类生命最大的威胁。由现代科学技术的兴起，西医发现了感染病因学，发明了各种抗生素，使许多感染性疾病都得到有效的治疗，但是由于不合理使用抗生素，加上环境污染和人口流动性增大，现在有些曾经控制的感染性疾病又复燃，例如结核；同时，有些致病微生物发生基因突变，不但耐药性增加，且还发生新的传染病，例如 10 多年前发生的重症急性呼吸综合征。因此，吴光炯老师十分重视中医中药诊治感染性疾病的研究，集中体现在他对仲景《伤寒论》的中西医比较研究，认为《伤寒论》是以六经为框架，以八纲辨证论治为核心的诊治急性感染性疾病的第一部中医外感热病学（已经由同届学员田津师姐总结）。金元时期战争频仍，也是感染性疾病的高发期，因此，吴老师对金元四大家中的刘完素和李东垣的学说作了比较深入的研究，他先后撰写了《试论李东垣脾胃学说中的温热病学思想——东垣仲景学说之比较》《试论金元时期的温热病学思想》等论文和相关的讲座稿，这些都是我总结吴老师对东垣脾胃学说实质研究的依据。吴老师是以中医为主、中西医结合诊治脾胃病的专家，他把东垣脾胃学说广泛用于临床各科。因此，本文总结他对东垣脾胃学说中的温热病学思想的观点是结合论文主题的。

　　吴光炯老师走的是中医也要学习西医的途径，这是符合国家中医政策的。他是在精通中医中药的基础上自觉学习西医的。他常对我们说,时代不同了,中医也要与时俱进,要服从现实逻辑的权威;西医知识已普及到人民大众,不管什么疾病,病人大多是首先选择西医诊治,不得已才来求治于中医中药;中医诊治也要参考西医西药的诊治经过。因此,他认为,有能力、有精力的中医人学习一些西医知识是完全必要的。所不同的是吴老师对现代医学掌握相当深厚,在本书第一章第六节《中西医比较研究》中就充分体现出来。吴老师之所以认为李东垣脾胃论的实质或者说东垣研究的疾病对象是温热病,就是他通过学习应激学说后,发现东垣所论治的是特定背景下特定人感染瘟疫病,由于这些人群长期处于应激状态,过度的劳役、饥饿、紧张等的消耗,免疫功能低下,故当时发病率和死亡率惊人。吴老师发现,这一特定发病背景和特定的人群居然记载在东垣的《内外伤辨惑论》中,即《内外伤辨惑论》首先交代了发病人群所处的特定环境——几个城市在战乱中被围困数月,于是吴老师又联系到《伤寒论原序》也是首先交代了"伤寒病"流行死亡率高的背景,从而将东垣学说与仲景《伤寒论》进行比较研究,才揭示了东垣脾胃论的实质。由于金元时期温病学说还未形成,但还是引起了医家的重视,例如刘完素的六气化火、五志化火,东垣早期治疗大头瘟的普济消毒饮,都促使李东垣晚年重视扶正祛邪治疗温热病的学术思想的形成。据此,吴老师又从免疫学角度分析认识东垣的益气学说,等等。

理论思维,无论其形式和内容如何,都是一定时代的产物。李东垣生活在战乱频仍的金元时期,战争除了造成伤亡外,还造成人员紧张、劳役、饥饿及疾病等,东垣学说正是在这样一个特殊的社会环境下产生的。吴老师在给研究生作中医脾胃病的教学过程中,他发现教科书和《脾胃论》注释本都以一部《脾胃论》和一首补中益气汤来论李东垣学说,片面地把李东垣看成只是一位胃肠病专家,从而低估了东垣脾胃学说在中医临床各科的普适意义。为了揭示东垣学说的实质,吴老师将李东垣《脾胃论》和《内外伤辨惑论》两书结合起来与张仲景《伤寒论》作比较研究,得出它们都是经历了大疫流行后的发愤之作,二者均以外感热病为研究对象,都是回顾总结疫病的诊疗经验和教训,只是由于发病背景不同、各自的经验不同,从而在邪与正、寒与温、感邪途径以及诊疗原则等问题上有差异,并指出东垣脾胃学说的实质关键在于脾胃病与温热病的关系上,即东垣为什么以脾胃立说论治温热病。[1]

研究东垣脾胃学说的实质是很有现实意义的。天灾人祸都影响社会的安定,从而影响人的生理和心理的健康。现今处于世界动荡的时代,各种竞争、压力、失业、婚姻不稳定、自然灾害、航空等交通事故、环境污染、极端天气、人口流动大、新的瘟疫病,等等,都影响着人群身心的健康。这些因素可包括在情志不畅、饮食不节、寒温不适、劳役所伤中,此与李东垣总结的战乱环境里导致人群内伤元气的四大因素基本相同,都提示人群长期处于一种不良应激状态,易罹患各种疾病。在蒋春雷、王云霞主编的《应激与疾病》一书的封面上赫然写着75% ~90%的内科初诊疾病与应激(压力)有关。当应激源作用于机体时,机体把对应激源的感受、认知、评估传达给下丘脑,主要引起交感神经系统的激活,肾上腺髓质分泌肾上腺素、去甲肾上腺素来调动靶器官适应性改变来对抗应激源;若应激反应仍持续下去,将累及更多的内分泌腺,如垂体、肾上腺皮质,导致皮质醇分泌升高,体液中其他激素水平及细胞因子等的改变;若在强大的适应负荷下仍无力战胜应激源的作用,就会导致免疫器官萎缩,免疫功能下降,增加疾病易感性及其他病变,如心脑血管疾病、应激性溃疡等。

吴老师说,要理解东垣学说的实质,必须将《内外伤辨惑论》和《脾胃论》有机结合起来研读,因为《内外伤辨惑论》交代了发病背景。根据李东垣的友人元好问写的《脾胃论序》:

> "……脾胃不适,为百病之始;有余不足,世医不能辨之者,盖已久矣。往者,遭壬辰之变,五六十日之间,为饮食劳倦所伤而殁者,将百万人,皆谓由伤寒而殁。后见明之辨内外伤及饮食劳倦伤一论,而后知世医之误。学术不明,误人乃如此,可不大哀耶!明之(李东垣名——引者)既著论矣(指《内外伤辨惑论》一书——引者),且惧俗蔽不可以猝悟也,故又著《脾胃论》叮咛之。……此书果行,壬辰药祸,当无从而作。"

可见李东垣既著《内外伤辨惑论》,又怕俗医不能领悟其中旨趣,故又著《脾胃论》叮咛,即《脾胃论》是对《内外伤辨惑论》的补充。其实,东垣的脾胃学说思想主要体现在《内外伤辨惑论》中,因为该书交代了李东垣脾胃学说产生的时代背景和人群感病的特点是脾胃元气不足,这正是理解东垣学说实质及普适性的关键所在。在《内外伤辨惑论》第一节中首先交代这一背景:

> "向者壬辰改元(指金代哀宗壬辰年,即公元1232年,改开兴和天兴年号,是金代临近灭亡之时——引者),京师(指大梁——引者)戒严,迨三月下旬,受敌者凡半月,解围之后,都人

之不受病者，万无一二；既病而死者，继踵而不绝。都门十有二所，每日各门所送，多者二千，少者不下一千，似此者几三月，此百万人岂俱感风寒外伤者耶？大抵人在围城中，饮食不节，劳役所伤，不待言而知。由其朝饥暮饱，起居不时，寒温失所，动经三两月，胃气亏乏久矣，一旦饱食太过，感而伤人，而又调治失宜，其死也无疑矣。非惟大梁（当时的京都——引者）为然，远在贞祐、兴定间，如东平，如太原，如凤翔（三个城市——引者），解围之后，病伤而死，无不然者。……往者不可追，来者犹可及，辄以平生已试之效，著《内外伤辨惑论》一篇，推明前哲之余论，历举近世之变故，庶几同志者，审其或中，触类而长之，免后人横夭耳！"

这是东垣总结出喜怒过度、饮食失节、寒温不适、劳役所伤等四大原因损伤脾胃中元气，一旦有疫病流行，极易染病，且死亡率很高的重要依据。"大兵之后必有凶年，大荒之后必有大疫。"可以想象一个城市被围困，城中人群的紧张、焦虑、恐惧，再加上食物匮乏、环境污染、劳役过度、寒温不适，等等，极易耗伤脾胃之元气，造成抵抗力低下；同时，战乱导致人口流动大、人口密集，这无疑会改变人群与其生存环境中微生物之间的适应性关系，从而导致疾病的产生和流行的风险增大。本来就内伤元气不足的人群，一旦暴露在疫情环境下，不但发病率高，在当时的历史条件下，只靠口服中药救治，实在是力不从心，故死亡率也很高。可惜李东垣只看到内伤元气不足的一面，却忽略了当时到底是什么瘟疫流行。

根据东垣对疾病的描述，该病一开始就出现表里火热毒证候，且伤津化燥耗气甚速，"脾胃之证，始得之则气高而喘，身热而烦，其脉洪大而头痛，或渴不止，皮肤不任风寒而生寒热""或小便黄而少，大便溏而频；或痢出黄糜，或如泔色"。李东垣曾以常用治疗脾胃病的方剂，如平胃、建中、四君、四物、五苓等方治疗，但对于壬辰之变的这一次"脾胃病"，却"终不能使人复"。还有他人治验与死亡人数，可推测东垣记录的不是普通的外感"伤寒"或胃肠病，应是属于瘟疫病一类温热病，或者可以说是消化系传染病，如急性重型肝炎（曾称暴发性肝炎）、痢疾、肠伤寒、鼠疫之类，这类疾病的前驱期往往有短暂的恶寒身痛、乏力、厌食等类似风寒感冒的症状。

针对这一类外感病，当时一般医生认为恶寒、恶风就是外感表证，盲目用单一的解表剂而失误，见有热证，又盲目攻下，等等，如此就造成所谓的"壬辰药祸"，用

《黄帝内经》和张仲景的话来说，就是"粗工凶凶，以为可攻，旧病未已，新病复起"的误治和坏病。李东垣总结出当时人群的"内伤"是在特定环境下，喜怒过度、饮食失节、寒温不适、劳役所伤等方面的因素导致脾胃之元气不足的结果。这非常切合当时战乱环境下人群的生存状况。他还引用了《黄帝内经》相关论述，反复论证脾胃中元气不足的发病机理，甚至把人体诸气乃至天地之气等同于胃气，得出"内伤脾胃，百病由生"的论断。如在《内外伤辨惑论》第一节开头说："遍观《黄帝内经》中所说，变化百病，其源皆由喜怒过度，饮食失节，寒温不适，劳役所伤而然。……既脾胃有伤，则中气不足，中气不足，则六腑阳气皆绝于外，故经言五脏之气已绝于外者，是六腑之元气病也。气伤脏乃病，脏病则形乃应，是五脏六腑真气皆不足也。惟阴火独旺，上乘阳分，故荣卫失守，诸病生焉。"因此，东垣认为针对这一类外感病，因其内外有热，不得用仲景的麻、桂辛温发汗；因其脾胃元气不足，不得用河间苦寒清泻，唯有扶正祛邪才符合当时的实际。

《黄帝内经》说："邪之所凑，其气必虚，正气存内，邪不可干。"这里的"正气"是广义的，泛指精气神、气血津液，而在李东垣看来"正气"主要指脾胃之气，胃中元气。故提出"盖脾胃不足，不同余脏，无定体故也；其治肝、心、肺、肾，有余不足，或补或泻，惟益脾胃之药为切"的结论。根据《黄帝内经》"劳者温之""损者益之"的原则，东垣所制之方多在补益脾气的基础上，辅以升阳药，以"益气升阳"，寓"泻阴火"。吴老师通过分析归纳，认为东垣处治这类疫病所用的以补中益气汤加减的40余首方实际上就是治疗虚人外感的，采用的都是扶正祛邪法，可分为四大类，即治疗中气虚外感的补中益气汤，肺脾两虚外感的升阳益胃汤，气阴两虚外感的益气聪明汤，暑湿伤气的清暑益气汤。分析组方用药特点，可以发现以下规律：

益气类药　以补益脾胃之气和肺气为主。用得最多的是人参、甘草、黄芪，其次是白术，因为白术健脾除湿而不补气。现代免疫药理学研究提示，以上药物不但能改善脾胃消化吸收功能，还能从整体上调节人体神经－内分泌－免疫网络，从而提高抗病能力。这一方面证明了东垣学说的合理性和科学性，另一方面还揭示了脾胃学说旨在通过扶助正气战胜病邪的实质。

升阳类药物　依次是升麻、柴胡、葛根、羌活、独活、防风、蔓荆子。

这类药明明就是解表药，东垣却矢口否认是解表而说是升阳。这是因为他经历了"壬辰之变"和"壬辰药祸"，认识到当时人群发病特点为脾胃元气不足，即使有外感也必须以扶正为主，而不能滥用解表祛邪法。为了突出内伤元气不足的一面,故把本来的解表药理解为升阳,用东垣的话来说,就是在补脾胃中元气的基础上,再用升阳药把脾胃之气升发到表以助营卫之气,用张介宾的话来说,就是起到"不散而散"的功效。从现代医学的观点看,解表药能舒张血管、改善体表血循环、兴奋汗腺、调节免疫等,从而起到治疗恶寒发热,可见客观上是合理的。

清热类药物 如黄连、黄柏、黄芩、知母、生石膏、生地等。李东垣在《内外伤辨惑论》和《脾胃论》中一方面重视脾胃中元气,另一方面多次提到"阴火",东垣一边说"心火者,阴火也",一边又说"阴火"是相火,是下焦包络之火,由于阴火每易"上乘土位",进一步损伤脾胃中元气,故说"火,元气之贼也。火与元气不两立,一胜则一负。脾胃气虚,则下流于肾,阴火得以乘其土位"云云。因此,东垣在补益脾胃元气的同时,特别强调泻阴火。《黄帝内经》说:"壮火食气,少火生气",就李东垣常用的上述黄连、黄芩、知母、黄柏等苦寒药来看,其所谓的"阴火"是难分虚火实火的。但必须指出的是,除了普济消毒饮、龙胆泻肝汤以外,在东垣的补中益气汤类方中是很少用两种以上清热泻火解毒药的,也许是东垣针对当时发病的特殊人群,过于强调元气虚的一面,如果过多、过量应用苦寒药毕竟损伤脾胃中元气。

由于"壬辰之祸"发生在夏秋,属于暑湿时令,暑热既伤气又夹湿,如清暑益气汤。李东垣特别提到"脾胃下流之'湿气'",故用药还重视除湿(热),除了用芩、连的苦燥外,还常用泽泻、苍术、白术、陈皮、茯苓、半夏等;重视导滞,如大黄、枳实、神曲等。

李东垣是治脾胃病的一代宗师,更是一名通过调理脾胃之元气防治全身疾病的倡导者。他所制的方剂很多,治疗的病症也很广,无论是治疗脾胃病,还是通过调理脾胃防治全身疾病,都有所建树。后世医家评论说,治外感宗仲景,治内伤宗东垣,称东垣法为"王道"之治。可见东垣学说对中医学的发展影响很大。

参考文献

[1] 吴光炯.试论李东垣脾胃学说中的温热病学思想——东垣仲景学说之比较[J].中医杂志,1999,40(2):72-75.

第五节 方证辨证是捷径

方证辨证的理论基础与临床应用

吴光炯

自实行执业医师资格考试以来,到 2007 年为止我都参与了贵阳市片区中医师执业资格实践技能考试的管理工作。作为主考官之一,我在评卷中发现考生普遍存在两个问题:一是辨证不正确,二是不记得方药。在临床上又每有经其他中医生诊治过无效来就诊的病人带来的病历记录或服用过的处方单,也同样存在这两个问题。究其原因,一是辨证不易掌握,二是功夫不够,三是经验太少,四是不合理的中西医结合,五是过多考虑经济利益,等等。由于这些原因,上述两个问题不仅出现在基层的、年轻的中医生,也出现在三甲医院的专家教授。中医治病讲辨证论治,理法方药。辨证是治法、处方、用药的依据,方药是治病的主要工具之一。不能正确的辨证,又不掌握治病的工具,其疗效就不言而喻了。

近几年来,北京中日友好医院的冯世纶教授总结介绍其师《伤寒论》学家,已故北京名医胡希恕先生的经验时,特别重视胡希恕先生提出的方证辨证是尖端的观点,得到许多业内专家学者的认同。胡希恕先生是从仲景《伤寒论》中领悟到方证辨证这一重要的中医诊治方法的,而且还把它提到“尖端”的高度,足见其临床实用价值。方证辨证可称作方证对应,即有是证用是药,有是证用是方。这种方证辨证法在《伤寒论》中充分体现出来,如桂枝汤证、麻黄汤证、柴胡汤证、葛根芩连汤证、承气汤证,等等。方证辨证就是研究、应用历代医家某方某药用于某证,某证该用某方某药的经验。这正好是解决前面所提到的辨证不正确和不记得方药这两个问题的有效办法。

1. 方证辨证是捷径

我十分推崇方证辨证,但不赞成方证辨证是"尖端"的提法。中医有许多辨证的方法,其中八纲辨证是最重要的,是不可或缺的。例如《伤寒论》是在六经的框架下的阴阳、表里、寒热、虚实辨证,温热病是在三焦或卫气营血的框架的八纲辨证,等等。如果说方证辨证是尖端,可能有轻视其他辨证方法之嫌。故我认为提方证辨证是捷径比较合理。你辨证掌握不准,又不会用药组方(基本功差,经验太少),先借鉴前人的经验,不是一条捷径吗?

例如《伤寒论》98 条规定了小柴胡汤的适应证:"伤寒五六日,中风,往来寒热,胸胁苦满,嘿嘿不欲饮食,心烦喜呕……小柴胡汤主之。"即使有那七个或然证,仍然可以用小柴胡汤加减:"若胸中烦而不呕者,去半夏、人参,加栝楼实一枚。若渴,去半夏,加人参合前成四两半,栝楼根四两。若腹中痛者,去黄芩,加芍药三两。若胁下痞硬,去大枣,加牡蛎四两。若心下悸,小便不利者,去黄芩,加茯苓四两。若不渴,外有微热者,去人参,加桂枝三两,温覆微汗愈。若咳者,去人参、大枣、生姜,加五味子半升,干姜二两。"有了小柴胡汤的适应证,又告诉你加减法,还提醒你说:"伤寒中风,有柴胡证,但见一证便是,不必悉具"(104 条)。具体实例是"阴阳病,发潮热,大便溏,小便自可,胸胁满不去者,与小柴胡汤"(232 条)。《伤寒论》和《金匮要略》两书论及小柴胡汤证的条文共 19 条,其中,有本方证与大柴胡汤证(103 条)、大陷胸汤证(149 条)、半夏泻心汤证(149 条)相鉴别的,以及妇科产科都可用的内容。这些看得见、摸得着、用得上的经验,你都不下功夫去学,明明有一条捷径你不走,临证时胸无成竹,目无定见,手忙脚乱,能正确辨证、合理遣方用药吗?

中医从整体、动态观出发,发明了辨证论治这种诊疗方法,本质上就是强调个体化治疗。被称为"现代医学"的西医直到近几年才认识到个体化治疗的重要性,并认为个体化医学是现代医学发展的趋势之一。最近,美国内科医师协会会员斯蒂芬·申弗教授写了一本《医疗大趋势:明日医学》的书,他在预测现代医学的发展趋势时,也很重视传统医学,该书第 9 章的标题是"补充医学——旧貌换新颜",其中特别论及中医的针灸和草药。申弗教授在导言中写道:"我们也将了解到,没有两个人的病是一模一样的,每个人都需要量身定做治疗方案,这就是个体化医学……由于'个体化医学'将成为主流,我相信我们将重新找回医学往日的情怀。"

我把辨证论治比作中医临床上的"阿基米德点"。阿基米德说,如果给我一个支点,我就能撬动地球。这说明阿基米德点的重要性。其实,即使给了他一个支点,比如太阳这个恒星,阿基米德也不可能撬动地球!但是作为物理学上的杠杆原理,在我们的生活中确实是在广泛应用,非常省力。同样的道理,辨证论治也不能包医万病,但在临床上正确合理地辨证,确实能显著提高中医中药的疗效。我们感到困惑的是,要做到正确合理的辨证论治很不容易。因为任何一种辨证的依据都是用"四诊"收集的临床资料,而"问、望、闻、切"全都是凭借医生的感官,但人的感官能力是有限的,有时甚至靠不住。耳听为虚,眼见也不一定为实,产生错觉是常有的事情。人类从动物进化而来,有了一个聪明智慧的大脑,而感官能力却有些退化,还远不如其他动物。但我们可以充分发挥大脑的聪明智慧,发明制造各种工具(仪器)来延伸我们的感官。国内百岁著名老中医干祖望老师主张在四诊的基础上加检诊(必要的体格检查和实验室检查),这样可以为辨证提供更多、更新、更可靠的临床资料,使辨证论治更接近正确、合理。中医的诸多辨证方法各有长短,相对而言,方证辨证更为可靠一些,更能体现中医药学的实践性和传承性。这里把我对方证辨证的认识和应用经验介绍给业内同行。

2. 从单味药到方剂形成的机制谈方(药)证(病)对应的重要性

辨证论治是抽象的诊疗方法,强调个体化治疗的原则,理法方药才是辨证论治的具体实现。

"理→证→法→方→药"是我们今天看到的中医临床诊疗模式,但从中医学形成的过程来看,这个顺序要颠倒过来,即:从药到证发展到以方对证,再以自然哲学思辨形成治法、理论。这条线才真实地反映了中医中药的实践性(图1-2,图1-3)。

药物
方剂
↘
↗
N多种
证（病）
·实践性
·确定性
→
八法……
治法
→
命题、
假设
理论
不确定性
多，故有
各家学说

①阴阳五行 → 文化语境 {
道家：道法自然
儒家：和合之道
释家：悟、妙
}

②脏腑经
络、气血 → 人体黑箱 {
试着打开——走不通
半打开
不打开——脏象说
}

③病因病机 → 天人相应，四时六气……

④辨证论治 → 整体、动态观

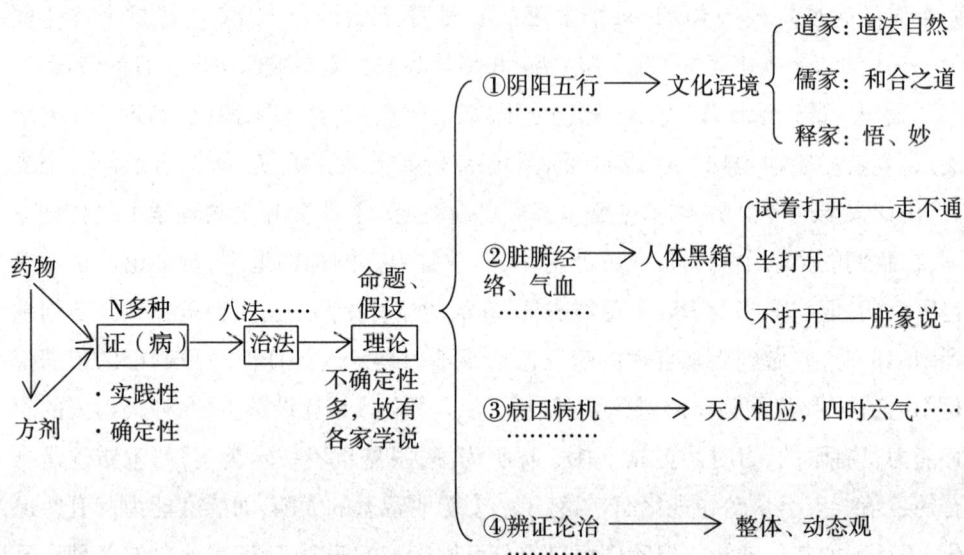

图1-2　中医学的形成过程示例（1）

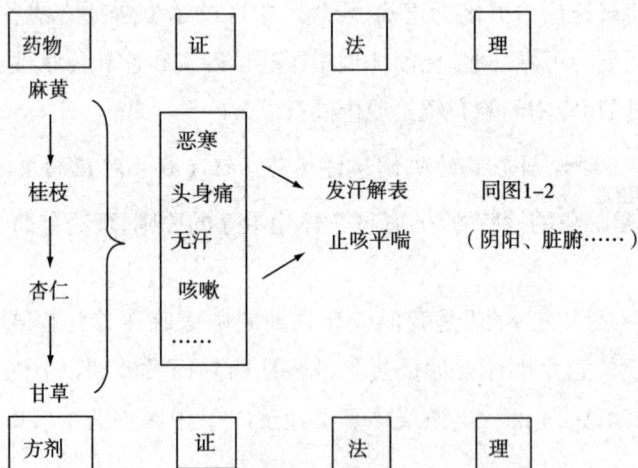

药物
证
法
理

麻黄
↓
桂枝
↓
杏仁
↓
甘草
}
恶寒
头身痛
无汗
咳嗽
……
→ 发汗解表
→ 止咳平喘
同图1-2
（阴阳、脏腑……）

方剂
证
法
理

图1-3　中医学的形成过程示例（2）

药以成方，方依法立，法从证出，证据理定。

从单味药到形成方剂都是对证的经验总结，在这里，药、方、证三项才是看得见、摸得着、用得上的内容。

至于那些理论，则是后来人为地造出来的，不同的文化，不同的语境，有不同的理解,有不同的表达方式。既然是人为的,就有主观因素,就有不确定性。就中西医而言,在本质上并没有太大的差异,有许多方面是可以通约的。把中西医对立起来或等同起来,同样是不明智的。

讲到药→方→证,或者说中医药、方、证的形成过程,我们用得上黑格尔的逻辑三段式,即:个别→一般(普遍性)→特殊的实践→理论→再实践的认识过程。

民以食为天。先民们为了生存,首先要解决食物问题。在寻找食物的过程中发现了药物(图1-4)。

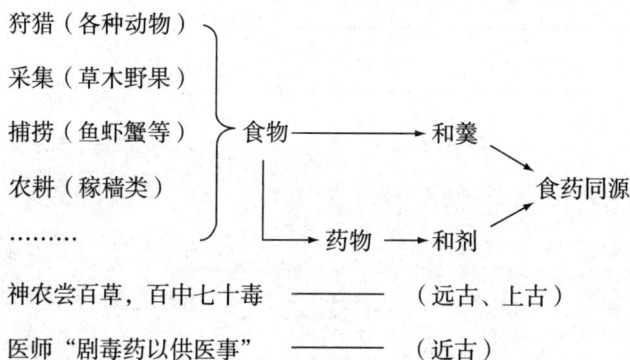

图1-4　药物的发现过程

古人是如何发现大黄功用的呢?

一般人误食大黄,引起腹泻,就会认为大黄有"毒",不能食用。

一个本来大便秘结不下的人偶然误服了大黄,大便通了,竟舒服了。

这就记住了大黄能泻下通便,便学会利用大黄的通便作用治便秘。

很多这样的个别的经验就形成了一个共识:大黄能泻下通便。这就是从个别上升到一般(普遍性)。后来又发现,每个人对大黄的反应都不一样,有的人恰到好处,有的人腹泻太厉害,等等。于是,懂得了用大黄泻下通便还得因人而异,解决的办法有3种,其一是把握好用量;其二是先对大黄进行处理,如煎煮时间长,或用火烧烧,就是简单的"炮制",减轻泻下的作用;其三是想到与其他药物配伍使用。这种因人而异的用法,就是从一般上升到特殊。可以说,《神农本草经》上的360种药物都是按逻辑三段式发现的。已经失传的《汤液经法》如果是最早的方剂书,那么方剂也是这样发明的。学界认为,根据皇甫谧《针灸甲乙经》序言的一段文字,以及后来张大昌献出的陶弘景的《辅行诀脏腑用药法要》残卷,仲景方就是在《汤液经

《法》的基础上发展而成的。以历史唯物主义的观点看,是可信的。我们以小柴胡汤为例,进一步应用逻辑三段式来认识中医方剂是如何形成的(图1-5)。

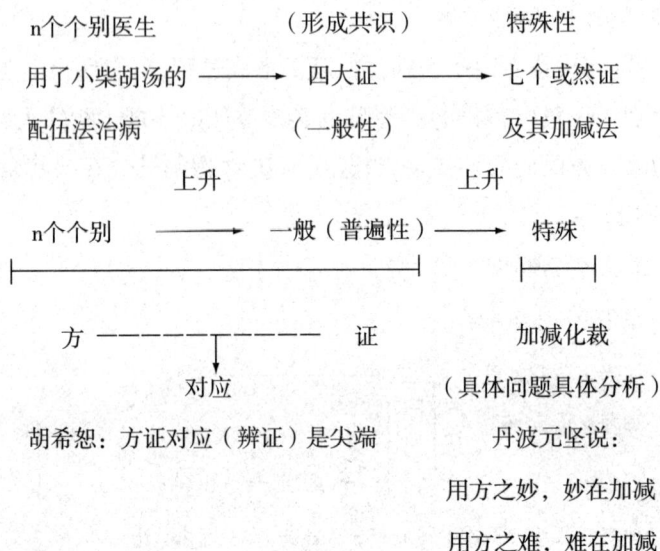

图1-5　中医方剂的形成过程

3. 方证辨证的前提

说方证对应或方证辨证是捷径,是说方证对应的辨证准确性高,针对性强,例如项背、肩颈强痛的病人很多,在方证对应上,可优先考虑葛根汤、桂枝加葛根汤;其次考虑这两首方中的麻黄汤和桂枝汤;再次考虑含有葛根和柴胡的其他方(疗肌解表,干葛先而柴胡次之);最后还要考虑解痉的虫类方药。因此,临床诊疗把握方证是前提,记方则是前提的前提。临床医生至少要记300首方,包括经方、时方、自拟方(自拟方不可太随意,应相对固定下来),其中又要分出公用方和专科专病方。西医医生不懂得药化药理,中医医生不熟方药,其医疗水平有多高是不言而喻的。我们的中医门诊病历上,在具体方药项大多数写的是中药X剂或从肝治,从脾治,从肾治等字样,作为大学教师,作为名师,又如何指导学生,影响学生? 在临床上找不到对应的代表方是很少的,大多情况是记不上几首方;还有一种情况是只知方名,记不得药物。例如,有位老师病历上写的是清咽利膈汤,是针对火实证咽喉红肿疼痛的,本方就是加味凉膈散,一派苦寒清热泻火药,但学员记录的却是黄芩、半夏、桔梗、桂枝、甘草。有的老师用的是一贯煎加味,实际上处方中只有1味生地,其他5味药被他"减"掉了。

那么,如何记方呢?有以下几种方法。

单行　就单独一味中药,如用于气随血脱的独参汤。古人认为"有形之血不能骤生,无形之气所当急固";大便干结不下,大黄或番泻叶开水泡服,也算是单行。褚澄说:"制剂独味为上,二味次之,多品为下。"我不太赞同。记单行方实际上就是掌握单味中药的确切性能。

对药或药对　药以成方,方讲究配伍,配伍就是从对药开始的。"对药"通常指的是由两种中药合理配伍组成的。大多数"对药"都有处方命名,如《黄帝内经》的四乌贼骨一藘茹丸、半夏秫米汤;《伤寒杂病论》中的甘草芍药汤、栀子豉汤、枳术丸、甘草桔梗汤,等等;后世还有二至丸、二妙散、六一散、左金丸、都梁丸,等等。

"对药"的配伍通常是同性味的两种药相加,或性味相反的两种药合用,后者如一寒一热,或一升一降,或一泻一补,或一散一收,或一辛一苦,等等。不论是那种配伍法,就是要起到增效或减毒的作用:

$1+1=2$,是增效,为协同作用;

$1+1<2$,是减毒,为拮抗作用;

$1+1>2$,涌现现象,可以增效和(或)减效。

这是中药配伍的奥妙所在,其中还有许多的未知数。现在的中药复方成分和药理的研究方法之一,就是通过拆方,即把一首方拆成最小的单位——"对药"来进行的。所以,记住无数的对药、对药方是极为重要的。

对药加味或两个对药合用(没有命名的叫"对药",如荆芥、薄荷;有命名的叫药方,如二至丸),就是小方,也是基础方,如二妙到三妙到四妙;六一加青黛为碧玉散;四物、四君、二陈、平胃、四七、四逆汤(散),等等,都是小方,都是基础方。这些小方是基础方,必须记。

小方合小方　或小方加味便是大复方,四君合四物为八珍,加芪、桂为十全大补汤;四君合二陈为六君,再加木香、砂仁为香砂六君;二陈加枳实、竹茹为温胆汤,再加青蒿、黄芩、碧玉散为蒿芩清胆汤,等等。许多大复方其实都是小方合方后的加减。因此,拆方记方又是一种方法。例如,血府逐瘀汤是四逆散合桃红四物汤加一个对药桔梗、牛膝组成的;清瘟败毒饮是3个小方合方加减而成的,等等。

通过小方合方或加减是创制新方的主要途径,也是临床上遇到合病併病等复杂情况的处理方法。例如,《伤寒论》的柴胡桂枝各半汤,大柴胡汤实际上是小柴胡汤合四逆散合小承气汤的加减方。后世有柴胡平胃散、胃苓汤、柴胡陷胸汤,等等。合方要遵循以下原则:小方可合,大方不宜;要合的小方的质性不要相去太远;有公共药;能增效减毒。举一例不合理的合方。有一个门诊病历记录的是"唇肿,腹泻,下肢浮肿",无舌象、脉象记录,处方是玉女煎、补中益气汤、实脾饮合方。这是典型的不合理合方。

由上述分析,说明了记2～4味基础方的重要性,有些方中的姜、枣、草比较随机,可以不记。例如小柴胡汤,不记姜、枣、草,就是柴、芩、夏、参四种药的小方。但如果姜、枣、草在方中是主药则不然,如生姜泻心汤、十枣汤、炙甘草汤,等等。

类方比较记忆法 如麻黄汤类方、桂枝汤类方、柴胡类方、治湿热的类方、左右归丸、桑菊饮和银翘散、承气汤类方、东垣四大方。通过类方比较,可发现同中之异,容易记忆。

读方剂歌诀 有些方歌编得不错,朗朗上口,如归脾汤、银翘散等。但别人编的方歌常不太顺口,最好自编自记。比如当归拈痛汤就找不到规律,我就编了三句话去记:"当归拈痛参升参,二术羌防与葛根,芩泽知芩茵陈草……"陈修园的长沙方歌括把方的原剂量都编进去,很难读,但也有长处,因为仲景方不但配伍有奥秘,用量也有奥秘,记配伍用量也是很重要的。

成方加减 正如丹波元简说的,用方之妙,妙在加减;用方之难,难在加减。不记方不能谈方证对应,但也不可照搬成方。古人说古方今病不相能(张元素),是说执死方不会加减化裁的人,不是说古方不重要。我治疗消化不良腹泻,常用七味白术散加黄芩、黄连,效果非常好,九味药包含了三首小方,都是针对腹泻的。方证对应只是掌握了一般(普遍性),从一般到特殊即加减化裁又是一种提高,就是要因人、因时、因地而异。但是由于医生们怕下功夫记方,把加减化裁变成口实,记不得的药味,他说是减,胡乱凑上几味他说是加,如前举例子用清咽利膈汤实际上就是乱来。

处方的加减化裁不仅是选一首方来加减,还可以合方加减化裁,例如血府逐瘀汤,四逆散＋桃红四物汤＋对药牛膝、桔梗;柴胡陷胸汤是小柴胡汤合小陷胸汤去参加枳实、桔梗;柴胡桂枝汤,柴胡平胃散就是两方直接相加。我们在应用这些方时仍需加减化裁。

重视方和药适用证的研究 要点是对经典方、名方、常用方的出处和制方者所拟订的适应证的把握,并加以发挥。

药和方的中医理论解释,也叫传统认识或人文解释。如四气五味、升降沉浮、归经,等等。早年我背诵《珍珠囊药性赋》,后来就认真读《神农本草经》,再对自己常用的药物看各家的经验和解说;方也如是,要掌握君、臣、佐、使,七情合和等。

药和方的药化、药理认识,也叫现代认识或科学解释。中医的现代研究有许多成果,如中药药理研究中的免疫药理学、舌诊学、体质学等。我们中医生基本上不关心,是西医在研究,西医在学在用。保守派力主纯中医,是作茧自缚,在一个狭小的环境里用中医中药,不可避免地会蜕化。

"973"工程进行了10多年,完成了7个研究课题,其中一个项目就是对中药复方的组分配伍研究,青年学者们要多加关注,千万不要守旧!

最后,请记住《黄帝内经》的一段话:"善言天者,必应于人;善言古者,必验于今;善言气者,不彰于物;善言应者,同天地之化;善言化言变者,通神明之理。"

(全国第四批师承工作贵州省学员讲座讲稿)

第六节 中西医比较研究

从中西医比较研究看中西医的通约性

吴光炯

1. 中西医比较研究的现实意义

同学们,你们都是中医研究生,不管你是硕士生还是博士生,都要选课题,完成学位论文;即使今后从事中医医疗、教学、科研,也要写论文;你们也是未来的中医研究生导师,也要指导学生选研究课题、撰写学位论文。不管做什么样的科研论文,论文写得好不好,在很大程度上取决于你选择的研究课题,因为课题决定内容、形式。你们都是学中医的,你们必须明白,你们面对的是现代中医,现代中医不是现代化的中医,而是近 500 年来特别是近百年来受到西方文化、西医,或者说现代医学的影响、渗透的中医。从清末民初以来,现代中医走过了中西医会通、中西医结合的历程,特别是中华人民共和国成立以来的由中医院校培养出来的中医人,近50 年来建立的中医机构,已经不是某些中医大师说的那么"纯"、那么"铁杆"的中医了。因此,你们选课题、做课题、撰写学位论文,除了研究中医文献学以外,或多或少地要涉及现代医学知识。有人说,现代化的医疗仪器、化学试剂,是科学技术的产物,西医能用,中医也能用。中医机构引进大批量的医疗器械,还依然觉得自己是纯中医、铁杆中医啊! 然而他却忘记了用现代化仪器、化学试剂检测出来的结果是西医学上的指标,纯中医看得懂吗? 用得上吗? 反过来说,现在的中医院仅凭四诊、卖点中药、针灸、火罐……你这个医院能生存发展吗? 留得住人吗? 这就是现代中医的现实! 我们不得不服从现实逻辑的权威。也就是说,你们的学位论文实际上大多数是现代中医式的、中西医汇通式的、中西医结合式的。既然如此,你在选择课题时,设计课题研究方法和路线时,甚至到具体撰写学位论文时,你必须对中西医进行比较研究,找到在具体问题上的中西医差异和共同点。说中西医是两种不同的体系,也可以说中西医在认识、理解及解释人体生理、病理、疾病和治疗上是两种不同的范式,两种不同的范式有不可通约的和可通约的地方。不可通约的,不要牵强附会去写,你偏要去写,就会出问题;可通约的地方就是中西医的融合点,在融合点上做文章,不但能深入下去,甚至可能有所发现、有所发明、有所创新,这才能写出一篇好的学位论文。

2. 中西医比较研究所需的背景知识

北京中医药大学的朱明主编的《中西比较医药学概论》在绪论中指出,中西比较医药学是科学哲学、医学史、药学史、文化史、科学史、中医各家学说、翻译学以及其他人文学科等的综合应用。文中提到的这些学科,也就是我说的中西医比较研究首先必须具备的背景知识。中西医比较实际上也是中西方文化的比较,要知己知彼。你不了解中国的传统文化,也不懂得西方传统文化;不精通中医和中国医学史,不全面了解 19 世纪以前的西方的传统医学和 19 世纪以后的现代医学,能进行比较研究吗? 掌握这些背景知识对于中西医比较研究是十分重要的,然而这也正好是大多数研究生知识上的薄弱环节。譬如哲学这个学科,青年学生们都不知道这门学科的重要性,极少有人主动去学。康德曾对他的学生说,我不是教你们哲学,是教你们哲学地思考。在中西医比较研究中没有哲学思考是不行的,没有哲学思考,你的任何研究都是肤浅的,甚至会走入死胡同。日本学者中江兆民说:"国家没有哲学,恰像客厅没有字画一样,不免降低了这个国家的品格和地位⋯⋯没有哲学的人民,不论做什么事情,都没有深沉和远大的抱负,而不免流于浅薄。"恩格斯指出:"不管自然科学家采取什么样的态度,他们还是得受哲学的支配。问题只在于,他们是愿意受某种坏的时髦哲学的支配,还是愿意受一种建立在通晓思维的历史和成就的基础上的理论思维的支配。"当然我们选择的是后者,即马克思主义的哲学,即运用历史唯物主义和辩证性唯物主义的立场、观点、方法来认识问题、解决问题。在中西医比较研究中科学哲学也很重要。科学哲学是什么呢? 我不太赞成《哲学大辞典》的烦琐解释,简单地说,科学哲学就是对自然科学、社会科学和心理科学中相关问题的哲学思考。国内有一个杂志叫作《医学与哲学》,所刊载的文章就是从哲学的角度讨论医学中的相关问题,其中不乏中西医比较的好文章。

中西医比较研究还必须懂得中西医学史。在历史的同一时期和不同时期,中西医各有的理论学说和诊疗经验,是中西医纵向比较和横向比较的事实依据。没有产生在特定时间、空间的人物和事实,怎么比较呢? 意大利著名医学史家卡斯蒂缪尼在其所著的《医学史》中指出:"假使一个人不通晓知识的来源,不清楚以往发现真理的过程,就不能正确地彻底地明了现在,预见将来。"这里说的就是学习历史的重要性,当然也包括科学史和医学史。

中国医学史的书不少,李经纬、程之范、邓铁涛等主编的《中国医学通史》是大部头,我建议读陈邦贤编著的《中国医学史》,特别推荐读马伯英的《中国医学文化史》,赵洪钧编著的《近代中西医论争史》,浙江省中医药研究院文献研究室编著的《中西医汇通研究精华》,王致谱、蔡景峰编著的《中国中医药 50 年(1949—1999)》。为什么要推荐读这几本书呢? 因为近现代中西医论争史、中西医汇通史和 50 年来的中西医结合史,本质上就是一部中西医药比较研究的历史。

西方医学史已有中文译本的,一本是上面提及的意大利医学史家卡斯蒂缪尼编著的《医学史》,另一本是美国罗伊·波特编著的《剑桥医学史》。我还推荐读美国学者杜菲编著的《从体液论到医学科学》,写的基本上是美国医学史。

关于中西医比较研究的背景知识,我还特别强调临床经验的不可或缺。

3. 中西医比较研究的方法

提出一个问题和怎么解决这个问题同等重要。中西医比较研究这个问题早就提出来了,但如何解决这个问题的方法又成了新的问题。中西医比较研究不是比谁优谁劣,而是通过比较研究发现中西医之间的差异性和共同点。方法错了,你看到的尽是差异,是完全不能融合的。20世纪80年代末,何裕民等编著的一本中西医比较研究的书,书名叫作《差异·困惑与选择——中医医学比较研究》,从书名就可以看出,他们就是找中西医之间的差异,从而感到困惑,在困惑面前,该如何选择是可想而知的。该书作者何裕民先生后来在《医学与哲学》上发表的一篇文章,竟然成为张功耀等提出取消中医的导火索,后来何裕民先生又急忙写了一本叫作《爱上中医》的书来挽回影响。首先提出废止中医的急先锋余云岫和现在的方舟子等人,就是比优劣,专门拿中医的短处与西医的长处比较。除了余云岫以外,何裕民、方舟子、张功耀等人不是不懂得马克思主义哲学,而是不用马克思主义哲学的立场、观点和方法去认识中西医、比较中西医。他们自己也走向科学主义、民族虚无主义的迷途。

我们承认由两种不同的文化孕育出来的中西医的差异是客观存在的,但差异不是绝对不变的。100多年前看中西医,看到的全是差异,经历了中西医会通、中西医结合的研究,特别是近50年来采用现代科学技术研究中医和中药,使原来的许许多多的差异已逐渐成为中西医的融合点。有些专家认为,中西医结合就是在西医辨病的基础上再加中医的辨证分型论治,事实上目前的中西医结合也确实是这样做的。我们认为,中西医结合研究的核心内容应该是在中西医之间找到融合点,这个融合点是我中有他、他中有我,而不是简单的中西医药相加的关系。

中西医比较研究首先要确定中西医药学之间有没有可比较性。中西医的研究对象都是人,是人的预防、卫生、保健,是人的健康与疾病,这就从根本上决定了中西医的可比较性。但由于中西医的文化背景不同,研究方法不同,得出的理论知识也是不同的。换句话说,在总体上,中西医有可比较性,但在具体的语境上、细节上又存在可比较的和不可比较的。例如,在文献上中西医都重视人体解剖,但是我们却不能将清代王清任的《医林改错》与差不多同时代的维萨里的《人体结构》相比较,更不能将古代中医的"精血"与20世纪沃森(James Dewey Watson)、克里克(Crick Francis Harry Compton)发现的DNA双螺旋相比较。然而,在一些看来是没有比较性的地方,我们改变一下视角,却又找到了可比较性。例如在研究方法上,在人体组织器官水平上,西医是向下研究,即采用解剖拆零的分析还原法,在微观的细胞、分子、原子等不同层级上发现形态学的改变,这是西医的基础研究。但在临床应用时又要将拆零的部件重新组装成一个个活生生的人,因而西医的基础研究与临床运用是有很大界线的。同样在人体组织器官水平上,中医则是向上研究,即采用动态的、整体的、综合的方法来发现个体差异,因而中医的基础研究与临床应用是融为一体的。所以,如果说在基础理论上中西医确实很少有可比较性,那么在临床应用上中西医之间却有诸多的可比较性。我们试从临床应用上做一些比较研究,就可以发现中西医的许多融合点。

被视为人体生命四大体征的体温、血压、呼吸、脉搏,是临床上必须观察记录的。传统的中医没有体温表、血压计,是通过切脉来判断的。《素问·脉要精微论》说:"切脉动静而视精明,察五色,观五脏有余不足,六腑强弱,形之盛衰,以此参伍,决死生之分。"对于脉诊,具体界定为一呼一吸脉搏跳动 4~5 次,由此知道心跳与呼吸的关系是 4∶1;脉搏的有力无力和大小,可间接反映血压的高低;体温每升高 1℃,心率可增加 10 次/min;脉搏增快还可以测知急性外感病人是否发热和发热的程度,等等。由此可见,西方医学在没有发明和使用温度计、血压计之前,与中医一样重视脉诊的研究是可以理解的。日本学者栗山茂久《身体的语言》一书,就介绍不少古希腊医家的脉搏学与中医的脉诊比较。

《黄帝内经》说:"今夫热病者,皆伤寒之类也……人之伤于寒也则为病热。"在急性感染性疾病病程中,发热这个报警症状是中西医都十分重视的。简单说来,就是在内外致热源的作用下,人体内体温调节中枢(POAH)将体温调定点升高,使产热与散热之间失衡,即产热大于散热,体核温度升高。西医也重视降温,如给予解热止痛剂、物理降温等,但主要还是强调病因学治疗,使用抗菌、抗病毒剂,等等。中医则长于发病学治疗和个体化治疗,如《伤寒论》太阳病,主要是散热不及,就用解表剂麻黄汤、桂枝汤发汗,使体核热从汗液蒸发散热,《黄帝内经》说"体若燔炭,汗出而散"是很科学的;阳明病是外感热病的极期,产热太多,虽然大汗也不足以散热,扬汤止沸不如釜底抽薪,就要用清下法的白虎汤、承气汤;少阳是邪正消长,寒热往来,可能是体温调定点不稳定,在这种情况下,既不能发汗,也不可清下,则使用和法,小柴胡汤主之。

还可以举出若干生动的中西医比较研究的融合点,由于时间关系我不能继续讲下去。

4. 多层次多视角的中西医比较（提出来供年轻医生参考）

医学模式比较。《素问·上古天真论》首先建构了生物－社会－心理医学模式。男子女子肾气盛衰的年龄段不就是从生物学上来认识的吗？又说"恬淡虚无，真气从之，精神内守，病安从来，是以志闲而少欲，心安而不惧，形劳而不倦……故美其食，任其服，乐其俗，高下不相慕，其民故曰朴"，不就是指社会心理吗？

从贝尔纳的内环境、坎农的稳态概念到塞里（H. selye）的应激学说，与中医的阴阳动态平衡思想不是很一致吗？

张介宾解释"五行亢则害，承乃制"时说："造化之机，不可以无生，亦不可以无制。无生则发育无由，无制则亢而为害。"如果你学过人体微生态学，你就会合理地理解五行学说的现实意义了。

感染免疫学是一个热门的研究课题，其主旨类同于中医所说的"正气存内，邪不可干；邪之所凑，其气必虚"。中医药对感染性疾病的对因治疗不及西医西药，但可发挥发病学治疗和支持治疗的长处，即扶正祛邪。

西医用的抗乙肝病毒、干扰素、核苷类药，也只有40%～60%的有效率，且用药时间长，停药后大多反弹，病情反而恶化。中药有没有比干扰素、拉米夫定更好的呢？我建议用富含植物多糖的中药扶脾胃、养肝肾、调节免疫。

面对肿瘤、癌症，中医不能按癥瘕积聚滥用活血化瘀药，这可能促进血管生成会加快肿瘤增长和转移。

细胞凋亡理论，可联想到中医去瘀生新、化腐生肌，可防治多种疾病。新兴的再生医学就很重视中医药的这些治法。

细胞的自噬功能，提示中医主张清淡素食乃至适当的饥饿疗法是有一定的科学依据的，人在饥饿时启动了自噬系统，正常细胞吞噬掉了老化的、突变的细胞，以作为营养。

胃肠动力学与脾虚不运，胃失和降，水湿痰浊阻遏，升降失调相一致。足见中医对胃肠动力学的认识很早。

西医重实验，包括动物实验，观察的是硬指标；中医是经验医学，却是从活的人体身上"实验"得来的。先民们尝百草，才知道有毒无毒、大毒小毒，历代许多医家都亲自尝药，记录最详的要算近代中西医汇通的张锡纯了。可惜缺乏硬指标，但软指标就不如硬指标吗？其实中西医临床用药也多少带有实验性，这才出现有效、无效甚至有害的不同反应。即便是现在提倡的个体化治疗和转化医学也避免不了临床用药的实验性，只是以尽量不损害病人为前提。

（贵阳中医学院全员研究生部分师承学员讲座讲稿）

中西医比较研究的思路与方法

毕　莲

　　中西医比较研究是吴光炯老师学术思想的重要方面,是他坚持多学科、跨文化研究中医中药的思路和方法之一。2014 年 5 月 23 日应学院研究生院邀请,吴老师给全院各类研究生和部分师承学员做了题目为《从中西医比较看中西医的通约性》的学术讲座,内容十分精彩。这里根据讲座笔记和吴老师在临床上应用中西医药比较的思路和方法进行总结。

　　首先是谈中西医比较研究的现实意义。吴老师说,我们现在面对的是现代中医。所谓现代中医,不是现代化了的中医,而是近五百年来尤其是近百年来受到西方文化、西医——确切地说是现代医学影响和渗透的中医。从清末民初以来,现代中医走过了中西医汇通、中西医论争、中西医相结合的历程,特别是中华人民共和国成立以来从中医院校培养出来的各类中医人才,近 50 年来建立的各级中医机构,都已经不是某些人说的那么"纯"的中医了。我们的中医本科生、硕士、博士研究生,总是要做毕业论文;今后从事中医医疗教学科研,也免不了要做论文;成为研究生导师,就要指导学生做研究课题和撰写学位论文,论文做得好与不好,在很大程度上取决于选择的研究课题。不管你选择什么样的研究课题,我们在设计研究方法和路线时不可回避的一个现实,就是中医与西医的交会、碰撞和借鉴,即使你只是临床医生,也会碰到同样的问题。因此,通过正确合理的中西医比较研究,找到中西医之间的差异和共同点、融合点,是符合现代中医临床教学科研实际的。怎样才能做到正确合理的中西医比较研究呢? 吴老师要讲的第二个问题就是要求我们要具有相应的背景知识。

　　北京中医药大学朱明主编的《中西比较医药学概论》在绪言中就指出:中西医比较是科学哲学、医学史、药学史、文化史、科学史、中医各家学说、翻译学以及其他人文学科等的综合应用。[1]朱明先生所提到的这些相关学科就是吴老师所强调的背景知识,而这些背景知识中除了翻译学以外,都是吴老师具备的。他在讲座中说道,中西医比较实际上也是中西方文化比较,要知己知彼。如果不了解中国的传统文化,也不懂得西方传统文化;不精通中医和中国医学史,不全面了解 19 世纪以前的西方传统医学状况和 19 世纪以后发展起来的现代医学,能进行比较研究吗?掌握这些背景知识对于中西医比较研究是十分重要的,然而这也正好是大多数研究生知识结构上的薄弱环节。譬如哲学这门学科,青年学生们都不知道它的重要性,极少有人主动去学习。吴老师多次提到康德曾对他的学生说,我不是教你们哲学,是教你们哲学地思考。的确,在中西医比较研究中没有哲学思考是不行的,没有哲学思考,我们的任何研究和理解都是肤浅的,甚至会走入死胡同。为了进一步说明哲学思考的重要性,吴老师还援引了日本学者中江兆民的一段精彩论述:"国家没有哲学,恰像客厅没有字画一样,不免降低了这个国家的品格和地位……没有哲学的人民,不论做什么事情,都没有深沉和远大的抱负,而不免流于浅薄。"[2] 吴老师要求我们运用马克思主义的哲学,即运用历史辩证法和唯物辩证法的立场、观点、方法来认识问题,同时,还特别指出在中西医比较研究中运用科学哲学的重要性。他说:"科学哲学是什么?我不太赞成《哲学大辞典》的烦琐解释。简单地说,科学哲学就是对自然科学、社会科学和心理科学中相关问题的哲学思考。《医学与哲学》这个杂志所刊载的文章就是从哲学的角度讨论医学中的相关问题,其中不乏中西医比较的好文章。"

既然是中西医学比较,首先就必须精通中医,掌握西医的基本理论和原理,但这不够,还必须懂得中西医药学发展史。在历史的同一时期和不同时期,中西医各有哪些理论、学说思想和诊疗模式,是中西医纵向比较和横向比较的事实依据。没有产生在特定文化背景和特定时间、空间的人物和事实,没有参照对象,怎么比较呢?吴老师对中西医学史的了解程度,从他为我们推荐的中外医学史专著可见一斑。他说,中国医学史的书不少,李经纬等主编的《中国医学通史》是大部头,都讲中医药成功的一面,有局限性,建议读陈邦贤的《中国医学史》,简明扼要,而且有少量的西医学史资料。他还特别推荐马伯英的《中国医学文化史》《中外医学文化交流史》,赵洪钧编著的《近代中西医论争史》,浙江省中医药研究院文献研究室编著的《中西医汇通研究精华》,王致谱、蔡景峰编著的《中国中医药 50 年(1949—1999)》。吴老师说:"为什么要推荐读这几本书呢?因为近现代中西医论争史、中西医汇通史和 50 年来的中西医结合史,本质上就是一部中西医药比较研究的历史。"他还给我们推荐了已有的西方医学史中文译本,如意大利医学史家卡斯蒂缪尼的《医学史》,美国罗伊·波特编著的《剑桥医学史》,刘易斯·托马斯的《最年轻的科学》和杜菲编著的《从体液论到医学科学》，后者主要写的是美国医学发展史。为了说明学习医学史、科学史的重要性，吴老师还援引了卡斯蒂缪尼《医学史》中的一段话："假使一个人不通晓知识的来源，不清楚以往发现真理的过程，就不能正确地彻底地明了现在，预见将来。"吴老师毕竟是十足的临床医生，他不忘指出中西医比较研究的背景知识离不开丰富的临床经验。他强调，中西医比较研究的目的，不是从理论到理论的文字游戏，而是为了更理性、更合理地从辨病到辨人再到辨证的论治，进一步提高中医中药的疗效。

讲到中西医比较研究的方法时，吴老师说，提出一个问题固然重要，怎么解决这个问题同样重要。中西医比较研究这个问题早就提出来了，如何解决这个问题又成了新的问题。他认为中西医比较研究不是比孰优孰劣，而是通过中西医比较研究发现中西医之间的差异性和共同点，有利于互相学习，扬长避短，促进实质意义上的中西医结合研究。诚如洋务派代表人物李鸿章在《万国药方》序言里说的"倘学者合中西之说而会其通，以造于至精极微之境，于医学岂曰小补！"

西学东渐最早的也是影响最大的就是宗教、科学和医学，特别是西方的科学和医学，作为一种异质文化传入中国，首先受到冲击的就是传统中医。国人对西方科学和医学先是感到新鲜和惊奇，然后就是中西医比较。由于各人所取的角度不同，所具备的背景知识差异，就产生了中西医论争，论争的焦点是还要不要中国传统文化，中医是否科学，中医中药有没有疗效，这样的论争一直延续到今天。从19世纪到我国新文化运动时期，西医还不算真正意义上的现代医学，中医本身也还鱼龙混杂；马克思主义哲学在中国还无传播，科学哲学还无从说起。在这样的时代背景下，不可能做到正确合理的中西医比较研究，因而出现废止中医派和原封不动地保存国粹派，这都是可以理解的。但是在强调世界多元文化共存互补的今天，居然还出现主张取消中医和提倡纯中医的荒谬思想，才是不可思议的。吴老师说，同时期主张取消中医的人士，至少有两个共同点，其一是除余云岫外，其他大多数是只知道一些中西医学皮毛的文人；其次是他们都是唯科学主义者。因此，他们批评中医，不是拿庸医的陋习和早已被中医淘汰的糟粕部分来说事，就是把别有用心的人泼到中医头上的脏水加以渲染[3]。与此相反，保存国粹者则担心中医这座大厦会坍塌，不愿去掉其中的任何一块砖头，说中医完美无缺，甚至超越科学。有位中医博士在接受《中国中医药报》记者采访时借一位老中医的口说："西医能解决的问题，他能够解决，而西医解决不了的问题，拿过来，他照样能解决。"[4]这哪里是中西医比较,是妄自尊大!

吴老师认为,正确合理的比较是承认中西医是由两种不同的文化孕育出来的两种不同的医学体系,两者之间的差异是客观存在的,有些差异是根本不能通约的,但差异不是绝对不变的,100多年前看中西医,看到的全是差异。经历了中西医会通、中西医结合的研究,特别是近50年来采用现代科学技术研究中医中药,使原来许多的差异已逐渐成为中西医之间的融合点。吴老师认为中西医结合研究的核心内容应该是在中西医之间可以通约的融合点,这些融合点上的中西医结合应该是我中有他、他中有我,而不是简单的中西医药相加或联合的关系。当然,中西医比较研究不完全是为了找融合点,比较出中西医之间的差异性可能更有启发意义。

中西医比较研究首先要确定中西医药之间有没有可比较性。中西医的研究对象都是人,是人的卫生、预防、保健,是人的生理与病理和健康与疾病,等等,这就从根本上决定了中西医的可比较性。但是由于中西医的文化背景不同,研究方法不同,从而得出的理论知识及其语言表达上也是不同的,在医学名词、术语的语境和概念上,存在可比较性和不可比较性。

在人体组织、器官这个中间水平上,西医是分析还原的向下研究,中医则是采取整体动态的综合联系,这即是所谓的脏象说。中西医在宏观与微观的两极是没有可比较性的,但如果从人体组织器官这个中间水平上作比较,我们会发现在差异性中又有可以通约的地方。例如,中医学五脏六腑的相对解剖位置、形态和功能,也不完全是只通过"司外揣内"而获得的,换言之,中医学也有最基本的人体解剖知识。中国古代先民们在宰杀动物时,在战争中牺牲的尸体上,在对死刑罪犯行刑的过程中,都或多或少地积累了一些人体组织器官的基本情况,只是由于宗教伦理的限制、解剖工具的粗陋和观察工具(如显微镜)缺如,等等,使中医不能像西方医学那样向下分析研究,转而采用不打开人体黑箱的"司外揣内"法认识五脏六腑。当西方医学传入中国时,在翻译上是根据中文语境中既有的脏腑名词术语对译的,因此,即使做到了"信、达、雅",也难免不出现奎因说的"译不准原则",从而更凸现中西医的不可通约性。例如脾脏这个器官,在解剖位置、形状和功能方面,中西医大相径庭,这简直就是"蔺相如,司马相如,名相如,实不相如"了。然而当我们把中医的脾主统血与西医脾功能亢进破坏血小板可导致出血性疾病联系起来比较,似乎又有了"共同点"。在西医上,脾脏还有免疫功能,脾切除后一旦发生感染,很难控制,这与中医说脾主卫似乎也有联系,脾主卫可能还包括肠道免疫屏障功能。吴老师说,在内脏的中西医比较中,"脾"这个器官确实令人困惑。《黄帝内经》赋予它除了运化水谷之外的许多功能,如主卫、裹血等,它到底是解剖所见的哪一个器官呢?《灵枢经》在观察测量胃肠道器官时未提到脾,但《本脏篇》论及脾的大小、高下、正偏、坚脆时,其提到"脾下则下加于大肠",这似乎是指横结肠脾曲上方的脾脏;又提到"脾脆则善病消瘅、易伤",这很像是胰脏,结合《素问》说脾与胃以膜相连,则可以认为中医学上的"脾"作为功能系统,可能包括西医解剖上脾脏和胰脏。

在西医上,消化系统是指胃肠和肝、胆、胰;中医上则包括脾、胃、肠、三焦、膀胱,但又常以脾胃来统称。按照脏象学说,胃又是从属于脾的,然而有时又用"胃气"来概指整个消化功能,例如有无胃气是判断危重病人预后的指标。在临床上也常见错误地把中西医上的胃等同起来。吴老师作为脾胃病专家,认为将"胃"这个器官进行中西医比较是很有实际意义的。

中医称主受纳和腐熟水谷的胃是以和降为顺并与肠配合更虚更实的运动,这个属六腑的胃与西医解剖上的胃比较接近,但中医学上还有一个属于经络的"胃",即是阳明胃经,是包括大小肠的,如《灵枢经·本输》说:"大肠属上,小肠属下,足阳明胃脉也,大肠小肠皆属于胃,是足阳明也。"这就是从整体论认识的胃与肠的经脉络属关系。故《伤寒论》所称的阳明病"胃家实",其"胃家"是胃与小肠大肠的合称;承气汤之所以叫作"承气",是指在正常情况下小肠承接胃下传的食糜,大肠承接由小肠未完全吸收和不能吸收的所谓"糟粕";三承气汤主治在肠,《伤寒论》说"胃中有燥屎五六枚",实际上"燥屎"不会在胃中而是在肠中,除非是肠梗阻,肠的内容物反流到胃,甚至呕出。中西医结合研究急腹症的资料也证明,承气汤类方主要是改善肠动力,保护肠黏膜屏障。

西医解剖上,以屈氏韧带作为上下消化道的分界线,上消化道的胃病、反流性食管病和十二指肠液反流病在临床上颇为多见。吴老师认为中医学抓住胃上口、胃下口即贲门口和幽门口这两个关口有着重要的意义,和降胃气确实是中医论治胃食管反流病和胆汁反流病的重要方法,同时,也说明中医学何以要把胃分为上脘、中脘、下脘的道理。对于下消化道,吴老师根据脾主运化和主大腹的理论,认为中医的脾包含了西医肠道的消化吸收、排泄和屏障功能。综上所述,中医学用"脾胃"来概括消化系统功能的诸多内涵,只有通过中西医比较研究才能被发现,从而揭示中医理论的科学性和合理性。

　　中医脾胃系统的有些器官又是西医消化系统所没有的,当然也没有相应的名称可对译。例如被列为"仓廪之本,营之居也"的"三焦",在中西医汇通派中汇而不通,莫衷一是。吴老师认为,三焦可能是指胸腔、腹腔和盆腔。在西医解剖上,消化道就是一个管腔器官,从口腔到肛门,就是要通过这三个腔,而三焦各包容的主要器官基本正确,只是忽略了胸腔的食管和盆腔的直肠。至于中医为什么把膀胱也列入脾胃系统,至今还没有人提出质疑或做出合理的解释。中医把人体所必需的营养物质分为水和谷,胃为水谷之海,脾主运化包括运化水湿,小肠泌别清浊,其实就是将进入肠道的水液吸收利用后,一部分水液将血液中的代谢废料一起渗入到膀胱从小便或从汗液排出。古人在临床经验中发现利尿或发汗可以以"实大便"治疗腹泻,后者如所谓"逆流挽舟法",这些经验实际上已利用了人体内水液相对平衡的原理。吴老师通过中西医比较研究,把西医西药治疗胃肠道疾病的抗感染、制酸、调整胃肠动力、保护胃肠黏膜屏障等治疗原则整合起来,从中医整体动态观和辨证论治出发,发挥中医中药复方的多成分、多效应,从而多靶点、多位点的综合治疗的优势,显著提高了中医中药治疗胃肠病的疗效。

　　以上以消化系统为例,大约总结了吴老师从内脏这个中间水平上中西医比较研究的经验,对其他脏腑也有许多中西医比较研究的精彩内容,但由于诸多原因,不能一一做出总结,只能说"余脏仿此"了。

　　如果从中间水平上研究作中西医比较,我们就要回到古希腊希波克拉底的体液病理学与中医的经典《黄帝内经》和《伤寒杂病论》作比较。希波克拉底被称为西方医学之父,其提出的体液病理学影响西方医学约2000年(从公元前45年左右到19世纪初叶)。19世纪初叶以前,西方的医学理论学说繁多,治疗更是五花八门,但影响深远的还是希波克拉底的体液(也称体质)病理学。美国医学史家杜菲在《从体液论到医学科学》一书中写道:"19世纪初期,社会各方面都发生了革命性的变化,但医学知识和实践则远远地落在后面。直到生物学和化学的前沿普遍取得进展时医学才有了进步……与18世纪相比,医学实践变化不大,主要还是放血、发疱、通便、呕吐和出汗,采用这些措施的人各式各样,强调的重点也各异,但基本的治疗却没有太大的改变……仍墨守体液学说和固体学说的模糊的联合。"[5]在体液病理学说指导下采用的发汗、发疱、催吐、通便、放血等疗法由于简单粗暴,造成了灾难性后果,后来又被所谓的"顺势疗法""营养疗法"等所取代。随着西方现代科学技术的发展并用于医学研究,在未发现微生物和抗生素等之前,西医在理论上确实有很大的进展,但在医疗实践方面却还存在"治疗虚无主义",即既否定上述的种种治法的合理性,又还没找到更合理的治疗方法。其实上述的种种治法,诸如发汗、催吐、泻下、放血,乃至绿色疗法,砷、汞、乌头[6]等疗法几乎都出现在中医学经典《黄帝内经》《本草经》《伤寒杂病论》等书中,被金元时期的攻邪派大师张子和发挥到极致。由于中医学始终是统一在整体动态观和辨证论治的原则下正确合理地使用这些治法的,即使是中西医结合研究也不外此,故上述诸攻邪治法直到现在乃至今后都在临床上发挥着良好的治疗作用。吴老师认为,医学是一门应用性很强的学科,医学理论的合理性应该体现在能不能有效地指导临床实践。因此,从治疗学的角度来做中西医比较,对于正确认识古代传统医药学是有益的。

19世纪中叶以来,由于现代科学技术在医学上的应用,西方医学有了许多重大的研究成果,例如巴斯德(Louis Pasteur)的细菌理论,魏尔啸(Rudolf Virchow)的细胞病理学,贝尔纳(Claude Bernard)的实验生理学,等等。在病因学和治疗方面,最具有革命性的是巴斯德的细菌理论和20世纪初叶磺胺、青霉素等抗生素的发现,使历史上严重威胁人类生命的各种感染性疾病得到控制,甚至改变了人类疾病谱,促使新的医学模式产生,即从生物医学模式转变为生物-社会-心理模式。在这里吴老师强调的是致病微生物的发现和抗生素的使用开启了西医的对因治疗,认为不管是什么病症都要求尽量找到病因,从而有针对性进行病因治疗。虽然中医学也重视对因治疗,但由于中西医的病因概念根本不同,即西医的病因比较具体、客观、明确,中医的病因则比较抽象、笼统,还带有认知上的主观性和随意性。因此,我们不能不承认西医在对因治疗方面的优势,但西医的对因治疗也不是完美无缺的。因为不是所有的疾病都能明确病因,而疾病往往是多因多果、多因一果的,例如癌症,所谓根治术切除病灶加放化疗,就不算是病因治疗而是发病学意义上的治疗,"根治"术后还遗留下若干问题需要对症的支持治疗。因此,从治疗学上看,除了对因治疗外,还有发病学治疗和对症的支持治疗,如果说对因治疗是西医西药的长处,那么发病学治疗和对症的支持治疗就是中医中药的优势。西医对疾病是重视发病机制的,病理生理学本来是西医从基础理论到临床应用的桥梁课,其实也是临床上发病学治疗的依据,这与中医学重视"病机"颇为相似。

《黄帝内经》非常重视病机。《素问·至真要大论》说:"审察病机,无失气宜","谨守病机,各司其属",并提出"病机十九条"。全国科学技术名词审定委员会公布的《中医药学名词》(2004年)对"病机"一词的解释是,"病机是指疾病发生、发展、变化的机理,包括病性、病位、病势、脏腑气血虚实变化及其预后等;病机是研究和探讨疾病发生、发展变化机理的学说"。[7]《黄帝内经》在论病论治时提到"机"字有 30 多处,不外是机要、机理、机制、机关、机枢等概念,可见病机在中医学上十分重要。故柯韵伯说:"因名立方者,粗工也;据症定方者,中工也;于症中审病机,察病情者,良工也。"罗浩《医经余论》也说:"医者精于四诊,审察病机,毫无贻误,于是立治以用药,因药以配方……上工之能事也。"中医学最著名的"同病异治""异病同治"就是以病机为依据的,这两个原则已为现代医学个体化医疗所接受。吴老师认为,中医临床上也强调"审证求因、审因论治",但相对而言,"审察病机,无失气宜"更为重要,他以中医中药论治外感热病的发热为例加以论证。

《素问·热论》说"今夫热病者,皆伤寒之类也""人之伤于寒也,则为病热"。由于外感类疾病的特点是多见有发热,故称之为热病。《伤寒论》治外感病发热这个症状的原则是发汗、和解和清下。发热的机制,简单说来就是在内外致热原的作用下,体温调节中枢(POAH)将体温调定点升高,使机体产热与散热失去平衡。麻黄汤证是散热不及,故通过发汗使机体核热从汗液带走,正如《黄帝内经》说的"体若燔炭,汗出而散",汗出后热退而脉静身凉,就达到解表祛寒的治疗作用。如果转入阳明经证,则大汗、大热、大渴、脉洪大,即虽然大汗而不是脉静身凉,显然是产热大于散热,故用白虎汤清里热、降低产热;若热势既盛而成阳明腑证,则用承气汤急下,是釜底抽薪,解除中毒症状;桂枝汤证因有汗、脉缓,可知发热不重,桂枝汤虽为汗法实则和解;小柴胡汤证"有表复有里",故采用表里双解的和法,所谓和法,可能有稳定体温调节中枢体温调定点的效应。可见中医治外感病的发热在本质上是发病学意义上的治疗。

对症的支持治疗是中西都不可或缺的,西医的原则是哪里痛治哪里,缺什么补什么。中医则是从整体动态观出发的辨证论治,通过调整脏腑、经络、气血、阴阳而进行治疗的,治法也多种多样,因人、因病、因时、因地而论治,具有中医自己的特色。耐人寻味的是有些病情复杂的病人经西医长期治疗无效,到了"山重水复疑无路"的时候,病家或经治医生才想到求治于中医。其实中医的对症支持治疗远比西医复杂、丰富、灵活得多,主要还是体现在中医整体动态的辨证论治和中药使用复方的灵活性和可控性。中药的复方与西医的一个人同时服用多种药物的概念是根本不相同的;高明的中医用药是严格按照七情和合配伍的;高明的中医医生的组方好比一位优秀烹调师烹出的美食,既营养,又色、香、味俱全。至于对症的支持治疗,包括扶正祛邪,祛邪扶正;或寓攻于补、寓补于攻;或阴中求阳、阳中求阴;或治病留人、留人治病,等等。而且这些经验不是从动物实验搬用到人身上,而是直接从医疗实践中总结出来的。特别是中医既重治病,又重视治人,这是很值得西医学习的。美国霍普金斯大学医学院著名医学家 Osler 有一句名言:"好医生治病,卓越的医生治病人。"[8]吴老师认为现代医学也开始向医学的人文方面回归! 由于篇幅限制,本文略去了吴老师讲座中许多微观层次的比较研究实例。

中医学最受质疑和批评的首先是阴阳、五行,而传统的中医又不能不讲阴阳、五行。阴阳、五行作为中医学的说理工具,自然有它存在的道理,但其中的道理不一定能说服行外人。吴老师说,隔行如隔山,我们不要试图移开这座山,但可以打通隧道,让彼方能窥见中医学阴阳、五行说的科学性和合理性。

19 世纪 70 年代,西医生理学上的重大事件之一,是法国实验生理学家贝尔纳提出了"内环境"恒定性的一般原理,因为很多精密的实验说明,身体的内部环境受到严密的调节。受到调节的内环境,是以某些生物物理学变量的恒定为特征的,诸如温度、血压、许多物质在体液中的浓度、各部分体液的量以及血液中红细胞的密度等。贝尔纳认为,内环境独立于外环境而维持其恒定性,使人体能够更自由地选择栖息场所,而不像单细胞机体那样只能在适宜的环境中生存。贝尔纳在强调他的观点时写道:"内环境的恒定是自由和独立生命的条件,生命活动虽然是多种多样的,但全部只有一个目的,这就是维持它所生活的内环境条件的恒定。"[9]《黄帝内经》论述阴阳的篇幅很多,吴老师认为《素问·生气通天论》从篇名到整个核心内容,其精神都与贝尔纳的内环境恒定性概念不谋而合。试读这篇经文结论性的论述:"凡阴阳之要,阳密乃固,两者不和,若春无秋,若冬无夏,因而和之,是谓圣度。故阳强不能密,阴气乃绝;阴平阳秘,精神乃治,阴阳离决,精气乃绝。"在这篇经文中,阴阳既指内环境与外环境的关系,即"阳者卫外而为固""阴者藏精而起亟";"阳气者,若天与日,失其所则折寿而不彰,故天运当以日光明。是故阳因而上,卫外者也"。这就是说,在人体与外环境的关系中阳气是很重要的,只要阳气卫外而为固,"虽有贼邪,弗能害也",即外环境的变化,不能打破内环境的恒定。阴阳又指"内环境"的恒定性,即人体内部的阴阳应当处于相对的动态平衡。就内环境来说,人体内各种生物物理指标如体温、血压、血糖、血细胞成分等都应有一个理想的域值,这个域值的两端可用中医的阴和阳来表示的,如果这些指标过高或过低,就意味着阴阳的偏离或失调。所不同的是阴阳的偏离或失调,中医还要作表里寒热虚实等的辨证。吴老师还引用坎农的稳态概念和现代生态学原理,从哲学的角度来思考中医的阴阳、五行说。

20世纪初叶,美国神经科学家坎农研究生命机体自稳调节的机制,提出稳态概念,这实际上是贝尔纳内环境恒定原理研究的继续。坎农在《躯体的智慧》引言中写道:"生物学家对于生命体维持它们自身的恒定的能力早就有所察觉。借助自然的力量,即自然治疗力治疗疾病的概念是由赫(希)波克拉底提出来的。这个概念表示,在机体的正常状态失调时,存在着一种准备来纠正这种失调状态的力量。"坎农还引用法国生理学家里歇(Charles Robert Richet)的论述:"生命体是稳定的""生命体必须处于这样一种状态:不为其周围的、常常是有害的强大力量所毁损、溶解或分解。在这种明显矛盾的情况下,只有机体能对外界刺激发生兴奋并具有改变自己的能力,从而调节它对刺激的反应,才能保持它的稳定。在某种意义上说,它之所以稳定,还是因为它是可变的——轻微的不稳定,是使机体保持真正稳定的必要条件"。[10]吴老师根据上述文献资料,认为内环境恒定性、自稳调节等原理与中医《黄帝内经》《伤寒论》中关于"阴平阳秘,精神乃治""阴阳自和而病愈"等论点十分接近。他还指出,多元文化互渗互补的今天,关起门来学习《黄帝内经》《伤寒论》,搞纯中医,不符合时代精神!

关于阴阳、五行说的哲学思考,吴老师在继承传统意义的基础上,认为阴阳是对立事物的和谐统一,是中医学人文思想的体现。中医学先后受到道家、儒家、释家思想的影响,三家都强调和合、中和:"和实生物,同则不继",故孤阴不生,独阳不长。在事物变化域值的两极,取其中即是中和之道。基于这样的哲学思考,吴老师认为五行说是说明宇宙间杂多事物的和谐统一,和平共处。他说,在自然数列中一最小,九最大。"五"这个数字正好是一到九的中间数,也是取其中的中和思想;"行"是运动,是指杂多事物之间动态的消长、涨落的变化规律;金、木、水、火、土的本身并没特定意义,只是代表杂多事物之间的生克制化关系、亢害承制规律。对此,张介宾解释说:"盖造化之机,不可无生,亦不可无制;无生则发育无由,无制则亢而为害。生克循环,运行不息,而天地之道,斯无穷已。"张介宾的解释生动描述了现代宏观、微观环境生态学的基本原理。吴老师通过相应的中西医比较,从哲学的高度赋予阴阳、五行说全新的概念,并指导临床实践,运用中医治法中广义的和法治疗病情比较复杂的神经症、老年综合征、癌症根治术后、抗生素相关性疾病等,取得了很好的疗效。

20世纪是现代医学的黄金时代,前50年是西医快速发展的阶段,后50年是西医发展的鼎盛时期。吴老师说,20世纪中叶西医有两件大事值得讨论:其一,是前面提及的由于细菌学和抗生素的发现,认为历史上主要威胁人类生命的各种感染性疾病已基本得到解决,今后的医学应转向研究高血压、冠心病、癌症等这类心身疾病;同时,世界卫生组织也公布了新的医学模式,这在西方医学看来确实是件大事。殊不知我国2000多年前的《黄帝内经》已就是生物-社会-心理的医学模式,年轻的中医学人只要细读《上古天真论》这篇经文,你就了然于心了。其二,是沃森、克里克发现了DNA双螺旋结构,为后来的人类基因测序奠定了基础,被称为是生物学上第一次真正的科学革命[11]。然而在中医学上却找不到相应的名词、术语概念来与之作比较。有些易学爱好者说,DNA双螺旋也包含在太极、八卦、阴阳之中。这是幼稚!

吴老师给我们讲内环境恒定性和稳态概念的同时,还介绍了20世纪60年代引进的加拿大内分泌学家塞里提出的应激学说,认为应激反应过程的病理生理变化不但从细节上阐明了中医关于情志致病的机制,而且证实了中医学重视七情病因的科学性。吴老师讲的内容还很多,这里只能割爱从略了。

正如自19世纪末叶以来,由于人体解剖的精细化、能控制出血和术中止血、能行麻醉下的无菌操作、能有效控制感染等条件,促进西医外科的飞速发展[12],使中西医在外科领域几乎没有可比较性一样,鼎盛时期的现代医学利用高科技继续向下分析研究,有些研究领域如克隆生命等几乎突破了伦理学的底线,在药械方面又抓住商机而不断更新换代,层出不穷,等等。这是传统的中医无法比拟的,当然也没有可比较性。不过事物的发展不能违背自然法则:物极必反。

21世纪是现代医学逐步向整合医学转化的时代,至少临床医学是这样。方兴未艾的系统生物学研究是其标志。陈竺院士《系统生物学》一文的副标题是"21世纪医学和生物学发展的核心驱动力"[13];樊代明院士针对西医临床现实的问题,即专科过度细化,专业过度细划,导致医学知识碎片化,给临床医生诊疗疾病带来的局限性首先提出"整合医学"的概念[14];吴老师在另一次讲座中引用美国内科医师协会会员斯蒂芬·申弗教授《医学大趋势:明日医学》一书中的一段话说:"我们也将了解到,没有两个人的病是一模一样的,每个人都需要量身定做治疗方案,这就是个体化医学""由于'个体化医学'将成为主流,我相信我们将重新找回医学往日的情怀"![15]好一个"量身定做治疗方案",好一个"个体化医学",这不就是中医的辨证论治吗。

参考文献：

[1] 朱明.中西比较医药学概论[M].北京:高等教育出版社,2006:67.

[2] 中江兆民.一年有半,续一年有半[M]吴藻溪,译.北京:商务印书馆,1991:16.

[3] 干祖望,蒯乐浩.中医头上的九盆脏水[J].南方人物周刊,2006(38):36.

[4] 白晓芸.播撒信心的种子[N].中国中医药报,2004,4:4.

[5] 杜菲.从体液论到医学科学[M].张大庆,李天莉,甄橙,译.青岛:青岛出版社,2000:67.

[6] 刘易斯·托马斯.最年轻的科学——观察医学的札记[M].周惠明,石珍荣,周云,译.青岛:青岛出版社,1996:16.

[7] 周仲瑛,周学平.中医病机辨证学[M].北京:中国中医药出版社,2013:2.

[8] 田军茹.眩晕诊治[M].北京:人民卫生出版社,2015:5

[9] V.B.蒙卡斯尔.医学生理学[M].韩济生,译.北京:科学出版社,1988:237.

[10] W.B.坎农.躯体的智慧[M].范岳年,译.北京:商务印书馆,1982:6-7.

[11] 约翰·A,舒斯特.科学史与科学哲学导论[M].安维复,译.上海:上海科技教育出版社,2013:287.

[12] 科特尼.克氏外科学(第19版)[M].彭吉润,王杉,译.北京:北京大学医学出版社,2015:5.

[13] 陈竺.系统生物学——21世纪医学和生物学发展的核心驱动力[J].世界科学,2005,(3):2-6.

[14] 王宁利.整合眼科学[M].北京:人民卫生出版社,2014:1.

[15] 史蒂芬·申弗.医疗大趋势:明日医学[M].杨进刚,译.北京:科学出版社,2009:5.

第二章

临证经验

第一节　中医诊治胃肠动力病的经验

吴光炯

通过用中西医比较的方法研究,我们发现《黄帝内经》对脾胃肠解剖生理的认识宏观上与现代西医学的胃肠道大体接近。《黄帝内经》对脾胃肠升降出入,胃与肠之间更虚更满、化物传导、邪在胆逆在胃等论述,说明古代中医早已观察到胃肠是不断运动的器官,并认为推动其运动的是脾气和肾气,这即是中医学的胃肠动力学。

西医解剖生理的认识,胃肠道是管腔器官,主要由平滑肌组成。通过平滑肌有序的收缩、舒张、蠕动等运动形式,完成摄入食物、消化、吸收和排出糟粕。胃肠疾病不论是功能性还是器质性,感染性的还是非感染性的,都可能伴随有或轻或重的动力障碍,胃肠动力障碍常表现为吞咽困难、恶心或呕吐、反酸烧心、腹痛、腹胀、便秘或大便不畅,等等,这些症状大多属于中医脾胃系的一个个病症。《黄帝内经》对胃肠道生理病理的认识远比对其他系统的认识都直观、全面、系统、深入,几乎接近现代解剖生理知识。但由于中西医术语概念的差异,要发挥中医中药治疗胃肠道动力障碍疾病的优势,就必须从中医学原理出发,解决以下几个问题:中医学的脾胃与西医胃肠道有何异同? 胃肠是如何运动的? 其运动的动力来自何处? 影响胃肠运动的主要因素有哪些? 治疗原则是什么?

(一)脾胃(肠)病证的病因病机模式

我在全面深入地研究《黄帝内经》《伤寒杂病论》,金元四大家,温热病学等医籍中关于脾胃(肠)生理病理和病因病机的基础上,再结合自己的临床经验,认为脾胃运纳升降、气机运行与水湿运转失调是脾胃(肠)病证中相互关联的三个环节。抓住这三个相互关联的环节后,运用多学科知识进行跨学科研究,总结出一个脾胃

（肠）病证的病因病机模式(图2-1)。

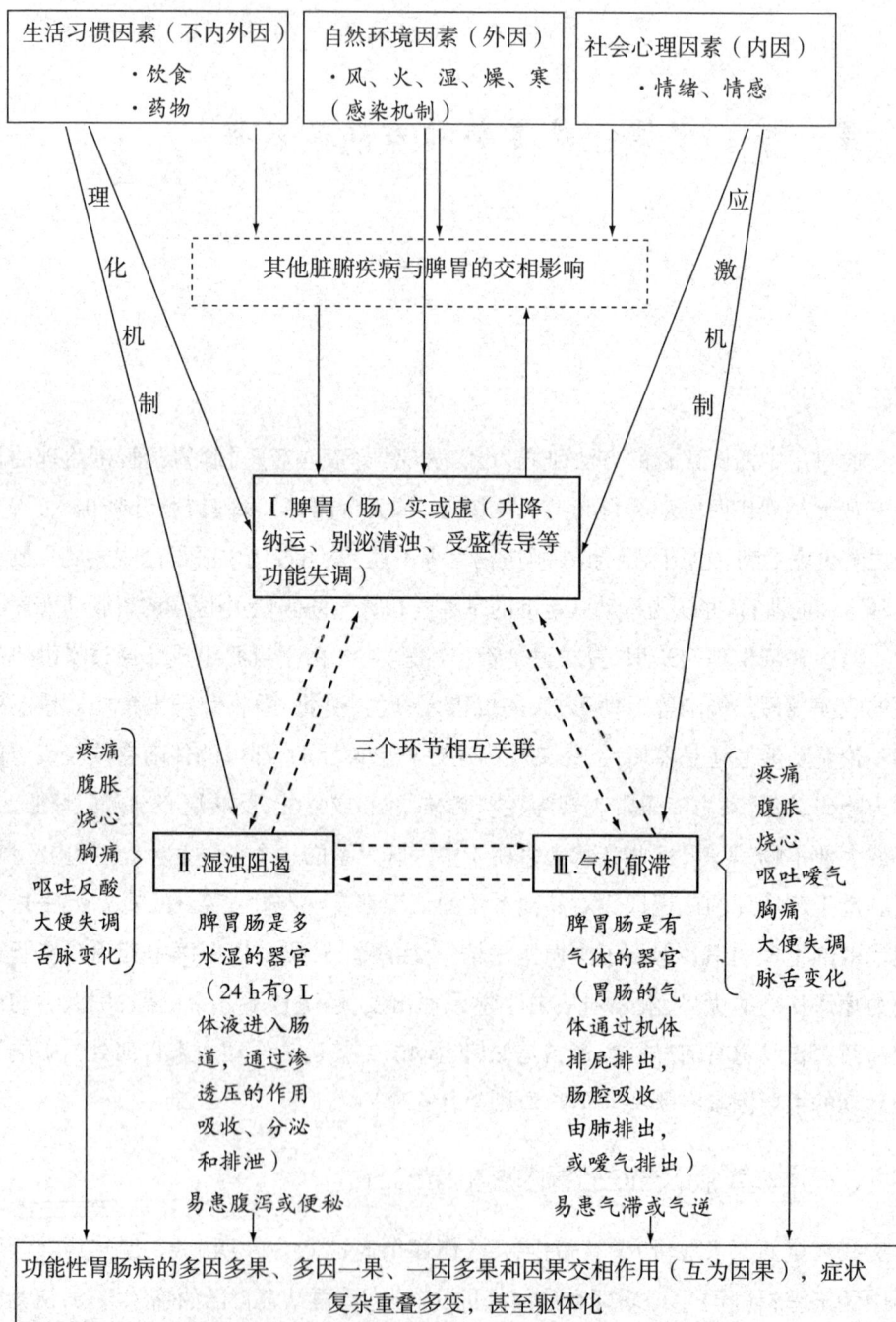

図2-1　功能性胃肠病的脾胃纳运-湿浊阻滞-气机郁滞的病因病机模式

生活习惯因素（不内外因）
·饮食
·药物

自然环境因素（外因）
·风、火、湿、燥、寒
（感染机制）

社会心理因素（内因）
·情绪、情感

理化机制

应激机制

其他脏腑疾病与脾胃的交相影响

Ⅰ.脾胃（肠）实或虚（升降、纳运、别泌清浊、受盛传导等功能失调）

三个环节相互关联

疼痛
腹胀
烧心
胸痛
呕吐反酸
大便失调
舌脉变化

Ⅱ.湿浊阻遏

脾胃肠是多水湿的器官（24 h有9 L体液进入肠道，通过渗透压的作用吸收、分泌和排泄）

易患腹泻或便秘

Ⅲ.气机郁滞

脾胃肠是有气体的器官（胃肠的气体通过机体排屁排出，肠腔吸收由肺排出，或嗳气排出）

易患气滞或气逆

疼痛
腹胀
烧心
呕吐嗳气
胸痛
大便失调
脉舌变化

功能性胃肠病的多因多果、多因一果、一因多果和因果交相作用（互为因果），症状复杂重叠多变，甚至躯体化这个模式是建立在生物－社会－心理医学模式框架内的。在病因学上,外因主要考虑自然环境因素,沿用风、寒、暑、湿、燥、火等以体现中医学的"天人相应"。由于感染性胃肠道病是多发病,按照我的思路,是把微生物病因部分地包含在六淫病因中的。传统的"内因"是喜、怒、忧、思、悲、恐、惊,属于社会心理因素,模式中用情绪、情感来表达。喜怒哀乐,人皆有之,发之中节谓之和(《中庸》),谓之天情(《荀子》)。故情绪、情感是否致病,关键在于发之中节不中节,太过或不及就是不中节,就会致病。用医学心理学的语言表达,就是不论何种情绪、情感都与其发生的强度和持续的时间决定其是否致病。"肝病传脾"这个命题非常重要,但要广义地理解才有临床意义。情绪、情感因素在脾胃(肠)病的发病和转归过程中非常重要。中医所说的"因郁(广义的)致病、因病致郁"这一命题在脾胃(肠)病中表现得特别明显。坎农早就观察到,患胃肠道和胆道系统疾病的病人每多伴有不良情绪,但他只观察到果而忽视了因。现在以中西医学文化融会贯通的认识方法,对我们研究中医中药诊治现代概念的胃肠病具有重大的指导意义。

我们通过对香砂六君子汤的演变和形成过程的分析,充分说明了上述三个相互关联环节的实践性。香砂六君子汤是治疗脾胃病的常用方,由四君子汤合二陈汤再加木香、砂仁组成。四君子汤是健脾益气的基础方,方中人参、甘草益气健脾,主升清;白术、茯苓健脾除湿,主降浊。由于脾胃病每多痰湿,认为脾为生痰之源,于是便在四君子汤中加半夏以化痰和中,加陈皮以理气和中,就形成了六君子汤。医家在临床中又发现脾胃病的胀气和疼痛与气滞有关,又在六君子汤中加木香、砂仁以温中理气化湿。事实上,脾胃病的虚、实、寒、热证或虚实寒热错杂证中都存在这三个相互关联的环节,只是主次轻重不同而已。因此,不仅一首香砂六君汤,其他如参苓白术散、资生健脾汤、七味白术散、大小柴胡汤、温胆汤系列方、三泻心汤、承气类方等治疗脾胃病的方都是考虑到这三个相互关联环节组方的。

中医习惯所说的"不内外因",实际上是指个人的生活行为习惯所致的脾胃(肠)病。在认识理解这类病因时,必须紧密结合时代的精神状况,服从现实逻辑的权威。例如,有些安乐、享受的群体或个人,多属于肥甘厚味、辛辣煎煿的暴饮暴食致病。从酒精消耗量的猛增,吸烟群体年轻化、女性化比率增高,特别是环境污染和伪劣食品,等等,足见食物和(或)饮食习惯致脾胃(肠)病的重要地位。在传统的"不内外因"中没有提到药物致病。其实,药物致胃肠病从古至今,从国内到国外,都越来越多,越来越严重,必须引起重视。我们将药物致病分为医源性和药源性,前者指医生不合理用药,形式是多种多样的,如用药过量,用药时间过长,同时,用多种药物,等等。特别是有些西医医生不懂中医中药,胡乱搭给病人似是而非的"对症"中成药;不懂西医西药的有些中医医生常滥用"三素",等等。后者即药源性,是指药物本身存在的、治疗目的之外的不良作用。典型的例子是大多数抗癌药物对消化、血液、肝肾和免疫系统等的毒副作用,某些抗生素的肝毒、肾毒、耳毒效应以及对肠道微生物的破坏,等等。由于中药剂型的局限性,无论是汤剂,还是膏、丹、丸、散,绝大多数还是口服给药,首先要经过胃肠道即所谓"首过效应",有些药物还要经过胃肠道的代谢转化。因此,即使在通常情况下都会或多或少地影响胃肠道的功能,引起菌群失调、消化液的分泌等,如果配伍不当或用量过大,或过补过攻,等等,首先受到影响的还是胃肠功能。

(二)脾胃包容胃肠道而不只乎胃肠道

要重视中西医理论的比较研究,通过合理比较找出异同点,找出融合点。实际上在胃肠道就有许多融合点。如《素问·六节脏象论》把心、肺、肝、肾四脏分别讨论后,才特别将本来属脏的脾抽出来与胃肠等五个腑合而论之曰:"脾、胃、大肠、小肠、三焦、膀胱者,仓廪之本,营之居也。名曰器。能化糟粕,转味而入出者也。"这就是中医学能认识到的消化系统实质性器官。用一个"器"概括得很绝妙。中医学既重视形而上的道,也重视形而下的器;没有物质依据的道是虚无缥缈的。至于古人们何以把膀胱列入消化系统,可能是因为水也要经过胃肠道代谢。事实上"利小便,实大便"本来就是中医治腹泻的方法之一。再结合《黄帝内经》其他篇章中关于脾胃肠生理功能的论述,说明中医学的脾胃概念包含了西医学上的胃肠道,甚至还包含了同属于消化系统的肝、胆、胰,等等。在五脏中脾的定位最特殊,在消化系统,"脾"包含了肝脏、胰腺的功能;在免疫、血液系统,它包含了解剖上的脾脏;此外,它甚至还包含有神经内分泌调节的某些功能。

(三)升降出入是脾胃肠运动的基本形式

中医说脾胃是气机升降的枢纽,这是正确的,但不够完整。读古医籍,不能断章取义或掐头去尾。《素问·六微旨大论》说:"成败倚伏生乎动,动而不已,则变作矣。帝曰:有期乎? 岐伯曰:不生不化,静之期也。帝曰:不生化乎? 岐伯曰:出入废,则神机化灭;升降息,则气立孤危。故非出入,则无以生长壮老已;非升降,则无以生长化收藏。……故器者,生化之宇,器散则分之,生化息矣。"我对于这段经文的认识是:宇宙在时间上不停地运动、演进,以有机生命体(神机、气立)动、植物无升降出入则不能生长壮老已、生长化收藏来说明物质运动的形式,进一步论证"升降出入无器不有"这一普遍规律。就人体而言,胃肠道才是完全的开放系统,通过胃肠道摄入食物,经过消化吸收,排泄糟粕,这个过程就是胃肠的升降出入运动完成的。脾胃升降气机就是升清降浊。故《黄帝内经》说:"浊气在上,则生膜胀;清气在下,则生飧泻。"腹胀、腹泻是胃肠动力障碍性疾病,中医也认为是脾胃升降运动障碍病。应该特别指出,对于胃肠病,必须详细询问病人的进食和排便情况,有入才有出、能出才能入。临床上有些年高或久病患者主述大便少或数日一次,原来是进食少。对此只能醒脾开胃,而不可通便。有些患者饥不欲食,食则胀,原来是便秘,去大肠积滞,食欲即改善。运用中医中药治疗胃肠动力障碍性疾病,必须把握脾胃肠升降出入状态,或顺其势,或逆其机,方能善其事。

(四)胃肠动力是脾气肾气的推动

人体在正常情况下,从口摄入食物,胃受纳并腐熟,脾运化,小肠受盛化物,泌别清浊,大肠传导并排出变化的糟粕,其间胃满则肠虚,肠满则胃虚,更虚更实,这样有入有出,有升有降,运行不息,从而才使"气得上下,五脏安定,血脉和利,精神乃居"。这就是中医学认识到的朴素的胃肠运动规律及其重要性,虽然在某些细节上不如现代医学研究的那么深入,但在总体认识上却是正确的。用历史唯物主义的观点来看,古代中医对胃肠生理病理的认识相当超前。关于推动胃肠更虚更实运动的动力,在中医看来主要是脾气和肾气,那么我们首先就要厘清脾与胃肠运动的关系和脾与肾的关系。

根据中医脏象原理,脾与胃合,相为表里,脾居主导地位,胃从属于脾。中医学所称的"胃"是包括大小肠在内的,如《灵枢·本输》说:"大肠小肠皆属于胃,是足阳明也。"故《伤寒论》说阳明病"胃家实",这个"胃家"就是包括大小肠的。由此推之,既然胃是包括大小肠的,肠与胃一样也从属于脾。《素问·刺禁论》说:"脾为之使,胃为之市。""使"是使动、役使、驱使、驱动;"市"是市场、集市。李东垣说:"肠胃为市,无物不包,无物不入,寒热温凉皆有之。"这也就是说,在脾气的驱使推动下,各种各样的饮食入胃肠后才能消化、吸收、排出糟粕。因此,健运脾气是中医中药治疗胃肠动力障碍性疾病的重要法则。

张介宾在论及人体中脾、肾的重要性时说,肾为先天之本,以立形体之基;脾为后天之本,以成形体之壮。具体到脾与肾的关系,就是脾滋养先天的肾,肾则滋养温煦后天的脾。张介宾还说:"虚邪所主,害必归阴;五脏之伤,穷必及肾。"也就是说,虚邪所致的疾病,一旦发生到严重的阶段,就会损伤精血;五脏的疾病一旦发生到严重的程度,都会损伤到肾。引申到脾病及肾病,就是脾肾两虚的胃肠病证,如附子理中汤证。

基于以上理论认识,我在临床上治疗经明确诊断的胃食管反流、胆汁反流、糖尿病胃轻瘫、肠易激综合征(IBS)、功能性消化不良等胃肠动力障碍性疾病时,凡辨证属于脾虚证或虚中夹实证者,非常重视益气健脾,常选用含有参、芪、术、甘之类益气健脾药的成方,如六君子汤、理中汤、橘皮竹茹汤、枳术丸、七味白术散、资生健脾丸、补中益气汤、黄芪建中汤,等等,经合理加减化裁后运用,每多实效。若遇辨证确有脾虚,但屡用益气健脾剂不效者,则考虑到脾病及肾病,脾肾两虚,遂在益气健脾基础上,加补益肾气之品,如补骨脂、淫羊藿、巴戟天、菟丝子、枸杞子、蛇床子之类;脾肾阳虚之重证,也可酌用桂、附。

(五)肝胆对胃肠动力的影响

中西医确实是两种不同的理论体系,但不是完全对立的。经中西医比较研究发现,中西医之间也有不少可以通约的内容或融合点。例如中医学认识到肝胆与脾胃肠的关系非常密切,西医直接把肝胆胰腺和胃肠并列为消化系统。因此,无论从中医的角度还是从西医的角度来看,说"肝胆对胃肠动力的影响"都是顺理成章的。不过这里我仍然遵循"以中医为主、中西医结合"原则进行讨论。

在西医上,胃肠运动的动力受神经、内分泌、胃肠肽类激素等多重因素的调节。这些调节因素大多是包含在中医学的肝(胆)、脾(胃肠)、肾的功能系统中的。近50年来的中西医结合基础理论研究结果提示,肝主谋虑、胆主决断相当于神经系统中大脑和自主神经(又称植物神经)的功能,肝血、肾精包含内分泌因素,脾气可能相当于胃肠肽类激素的作用,等等。

肝主疏泄,调畅气机,是脾胃升降枢纽正常运行的重要条件。正如《黄帝内经》说的"土得木而达"。若肝失疏泄,气机逆乱,或乘脾或犯胃,就会出现腹胀、腹泻、腹痛、嗳气、反胃、吐酸、烧心等胃肠动力失调症状,中医从肝或从肝脾(胃)论治是共识,足见肝对胃肠动力有明显的影响。张仲景所说的肝病传脾,绝不是机械的五行推演,而是在临床实践中观察到"肝病"时,胃肠也会发生病变,其中也包括胃肠动力失调等病症。例如各种原因所致的肝硬化并发脾脏肿大、门脉高压或腹水形成的病人,常出现食欲不振,或恶心呕吐,或腹胀腹痛,或腹泻便秘,或倦怠乏力等脾胃肠病症状,就属于中医所说的"肝病传脾",其中就包括西医诊断的肝病引起的胃肠动力障碍性疾病。对于这类病症,我在辨证的基础上,常选用四君子汤系列方益气健脾为主,间或用软肝煎、一贯煎等养血调肝。

中医早就认识到胆附丽于肝,内藏的精汁是肝之余气,有助于脾胃的消化功能。人可以没有胆,却不可以没有胆汁,因为胆汁在消化脂肪的同时,我们还观察到胆病对胃的运动也产生影响。如《灵枢·四时气》说:"善呕,呕有苦,长太息,心中憺憺,恐人将捕之。邪在胆,逆在胃,胆液泄则口苦,胃气逆则呕苦,故曰呕胆。"这段来自于临床实践的经文是对于上消化道动力障碍性疾病的精彩描述。临床上胆汁反流与胃食管反流同时出现时,我常活用黄连温胆汤合小陷胸汤或柴胡陷胸汤、大柴胡汤,或旋覆代赭石汤合小陷胸汤加减治疗,每收到很好的效果。

(六)湿热、痰浊、瘀血阻滞气机

如上所述,胃肠道的确像集市一样。人一日三餐,生冷瓜果,辛辣腥膻,炙煿肥甘,乃至药物、毒物、微生物,灼灼之热,沧沧之寒,进出胃肠,川流不息,稍有不慎,即可损伤胃肠。况人欲无穷,所愿不遂,喜怒忧思发不中节也每易干犯脾胃。脾胃肠损伤,或生湿热,或酿痰浊,或成瘀血,进而阻滞气机,或胀或痛,或呕或泻,诸病作矣。我们从临床上观察到,不论何种病症,特别是脾胃肠的病症,纯虚纯实纯寒纯热都较为少见,绝大多数是虚实并见或寒热错杂,两极之间无非是量的消长变化。胃肠是多水液多气体的器官,脾胃失于运化,过多的水液流连胃肠久而酿成湿热或寒湿;湿为阴邪,也可化为痰浊;脾胃素虚,每多停痰宿饮;或过食肥甘厚味,贪凉饮冷,也生痰生湿。总之,不论始动因素是什么,首先,其次生的水湿痰浊在脾胃病病程中始终起到阻滞气机的不良作用。其次是情志过与不及,逆乱气机,所谓"肝气犯胃""肝气乘脾""肝气郁脾",实际上就是情绪情感因素影响胃肠的升降出入运动。通过以上分析,我认为胃肠动力障碍性疾病的病机是脾失健运、痰湿阻遏、气机郁滞,这三个环节相互关联、相互影响、互为因果、相因为患。

脾失健运有虚有实,以脾气虚为主者,以参、芪、术、草补之,有寒者酌加生姜、吴茱萸、桂枝。水湿痰浊的治法就比较复杂,湿有湿热、寒热之分,湿与寒热孰多孰少之别,当于温病学中求之;痰也有痰热、痰湿、痰饮之分,痰热宜小陷胸汤、痰湿宜和胃二陈汤、痰饮宜苓桂术甘汤等,此其大略。治痰的方药很多,还有三子养亲汤、瓜蒌薤白半夏汤、涤痰汤,等等。气滞者,不能单独用木香顺气丸、木香槟榔丸之类专于行气的方药,嫌其克伐太过,易伤脾胃。一般是在补益脾胃、除湿化痰方中酌加木香、枳实、槟榔、青皮二三味即可,可仿以香砂六君子汤、资生健脾丸、七味白术散配伍法。脾失健运有因阳明结热化燥者,承气汤类方疗效肯定,其中大黄是最重要的肠动力药,但不要久用重用,否则反而阻碍肠动力。

(2011 年贵阳中医学院全国第四批师承学员讲座讲稿)

第二节　吴光炯运用升清降浊法诊治功能性胃肠病的经验——基于数据挖掘技术的研究

许　滔

　　清气在下,则生飧泄;浊气在上,则生䐜胀。此阴阳反作,病之逆从也。

——《素问·阴阳应象大论》

　　最好是把功能性胃肠病理解为个体内高度整合的生理行为系统的紊乱,以此为新的出发点,那么他们应该得到研究和治疗。

——Douglas A Drossman《罗马Ⅲ:功能性胃肠病》

　　名老中医的学术经验,是在长期的诊疗活动中经过"实践—认识—再实践—再认识",不断地循环往复,螺旋式提升而得的。按照英国哲学家迈克尔·波兰尼[1]关于认识中所存在的"我们知道的比我们能够讲述出来的多"的现象,名老中医的学术思想作为一种知识,可分为能够清晰言述的和不能言述只能默会的两类。对可以言述的,通过言传、口授,我们可以总结出来;对不能言传,只能默会的知识部分,尽管老师悉心的示范、点拨,我们也认真去体会,如察舌、按脉、别阴阳,等等,但有时也"心中了了,指下难明",真有"神乎神,耳不闻,目明心开而志先;慧然独悟,口弗能言,俱视独见,适若昏,昭然独明,若风吹云"[2]之感。如何对名老中医的这一类学术经验进行总结整理,加以研究,学以致用,是现行师承学习挑战性的问题和任务。本文从吴光炯教授运用中医中药升清降浊理论论治功能性胃肠病为切入点,在总结其学术经验的基础上,应用数据挖掘技术对吴老师经治的病案进行研究,以冀发现这些学术经验中规律性的知识。

功能性胃肠病是指除了胃肠道结构性疾病以外的,以症状为基础的非结构性胃肠疾病,临床表现为疼痛、恶心呕吐、胀气、腹泻或便秘等多种症状,在中医学上属于脾胃病范畴。由于中医学略于形质详于气化,是从人体的整体动态观出发的辨证论治,故不管什么疾病,也不管是功能性的抑或是器质性的,临床上只要正确合理运用辨证论治这个中医学的"阿基米德点",都会取得不同程度的疗效。功能性胃肠病的上述临床症状基本涵盖了中医内科学中脾胃系统的所有病症,因此,本文以功能性胃肠病为题总结吴光炯教授诊治脾胃病的学术经验。

脾胃居中焦,是人体气机升降的枢纽。胃为水谷之海,脾主运化水谷之精微和水湿,小肠别泌清浊,大肠传导糟粕。脾主升清,胃(肠)主降浊,故脾以升为健,胃以降为和,若"浊气在上,则生䐜胀;清气在下,则生飧泄,此阴阳反作,病之逆从也"。中医中药治疗脾胃病的方法虽多,升清降浊是关键。故本文重点总结吴老师运用升清降浊法诊治脾胃病的经验。

吴光炯教授从事中医内科临床和教学40余年,经验丰富,理论透彻,融贯中西医,特别是在脾胃病方面颇有造诣。他认为,中医中药治疗胃肠道病的疗效比治疗其他脏腑疾病的疗效更好,是基于中医学对胃肠道生理病理的认识比对其他脏腑的认识更为客观,更为全面、深入。为了厘清吴老师诊治脾胃病的理论学术渊源和独特的思路与方法,论文对中医主要经典和后世医家关于脾胃(肠)生理病理的论述以及现代中西医结合研究成果作扼要述评,然后根据《罗马Ⅲ:功能性胃肠病》按部位分类的方法总结吴光炯教授对食管、胃十二指肠、大小肠的七种功能性胃肠病的诊治经验进行总结。

数据挖掘技术已用于研究名老中医的经验。本文对吴老师治疗七种功能性胃肠病常用的系列证型、方、药采用频数分析方法进行数据挖掘,以发现其隐含在具有升清降浊作用方药中的规律。

（一）文献与理论研究

1.研究功能性胃肠病的实际意义

功能性胃肠病（functional gastrointestinaldisorders，FGIDs）是临床常见病、多发病，患者除了胃肠道症状如腹痛、腹胀、恶心、早饱、呕吐、大便失调外，还往往伴随有焦虑、紧张、失眠、多汗等全身症状，给患者带来痛苦，甚至严重影响生活和工作[3]。国外有文献报道其发病率为 34.1%，就诊率为 62.1%[4]，国内虽然尚未见功能性胃肠病发病率的报道，但近 10 年来对功能性消化不良、肠易激综合征以及精神心理与功能性胃肠病的关系等已有专著专题研究。根据功能性胃肠病病理生理及临床表现的生物－心理－社会模式，心理社会因素在其发病上起到十分重要的作用，随着科学发展和社会进步而来的环境污染、人口密集、就业形势严峻等，这些作为压力，对人体心身的影响无疑是很大的，无论国内、国外，今后功能性胃肠病的发病率和就诊率必然会上升。由于现代医学受科学实证论思想的影响，打着灯笼找证据，临床医生面对胃肠病的某些症状，总试图在胃肠上找到某一层级上的结构性病变，从而对功能性胃肠病患者做过多的不必要的检查和不合理的治疗，造成诊疗费用过高和医疗资源的极大浪费。针对这一现实，世界胃肠病学术团体组织专家制订了功能性胃肠病诊断的罗马Ⅰ体系（1994 年），经过 16 年的实践检验和两次修订，即从罗马Ⅰ体系到罗马Ⅲ体系（2006 年），都对以症状为基础诊断功能性胃肠病的标准达成专家共识，说明罗马Ⅲ体系是可行的。罗马Ⅲ体系与中医略于形质，详于气化，从整体动态观出发的辨证论治的思路和方法不谋而合，为中医中药提倡的"改易心志，用药扶接"治疗功能性胃肠病提供了理论依据；同时，研究中医中药诊治功能性胃肠病的规律也是对罗马Ⅲ体系的补充，发挥中医中药"简便验廉"的优势，造福于人类。

2.中医中药诊治功能性胃肠病的理论基础

（1）升降出入，无器不有

恩格斯说，运动是物质存在的方式[5]，是物质的固有属性；又说，生命是蛋白质的存在方式，这种存在方式本质上就在于这些蛋白质的化学成分不断自我更新。比恩格斯早大约 1800 年的中医经典《黄帝内经》已有类似的说法。《素问·六微旨大论》就有这样一段岐伯与黄帝的精彩对话：

岐伯曰：成败倚伏生乎动，动而不已，则变作矣。

　　帝曰：有期乎(有间歇期吗——引者)？

　　岐伯曰：不生不化，静之期也。

　　帝曰：不生化乎？

　　岐伯曰：出入废，则神机化灭；升降息，则气立孤危。故非出

入，则无以生长壮老已；非升降，则无以生长化收藏。是以升降

出入，无器不有。故器者，生化之宇，器散则分之，生化息矣。

这段对话确立了中医学的运动观，还提出物质运动基本形式的假说——升降出入，并以生物界——动植物为例证明，如果没有升降出入的运动变化，就会"神机化灭""气立孤危"，最后得出"升降出入，无器不有"的结论。对话中还多次提到"生化"二字，生成与变化也是运动，亦即气化运动；气化是升降出入的结果，气化本身也是升降出入运动的。升降出入和生化或气化这些术语概念至今仍然是中医用来解释人体生理、病理、病因、病机的基础。例如，郁证被解释为"郁者，滞而不通之义。百病皆生于郁。人若气血流通，病安从作？ 一有怫郁，当升不升，当降不降，当化不化，或郁于气，或郁于血，病斯作矣"(何梦瑶《医碥》)。郁的范围非常广，在气郁、血郁的基础上，还分六气之郁、情志之郁，还有食郁、痰郁，等等，都可以用升降出入、气化失调来解释，用来理解脾胃肠病的病因病机尤为贴切。

　　脾胃肠是人体重要组成部分，其生理功能是将摄入的食物消化，吸收其精华，排泄出糟粕。这整个过程恰好是升降出入、生成变化的运动过程。特别是对话中说的"升降出入，无器不有。故器者，生化之宇，器散则分之，生化息矣"一句，科学地阐明了器质与功能的关系，是中国传统文化中的道与器关系在医学上的运用。

　　《易传》[6]说，"形而上者谓之道，形而下者谓之器"，是说宇宙演化过程中的混沌时期，"道"就存在了。当它逐步走向有序，就生化成具体的各种各样的器，这些"器"同样要遵守道，即遵守自然法则、自然规律。其实无论是道，还是自然法则、自然规律，都可以看作是器的功能表现，正如物质有能量和信息一样，后者即是前者的功能。功能性胃肠病是相对于器质性(也称结构性)胃肠病的，因此，我们用升降出入理论来认识现代医学所称的功能性胃肠病是合理的。

　　(2)浊气在中，病生于胃肠

　　《灵枢·小针解》[7]说："浊气在中者，言水谷皆入于胃，其精气上注于肺，浊留于肠胃。言寒温不适，饮食不节，而病生于胃肠，故曰浊气在中也。"脾胃属中焦，是人体气机升降的枢纽，起升清降浊的作用。若伤于寒湿，或伤于饮食，脾胃升降失

调就易发生胃肠病。正如《素问·阴阳应象大论》说的："清气在下,则生飧泄;浊气在上,则生䐜胀",腹胀、腹泻确实是功能性胃肠病的主要临床症状。《灵枢·阴阳清浊》又说:"受谷者浊,受气者清。清者注阴,浊者注阳。浊而清者,上出于咽;清而浊者,则下行。清浊相干,命曰乱气。"食物进入胃肠,在脾的运化下,营养部分被吸收,糟粕留于胃肠待排泄,若不能按时排泄——过迟或过快,则表现为功能性胃肠病。《灵枢经》文本所说的"浊"显然是指食物的糟粕。实际上,后世中医所说的浊气的概念含义更广,它包括留滞在体内的一切废物——水湿痰饮瘀血——秽浊之物。作为内生之浊,它既是病理产物,又可成为次生病因;作为病理产物,通常是脾失健运的结果。胃为水谷之海,必赖脾的运化,使清者能升,浊者能降;若脾病不能运化,则水湿停聚,或成痰成饮;清浊相混,或生胀满泄泻。这类浊气大多是内生的,其中湿浊又可从外感染,流连既久,可随个人体质从化为湿热、寒湿。作为病因,水湿痰饮每易阻遏气机,影响脾胃运化和升降出入,从而出现功能性胃肠病的一系列症状。

(3)《黄帝内经》对胃肠道解剖、生理、病理的认识

民以食为天。先民们很早就观察到正常人七天不进饮、不进食就会死亡,因此,非常重视胃肠的生理功能和病理表现。《灵枢经》专门列《肠胃篇》《平人绝谷篇》进行讨论,从唇口到胃、小肠、大肠进行长度、重量和容量的测量,还观察到正常人的胃肠排空运动是"胃满则肠虚,肠满则胃虚,更虚更满,故得上下,五脏安定,血脉和利,精神乃居"。在这些测量数据中,肠的长度与现代解剖所见十分接近。可见《灵枢经》关于胃肠的观察结果绝不是以"司外揣内"的思维方法,而是通过人体解剖发现的。事实上《经水篇》就明文指出:"若夫八尺之士,皮肉在此,外可度量切循而得之,其死可解剖而视之。其藏之坚脆,府之大小,谷之多少,脉之长短,血之清浊,气之多少……皆有大数。"耐人寻味的是《肠胃篇》《平人绝谷论篇》从唇舌到胃到大小肠都做了长度、重量、容量的计量描述,竟然没有提及"脾"这个重要器官,这个问题留在后面讨论。

《灵枢经》认为,胃肠的生理功能就是容纳水谷,为五脏六腑乃至全身提供营养物质:"胃者,五脏六腑之大海,水谷皆入于胃,五脏六腑皆禀气于胃"(《五味篇》);"胃为五脏六腑之海,其清气上注于肺,肺气从太阴而行之""胃气上注于肺,其悍气上冲头者,循咽,上走空窍"(《动输篇》);"故平人不食饮七日而死者,水谷精气津液皆尽故也"(《平人绝谷篇》)。在胃肠病理表现方面的叙述,包括了脾、胃、肠

和胆:"脾足太阴之脉……是动则病,舌本强,食则呕,胃脘痛,腹胀,善噫,得后与气(指排便和排气),则快然如衰,身体皆重。是主脾所生病者,舌本痛,体不能动摇,食不下,烦心,心下急痛,溏,瘕,泄,水闭,黄疸,不能卧"(《经脉篇》);"脾胀者,善哕,四肢烦悗,体重不能胜衣,卧不安……胃胀者,腹满,胃脘痛,鼻闻焦臭,妨于食,大便难。大肠胀者,肠鸣而痛濯濯,冬日重感于寒,则飧泄不化。小肠胀者,少腹䐜胀,引腰而痛"(《胀论篇》);"饮食不下,膈塞不通,邪在胃脘"(《四时气篇》);"邪在脾胃,则病肌肉痛。阳气有余,阴气不足,则热中善饥;阳气不足,阴气有余,则寒中肠鸣腹痛"(《五邪篇》);"腹中肠鸣,气上冲胸,喘不能久立,邪在大肠"(《四时气篇》)。关于胆与胃的关系,描述更精彩:"善呕,呕有苦,长太息,心中憺憺,恐人将捕之。邪在胆,逆在胃,胆液泻则口苦,胃气逆则呕吐,故曰呕胆"(《四时气篇》)。感于外邪,也可以引起胃肠病:"虚邪之中人也……留而不去,传舍于肠胃,在肠胃之时,贲响腹胀,多寒则肠鸣飧泄,食不化,多热则溏出糜"(《百病始生篇》)。谈到饮酒对胃肠的作用时说:"酒者,水谷之精,熟谷之液也。其气剽悍,其入于胃中,则胃胀,气上逆,满于胸中,肝浮胆横"(《论勇篇》)。而且,还观察到酒精比食物先被吸收代谢:"酒者,熟谷之液也,其气悍以清,故后谷而入,先谷而液出焉"(《营卫生会篇》)。《灵枢经》还提到"脾病禁酸""脾病者,宜食粳米饭、牛肉、枣、葵""苦入于胃,五谷之气,皆不能胜苦,苦入下脘,三焦之道皆闭而不通,故变呕"。关于胃肠病的心理疏导治疗,《师传篇》在论及胃肠寒热不和,与患者饮热饮冷相悖时有一段非常绝妙的论述:"黄帝曰:胃欲寒饮,肠欲热饮,两者相逆,便之奈何?且夫王公大人,血食之君,骄恣从欲轻人,而无能禁之,禁之则逆其志,顺之则加其病,便之奈何?治之何先?岐伯曰:人之情莫不恶死而乐生,告之以其败,语之以其善,导之以其便,开之以其苦,虽有无道之人,恶有不听者乎?"还必须指出的是,《灵枢经》除了论述属于脏腑的胃肠外,还提到一个属于经络的胃,经络的胃是包括小肠和大肠的:"大肠属上,小肠属下,足阳明胃脉也。大肠小肠皆属于胃,是足阳明也"(《本输篇》)。因此,后世中医通常说的脾胃病实际上是包括小肠、大肠病的。又如《伤寒论》阳明病提纲称"胃家实",就是以胃统大小肠的,否则三承气汤证就无法解释。

吴光炯老师认为,《黄帝内经》已存在各家学说,《灵枢经》属于解剖学派,是主张打开人体这个黑箱的,但由于历史条件的限制,如伦理规范、工具简陋等,使解剖研究进行不下去,只好另辟蹊径,就出现了《素问》的脏象学派,即不打开黑箱,采用司外揣内的思路和方法对活的人体进行研究。吴老师还说，在科学史上，一个新的范式构建出来，有些旧的范式依然有用，在中医学上更是这样。就胃肠的生理病理而言，《灵枢经》已观察得十分详尽。在此基础之上，《素问》又从朴素的系统观出发，更重视脾的功能，重视脾与其他脏腑组织的整体联系，重视脾在胃肠生理病理上的主导作用，例如提出脾为胃行其津液，营养物质才能输送到四肢百骸。《素问·经脉别论》还描述了食物进入胃肠的代谢过程，等等。然而令人困惑的也是"脾"这个脏器，《黄帝内经》赋予它除了运化水谷之外的许多功能，如主卫、裹血等，它到底是解剖所见哪一个器官呢？《灵枢经》在观察测量胃肠道器官时未提到脾，但在《本脏篇》论及脾的大小、高下、正偏、坚脆时，提到"脾下则下加于大肠"，正是横结肠脾曲上方的脾脏，而提到"脾脆则善病消瘅易伤"，又很像是胰脏，结合《素问》说的脾与胃以膜连，则可以认为中医学上与消化有关的"脾"其实是胰腺。

（4）张仲景对胃肠病的认识

吴老师认为，与其说张仲景治"伤寒"始终重视顾护胃气，毋宁说他在临床实践中观察到了外感热病对胃肠功能的影响。无论古今，无论中医西医，感染性疾病多发生在呼吸系统和消化系统。在消化系统，直接影响胃肠道的功能，即使在呼吸道，由于发热、病原体、毒素、代谢产物、用药、食物等，同样影响到胃肠道。以《伤寒论》[8]为例，该书开篇第 3 条就提出"伤寒"早期就有"呕逆"症状："太阳病，或已发热，或未发热，必恶寒，体痛，呕逆，脉阴阳俱紧者，名为伤寒"；第 4 条说："伤寒一日，太阳受之……颇欲吐，若躁烦，脉急数者，为传也"；第 12 条桂枝汤证："太阳中风……啬啬恶寒，淅淅恶风，翕翕发热，鼻鸣干呕者，桂枝汤主之"；第 29 条："伤寒脉浮，自汗出，小便数，心烦……若胃气不和，谵语者，少与调胃承气汤"；第 98 条小柴胡汤证："胸胁苦满，嘿嘿不欲饮食，烦心喜呕""或腹中痛，或胁下痞硬"，等等，都是胃肠功能失调症状。阳明病的"胃家实"明显就是外感热病极期胃肠功能受损。阳明病阶段，邪实正盛，高热耗伤津液，以及病原体毒素的作用等，使胃肠运动失调，代谢产物不能及时排泄，用白虎汤、承气汤釜底抽薪，急下存阴，以防止出现急性胃肠功能衰竭，殃及余脏。张仲景反复强调胃气和则愈，实际上是指包括大小肠在内的胃肠道功能。

张仲景非常关注外感热病过程中的胃肠功能失调，据统计，在《伤寒论》397 个条文中，提到胃肠道症状的约 387 处：

不欲食，不能消谷，不受谷 25 处。

哕,噫 10 处。

呕吐 81 处。

胸中胁下硬满,胁下拘急,结胸 39 处。

心下满,痞 40 处。

腹痛,少腹痛 24 处。

腹胀满 28 处。

下利,大便溏(排除有里急后重者)93 处。

大便硬(包括不大便)47 处。

对于外感热病过程中并发的胃肠功能失调,张仲景使用最多的治法是和降法和通下法。例如,桂枝汤证有干呕,方中主药桂枝、白芍解肌发汗,调和营卫;大枣、生姜、甘草则和胃气。故王晋三说桂枝汤是和方之祖。小柴胡汤证有明显的胃肠道症状,方中柴胡、黄芩和表里,其余五味药则和胃气,起到"上焦得通,津液得下,胃气因和,濈然汗出而解"的疗效;小柴胡汤证有七个或然证和六种加减法,小柴胡汤共七味药组成,在六种加减法中,只要保留柴胡一味,仍然是小柴胡汤加减方;若减柴胡,就变成三泻心汤的底方,略事加减就命名为半夏泻心汤、生姜泻心汤、甘草泻心汤。泻心汤是治疗痞证的,痞者,不通泰之意,是寒热错杂,虚实并见;是脾胃升降失调;是清阳不升,浊阴不降;是最有代表性的胃肠运动功能失调症状(第154、162、163 条)。

实则阳明,虚则太阴。太阴病大多是误用、过用寒凉剂所致的"腹满而吐,食不下,自利益甚,时腹自痛"[第 213 条太阴病提纲,并参见理中汤(丸证)]。阳明病的"胃家实"是包括大小肠的,特别是所谓的"腑实证"以大便干结不下或热结旁流、腹胀满、腹痛为主要症状,是典型的胃肠道功能失调,宜用通降法,如三个承气汤,甚至包括有大黄、芒硝的大柴胡汤和柴胡加芒硝汤。张仲景称小承气汤、调味承气汤为小和之、微和之,称大承气汤为急下之,缓则谓和,急则称下,在缓急之间颇有分寸。

张仲景在《金匮要略》中有专门论及胃肠病的"腹满寒疝宿食病"和"呕吐哕下利病"的证治方药[9],除了运用《伤寒论》方外,还有许多专门方,如止呕的小半夏汤及加味方、橘皮竹茹汤,治腹痛大便不下的厚朴三物汤,等等,不一一述评。吴光炯老师特别指出,与功能性食管病相应的内容,可从《伤寒论》陷胸汤证、旋覆代赭石汤证、栀子豉汤证,以及《金匮要略》奔豚气病、胸痹心痛病、痰饮病和妇人杂病中求之。例如，有一位李姓男青年，25 岁，出差去北京的第五天，突发吞咽困难，强行吞咽则反出。在北京某医院急诊用"胃复安"后不效，提前回贵阳来中医学院第一附属医院门诊就诊，吴老师诊为食管失弛缓症，认为与紧张、焦虑有关，辨证属肝气挟胃气上逆，用旋覆代赭石汤加苏梗、枇杷叶治疗，服三剂而愈，复诊时以橘皮竹茹汤合小陷胸汤调理。

（5）李东垣脾胃学说述评

李东垣生活在金元战乱的时代，社会不安定，人口流动大，极易染病，尤以胃肠道疾病为然。恩格斯说："社会上一旦有技术上的需要，则这种需要就会比十所大学更能把科学推向前进。"东垣正是在当时社会所需要的特定环境里，创建了脾胃学说，成为诊治胃肠病的一代宗师，同时，还是通过调理脾胃之元气防治全身疾病的倡导者。吴光炯老师将李东垣《脾胃论》和《内外伤辨惑论》两书结合起来与张仲景《伤寒论》作了比较研究，发现东垣学说也是追述、总结战乱当时人群发病的特点和诊治经验的产物[10]。

吴老师认为，研究李东垣脾胃学说的实质，必须把他的《脾胃论》和《内外伤辨惑论》有机结合起来。事实上东垣的脾胃学说思想主要地体现在《内外伤辨惑论》中。《黄帝内经》说"邪之所凑，其气必虚，正气存内，邪不可干"。这里的"正气"是广义的，泛指气血津液、精气神。而李东垣特重脾胃之气、胃中元气，是因为他观察到的发病人群是处于战乱时围城解围之后。《内外伤辨惑论》[11]开篇第一章就对这一背景作了详细的交代：

> "向者壬辰改元，京师戒严，迨三月下旬，受敌凡半月，解围之后，都人之不受病者，万无一二，既病而死者，继踵而不绝。都门十有二所，每日各门所送，多者二千，少者不下一千，似此者几三月。此百万人岂俱感风寒外伤者耶？大抵人在围城中，饮食不节，及劳役所伤，不待言而知。由其朝饥暮饱，起居不时，寒温失所，动经三两月，胃气亏乏久矣，一旦饱食大过，感而伤人，而又调治失宜，其死也无疑矣。"

东垣继续举证说：

> "非惟大梁为然，远在贞佑、兴定间，如东平，如太原，如凤翔，解围之后，病伤而死，无不然者。"

试想一个城市在战争中被敌围困，城中人群必然紧张、焦虑，劳役太过，食物匮乏,环境污染,等等,极易耗伤人体正气,一旦有某种传染病发生,特别肠道传染病,很容易在人群中流行。这正如李东垣总结的"苟饮食失节,寒温不适,则脾胃乃伤;喜怒忧恐,劳役过度,而损耗元气"。因此,李东垣根据《黄帝内经》"劳者温之,损者益之"的治疗原则,在处方用药中每多应用甘温的参、芪、术、甘,以扶持脾胃中元气,在此基础上,常用的药物还有四类:一是具有升散的"风药",如升麻、柴胡、羌活、葛根等;二是滋阴降火药,如生地、麦冬、知母、石膏、黄连、黄芩、黄柏等;三是除湿药,如苍术、白术、猪苓、茯苓、泽泻、半夏、陈皮等;四是导滞药,如大黄、枳实、神曲等。从李东垣的处方用药中还体现出升清降浊法,这与东垣本身就强调药物的升降浮沉是相吻合的。

吴老师特别指出,补中益气汤固然是东垣的代表方,是其脾胃学说思想的集中体现。但李东垣所制的方剂很多,治疗的病症很广,内容十分丰富,不论是治疗胃肠病,还是通过调理脾胃来治疗全身性疾病,我们都可以从他的经验中找到方案。因此,仅根据补中益气汤一方就说李东垣"详于治脾而略于治胃",其方"大升其阳,其治在脾"是不够全面的,甚至是误读了李东垣。

(6)温病学派重视胃阴的思想

温病学派中,特别是以叶天士为代表,重视胃阴顾护。叶氏深受东垣学说的影响,重视脾胃之气的重要作用,尤其擅长脾胃病证的辨证和治疗。《叶氏医案存真·卷一》中提到:"内伤必取法乎东垣。"叶氏则更强调脾胃与其他四脏关系密切,五脏以脾胃为根本,并在《景岳全书发挥·论脾胃》中明确指出"土旺四季之末,寒热温凉,随时而用。故脾胃有心之脾胃,肺之脾胃,肝之脾胃,肾之脾胃。认清门路,寒热温凉以治之,未可但言惟火能生土而用热药"[12]。同时,胃属戊土,脾属己土,戊阳己阴,脾胃的属性不同。脏宜藏,腑宜通,脾宜升则健,胃宜降则和,脾胃的生理特点不同。胃主纳食,脾主运化,脾胃的功能不同。若脾阳不足,胃有寒湿,一脏一腑,皆宜温燥升运,当用东垣法;若脾阳不亏,胃有燥火,应当使用养胃法,"以脾喜刚燥,胃喜柔润也"[13]。叶氏对脾胃生理病理的论述,明确了脾胃分治原则,为胃阴学说奠定了基础。同时,于临床中,叶氏总结情志所伤、外感温热燥邪、饮食不当、失治误治,尤其温热药物的运用等,都导致胃阴亏虚的形成。因此,治疗倡导甘润养胃法。叶氏养胃阴,多用甘平或甘凉濡润之品,使津液来复,通降自成。具体运用又分以下几种:①燥热邪盛,或木火升腾,灼烁胃阴,治宜甘凉濡润之法,投以沙参、麦冬、石斛、天花粉、玉竹、蔗浆等,即著名的益胃汤。②肝阴虚耗,肝用太过,化热上扰,胃阴受伤,治以酸甘济阴法,药用乌梅、白芍、石斛、沙参、麦冬、生地黄、五味子、木瓜、阿胶等。③湿温、暑温等热病后期,胃阴胃气亏虚,采用甘平芳香配以微辛,以薄味清养胃阴,药用石斛、北沙参、鲜佩兰、半夏曲、扁豆衣、大麦仁、生谷芽、荷叶等。④久病劳损或失血,胃之气阴不足,叶氏采用甘缓益胃法,治以甘平微凉微温,扶中益胃生津。叶氏辨治胃阴不足,无论如何变通,总不出甘平与甘凉濡润,正如华岫云在《临证指南医案》按语云:"所谓胃宜降则和者,非辛开苦降,亦非苦寒下夺以损胃气,不过甘平或甘凉濡润以养胃阴,则津液来复,使之通降而已矣。"叶天士对脾胃分治和甘润养胃阴的学术观点,弥补了东垣的不足,纠正了以治脾之药笼统治胃,脾胃不分,阴阳不辨的弊端,是对脾胃学说的补充和发展,为后世研究和治疗脾胃疾病开阔了更广阔的空间。

3. 功能性胃肠病的中医治疗现状

现代中医在追溯功能性胃肠病时,常提到《黄帝内经》中所记载的与功能性胃肠病症状群相类似的内容,如《素问·六元正纪大论》说:"木郁之发……民病胃脘当心而痛,上支两胁,隔咽不通,食欲不下。"《灵枢·胀论》中说:"胃胀者,腹满,胃脘痛,鼻闻焦臭,妨于食,大便难。"目前,中医认为功能性胃肠病应分别归于胃痛、嘈杂、痞满、反酸、呕吐、泄泻、便秘等病范畴。程彬彬认为,功能性胃肠病的病因总不外乎中医所说的内因、外因、不内外因三种。内因即患者的体质因素;外因是指气候、环境、病原微生物等因素;不内外因则是饮食起居失宜、情志过度、劳逸不均等社会、心理因素[14]。王雄力更是详细的分析了功能性消化不良心理因素相关的中医认识,强调"脏情相关"理论及"脾为枢轴"理论[15]。张声生通过文献总结的证候病机分布分析,功能性胃肠病与脾关系最为密切,其次为肝,再次是肾,从而提出本病的病机关键是脾虚[16]。对功能性胃肠病的辨证,多数医者都是根据不同的功能性胃肠病予以辨证分型,吴兵查阅了1990—2009年肠易激综合征(IBS)腹泻型有关辨证分型、论治的文章共725篇,选择文献报道病例数大于30例的相关文献145篇,对其辨证分型进行统计。结果显示,IBS腹泻型的中医辨证分型有肝气郁结(滞)、肝脾不和(调)、肝郁脾虚、脾虚湿盛等25个证型,其中以肝郁脾虚、脾胃虚弱、肝气郁结(滞)、肝脾不和(调)、脾虚湿盛等5个证候类型出现的频率最多,占总病例数的80.561%[17]。在治疗功能性胃肠病的中医治法上,谢氏主张疏肝、清肝、燥湿、化痰、散寒、祛暑、补肾、活血[14]。赵荣莱提出升脾、降胃、通利气机、顺气和中、通降镇逆等法[18]。凌江红对中医"肝主疏泄"与脑肠肽的相关性进行了理论探讨,认为中医肝主疏泄理论与西医脑肠肽理论可以说在某种程度上是异曲同工,殊途同归。中医"肝主疏泄"的功能可能是调节脑肠肽的核心,因此主张疏肝解郁,调和肝脾[19]。周福生提出心胃相关理论,强调心神与胃肠功能之间相互影响的关联,认为心主神明,乃精神所舍,人体的各种情志活动,都是心神活动的组成部分,即情志发于心而应于五脏。胃肠道的活动受心神的制约与调控,情绪波动则影响心,而思虑过度则劳其神,心神失调则伤其脾也碍其胃,导致脾胃纳运功能异常,出现纳呆、脘胀、便溏或便秘等症状,故主张用调神和胃法治疗[20]。寒温并用,辛开苦降也是功能性胃肠病中医诊治的常用方法。功能性胃肠病病程较长,病势缠绵,反复发作,症状复杂多变。如《灵枢·师传》中所说"胃中寒,肠中热,则胀而且泄;胃中热,肠中寒,则疾饥,小腹痛胀",见寒热错杂情况,中医治疗常采用辛开苦降之法,即将辛热(温)和苦寒(凉)两种药性截然相反的药物配伍使用,同组一方,以起到平调寒热,燮理阴阳,调畅气机的作用[21]。此外,功能性胃肠病病程较长,病势缠绵,病久伤肾,引起脾肾两虚,或肝火灼阴,阴津暗耗,或入络伤血,气滞血瘀,故根据患者的病情变化,在治疗上还兼以温阳补肾、益气养阴或活血化瘀等法[22-24]。

综上所述,中医药治疗功能性胃肠病确实具有明显的特色和优势,但也还存在不少问题。例如,功能性胃肠病的中医病名和辨证分型混乱,疗效判定标准尚不完全统一,难以进行客观的疗效评价;现有中医药治疗功能性胃肠病的文献报道多为临床总结或经验介绍,而严格设计的随机双盲研究相对较少,等等。用数据挖掘研究吴老师诊治功能性胃肠病的经验或可弥补方法学的不足,可以客观、务实、有效地对吴老师的学术思想进行总结。

4. 数据挖掘在中医治疗经验总结上的运用

数据挖掘(data mining,DM)简要描述为从大量的、不完全的、有噪声的、模糊的、随机的数据中,提取隐含在其中的、人们事先不知道的、但又是潜在有用的信息和知识的过程[25]。数据挖掘技术已广泛应用于商务、金融、复杂性工程等方面,现已逐步应用于生物医学[26]。在整理研究名老中医学术经验上的应用,目前还处于尝试阶段,但从发展的趋势来看,前景是乐观的。

中医的经验学习、直觉思维特征,严重地制约了中医的发展。现代医者从未间断对中医发展思路的寻求。王瑞祥等[27]提出中医发展的第四条道路,王氏以贝叶斯定理的应用为例,说明了事例学习的数据挖掘技术在中医发展的运用价值,指出这种思路不同于废医存药和完全回归中医理论的思想,也无意在中西医理论之间构建可以沟通的桥梁,而是根据人工智能理论中的事例学习方法进行仿真,回避了中医理论科学性、正确性、合理性的争论,符合中医经验学习、直觉思维的本质。现阶段数据挖掘在中医领域的应用主要体现在以下几个方面。

中医辨证分型研究 李建生等[28]采用的 Logistic 回归分析、因子分析和聚类分析方法进行了慢性阻塞性肺疾病(COPD)呼吸衰竭中医证候分布规律的文献研究,结论显示痰瘀互结、痰热壅肺、痰浊壅肺和痰蒙清窍是慢性阻塞性肺疾病呼吸衰竭中医辨证的基本证型,多兼有血瘀证候,其虚证的内在规律较为复杂,肺肾气虚多见,此为进一步开展呼吸衰竭中医诊疗标准的制订提供了依据。

中医证候关联分析 采用数据挖掘技术分析病、证、方、药之间的关系规律,从药、方、证、病的关系中分析其制方的思维模式,发现潜在、隐藏的规律,辅助医生对病人进行疾病诊断的判定,具有重要的意义。陈明等[29]尝试运用关联规则发现诊断模式,把《伤寒论》中的病名、症状、舌脉分别作为数据表建立数据库挖掘得出规则:发热、恶寒、脉浮为太阳病(支持度 65% ,置信度 500k),可以认为发热、恶寒的确是太阳病的诊断依据。

中药方剂配伍规律的研究 采用数据挖掘技术进行基于中医药理论的方剂配伍规律研究,既能为中医新药的临床和实验研究提供目标和思路,减少盲目性,缩短研究周期,同时,又为大量古今验方研究探索出一条有价值的研究途径和方法[30]。须义贞[31]等运用方剂智能分析程序(CPIAS)来分析研究沈仲理治疗子宫肌瘤诊治规律,得出沈仲理教授治疗用药常在 14 ~ 20 味之间,整理出的 20 味药在相应分类下对方剂功效贡献度最大。陈波等[32]应用关联规则对李东垣的脾胃方从药物间关联、症状间关联、处方结构与症状关联进行分析,得出当出现当归、黄芪、升麻时,同时出现柴胡的次数为 60 次,支持度为 10.91% ,可信度为 84.51% ;当出现当归、黄芪、柴胡时,同时出现升麻的次数为 60 次,支持度为 10.91% ,可信度为 84.51% 。两者的支持度和可信度都较高,提示它们常共同使用。反映出李东垣补气与升阳同用的学术思想,此药组也是补中益气汤的基本组成部分。

（二）吴光炯诊治功能性胃肠病的学术经验

1. 对脾胃（肠）病病因病机的认识

如上所述,中医学是从整体、动态观出发的辨证论治,不分也不可能分出某种疾病是功能性的抑或是结构性的。西医所称的功能性胃肠病当属于中医脾胃病证的范围。因此,研究吴光炯老师诊治功能性胃肠病的学术经验,必须首先对他在脾胃病方面的学术经验有一个基本的了解。

吴老师在全面深入地研究《黄帝内经》《伤寒杂病论》,金元四大家,温热病学等医籍中关于脾胃（肠）生理病理和病因病机的基础上,又对历代医家治疗脾胃（肠）病证的近百首成方（包括经方、时方）分为 15 类[33],再结合自己的临床经验,认为脾胃升降与气机运行、水湿运转失调是脾胃（肠）病证中相互关联的三个环节。吴老师通过对香砂六君子汤的演变和形成过程的分析,充分说明了上述三个相互关联环节的实践性。

香砂六君子汤是治疗脾胃病的常用方,由四君子汤合二陈汤再加木香、砂仁组成。四君子汤是健脾益气的基础方,方中人参、甘草益气健脾,主升清;白术、茯苓健脾除湿,主降浊。由于脾胃病每多痰湿,认为脾为生痰之源,于是又在四君子汤中加半夏以化痰和中,加陈皮以理气化痰和中,就形成了六君子汤。医家在临床中又发现脾胃病的胀气和疼痛与气滞有关,又在六君子汤中加木香、砂仁以温中理气化湿。事实上,脾胃病的虚、实、寒、热证或虚实寒热错杂证中都存在这三个相互关联的环节,只是主次轻重不同而已。因此,不仅一首香砂六君子汤,其他如参苓白术散、资生健脾汤、七味白术散、大小柴胡汤、温胆汤系列方、三泻心汤、承气类方等治疗脾胃病的方都是考虑到这三个相互关联环节组方的。吴老师抓住这三个相互关联的环节后,运用他的多学科知识跨学科研究,总结出一个脾胃（肠）病证的病因病机模式(见图 2 - 2,第 93 页)。这个模式是建立在生物 - 心理 - 社会医学模式框架内的。在病因学上,外因主要考虑自然环境因素,沿用风、火、湿、燥、寒等以体现中医学的"天人相应"。由于感染性胃肠道病是多发病,按照吴老师的思路,是把微生物病因部分地包含在六淫病因中的。传统的"内因"是喜、怒、忧、思、悲、恐、惊,属于社会心理因素,模式中用情绪、情感来表达。吴老师说,喜怒哀乐,人皆有之,发之中节谓之和(《中庸》),谓之天情(《荀子》)。故情绪、情感是否致病,关键在于发之中节不中节,太过或不及就是不中节,就会致病,用医学心理学的语言来表达,就是不论何种情绪、情感都与其发生的强度和持续的时间决定其是否致病。吴老师指出,肝病传脾这个命题非常重要,但要广义地理解才有临床意义。情绪、情感因素在脾胃(肠)病的发病和转归过程非常重要,中医所说的"因郁(广义的,后同)致病、因病致郁"这一命题在脾胃(肠)病中表现得特别明显。坎农早就指出,患胃肠道和胆道系统疾病的病人每多伴有不良情绪[34],但他只观察到果而忽视了因。吴老师以中西医学文化融会贯通的认识方法对我们研究中医中药诊治现代概念的功能性胃肠病具有重大的指导意义。

中医习惯所说的"不内外因",实际上是指个人的生活行为习惯所致的脾胃(肠)病。在认识理解这类病因时,吴老师反复强调必须紧密结合时代的精神状况,服从现实逻辑的权威。比如我国现在已从温饱奔小康,但是一些群体或个人是超时劳动的,常常不能按时进食而致病;有些安乐、享受的群体或个人,则多属于过多摄入肥甘厚味、辛辣煎煿或暴饮暴食致病。从酒精消耗量的猛增,吸烟群体年轻化、女性化比率的增高,特别是环境污染和伪劣食品,等等,足见饮食致脾胃(肠)病的重要地位。在传统的"不内外因"中没有提到药物致病。其实药物致胃肠病从古至今,从国内到国外,都越来越多,越来越重,必须引起重视。吴老师将药物致病分为医源性和药源性,前者指医生不合理用药,形式是多种多样的,如用药过量,用药时间过长,同时用多种药物,等等。特别是有些西医医生不懂中医中药,胡乱搭给病人似是而非的"对症"中成药;不懂西医西药的有些中医医生常滥用"三素(即抗生素、维生素、激素)",等等。后者即药源性是指药物本身存在的、治疗目的之外的不良作用。典型的例子是大多数抗癌药物对消化、血液、肝肾和免疫系统等的毒副作用,某些抗生素的肝毒性、肾毒性、耳毒性效应以及对肠道微生物的破坏,等等。吴老师特别指出,由于中药剂型的局限性,无论是汤剂,还是膏、丹、丸、散,绝大多数都是口服给药,则首先要经过胃肠道致药量减少,即所谓"首关效应(旧称首过效应)"。因此,或多或少都会影响胃肠道的功能、消化液的分泌等,如果配伍不当或用量过大,或过补过攻,等等,那么,首先受到影响的还是胃肠功能。

生活习惯因素（不内外因）
·饮食
·药物

自然环境因素（外因）
·风、火、湿、燥、寒
（感染机制）

社会心理因素（内因）
·情绪、情感

理化机制

应激机制

其他脏腑疾病与脾胃的交相影响

I.脾胃（肠）实或虚（升降、纳运、别泌清浊、受盛传导等功能失调）

三个环节相互关联

疼痛
腹胀
烧心
胸痛
呕吐反酸
大便失调
舌脉变化

II.湿浊阻遏

脾胃肠是多水湿的器官（24 h有9 L体液进入肠道，通过渗透压的作用吸收、分泌和排泄）

易患腹泻或便秘

III.气机郁滞

脾胃肠是有气体的器官（胃肠的气体通过机体排屁排出，肠腔吸收由肺排出，或嗳气排出）

易患气滞或气逆

疼痛
腹胀
烧心
呕吐嗳气
胸痛
大便失调
脉舌变化

功能性胃肠病的多因多果、多因一果、一因多果和因果交相作用（互为因果），症状复杂重叠多变，甚至躯体化

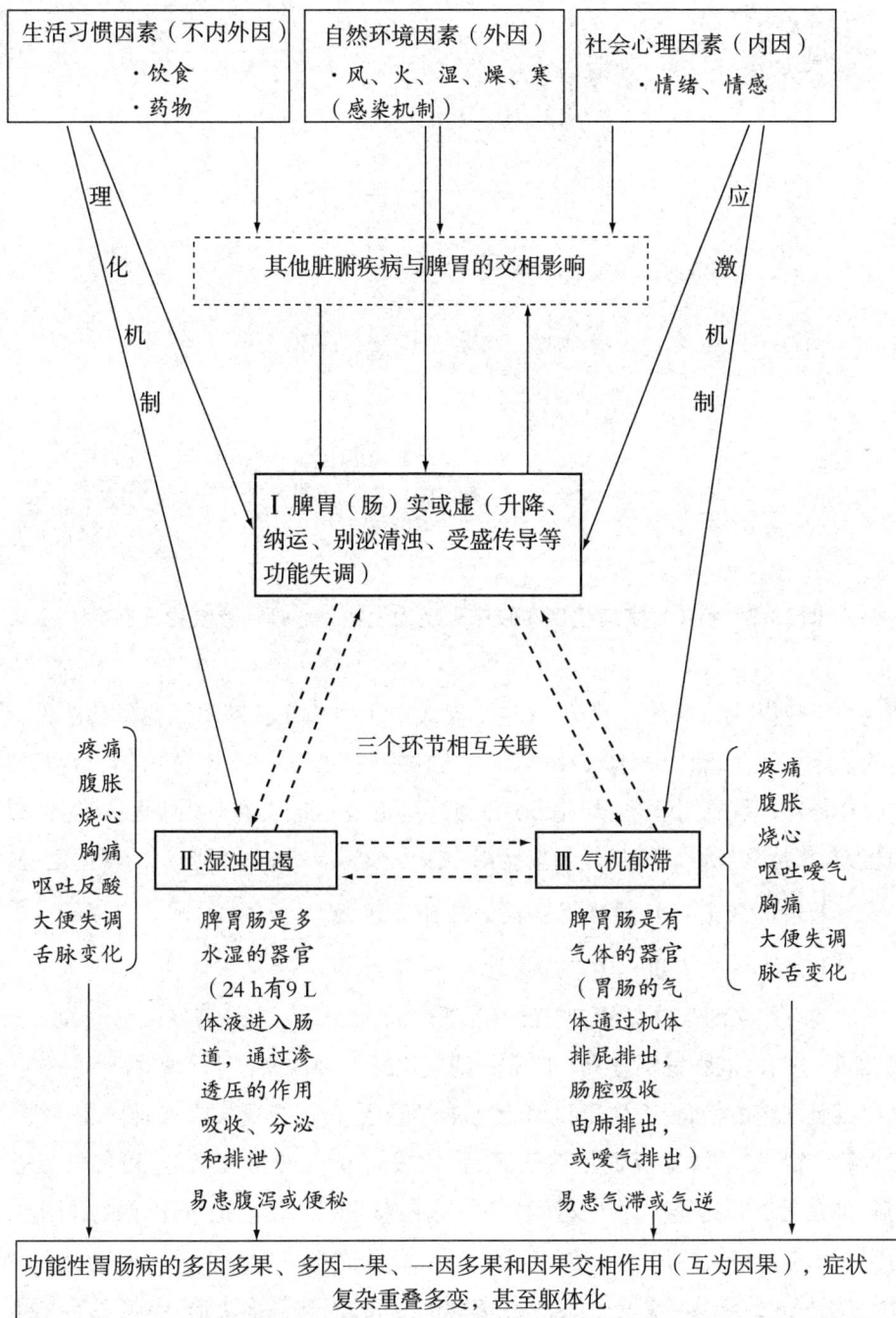

图2－2　功能性胃肠病的脾胃纳运－湿浊阻滞－气机郁滞的病因病机模式

（吴光炯老师提供）

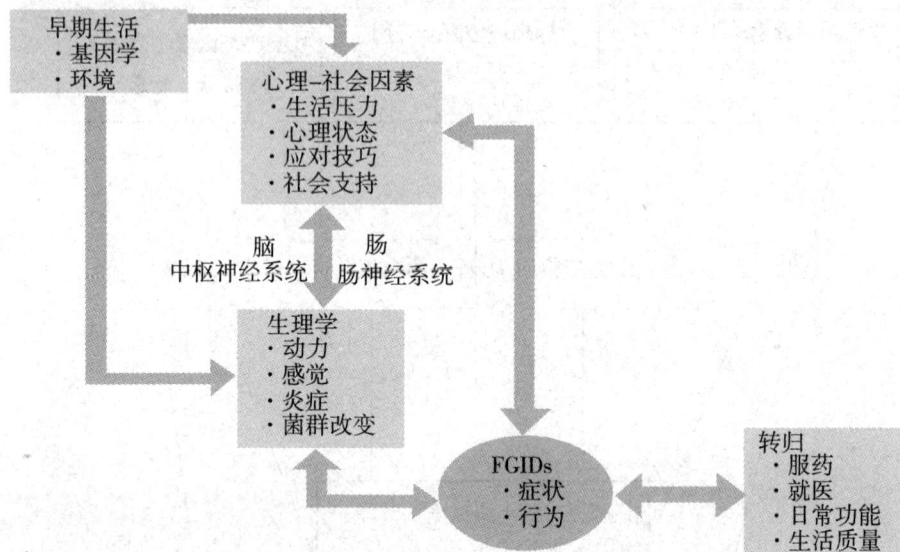

图2-3　FGIDs病理生理和临床表现的生物-心理-社会模式概念①

关于脾胃(肠)病的症状学,在这个模式中所列的症状基本涵盖了功能性胃肠病的临床表现,虽然中医学、西医学研究方法不同,语境不同,对脾胃(肠)疾病机理的解释各异,但在症状学上却是殊途同归,这也是本论文在《罗马Ⅲ:功能性胃肠病》诊断指标框架下研究吴光炯教授用中医中药诊治功能性胃肠病的根据之一。

2.升清降浊治疗功能性胃肠病的理论与实践

(1)脾主升清,五脏六腑功能正常

清气有广义的和狭义的,狭义的指卫气、营气、中气、宗气、肾气、肺气、心气等,狭义的气宜升,惟肝气不宜升。广义的清气包括气、血、津(精)、液,如《黄帝内经》言:"五脏六腑之精,皆上注于目而为之精""肝受血而能视",在心神的主宰下,五脏六腑之精气,通过血脉而上注于目,使之发挥正常的生理功能,可知气、血、津(精)液是具有升达属性的广义清气。归纳起来,脾升清,就是消化、吸收利用营养物质。无论是狭义的清气或是广义的清气,都是依赖脾气的上升,脾的升清功能,《医学正传·医学或问》说:"其清者倏焉化为气,依脾气而上升于肺,其至清而至

① 图片来自:Douglas A. Drossman,主编.罗马Ⅲ:功能性胃肠病[M].柯美云,方秀才,译. 北京:科学出版社,2008.

精者,由肺而灌溉乎四体,而为汗液津唾,助血脉,益气力,而为生生不息之运也。"只有脾的升清功能正常,元气充沛,五脏六腑皆能滋养,"清阳出上窍",方能头清、耳聪、目明,"清阳实四肢",方能肌肉充实,形体矫健;后天脾气健旺,化源充足,心血随之盈满,心才能有所主;脾运化水谷精微功能正常,才能结合吸入的自然界的清气而形成宗气,由肺敷布全身;脾升清健运,营血充足,肝藏血才能富足,肝气方能条达;肾藏之精气,有赖于后天水谷精微所化之气血以充养。如果脾升清失职,则水谷不能运化,气血无以化生,可出现神疲乏力,头晕目眩,腹胀、泄泻等症,《灵枢·本神》说:"脾气虚,则四肢不用,五脏不安。"脾气虚甚,则内脏下垂,久泻不止,如《素问·阴阳应象大论》说:"清气在下,则生飧泄。"

后世医家对脾胃升降的认识表现为狭义的升降和广义的升降两方面,狭义的升降是根据药物的升降沉浮而对脾胃气机升降的调节。广义的升降则是把脾胃作为枢轴,一方面指气机的升降运行;一方面指机体和谐的功能状态,如《临证指南医案》华岫云总结说:"脾宜升则健,胃宜降则和";另一方面脾胃之升降与五脏升降相关,如《医圣心源》曰:"脾升肝肾亦升,脾降则心肺亦降"[35],关乎于肝肺之升降及心肾之相关;还有一方面是和病理因素的产生相关,如《医学求是·血证求原论》:"水火之上下交济者,升则赖脾气之左旋,降则赖胃土之右旋也。故中气旺,则脾升而胃降,四象得以转旋;中气败,则脾郁而胃道逆,四象失其运行矣"[36]。

吴老师通过对理论的梳理并结合多年的临床经验,强调升清应遵广义之"升",不要为了升而用补气的药,升清就是要升水谷精微,包括益气、升阳、升津、辛开温通。

(2)胃主通降,病理产物顺利排出体外

浊气也有狭义和广义的,狭义的浊气指胃肠道气体,是腹胀的主要原因。胃肠气体转运失常导致腹胀、嗳气等。若脾胃气虚,枢纽不能运转,当升不升,当降不降,甚至升降反作;清气不升,在下而生泄泻;浊气不降,在上而生膜胀、呕吐、嗳气;气滞不通而作痛。广义的浊气包括水湿痰饮,脾主水,恶湿,脾虚不能运化水湿,水湿停聚,水走肠间,湿胜则泄泻;脾胃气虚,清阳不升,浊阴不降,水湿与浊气相混而成湿浊,或从化为湿热、寒湿,阻碍气机,而出现腹胀、腹痛等症,气机上逆,则出现呕吐。胃主通降,是指胃气必需时时和顺通达,下降不逆。饮食入胃,经过胃的腐熟后,必须下行小肠,由小肠别泌清浊,其清者水谷精微输送至脾,然后达肺,以营养全身,其浊者糟粕废物则由于胃的通降作用下注大肠,经肛门排出体外,降浊是受纳的前提。

治疗遵广义的"降",降不止用降气的药物,降就是要降痰浊湿瘀,包括理气、行滞、消导、涤荡、化痰、化湿、化饮、苦降。

(3)细分病位,升清降浊法的具体运用

如何升清降浊,一方面吴老师从《素问·禁刺论》"脾胃之使,胃为之市"得到启发,指出这是脾气推动胃肠运动的绝妙概括,因为脾统胃肠,胃又统大小肠;脾主大腹,大腹为大小肠,是脏腑关系;胃从属于脾,是表里关系。胃包括大小肠,如《灵枢·本输》言:"大肠小肠,皆属于胃,是足阳明也",故阳明病称"胃家实",其内容包含了胃与肠的病症,即胃与大小肠是一家,因此,脾气健运,推动并调节胃肠对饮食消化、吸收和糟粕排泄的整个过程。所以,吴老师指出升降首要重视补脾气。吴老师曾将治疗脾胃的方药分为15类,其中益气健脾法的四君子系列、益气升阳法的补中益气系列、益气建中法的黄芪建中系列,就是重在升运脾气,使之能升清阳;在理气除湿法中,又分出降痰的二陈、陷胸、三子、旋覆代赭系列,和饮的苓桂术甘、苏子降气系列,化湿的正气散、藿朴夏苓、三仁等,燥湿的平胃、三黄,淡渗的四苓、六一等系列以及消导的保和、枳实导滞系列,等等;对于虚实并见、寒热错杂者,有半夏泻心汤之属;阳明热燥积实者,以白虎、承气之流,不一而足。活法圆机,妙用在人。气机阻滞是功能性胃肠病中医辨证中的重要环节,不但水湿痰饮能阻滞气机,肝胆疏泄太过不及,也可影响脾胃的气机升降出入。吴老师在疏肝理气法中常用的系列方分别为疏肝散、逍遥散、四逆散、化肝煎、越鞠丸、四七汤、金铃子散、当归芍药散、痛泄要方、香苏散,等等。具体针对课题所选的7种功能性胃肠病,结合吴老师的临床病案,归纳证型方剂如下:

功能性食管病　在经胃镜和心电图排除食道器质性病变和冠心病心肌缺血的前提下,围绕着功能性烧心、功能性胸痛、功能性吞咽困难和癔症球四大主要症状,结合患者体质状况、生活习惯和心理状态,一般常分为痰热上逆型、痰湿上逆型、胃气上逆型、痰气交阻型、胸阳不振型、气滞血瘀型、肝气犯胃型、胆热上逆型、肝郁化热型、气阴亏虚型等。常用的方药为小陷胸汤、旋覆代赭汤、橘皮竹茹汤、半夏厚朴汤、瓜蒌薤白半夏汤、瓜蒌薤白桂枝汤、瓜蒌薤白枳实汤、柴胡温胆汤、柴胡疏肝散、蒿芩清胆汤、丹参饮、效灵活络丹、失笑散、金铃子散、旋覆花汤、黄连温胆汤、麦门冬汤。

功能性胃十二指肠病　根据课题研究选择胃十二指肠病中的功能性消化不良

(FD),包括餐后不适综合征(PDS)、上腹疼痛综合征(EPS);嗳气症(BD),包括吞气症、非特异性过度嗳气;恶心和呕吐症(FDI),包括慢性特发性恶心(CIN)、功能性呕吐、周期性呕吐综合征等疾病所表现出的腹胀、腹痛、呕吐、嗳气,分别归纳证型方剂如下:

胃痛证型分为痰热中阻、胃中蕴热、肝气犯胃、脾胃虚弱、肝脾不和、湿浊中阻、痰湿中阻、湿热阻滞、肝郁脾虚、气阴两伤、胃脘气滞、胃络瘀血、胆热上逆、肝脾不和等证型。常选方剂:柴胡疏肝散、丹栀逍遥散、金铃子散、化肝煎、一贯煎、当归芍药散、小建中汤、黄芪建中汤、补中益气汤、升阳益胃汤、香砂六君子汤、大柴胡汤。

腹胀证型分为肝胃不和、胃络瘀血、痰热中阻、肝气乘脾、肝郁脾虚、脾胃湿热、脾胃虚弱、脾胃虚寒、痰湿中阻、湿浊中阻、气阴两伤、湿热化燥、湿热阻滞、脾虚挟湿、寒热错杂。常选方剂:柴胡疏肝散、丹栀逍遥散、枳实导滞丸、木香顺气丸、连朴饮、加减正气散、藿朴夏苓汤、抑木和中汤、茵陈胃苓汤、柴胡平胃散、外台茯苓丸、香砂六君汤。

呕吐、嗳气证型分为胃阴不足、胃中蕴热、脾胃虚弱、湿浊中阻、胃失和降、肝郁脾虚、气阴两伤、气虚血瘀、胃络瘀血、胃失和降、肝气犯胃、胆气犯胃、痰热中阻、肝脾不和、气滞胃脘、肝脾不和、湿热化燥、宿食不化、胃热扰心、脾虚挟湿等证型。方剂常选:橘皮竹茹汤、旋覆代赭石汤、小半夏加茯苓人参汤、加减正气散、保和丸、七味白术散、黄连温胆汤、叶氏养胃汤、和胃二陈汤、麦门冬汤、竹叶石膏汤、半夏泻心汤、丁萸理中汤、外台茯苓丸、清胃散。

腹泻证型分为痰湿中阻、肝脾不和、湿热阻滞、湿热中阻、气阴两伤、湿浊中阻、痰热中阻、脾虚挟湿、肝气犯胃、痰热中阻、寒热错杂、脾胃虚弱、肝郁脾虚、肝胆湿热、脾胃虚弱、脾胃虚寒、寒湿困脾、湿热化燥、宿食不化。常选方剂:葛根芩连汤、七味白术散、保和丸、参苓白术散、甘草泻心汤、藿香正气散、补中益气汤、痛泻药方、当归大贝苦参汤、黄连理中汤、三仁汤、归芍六君汤。

便秘证型分为湿热阻滞、湿热化燥、气阴两伤、湿热瘀滞、脾虚挟湿等证型。常选方剂:大承气汤、小承气汤、增液承气汤、三物厚朴汤、厚朴大黄汤、厚朴七物汤、温病五承气汤、导赤承气汤、宣白承气汤、增液承气汤、加减黄龙汤、通幽汤、大柴胡汤、凉隔散、润肠丸、脾约麻仁汤。

3. 方证对应,和合组方加减化裁

功能性胃肠病是以症状、症状群研究为出发点,与方证据症选方的思路不谋而合。吴老师说方证是中医治疗体系建构的最初构架,符合中医归纳、实证的方法学特征;是中医寻求高效的回归路径;是中医辨证论治的捷径;是中医辨证论治的核心环节。因此,吴老师不仅善用经方方证,更对时方中功能确定、主治明确的也纳入方证范畴。在治疗功能性胃肠病时,吴老师抓住胃肠动力障碍的病理,重视升清降浊法,筛选了《伤寒论》《金匮要略》中涉及腹痛、腹胀、恶心、饱胀、呕吐、腹泻及便秘等症状或症状群的方证进行仔细对比,总结并归纳运用以下方证:

四君子方系列健脾助运,促进胃肠动力。

橘皮竹茹汤方证重视健脾和胃、助动降逆,吴老师临证中指出功能性胃肠病恶心、早饱、呕吐,大多数有胃动力的原因,特别是现代肠神经系统在功能性胃肠病的作用也在不断被揭示。针对功能性胃肠病所存在的胃动力障碍,吴老师常以橘皮竹茹汤治疗。辨治中可发现抓住呕吐、嗳气、呃逆的症状,是橘皮竹茹汤证的关键。

五泻心汤方证善于寒热并调、和中消痞,"心下痞"即胃脘部有堵闷痞塞之感,其特点是虽然痞塞,但"按之濡"(柔软,不硬不痛)。与功能性胃肠病中一些症状表现一致,吴老师抓住功能性胃肠病中所表现出来的"心下痞",辨以不同的泻心汤证,收效明显。在功能性胃肠病的治疗中,吴老师反复强调对五泻心汤证的比较运用。半夏泻心汤苦降辛开,寒温并用,阴阳并调,使中焦气振,升降得复,痞满则除。生姜泻心汤即半夏泻心汤减干姜用量,另加生姜而成,主治胃中不和,心下痞硬,干噫食臭,胁下有水气,腹中雷鸣,下利等。甘草泻心汤方证主治寒热错杂痞,中伤尤笃,客气上逆,痞利俱甚。证见下利数十行,谷不化,腹中雷鸣,心下痞硬而满,干呕,心烦不得安等。大黄黄连泻心汤方为热痞的证治。附子泻心汤攻补兼施,寒热并用,温阳泻痞。吴老师指出在功能性胃肠病中,由于病程较长,缠绵难愈,体质不同,兼以误下误补,总表现寒热错杂之象。因此,寒热并调的泻心汤证运用较多,在辨证施方中,根据寒、热、虚、逆、水气的不同运用不同的泻心汤,体现"有是病,用是药"的方证对应思想。清代医学家徐灵胎曾说:"方之治病有定,而病之变迁无定,知其一定之治,随其病之千变万化而应用不爽"(《伤寒论类方·序》),就是这种灵活运用方证的体现。

小陷胸汤方证注重宽胸散结,化痰清热。吴老师称胸次不舒应指胸部与胃脘部不适,功能性胃肠病中的胃食道反流病常常表现为上述的胸次不舒,与小结胸病比较吻合,因此,用小陷胸汤方证治疗胃食道反流病是吴老师常用之法。对符合痰热互结证者,疗效明显。

柴胡汤方证注重解郁疏肝,理气,通腑,泻热。小柴胡汤方证作用为和解少阳,和胃降逆,扶正祛邪。

葛根芩连汤方证立足解肌止泻,葛根重在升清,黄连苦降。

一贯煎系列方重在柔养气阴,疏肝和胃为治。

吴老师行医40余年,不断总结方和药的运用,更杂糅了他的复杂性思维、医学和合的观点。他认为一味中药本身就是含多种成分的"复方"。以对药为基础的经方、时方、自拟方,更是"复方"中的复方。一味药、一个方有多种功效,可治多种病症,即复方的多成分多位点、多靶点的整合调节作用,正是中医中药治病的特色和优势,因此,吴老师从经方、时方中筛选出1500个方研究其组方规律,根据"七情和合"原则和中药药化药理,合理加减化裁。吴老师十分赞同胡希恕先生倡导的"方证辨证",但又认为胡希恕"方证辨证是尖端"的提法有轻视其他辨证方法之嫌,建议性地提出"方证辨证是捷径"的观点,这样更客观一些。临床上仍需结合六经辨证,脏腑辨证,体质辨证等,不等于可以照搬成方。他引用丹波元坚的一句名言来告诫我们:"盖用方之妙,莫如于加减;用方之难,亦莫如于加减。"

吴老师常引徐灵胎在《金匮要略心典·序》言:"仲景之方,犹百钧之弩也,如其中的,一举贯革,如不中的,弓劲矢疾,去的弥远。"就是说方证必须相应。方证相应了,就是特效方,就是必效方,不对应,就是无效方。因此,吴老师强调记方,指出借鉴最有效的间接经验,比自己摸索,随意加减疗效高得多。

4. 重视心理,治疗功能性胃肠病强调情志因素

吴老师在20世纪80年代就开展心理咨询,讲授医学心理学选修课,对功能性胃肠病更是突出心理干预。结构性疾病能被病理学家诊断,有时可通过医疗技术治愈,而非结构性即所谓"功能性"症状始终令人费解,无法得到合理解释或有效治疗,这些症状常被视为"生活中的难题"[37]。早在20世纪80年代至90年代,对心理应激、精神障碍、人格、近期应激性生活事件、童年受虐待史、社会支持、应对方式与功能性胃肠病起病和结果相关的心理和社会因素的可靠评估方法已经确立。近期这方面的实验很多,如应用正电子发射断层扫描研究显示心理应激和肠道症状与中枢神经系统中的与直肠扩张刺激有关的感觉、情感、疼痛的认知度的局部脑区激活有关[38]。随着人们对于生物－心理－社会模式的探索和努力越来越多,使得生物和心理社会方面的整合在功能性胃肠病中更加充分[39]。

吴老师在谈到情志致病时说,古人对"七情"致病的总体认识,在一般意义上讲

是正确的,但是他认为,如果仍是停留在这种笼统的认识上,或只是作经验的解释,如果再用现代病理生理学、神经精神学的原理比较研究情绪与疾病在细节上的联系,那么,在临床遇到形形色色的与情绪情感相关的,属于心理的、躯体化的症状,就只能笼统解释为"肝失疏泄"或"肝郁气滞",从而在处置上动辄疏肝理气、疏肝解郁,以致滥用错用。因此,他指出临床中必须明确几方面问题:一方面,情绪情感是病因也是病理表现,喜怒哀乐人皆有之,发之中节,谓之天情。在生理状态下,情绪情感是自知自控的,如果对重大刺激引起的情绪情感不能自知自制,或自知而过分压抑,就成为病因。情绪也可由内部刺激引起,例如疼痛可引起焦虑不安,甲状腺功能亢进(简称甲亢)病人激惹性高而易发怒。这些情绪情感反应就是病理表现。在治疗功能性胃肠病时,应努力寻找作为病因的情绪情感,但有时对症止痛等措施可终止不良情绪的产生,避免情绪、疾病、症状的恶性循环。另一方面,认识情绪的非特异性,中医习惯把情绪情感分为喜、怒、忧、思、悲、恐、惊,谓之七情,喜、怒、思、悲、恐谓之五志,认为五志分属五脏,是特异性的,而从明代医家张介宾论虚损提出的五志、七情首先是动心,心动则五脏应之,可知七情致病的非特异性。《黄帝内经》就把精神活动归为神明之心,如说"所以任物者谓之心,心有所忆谓之意,意之所存谓之志""故悲哀愁忧则心动,心动则五脏六腑皆摇",这些论述说明情绪的产生都与神明之心有关,神明之心在现代对应的是脑的功能,说明古人很早就有与现代神经精神学有关的认识。功能性胃肠病的脑-肠轴发病学说,为中医在治情志、致情志的调治中获得的相对正确的选择。还有一方面,就是情志致病本虚标实,虚多实少,不宜过用克伐。情绪致病是应激损伤。应激状态下,交感-肾上腺髓质和垂体-肾上腺髓质先后兴奋,副交感相对抑制,血管痉挛缺血缺氧,胃肠运动减弱,免疫器官和免疫成分下降。从本质上看,就是损伤和消耗气血津液,从表面上看是肝气、肝火、肝风,临证所见都是本虚标实、虚多实少,疏肝气、泻肝火、镇肝风都是克伐。治疗应如林佩琴所告诫的"肝不宜刚而宜柔,不宜伐而宜和"。柴胡疏肝散刚燥克伐,一贯煎以柔养为主,一实一虚,判然有别。

吴老师在治疗功能性胃肠病时,除用药物积极治疗外,更注重心理的辅导。吴老师常提及《妇人大全良方》作者陈自明治疗情志病所说的"改易心志,用药扶接",并以此作为治疗功能性胃肠病的重要指导思想,深追病人的起病之因,运用专业知识,深入浅出的讲解,让病人认识疾病,了解疾病,充分使用心理治疗手段,往往让反复求治的病人不药而愈。在感叹病人的疗效奇佳的同时,也深为老师不计时间、不畏繁琐、不论贵贱、不论亲疏,把医疗技术和人文关怀紧密联系起来的那种高尚医德所折服。

(三)数据挖掘结果与讨论

1. 结果

(1)西医病种频数分布统计

吴老师300例功能性胃肠病医案中,其中诊断为功能性消化不良162例,功能性腹泻48例,功能性烧心35例,肠易激综合征24例,嗳气23例,恶心和呕吐4例,疑似食管源性的功能性胸痛4例;分别在总病例数中占的比例如图2-4。

(2)中医诊断病种频数分布统计

在300例功能性胃肠病医案中,根据主要症状明确中医诊断,其中胃痛135例,占总病例数的45%;泄泻63例,占21.00%;腹痛51例,占17.00%;嗳气23例,约占7.67%;便秘9例,占3.00%;痞满9例,占3.00%;呕吐3例,占1.00%;胸痛3例,占1.00%;吐酸1例,约占0.33%;嘈杂1例,约占0.33%;呃逆1例,约占0.33%(图2-5)。

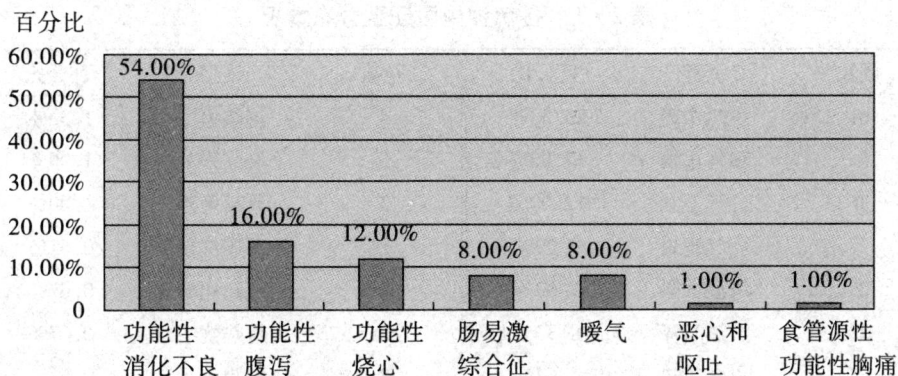

图2-4 西医诊断病种的分布情况

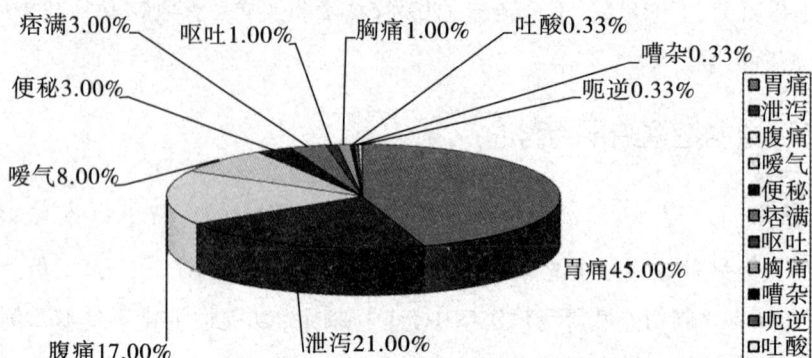

图 2-5　中医诊断病种的分布情况

(3)各病种中医证型频数分布统计

在 300 例功能性胃肠病医案中,涉及的中医证型 34 个,其中排位前 10 的分别是痰热中阻、脾胃虚弱、肝脾不和、肝气犯胃、痰湿中阻、湿热阻滞、胃中蕴热、湿浊中阻、脾虚挟湿、肝郁脾虚。频数分布如表 2-1。

表 2-1　各病种中医证型分布情况

频数	证型	百分比	频数	证型	百分比
61	痰热中阻	20.33%	4	湿热瘀滞	1.33%
51	脾胃虚弱	17.00%	3	肝气乘脾	1.00%
36	肝脾不和	12.00%	3	胃络瘀阻	1.00%
27	肝气犯胃	9.00%	2	肝胆湿热	0.67%
27	痰湿中阻	9.00%	2	湿热化燥	0.67%
25	湿热阻滞	8.33%	2	胃热扰心	0.67%
23	胃中蕴热	7.67%	2	胃阴不足	0.67%
22	湿浊中阻	7.33%	2	饮食停滞	0.67%
12	脾虚挟湿	4.00%	1	胆气犯胃	0.33%
11	肝郁脾虚	3.67%	1	肝胃郁热	0.33%
11	气阴两伤	3.67%	1	脾胃湿热	0.33%
9	胃失和降	3.00%	1	脾胃虚寒	0.33%
8	湿热中阻	2.67%	1	脾肾阳虚	0.33%
5	宿食不化	1.67%	1	阴虚火旺	0.33%

续表

频数	证型	百分比	频数	证型	百分比
4	寒热错杂	1.33%	1	胃实热证	0.33%
4	寒湿困脾	1.33%	1	心胆不宁	0.33%
4	气滞胃脘	1.33%	1	瘀血阻滞	0.33%

从统计的结果看,在功能性胃肠病中,吴老师辨证痰热中阻、脾胃虚弱、肝脾不和、肝气犯胃、痰湿中阻(前5位)等证型最为多见,从中可知吴老师重视在功能性胃肠病中痰、湿、气滞、脾虚、郁热的病理因素。与吴老师临床功能性胃肠病的脾胃升降-湿浊阻遏-气机郁滞的病因病机模式相符合。

(4)各病种中医治法频数分布统计

在300例功能性胃肠病医案中,涉及的中医治法30个,其中排位前10的分别是理气、清热、除湿、和胃、健脾、降逆、疏肝、化痰、养阴、消食。频数分布如表2-2。

表2-2　各病种中医治法分布情况

频数	治法	百分比	频数	治法	百分比
194	理气	64.67%	11	宽胸	3.67%
136	清热	45.33%	6	消痞	2.00%
129	除湿	43.00%	4	解表	1.33%
112	和胃	37.33%	4	止泻	1.33%
85	健脾	28.33%	3	导滞	1.00%
72	降逆	24.00%	2	润肠	0.67%
46	疏肝	15.33%	2	养血	0.67%
37	化痰	12.33%	2	滋阴	0.67%
36	养阴	12.00%	1	补气	0.33%
27	消食	9.00%	1	寒热平调	0.33%
20	益气	6.67%	1	散寒	0.33%
18	通便	6.00%	1	散结	0.33%
17	活血	5.67%	1	通络	0.33%
16	安神	5.33%	1	温中	0.33%
13	止痛	4.33%	1	益胃	0.33%

从统计的结果看,在功能性胃肠病中,吴老师治法以理气、清热、除湿、和胃、健脾(前5位)为主要治法,与吴老师强调功能性胃肠病中痰、湿、气滞、脾虚、郁热的病理因素,以及重视痰热中阻、脾胃虚弱、肝脾不和、肝气犯胃、痰湿中阻等证型的思路相吻合。

(5)各病种使用方剂频数分布统计

在300例功能性胃肠病医案中,涉及的中医方剂98个,其中排位前10的分别是七味白术散、黄连温胆汤、清胃散、葛根芩连汤、丹栀逍遥散、甘草泻心汤、化肝煎、化一煎、柴胡平胃散、柴胡温胆汤、柴胡陷胸汤。频数分布如表2-3。

表2-3 各病种使用方剂分布情况

频数	方名	百分比	频数	方名	百分比
26	七味白术散	8.67%	2	夜交合欢汤	0.67%
20	黄连温胆汤	6.67%	2	竹茹汤	0.67%
20	清胃散	6.67%	2	竹茹温胆汤	0.67%
14	葛根芩连汤	4.67%	2	竹茹陷胸汤	0.67%
10	丹栀逍遥散	3.33%	2	左金丸	0.67%
10	甘草泻心汤	3.33%	1	败毒散	0.33%
10	化肝煎	3.33%	1	半夏厚朴汤	0.33%
10	化一煎	3.33%	1	半夏泻心汤	0.33%
9	柴胡平胃散	3.00%	1	补心丹	0.33%
9	柴胡温胆汤	3.00%	1	参苓白术散	0.33%
9	柴胡陷胸汤	3.00%	1	参苏饮	0.33%
9	一贯煎	3.00%	1	柴胡葛根汤	0.33%
8	甘露饮	2.67%	1	柴胡加龙牡汤	0.33%
7	归芍六君煎	2.33%	1	柴胡解肌汤	0.33%
7	加减正气散	2.33%	1	丹蒲一贯煎	0.33%
6	大柴胡汤	2.00%	1	当归贝母苦参汤	0.33%
6	橘皮竹茹汤	2.00%	1	当归六君煎	0.33%
6	抑木和中汤	2.00%	1	当归饮子	0.33%
5	左金温胆汤	1.67%	1	复方蒲公英汤	0.33%
4	柴胡疏肝散	1.33%	1	复元活血汤	0.33%
4	连朴饮	1.33%	1	葛根保和丸	0.33%

续表

频数	方名	百分比	频数	方名	百分比
3	当归芍药散	1.00%	1	桂枝茯苓丸	0.33%
3	加参温胆汤	1.00%	1	和胃二陈汤	0.33%
3	凉膈散	1.00%	1	鸡鸣散	0.33%
3	三仁保和丸	1.00%	1	加减保和丸	0.33%
3	三仁汤	1.00%	1	加味四妙丸	0.33%
3	小陷胸汤	1.00%	1	排气汤	0.33%
3	旋覆代赭汤	1.00%	1	脾约丸	0.33%
3	枳术丸	1.00%	1	平胃散	0.33%
2	百合乌药散	0.67%	1	千金苇茎汤	0.33%
2	保和丸	0.67%	1	翘荷汤	0.33%
2	赤小豆当归散	0.67%	1	清暑益气汤	0.33%
2	丹参饮	0.67%	1	沙参麦冬汤	0.33%
2	蒿芩清胆汤	0.67%	1	芍药甘草汤	0.33%
2	黄连理中汤	0.67%	1	神术散	0.33%
2	加减黄龙汤	0.67%	1	四逆散	0.33%
2	加味凉膈散	0.67%	1	胃苓汤	0.33%
2	金铃子散	0.67%	1	温胆汤	0.33%
2	麦门冬汤	0.67%	1	柴胡平胃散	0.33%
2	三仁滑石汤	0.67%	1	小建中汤	0.33%
2	少腹逐瘀汤	0.67%	1	泻白散	0.33%
2	酸枣仁汤	0.67%	1	养胃汤	0.33%
2	通幽汤	0.67%	1	抑肝散	0.33%
2	痛泻要方	0.67%	1	益气聪明汤	0.33%
2	陷胸旋覆花汤	0.67%	1	益气调中汤	0.33%
2	香连丸	0.67%	1	枳实导滞散	0.33%
2	香砂六君子汤	0.67%	1	资生健脾散	0.33%
2	泻黄散	0.67%	1	滋生丸	0.33%
2	旋覆陷胸汤	0.67%	1	滋水清肝饮	0.33%

从方剂的频数分布统计,可发现每种方剂的构成比不超过 10.00%,可见吴老

师治疗功能性胃肠病使用的方剂多,用方相对分散,这符合吴老师临床选方广泛,重视类方比较,和合选方的特点。吴老师善记方,能记 1500 余首方剂。另七味白术散、黄连温胆汤、清胃散、葛根芩连汤、丹栀逍遥散、甘草泻心汤、化肝煎、化一煎、柴胡平胃散、柴胡温胆汤、柴胡陷胸汤等前 10 位的方剂对应的治法与理气、清热、除湿、和胃、健脾的治法一致;所对应的中医辨证与痰热中阻、脾胃虚弱、肝脾不和、肝气犯胃、痰湿中阻、湿热阻滞、胃中蕴热、湿浊中阻等证型相符合。

(6)各病种使用药物频数分布统计

各功能性胃肠病用药涉及中药共 197 味,总使用的频数为 3545 次,以下为使用频数高的前 50 味中药,除了甘草,其构成比均在 6.00% 以下,可见功能性胃肠病涉及的用药品种多。排位前 10 的药物分别是甘草、陈皮、黄连、当归、法半夏、竹茹、枳壳、白术、茯苓、大贝母。频数分布如表 2-4。

表 2-4　各病种使用药物分布情况

频数	药物	百分比	频数	药物	百分比
263	甘草	7.42%	44	石斛	1.24%
129	陈皮	3.64%	42	栀子	1.18%
128	黄连	3.61%	39	升麻	1.10%
107	当归	3.02%	37	杏仁	1.04%
107	法半夏	3.02%	36	连翘	1.02%
104	竹茹	2.93%	35	炒山楂	0.99%
103	枳壳	2.91%	35	苏叶	0.99%
95	白术	2.68%	27	防风	0.76%
87	茯苓	2.45%	26	枇杷叶	0.73%
84	大贝母	2.37%	25	丹参	0.71%
81	薏苡仁	2.28%	25	麦冬	0.71%
77	神曲	2.17%	24	芦根	0.68%
76	太子参	2.14%	24	泡参	0.68%
73	黄芩	2.06%	24	苍术	0.68%
65	白芍	1.83%	23	炒苏子	0.65%
62	木香	1.75%	23	大枣	0.65%
61	柴胡	1.72%	23	青皮	0.65%
60	虎杖	1.69%	23	生姜	0.65%

续表

频数	药物	百分比	频数	药物	百分比
59	葛根	1.66%	22	川楝子	0.62%
59	厚朴	1.66%	22	酒军	0.62%
58	丹皮	1.64%	22	延胡索	0.62%
52	生地	1.47%	21	川芎	0.59%
51	藿香	1.44%	21	炮姜	0.59%
47	蒲公英	1.33%	20	砂仁	0.56%
45	瓜蒌皮	1.27%	20	石菖蒲	0.56%

在吴老师治疗功能性胃肠病的用药中,甘草、陈皮、黄连、当归、法半夏、竹茹、枳壳、白术、茯苓、大贝母出现的频数很高,说明吴老师治疗功能性胃肠病主要以健脾理气除湿的药物为主,其中竹茹使用频率高,表明吴老师重视和降的治法;甘草出现的频率较高,是因为大多数情况下作为矫味药使用。

(7)功能性消化不良的中医证型频数分布统计

在 162 例功能性消化不良的医案中,涉及的中医证型 26 个,其中排位前 10 的分别是痰热中阻、脾胃虚弱、肝脾不和、湿浊中阻、肝气犯胃、湿热阻滞、胃中蕴热、痰湿中阻、肝郁脾虚、脾虚挟湿。频数分布如表 2 - 5。

表 2 - 5 功能性消化不良的中医证型分布情况

频数	证型	百分比	频数	证型	百分比
32	痰热中阻	19.75%	3	寒湿困脾	1.85%
19	脾胃虚弱	11.73%	3	气滞胃脘	1.85%
18	肝脾不和	11.11%	3	湿热瘀滞	1.85%
18	湿浊中阻	11.11%	3	湿热中阻	1.85%
17	肝气犯胃	10.49%	3	宿食不化	1.85%
13	湿热阻滞	8.02%	3	胃失和降	1.85%
12	胃中蕴热	7.41%	2	胃阴不足	1.23%
11	痰湿中阻	6.79%	1	胆气犯胃	0.62%
9	肝郁脾虚	5.56%	1	脾胃虚寒	0.62%
6	脾虚挟湿	3.7%	1	胃络瘀阻	0.62%
5	气阴两伤	3.09%	1	胃热扰心	0.62%
4	寒热错杂	2.47%	1	胃实热证	0.62%
3	肝气乘脾	1.85%	1	饮食停滞	0.62%

从统计的结果看,在功能性消化不良中,吴老师辨证痰热中阻、脾胃虚弱、肝脾不和、痰湿中阻、肝气犯胃(前5位)等证型最为多见,与功能性胃肠病证型的整体结果统计基本一致。可能因为功能性消化不良在300例病案中占了163例,所以它的结果是整个功能性胃肠病数据挖掘的重要影响因子。但反过来认为,统计功能性消化不良治疗数据对发现其中的诊治规律是有意义的。从中医证型分布看,吴老师重视痰、湿、气滞、脾虚、郁热等病理因素在功能性消化不良的参与。吴老师治疗脾胃病的脾胃升降－湿浊阻遏－气机郁滞的病因病机模式在治疗该病中体现很充分。

(8)功能性消化不良的药物频数分布统计

功能性消化不良用药涉及中药共170味,总使用的频数为1926次,以下为使用频数高的前60味中药,除了甘草,其构成比均在6.00%以下,可见功能性消化不良涉及的用药品种多。排位前10的药物分别是甘草、陈皮、法半夏、枳壳、当归、竹茹、黄连、白术、神曲、茯苓。频数分布如表2-6。

表2-6 功能性消化不良用药的分布情况

频数	药物	百分比	频数	药物	百分比
138	甘草	7.17%	21	瓜蒌皮	1.09%
78	陈皮	4.05%	19	苏叶	0.99%
62	法半夏	3.22%	17	丹参	0.88%
58	枳壳	3.01%	14	炒莱菔子	0.73%
56	当归	2.91%	14	炒苏子	0.73%
56	竹茹	2.91%	14	芦根	0.73%
55	黄连	2.86%	14	枇杷叶	0.73%
51	白术	2.65%	14	青皮	0.73%
51	神曲	2.65%	14	石菖蒲	0.73%
46	茯苓	2.39%	13	川芎	0.67%
46	厚朴	2.39%	13	酒军	0.67%
43	虎杖	2.23%	13	泡参	0.67%
42	太子参	2.18%	12	川楝子	0.62%
40	白芍	2.08%	12	大枣	0.62%
39	大贝母	2.02%	12	延胡索	0.62%
38	柴胡	1.97%	11	白芷	0.57%

续表

频数	药物	百分比	频数	药物	百分比
36	黄芩	1.87%	11	赤芍	0.57%
32	薏苡仁	1.66%	11	麦门冬	0.57%
31	丹皮	1.61%	11	砂仁	0.57%
28	木香	1.45%	11	生姜	0.57%
26	苍术	1.35%	10	滑石	0.52%
26	藿香	1.35%	10	升麻	0.52%
26	石斛	1.35%	10	茵陈	0.52%
26	杏仁	1.35%	10	郁金	0.52%
26	栀子	1.35%	9	大腹皮	0.47%
25	蒲公英	1.3%	9	桔梗	0.47%
24	葛根	1.25%	9	酸枣仁	0.47%
24	生地	1.25%	9	桃仁	0.47%
23	连翘	1.19%	8	白叩	0.42%
22	炒山楂	1.14%	8	淡竹叶	0.42%

从统计的结果看,吴老师所用药物频数分布最多的药物聚集在除湿、理气、化痰、健脾、清热方面,与其常常辨痰热中阻、脾胃虚弱、肝脾不和、湿浊中阻、肝气犯胃、湿热阻滞、胃中蕴热证型相吻合。

(9)功能性腹泻的中医证型频数分布统计

在 48 例功能性腹泻医案中,涉及的中医证型 14 个,其中排位前 5 的分别是脾胃虚弱、痰湿中阻、痰热中阻、湿热阻滞、肝脾不和。频数分布如表 2-7。

表 2-7　功能性腹泻的中医证型分布情况

频数	证型	百分比	频数	证型	百分比
21	脾胃虚弱	43.75%	2	气阴两伤	4.17%
10	痰湿中阻	20.83%	1	肝气犯胃	2.08%
9	痰热中阻	18.75%	1	肝郁脾虚	2.08%
8	湿热阻滞	16.67%	1	寒湿困脾	2.08%
4	肝脾不和	8.33%	1	脾胃湿热	2.08%
3	脾虚挟湿	6.25%	1	湿浊中阻	2.08%
3	湿热中阻	6.25%	1	宿食不化	2.08%

从统计的结果看,吴老师在功能性腹泻辨证中,脾胃虚弱证型最多,占43.75%,其次为痰湿中阻、痰热中阻、湿热阻滞、肝脾不和等,与吴老师治疗腹泻强调脾为主导,重视湿、热、肝脾不调等病理因素相符合。

(10)功能性腹泻的药物频数分布统计

功能性腹泻用药涉及中药共99味,总使用的频数为544次,以下为使用频数高的前60味中药,除了甘草,其构成比均在7.00%以下,可见功能性腹泻涉及的用药品种多。排位前10的药物分别是黄连、葛根、薏苡仁、木香、白术、藿香、黄芩、神曲、茯苓、太子参。频数分布如表2-8。

表2-8　功能性腹泻用药的分布情况

频数	药物	百分比	频数	药物	百分比
41	甘草	7.54%	4	连翘	0.74%
36	黄连	6.62%	4	厚朴	0.74%
28	葛根	5.15%	4	大枣	0.74%
24	薏苡仁	4.41%	4	川楝子	0.74%
23	木香	4.23%	4	炒黄芩	0.74%
23	白术	4.23%	4	柴胡	0.74%
20	藿香	3.68%	3	泽泻	0.55%
20	黄芩	3.68%	3	郁金	0.55%
17	神曲	3.13%	3	吴茱萸	0.55%
16	茯苓	2.94%	3	生地	0.55%
15	太子参	2.76%	3	佩兰叶	0.55%
12	当归	2.21%	3	麦冬	0.55%
12	陈皮	2.21%	3	芦根	0.55%
10	防风	1.84%	3	苦参	0.55%
10	法半夏	1.84%	3	滑石	0.55%
10	炒山楂	1.84%	3	瓜蒌皮	0.55%
9	枳壳	1.65%	3	川芎	0.55%
9	炮姜	1.65%	3	炒莱菔子	0.55%
9	虎杖	1.65%	3	炒白芍	0.55%
9	大贝母	1.65%	3	槟榔	0.55%
8	泡参	1.47%	2	栀子	0.37%

续表

频数	药物	百分比	频数	药物	百分比
8	大腹皮	1.47%	2	茵陈	0.37%
7	苏叶	1.29%	2	酸枣仁	0.37%
7	苍术	1.29%	2	石斛	0.37%
6	杏仁	1.10%	2	生姜	0.37%
5	山药	0.92%	2	升麻	0.37%
5	南沙参	0.92%	2	砂仁	0.37%
5	白芍	0.92%	2	蒲公英	0.37%
4	竹茹	0.74%	2	木通	0.37%
4	延胡索	0.74%	2	黄芪	0.37%

从统计的结果看,吴老师治疗功能性腹泻,用药中葛根的运用较多,与运用也较多的白术、茯苓、太子参共同起到健脾升清的作用;还可看出上述药物与木香、陈皮、藿香等理气、顺气、降气药物常常配伍使用,达到升脾气、降胃气的目的。另外,从药物统计的结果不难发现,所用频数较多的药物正是吴老师治疗功能性腹泻的七味白术散、葛根芩连汤、香砂六君子汤、痛泻要方等常用方剂的组成药物。吴老师治疗腹泻常用炮制的姜,在统计中可发现炮姜的频数分布很高。

(11)功能性烧心的中医证型频数分布统计

在35例功能性烧心医案中,涉及的中医证型15个,其中排位前10的分别是痰热中阻、胃中蕴热、肝气犯胃、脾胃虚弱、痰湿中阻、肝脾不和、气阴两伤、胃失和降、肝胆湿热、肝胃郁热。频数分布如表2-9。

表2-9　功能性烧心的中医证型分布情况

频数	证型	百分比	频数	证型	百分比
12	痰热中阻	34.29%	1	肝胆湿热	2.86%
6	胃中蕴热	17.14%	1	肝胃郁热	2.86%
4	肝气犯胃	11.43%	1	脾虚挟湿	2.86%
4	脾胃虚弱	11.43%	1	湿热中阻	2.86%
4	痰湿中阻	11.43%	1	湿热阻滞	2.86%
3	肝脾不和	8.57%	1	湿浊中阻	2.86%
2	气阴两伤	5.71%	1	胃热扰心	2.86%
2	胃失和降	5.71%			

从统计结果看,吴老师治疗功能性烧心重视郁热的病机,同时,证型中肝气犯胃、肝脾不和、肝胆湿热、肝胃郁热的证型频数分布较多,与吴老师治疗功能性烧心强调肝脾关系,重视疏肝的思路相符。

(12)功能性烧心的药物频数分布统计

功能性烧心用药涉及中药共100味,总使用的频数为426次,以下为使用频数高的前60味中药,除了甘草,其构成比均在6.00%以下,可见功能性烧心涉及的用药品种多。排位前10的药物分别是甘草、大贝母、竹茹、法半夏、黄连、陈皮、枳壳、蒲公英、茯苓、瓜蒌皮。频数分布如表2-10。

表2-10　功能性烧心用药的分布情况

频数	药物	百分比	频数	药物	百分比
32	甘草	7.51%	3	广枝仁	0.70%
24	大贝母	5.63%	3	虎杖	0.70%
23	竹茹	5.40%	3	芦根	0.70%
20	法半夏	4.69%	3	木通	0.70%
20	黄连	4.69%	3	女贞子	0.70%
16	陈皮	3.76%	3	炮姜	0.70%
15	枳壳	3.52%	3	青皮	0.70%
14	蒲公英	3.29%	3	苏叶	0.70%
13	茯苓	3.05%	3	吴茱萸	0.70%
13	瓜蒌皮	3.05%	3	夏枯草	0.70%
10	当归	2.35%	3	延胡索	0.70%
9	丹皮	2.11%	2	苍术	0.47%
9	生地	2.11%	2	代赭石	0.47%
9	石斛	2.11%	2	丹参	0.47%
8	柴胡	1.88%	2	淡竹叶	0.47%
7	白芍	1.64%	2	防风	0.47%
7	北沙参	1.64%	2	葛根	0.47%
7	薏苡仁	1.64%	2	枸杞子	0.47%
6	白术	1.41%	2	合欢皮	0.47%
6	栀子	1.41%	2	荷叶	0.47%
6	连翘	1.41%	2	厚朴	0.47%

续表

频数	药物	百分比	频数	药物	百分比
6	黄芩	1.41%	2	藿香	0.47%
6	枳实	1.41%	2	酒军	0.47%
5	麦门冬	1.17%	2	木香	0.47%
5	生姜	1.17%	2	泡参	0.47%
5	太子参	1.17%	2	山药	0.47%
5	淡豆豉	1.17%	2	石菖蒲	0.47%
4	枇杷叶	0.94%	2	酸枣仁	0.47%
3	炒苏子	0.70%	2	知母	0.47%
3	川楝子	0.70%	1	白叩	0.23%

从统计结果看,吴老师治疗功能性烧心重视清热、除湿、化痰,同时,养阴药物运用也较多。频数较高的药物正是吴老师临床运用小陷胸汤、温胆汤、黄连温胆汤、柴胡温胆汤的组成药物。

(13)肠易激综合征的中医证型频数分布统计

在24例肠易激综合征医案中,涉及的中医证型15个,其中排位前10的分别是肝脾不和、痰热中阻、肝气犯胃、脾胃虚弱、脾虚挟湿、湿热化燥、湿热阻滞、肝胆湿热、气阴两伤、湿热瘀滞。频数分布如表2-11。

表2-11　肠易激综合征的中医证型分布情况

频数	证型	百分比	频数	证型	百分比
5	肝脾不和	20.83%	1	气阴两伤	4.17%
3	痰热中阻	12.50%	1	湿热瘀滞	4.17%
2	肝气犯胃	8.33%	1	湿热中阻	4.17%
2	脾胃虚弱	8.33%	1	宿食不化	4.17%
2	脾虚挟湿	8.33%	1	痰湿中阻	4.17%
2	湿热化燥	8.33%	1	心胆不宁	4.17%
2	湿热阻滞	8.33%	1	饮食停滞	4.17%
1	肝胆湿热	4.17%			

从统计的结果看,虽然肠易激综合征病案不多,但仍可发现,吴老师重视肝失

疏泄、湿热郁滞的病机。

(14)肠易激综合征的药物频数分布统计

肠易激综合征用药涉及中药共102味,总使用的频数为287次,以下为使用频数高的前60味中药,除了甘草,其构成比均在6.00%以下,可见肠易激综合征涉及的用药品种多。排位前10的药物分别是甘草、陈皮、当归、白芍、黄芩、枳壳、白术、法半夏、茯苓、神曲。频数分布如表2-12。

表2-12 肠易激综合征用药的分布情况

频数	药物	百分比	频数	药物	百分比
22	甘草	7.67%	3	藿香	1.05%
11	陈皮	3.83%	3	麦门冬	1.05%
11	当归	3.83%	3	青皮	1.05%
8	白芍	2.79%	3	石斛	1.05%
8	黄芩	2.79%	2	白蒺藜	0.70%
8	枳壳	2.79%	2	薄荷	0.70%
7	白术	2.44%	2	苍术	0.70%
7	法半夏	2.44%	2	蝉蜕	0.70%
7	茯苓	2.44%	2	炒莱菔子	0.70%
7	神曲	2.44%	2	炒苏子	0.70%
6	丹皮	2.09%	2	炒栀子	0.70%
6	黄连	2.09%	2	赤芍	0.70%
6	木香	2.09%	2	丹参	0.70%
6	生地	2.09%	2	防风	0.70%
5	酒军	1.74%	2	虎杖	0.70%
5	太子参	1.74%	2	桔梗	0.70%
5	薏苡仁	1.74%	2	连翘	0.70%
5	栀子	1.74%	2	芦根	0.70%
5	竹茹	1.74%	2	芒硝	0.70%
4	百合	1.39%	2	木通	0.70%
4	柴胡	1.39%	2	炮姜	0.70%
4	赤小豆	1.39%	2	肉苁蓉	0.70%
4	葛根	1.39%	2	砂仁	0.70%

续表

频数	药物	百分比	频数	药物	百分比
4	桃仁	1.39%	2	山药	0.70%
3	炒山楂	1.05%	2	苏叶	0.70%
3	大贝母	1.05%	2	台乌药	0.70%
3	大黄	1.05%	2	檀香	0.70%
3	大枣	1.05%	2	杏仁	0.70%
3	合欢皮	1.05%	1	白芷	0.35%
3	厚朴	1.05%	1	柏子仁	0.35%

从统计结果看,当归、芍药柔养缓急止痛是常用的选择方法。另外,吴老师虽然对肝失疏泄的病机重视,但柴胡运用并不多,这可能与吴老师认为柴胡性燥,而肠易激综合征患者郁热较重,使用柴胡易致化火、化燥有关。

(15)嗳气症的中医证型频数分布统计

在23例嗳气症医案中,涉及的中医证型16个,其中排位前10的分别是肝脾不和、痰热中阻、胃中蕴热、肝气犯胃、脾胃虚弱、湿浊中阻、胃失和降、肝郁脾虚、气阴两伤、气虚血瘀。频数分布如表2-13。

表2-13 嗳气症的中医证型分布情况

频数	证型	百分比	频数	证型	百分比
5	肝脾不和	21.74%	1	气阴两伤	4.35%
4	痰热中阻	17.39%	1	气虚血瘀	4.35%
3	胃中蕴热	13.04%	1	气滞胃脘	4.35%
2	肝气犯胃	8.7%	1	湿热瘀滞	4.35%
2	脾胃虚弱	8.7%	1	湿热阻滞	4.35%
2	湿浊中阻	8.70%	1	痰湿中阻	4.35%
2	胃失和降	8.70%	1	胃络瘀阻	4.35%
1	肝郁脾虚	4.35%	1	瘀血阻滞	4.35%

从统计结果看,吴老师治疗嗳气症多从调畅气机着手,重视除湿、清热。

(16)嗳气症的药物频数分布统计

嗳气症用药涉及中药共88味,总使用的频数为274次,以下为使用频数高的前60味中药,除了甘草,其构成比均在6.00%以下。排位前10的药物分别是甘草、竹茹、陈皮、枳壳、当归、大贝母、丹皮、黄连、枇杷叶、柴胡。频数分布如表2-14。

表2-14 嗳气症用药的分布情况

频数	证型	百分比	频数	证型	百分比
23	甘草	8.39%	3	麦门冬	1.09%
13	竹茹	4.74%	3	木香	1.09%
13	陈皮	4.74%	3	蒲公英	1.09%
10	枳壳	3.65%	3	砂仁	1.09%
9	当归	3.28%	2	柏子仁	0.73%
8	大贝母	2.92%	2	薄荷	0.73%
8	丹皮	2.92%	2	苍术	0.73%
8	黄连	2.92%	2	炒白芍	0.73%
7	枇杷叶	2.55%	2	炒苏子	0.73%
6	柴胡	2.19%	2	赤芍	0.73%
6	法半夏	2.19%	2	川芎	0.73%
6	瓜蒌皮	2.19%	2	大枣	0.73%
6	太子参	2.19%	2	丹参	0.73%
5	白术	1.82%	2	虎杖	0.73%
5	生地	1.82%	2	芦根	0.73%
4	白芍	1.46%	2	木通	0.73%
4	防风	1.46%	2	女贞子	0.73%
4	合欢皮	1.46%	2	青皮	0.73%
4	厚朴	1.46%	2	生姜	0.73%
4	升麻	1.46%	2	石菖蒲	0.73%
4	石斛	1.46%	2	首乌藤	0.73%
4	苏叶	1.46%	2	桃仁	0.73%
4	栀子	1.46%	2	杏仁	0.73%
3	白芷	1.09%	2	延胡索	0.73%
3	川楝子	1.09%	2	苡仁	0.73%
3	佛手片	1.09%	2	郁金	0.73%
3	茯苓	1.09%	1	白蒺藜	0.36%
3	枸杞子	1.09%	1	白茅根	0.36%

续表

频数	证型	百分比	频数	证型	百分比
3	黄芩	1.09%	1	白药	0.36%
3	桔梗	1.09%	1	北沙参	0.36%

从统计结果看,吴老师治疗嗳气症选择和胃降逆的药物多,与吴老师治疗嗳气症常常选用橘皮竹茹汤、小陷胸汤的思路相符。

(17)胃痛的证型频数分布统计

在135例胃痛医案中,涉及的中医证型26个,其中排位前10的分别是痰热中阻、胃中蕴热、肝气犯胃、脾胃虚弱、肝脾不和、湿浊中阻、痰湿中阻、湿热阻滞、肝郁脾虚、气阴两伤。频数分布如表2-15。

表2-15　胃痛的证型频数分布统计

频数	证型	百分比	频数	证型	百分比
30	痰热中阻	22.22%	3	脾虚挟湿	2.22%
19	胃中蕴热	14.07%	2	肝气乘脾	1.48%
17	肝气犯胃	12.59%	2	湿热中阻	1.48%
16	脾胃虚弱	11.85%	2	宿食不化	1.48%
12	肝脾不和	8.89%	2	胃热扰心	1.48%
11	湿浊中阻	8.15%	1	胆气犯胃	0.74%
10	痰湿中阻	7.41%	1	肝胆湿热	0.74%
8	湿热阻滞	5.93%	1	肝胃郁热	0.74%
6	肝郁脾虚	4.44%	1	湿热瘀滞	0.74%
6	气阴两伤	4.44%	1	胃络瘀阻	0.74%
4	胃失和降	2.96%	1	胃实热证	0.74%
3	寒热错杂	2.22%	1	胃阴不足	0.74%
3	寒湿困脾	2.22%	1	饮食停滞	0.74%

以功能性胃肠病的一个症状为主进行研究,对发现吴老师治疗功能性胃肠病的中医治疗规律是有意义的,也可全面总结吴老师治疗中医脾胃病的经验。从统计的结果看,吴老师治疗胃痛的证型较多,以痰热中阻、胃中蕴热、肝气犯胃、脾胃虚弱、肝脾不和、湿浊中阻、痰湿中阻、湿热阻滞、肝郁脾虚、气阴两伤证型多见,与

上述统计的功能性胃肠病、功能性消化不良的证型分布相一致。此结果的产生可能与胃痛是大多数功能性胃肠病的主要症状,胃痛的中医诊断在 300 例病案中占了 135 例有关。同时,说明通过对胃痛治疗的数据整理,能发现一些吴老师治疗脾胃病的规律。

(18)泄泻的证型频数分布统计

在 63 例泄泻医案中,涉及的中医证型 16 个,其中排位前 10 的分别是脾胃虚弱、痰热中阻、痰湿中阻、肝脾不和、湿热阻滞、脾虚挟湿、肝气犯胃、湿热中阻、气阴两伤、湿浊中阻。频数分布如表 2 – 16。

表 2 – 16　泄泻的证型分布情况

频数	证型	百分比	频数	证型	百分比
23	脾胃虚弱	36.51%	2	气阴两伤	3.17%
13	痰热中阻	20.63%	2	湿浊中阻	3.17%
10	痰湿中阻	15.87%	1	肝胆湿热	1.59%
8	肝脾不和	12.7%	1	肝郁脾虚	1.59%
8	湿热阻滞	12.7%	1	寒湿困脾	1.59%
4	脾虚挟湿	6.35%	1	脾胃湿热	1.59%
3	肝气犯胃	4.76%	1	宿食不化	1.59%
3	湿热中阻	4.76%	1	饮食停滞	1.59%

从统计的结果看,吴老师治疗泄泻以脾虚、湿胜为中心,同时,兼以清热、疏肝。

(19)嗳气的证型频数分布统计

在 24 例嗳气医案中,涉及的中医证型 16 个,其中排位前 10 的分别是肝脾不和、痰热中阻、胃中蕴热、肝气犯胃、脾胃虚弱、湿浊中阻、胃失和降、肝郁脾虚、气阴两伤、气虚血瘀。频数分布如表 2 – 17。

表 2 – 17　嗳气的证型分布情况

频数	证型	百分比	频数	证型	百分比
5	肝脾不和	20.83%	1	气阴两伤	4.17%
5	痰热中阻	20.83%	1	气虚血瘀	4.17%
3	胃中蕴热	12.5%	1	气滞胃脘	4.17%
2	肝气犯胃	8.33%	1	湿热瘀滞	4.17%

续表

频数	证型	百分比	频数	证型	百分比
2	脾胃虚弱	8.33%	1	湿热阻滞	4.17%
2	湿浊中阻	8.33%	1	痰湿中阻	4.17%
2	胃失和降	8.33%	1	胃络瘀阻	4.17%
1	肝郁脾虚	4.17%	1	瘀血阻滞	4.17%

从统计的结果看,吴老师治疗嗳气强调肝脾不和、痰热中阻、胃中蕴热、肝气犯胃、脾胃虚弱的病机。

(20)便秘的证型频数分布统计

在9例便秘医案中,涉及的中医证型8个,其中排位前5的分别是湿热化燥、湿热阻滞、脾虚挟湿、气阴两伤、湿热瘀滞。频数分布如表2-18。

表2-18　便秘的证型分布情况

频数	证型	百分比	频数	证型	百分比
2	湿热化燥	22.22%	1	湿热瘀滞	11.11%
2	湿热阻滞	22.22%	1	湿热中阻	11.11%
1	脾虚挟湿	11.11%	1	痰湿中阻	11.11%
1	气阴两伤	11.11%	1	心胆不宁	11.11%

统计的便秘的病案虽不同,但可发现吴老师治疗便秘重视湿热化燥、阴伤的病机。

(21)胃痛治疗方剂频数分布统计

在135例胃痛医案中,涉及的中医方剂62个,其中排位前10的分别是清胃散、黄连温胆汤、柴胡陷胸汤、化肝煎、柴胡平胃散、归芍六君煎、化一煎、柴胡温胆汤、甘露饮、葛根芩连汤。频数分布如表2-19。

表2-19　胃痛治疗方剂分布情况

频数	方名	百分比	频数	方名	百分比
16	清胃散	11.85%	1	半夏厚朴汤	0.74%
10	黄连温胆汤	7.41%	1	半夏泻心汤	0.74%
7	柴胡陷胸汤	5.19%	1	补心丹	0.74%

续表

频数	方名	百分比	频数	方名	百分比
7	化肝煎	5.19%	1	柴胡葛根汤	0.74%
6	柴胡平胃散	4.44%	1	丹参饮	0.74%
5	归芍六君煎	3.70%	1	当归饮子	0.74%
5	化一煎	3.70%	1	复方蒲公英汤	0.74%
4	柴胡温胆汤	2.96%	1	甘草泻心汤	0.74%
4	甘露饮	2.96%	1	一贯煎	0.74%
4	葛根芩连汤	2.96%	1	和胃二陈汤	0.74%
4	七味白术散	2.96%	1	黄连理中汤	0.74%
4	蒿芩清胆汤	2.96%	1	橘皮竹茹汤	0.74%
3	加减正气散	2.22%	1	脾约丸	0.74%
3	连朴饮	2.22%	1	平胃散	0.74%
3	小陷胸汤	2.22%	1	千金苇茎汤	0.74%
3	枳术丸	2.22%	1	翘荷汤	0.74%
3	左金温胆汤	2.22%	1	清暑益气汤	0.74%
2	保和丸	1.48%	1	三仁滑石汤	0.74%
2	柴胡疏肝散	1.48%	1	沙参麦冬汤	0.74%
2	大柴胡汤	1.48%	1	神术散	0.74%
2	丹栀逍遥散	1.48%	1	泻白散	0.74%
2	加参温胆汤	1.48%	1	泻黄散	0.74%
2	三仁保和丸	1.48%	1	旋覆代赭汤	0.74%
2	三仁汤	1.48%	1	养胃汤	0.74%
2	酸枣仁汤	1.48%	1	抑肝散	0.74%
2	陷胸旋覆花汤	1.48%	1	竹茹汤	0.74%
2	香砂六君子汤	1.48%	1	竹茹温胆汤	0.74%
2	旋覆陷胸汤	1.48%	1	竹茹陷胸散	0.74%
2	夜交合欢汤	1.48%	1	竹茹陷胸汤	0.74%
2	抑木和中汤	1.48%	1	滋水清肝饮	0.74%
1	败毒散	0.74%	1	左金丸	0.74%

从统计的结果看,吴老师治疗胃痛的方剂种类较多,排位前 10 的方剂清胃散、

黄连温胆汤、柴胡陷胸汤、化肝煎、柴胡平胃散、归芍六君煎、化一煎、柴胡温胆汤、甘露饮、葛根芩连汤等,清热、除湿、化痰、和胃降逆是治疗脾胃病升降理论的体现。

(22)泄泻治疗方剂频数分布统计

在63例泄泻医案中,涉及的中医方剂29个,其中排位前10的分别是七味白术散、葛根芩连汤、甘草泻心汤、黄连温胆汤、当归芍药散、抑木和中汤、香连丸、痛泻要方、加减正气散、化肝煎。频数分布如表2-20。

表2-20 泄泻治疗方剂分布情况

频数	方名	百分比	频数	方名	百分比
16	七味白术散	25.40%	1	益气调中汤	1.59%
10	葛根芩连汤	15.87%	1	益气聪明汤	1.59%
8	甘草泻心汤	12.7%	1	温胆汤	1.59%
3	黄连温胆汤	4.76%	1	胃苓汤	1.59%
3	当归芍药散	4.76%	1	芍药甘草汤	1.59%
2	抑木和中汤	3.17%	1	资生健脾丸	1.59%
2	香连丸	3.17%	1	化一煎	1.59%
2	痛泻要方	3.17%	1	蒿芩清胆汤	1.59%
2	加减正气散	3.17%	1	葛根保和丸	1.59%
2	化肝煎	3.17%	1	甘露饮	1.59%
2	丹栀逍遥散	3.17%	1	当归贝母苦参汤	1.59%
1	左金温胆汤	1.59%	1	赤小豆当归散	1.59%
1	左金丸	1.59%	1	柴胡温胆汤	1.59%
1	资生健脾散	1.59%	1	参苏饮	1.59%
1	枳实导滞散	1.59%			

从统计的结果可以看出,所选用的七味白术散、葛根芩连汤、甘草泻心汤、黄连温胆汤、当归芍药散、抑木和中汤、香连丸、痛泻要方、加减正气散正是吴老师临床治疗泄泻的常用方。

(23)嗳气治疗方剂频数分布统计

在24例嗳气医案中,涉及的中医方剂19个,其中排位前10的分别是黄连温胆汤、清胃散、丹栀逍遥散、橘皮竹茹汤、柴胡温胆汤、柴胡陷胸汤、赤小豆当归散、丹蒲一贯煎、复元活血汤、甘露饮。频数分布如表2-21。

表2-21 嗳气治疗方剂分布情况

频数	方名	百分比	频数	方名	百分比
3	黄连温胆汤	12.50%	1	化一煎	4.17%
3	清胃散	12.50%	1	柴葛解肌汤	4.17%
2	丹栀逍遥散	8.33%	1	连朴饮	4.17%
1	橘皮竹茹汤	4.17%	1	麦门冬汤	4.17%
1	柴胡温胆汤	4.17%	1	四逆散	4.17%
1	柴胡陷胸汤	4.17%	1	通幽汤	4.17%
1	赤小豆当归散	4.17%	1	旋覆代赭汤	4.17%
1	丹蒲一贯煎	4.17%	1	一贯煎	4.17%
1	复元活血汤	4.17%	1	抑木和中汤	4.17%
1	甘露饮	4.17%			

从统计结果看,嗳气治疗选方和上述证型一致,由于病案不多,未见使用突出的方剂,但方剂选择还是多倾向和胃降逆,调畅气机为宗旨。

(24)便秘治疗方剂频数分布统计

在9例便秘医案中,涉及的中医方剂8个,其中排位前5的分别是加减黄龙汤、加味凉隔散、百合乌药散、柴胡加龙牡汤、甘露饮。频数分布如表2-22。

表2-22 便秘治疗方剂分布情况

频数	方名	百分比	频数	方名	百分比
2	加减黄龙汤	22.22%	1	甘露饮	11.11%
2	加味凉膈散	22.22%	1	凉膈散	11.11%
1	百合乌药散	11.11%	1	排气汤	11.11%
1	柴胡加龙牡汤	11.11%	1	通幽汤	11.11%

便秘的病例不多,统计的方剂是吴老师的常用方。

(25)胃痛用药的频数分布统计

135例胃痛患者用药涉及中药共159味,总使用的频数为1630次,以下为使用频数高的前60味中药,除了甘草,其构成比均在6.00%以下,可见胃痛涉及的用药品种多。排位前10的药物分别是甘草、陈皮、法半夏、黄连、竹茹、大贝母、枳壳、当归、白术、茯苓。频数分布如表2-23。

表2-23 胃痛用药的分布情况

频数	药物	百分比	频数	药物	百分比
115	甘草	7.06%	16	杏仁	0.98%
63	陈皮	3.87%	15	藿香	0.92%
62	法半夏	3.80%	15	枇杷叶	0.92%
57	黄连	3.50%	14	炒山楂	0.86%
57	竹茹	3.50%	14	丹参	0.86%
54	大贝母	3.31%	13	北沙参	0.80%
50	枳壳	3.07%	13	麦门冬	0.80%
49	当归	3.01%	13	青皮	0.80%
37	白术	2.27%	12	酒军	0.74%
37	茯苓	2.27%	12	芦根	0.74%
35	蒲公英	2.15%	12	生姜	0.74%
33	丹皮	2.02%	12	石菖蒲	0.74%
33	太子参	2.02%	10	炒苏子	0.61%
32	虎杖	1.96%	10	川芎	0.61%
32	神曲	1.96%	9	白芷	0.55%
30	柴胡	1.84%	9	川楝子	0.55%
30	厚朴	1.84%	9	泡参	0.55%
29	生地	1.78%	9	延胡索	0.55%
29	苡仁	1.78%	9	郁金	0.55%
28	白芍	1.72%	8	炒莱菔子	0.49%
28	瓜蒌皮	1.72%	8	桔梗	0.49%
27	黄芩	1.66%	8	砂仁	0.49%
24	石斛	1.47%	8	酸枣仁	0.49%
22	连翘	1.35%	8	枳实	0.49%
22	栀子	1.35%	7	大枣	0.43%
21	木香	1.29%	7	防风	0.43%
17	苍术	1.04%	7	荷叶	0.43%
16	葛根	0.98%	7	女贞子	0.43%
16	升麻	0.98%	6	白叩	0.37%
16	苏叶	0.98%	6	淡竹叶	0.37%

从统计的结果看,吴老师治疗胃痛用药广泛,除湿、化痰、理气的药物运用比例重,同时,清热药物运用较多,与在135例胃痛医案中,排位前10的清胃散、黄连温胆汤、柴胡陷胸汤、化肝煎、柴胡平胃散、归芍六君煎、化一煎、柴胡温胆汤、甘露饮、葛根芩连汤等方剂相对应。

(26)泄泻用药的频数分布统计

63例泄泻用药涉及中药共113味,总使用的频数为724次,以下为使用频数高的前60味中药,除了甘草,其构成比均在6.00%以下,可见泄泻涉及的用药品种多。排位前10的药物分别是黄连、葛根、白术、木香、薏苡仁、黄芩、陈皮、茯苓、藿香、神曲。频数分布如表2-24。

表2-24 泄泻用药的分布情况

频数	药物	百分比	频数	药物	百分比
54	甘草	7.46%	6	南沙参	0.83%
42	黄连	5.80%	6	杏仁	0.83%
32	葛根	4.42%	5	槟榔	0.69%
31	白术	4.28%	5	柴胡	0.69%
29	木香	4.01%	5	丹皮	0.69%
27	薏苡仁	3.73%	5	合欢皮	0.69%
24	黄芩	3.31%	5	延胡索	0.69%
23	陈皮	3.18%	5	泽泻	0.69%
23	茯苓	3.18%	4	炒黄芩	0.55%
23	藿香	3.18%	4	炒莱菔子	0.55%
23	神曲	3.18%	4	川楝子	0.55%
17	当归	2.35%	4	川芎	0.55%
17	太子参	2.35%	4	瓜蒌皮	0.55%
15	法半夏	2.07%	4	滑石	0.55%
14	枳壳	1.93%	4	苦参	0.55%
13	炒山楂	1.80%	4	青皮	0.55%
12	大贝母	1.66%	4	砂仁	0.55%
12	虎杖	1.66%	4	郁金	0.55%
11	白芍	1.52%	4	栀子	0.55%
11	炮姜	1.52%	3	炒白芍	0.41%

续表

频数	药物	百分比	频数	药物	百分比
10	苍术	1.38%	3	赤小豆	0.41%
10	防风	1.38%	3	丹参	0.41%
9	大腹皮	1.24%	3	佛手片	0.41%
9	苏叶	1.24%	3	芦根	0.41%
8	泡参	1.10%	3	麦门冬	0.41%
8	竹茹	1.10%	3	佩兰叶	0.41%
7	厚朴	0.97%	3	生地	0.41%
7	山药	0.97%	3	生姜	0.41%
6	大枣	0.83%	3	酸枣仁	0.41%
6	连翘	0.83%	3	吴茱萸	0.41%

从统计的结果看,吴老师治疗泄泻葛根的运用较多,与吴老师治疗泄泻选用七味白术散、葛根芩连汤等有关。同时,选用白术、木香、薏苡仁、陈皮、茯苓、藿香、神曲等药,与吴老师治疗泄泻重视健脾、运脾、燥脾有关。

(27)嗳气用药的频数分布统计

嗳气用药涉及中药共88味,总使用的频数为287次,以下为使用频数高的前60味中药,除了甘草,其构成比均在6.00%以下,可见嗳气涉及的用药品种多。排位前10的药物分别是甘草、当归、竹茹、枳壳、陈皮、大贝母、丹皮、黄连、法半夏、瓜蒌皮。频数分布如表2-25。

表2-25　嗳气用药的分布情况

频数	药物	百分比	频数	药物	百分比
24	甘草	8.36%	3	黄芩	1.05%
13	当归	4.53%	3	桔梗	1.05%
13	竹茹	4.53%	3	麦门冬	1.05%
11	枳壳	3.83%	3	木香	1.05%
10	陈皮	3.48%	3	砂仁	1.05%
9	大贝母	3.14%	2	柏子仁	0.70%
9	丹皮	3.14%	2	薄荷	0.70%
8	黄连	2.79%	2	苍术	0.70%

续表

频数	药物	百分比	频数	药物	百分比
7	法半夏	2.44%	2	炒白芍	0.70%
7	瓜蒌皮	2.44%	2	炒苏子	0.70%
7	生地	2.44%	2	赤芍	0.70%
6	白术	2.09%	2	川芎	0.70%
6	柴胡	2.09%	2	大枣	0.70%
6	枇杷叶	2.09%	2	丹参	0.70%
6	太子参	2.09%	2	连翘	0.70%
4	白芍	1.39%	2	芦根	0.70%
4	防风	1.39%	2	木通	0.70%
4	合欢皮	1.39%	2	女贞子	0.70%
4	厚朴	1.39%	2	青皮	0.70%
4	蒲公英	1.39%	2	神曲	0.70%
4	升麻	1.39%	2	生姜	0.70%
4	石斛	1.39%	2	石菖蒲	0.70%
4	苏叶	1.39%	2	首乌藤	0.70%
4	栀子	1.39%	2	桃仁	0.70%
3	白芷	1.05%	2	杏仁	0.70%
3	川楝子	1.05%	2	延胡索	0.70%
3	佛手片	1.05%	2	薏苡仁	0.70%
3	茯苓	1.05%	2	郁金	0.70%
3	枸杞子	1.05%	1	白蒺藜	0.35%
3	虎杖	1.05%	1	白茅根	0.35%

从统计的结果看,嗳气治疗用药以和降胃气为主。

(28)便秘用药的频数分布统计

便秘用药涉及中药共58味,总使用的频数为101次,以下为使用频数高的前60味中药,除了甘草,其构成比均在6.00%以下,排位前10的药物分别是生地、当归、酒军、石斛、百合、大黄、黄芩、芒硝、太子参、桃仁。频数分布如表2-26。

表2-26 便秘用药的分布情况

频数	药物	百分比	频数	药物	百分比
8	甘草	7.92%	1	大枣	0.99%
6	生地	5.94%	1	淡竹叶	0.99%
4	当归	3.96%	1	地骨皮	0.99%
4	酒军	3.96%	1	法半夏	0.99%
4	石斛	3.96%	1	防风	0.99%
3	百合	2.97%	1	茯苓	0.99%
3	大黄	2.97%	1	桂枝	0.99%
3	黄芩	2.97%	1	厚朴	0.99%
3	芒硝	2.97%	1	滑石	0.99%
3	太子参	2.97%	1	槐角	0.99%
3	桃仁	2.97%	1	黄连	0.99%
3	栀子	2.97%	1	火麻仁	0.99%
2	薄荷	1.98%	1	僵蚕	0.99%
2	蝉蜕	1.98%	1	桔梗	0.99%
2	丹皮	1.98%	1	连翘	0.99%
2	芦根	1.98%	1	龙骨	0.99%
2	麦门冬	1.98%	1	牡蛎	0.99%
2	肉苁蓉	1.98%	1	牛蒡子	0.99%
2	杏仁	1.98%	1	前胡	0.99%
2	枳壳	1.98%	1	升麻	0.99%
1	白芍	0.99%	1	石菖蒲	0.99%
1	柏子仁	0.99%	1	熟地	0.99%
1	北沙参	0.99%	1	苏木	0.99%
1	柴胡	0.99%	1	台乌药	0.99%
1	炒莱菔子	0.99%	1	乌药	0.99%
1	炒苏子	0.99%	1	玄参	0.99%
1	陈皮	0.99%	1	薏苡仁	0.99%
1	赤芍	0.99%	1	知母	0.99%
1	赤小豆	0.99%	1	竹茹	0.99%

（29）胃痛痰热中阻证用药频数分布统计

在30例胃痛痰热中阻证型中涉及中药79味,总使用的频数为375次,以下为使用频数高的前60味中药,排位前10的药物除了甘草,分别是法半夏、竹茹、黄连、陈皮、瓜蒌壳、枳壳、大贝母、蒲公英、柴胡、茯苓。频数分布如表2-27。

表2-27　胃痛痰热中阻证用药分布情况

频数	药物	百分比	频数	药物	百分比
28	甘草	7.47%	3	旋覆花	0.80%
27	法半夏	7.20%	3	延胡索	0.80%
22	竹茹	5.87%	3	郁金	0.80%
21	黄连	5.60%	3	知母	0.80%
19	陈皮	5.07%	2	北沙参	0.53%
17	瓜蒌皮	4.53%	2	炒黄芩	0.53%
17	枳壳	4.53%	2	炒枣仁	0.53%
16	大贝母	4.27%	2	大枣	0.53%
16	蒲公英	4.27%	2	当归	0.53%
12	柴胡	3.20%	2	葛根	0.53%
12	茯苓	3.20%	2	广枝仁	0.53%
9	太子参	2.40%	2	荷叶	0.53%
8	虎杖	2.13%	2	麦门冬	0.53%
8	枳实	2.13%	2	泡参	0.53%
7	白芍	1.87%	2	枇杷叶	0.53%
7	石斛	1.87%	2	石菖蒲	0.53%
6	白术	1.60%	2	酸枣仁	0.53%
6	神曲	1.60%	2	香附	0.53%
6	生姜	1.60%	2	薏苡仁	0.53%
5	丹参	1.33%	1	白芷	0.27%
4	炒苏子	1.07%	1	柏子仁	0.27%
4	川芎	1.07%	1	槟榔	0.27%
4	黄芩	1.07%	1	苍术	0.27%
4	木香	1.07%	1	炒决明子	0.27%
3	代赭石	0.80%	1	炒莱菔子	0.27%
3	合欢皮	0.80%	1	炒山楂	0.27%

续表

频数	药物	百分比	频数	药物	百分比
3	连翘	0.80%	1	赤芍	0.27%
3	苏叶	0.80%	1	川楝子	0.27%
3	吴茱萸	0.80%	1	大黄	0.27%
3	夏枯草	0.80%	1	丹皮	0.27%

从统计的结果看,在治疗胃痛痰热中阻证型时使用频数较高的法半夏、竹茹、黄连、陈皮、瓜蒌壳、枳壳、大贝母、蒲公英、柴胡等药,与吴老师治疗此证型喜用温胆汤加减密切相关。

(30)胃痛胃中蕴热证用药的频数分布统计

在19例胃痛胃中蕴热证型中涉及中药75味,总使用的频数为232次,以下为使用频数高的前60味中药,排位前10的分别是当归、甘草、丹皮、生地、黄连、升麻、大贝母、虎杖、枇杷叶、枳壳。频数分布如表2-28。

表2-28　胃痛胃中蕴热证用药分布情况

频数	药物	百分比	频数	药物	百分比
19	当归	8.19%	2	苏叶	0.86%
18	甘草	7.76%	2	玄参	0.86%
17	丹皮	7.33%	1	白芍	0.43%
17	生地	7.33%	1	白薇	0.43%
16	黄连	6.90%	1	百合	0.43%
16	升麻	6.90%	1	北沙参	0.43%
12	大贝母	5.17%	1	薄荷	0.43%
5	虎杖	2.16%	1	苍术	0.43%
5	枇杷叶	2.16%	1	炒川楝子	0.43%
5	枳壳	2.16%	1	陈皮	0.43%
5	竹茹	2.16%	1	赤小豆	0.43%
4	白术	1.72%	1	川芎	0.43%
4	薏苡仁	1.72%	1	大腹皮	0.43%
4	栀子	1.72%	1	杜仲	0.43%
3	白茅根	1.29%	1	葛根	0.43%

续表

频数	药物	百分比	频数	药物	百分比
3	白芷	1.29%	1	荷叶	0.43%
3	瓜蒌皮	1.29%	1	厚朴	0.43%
3	连翘	1.29%	1	黄芪	0.43%
3	木香	1.29%	1	黄芩	0.43%
3	石斛	1.29%	1	菊花	0.43%
2	柴胡	0.86%	1	橘络	0.43%
2	炒苏子	0.86%	1	芦根	0.43%
2	法半夏	0.86%	1	麦门冬	0.43%
2	防风	0.86%	1	炮姜	0.43%
2	藿香	0.86%	1	佩兰叶	0.43%
2	酒军	0.86%	1	桑白皮	0.43%
2	木通	0.86%	1	山药	0.43%
2	女贞子	0.86%	1	射干	0.43%
2	蒲公英	0.86%	1	生藕节	0.43%
2	神曲	0.86%	1	生石膏	0.43%

从统计的结果看,吴老师治疗胃痛胃中蕴热的当归、甘草、丹皮、生地、黄连、升麻、大贝母、虎杖、枇杷叶、枳壳等药物频数分布较多,与吴老师在胃痛胃中蕴热证型常选择清胃散有关,同时,枇杷叶的频数较高,与吴老师用枇杷叶清热、降肺气、和降胃气相关。

(31)胃痛肝气犯胃证用药的频数分布统计

在17例胃痛肝气犯胃证型中涉及中药68味,总使用的频数为218次,以下为使用频数高的前60味中药,排位前10的分别是甘草、大贝母、陈皮、丹皮、青皮、白芍、栀子、当归、蒲公英、虎杖。频数分布如表2-29。

表2-29　胃痛肝气犯胃证用药的分布情况

频数	药物	百分比	频数	药物	百分比
16	甘草	7.34%	2	延胡索	0.92%
13	大贝母	5.96%	2	薏苡仁	0.92%
12	陈皮	5.50%	2	郁金	0.92%

续表

频数	药物	百分比	频数	药物	百分比
12	丹皮	5.50%	1	白术	0.46%
11	青皮	5.05%	1	白芷	0.46%
10	白芍	4.59%	1	百合	0.46%
10	栀子	4.59%	1	炒白芍	0.46%
8	当归	3.67%	1	炒地榆	0.46%
8	蒲公英	3.67%	1	炒黄芩	0.46%
7	虎杖	3.21%	1	炒山楂	0.46%
6	川楝子	2.75%	1	炒栀子	0.46%
6	瓜蒌皮	2.75%	1	刺蒺藜	0.46%
6	神曲	2.75%	1	防风	0.46%
5	柴胡	2.29%	1	佛手片	0.46%
5	竹茹	2.29%	1	钩藤	0.46%
4	法半夏	1.83%	1	枸杞子	0.46%
4	生地	1.83%	1	合欢皮	0.46%
4	石斛	1.83%	1	黄芪	0.46%
4	枳壳	1.83%	1	鸡内金	0.46%
3	北沙参	1.38%	1	金钱草	0.46%
3	丹参	1.38%	1	荆芥	0.46%
3	黄连	1.38%	1	连翘	0.46%
3	土茯苓	1.38%	1	莲米	0.46%
2	蝉蜕	0.92%	1	南沙参	0.46%
2	炒苏子	0.92%	1	女贞子	0.46%
2	赤芍	0.92%	1	枇杷叶	0.46%
2	川芎	0.92%	1	砂仁	0.46%
2	黄芩	0.92%	1	山药	0.46%
2	酒军	0.92%	1	苏梗	0.46%
2	太子参	0.92%	1	苏叶	0.46%

从统计的结果看,吴老师治疗胃痛肝气犯胃证型常用青皮、陈皮疏肝理气,同时,配合丹皮、栀子凉肝、清肝,白芍柔肝、缓肝,治疗肝体、肝用,使肝安不致横逆克

伐脾胃。柴胡运用不多,和吴老师认为其性燥易升阳化火有关。

(32)胃痛脾胃虚弱证用药的频数分布统计

在 16 例胃痛脾胃虚弱证型中涉及中药 69 味,总使用的频数为 188 次,以下为使用频数高的前 60 味中药,排位前 10 的分别是甘草、法半夏、白术、大贝母、瓜蒌皮、黄连、蒲公英、太子参、竹茹、茯苓。频数分布如表 2 - 30。

表 2 - 30　胃痛脾胃虚弱证用药的分布情况

频数	药物	百分比	频数	药物	百分比
13	甘草	6.91%	2	枇杷叶	1.06%
8	法半夏	4.26%	2	延胡索	1.06%
7	白术	3.72%	2	薏苡仁	1.06%
7	大贝母	3.72%	1	柏子仁	0.53%
7	瓜蒌皮	3.72%	1	蝉蜕	0.53%
7	黄连	3.72%	1	炒黄芩	0.53%
7	蒲公英	3.72%	1	炒决明子	0.53%
7	太子参	3.72%	1	炒苏子	0.53%
7	竹茹	3.72%	1	赤芍	0.53%
6	茯苓	3.19%	1	川芎	0.53%
6	木香	3.19%	1	刺蒺藜	0.53%
5	陈皮	2.66%	1	大腹皮	0.53%
4	北沙参	2.13%	1	大枣	0.53%
4	代赭石	2.13%	1	丹皮	0.53%
4	丹参	2.13%	1	防风	0.53%
4	葛根	2.13%	1	厚朴	0.53%
4	虎杖	2.13%	1	欢皮	0.53%
4	藿香	2.13%	1	黄芪	0.53%
4	生姜	2.13%	1	荆芥	0.53%
4	石斛	2.13%	1	桔梗	0.53%
4	旋覆花	2.13%	1	橘络	0.53%
4	枳壳	2.13%	1	连翘	0.53%
3	当归	1.60%	1	龙骨、牡蛎[①]	0.53%

① 是指龙骨牡蛎各为 0.53%。

续表

频数	药物	百分比	频数	药物	百分比
3	神曲	1.60%	1	芦根	0.53%
3	苏叶	1.60%	1	麦门冬	0.53%
2	白芷	1.06%	1	女贞子	0.53%
2	苍术	1.06%	1	炮姜	0.53%
2	炒山楂	1.06%	1	茜草	0.53%
2	酒军	1.06%	1	青皮	0.53%
2	泡参	1.06%	1	青葙子	0.53%

　　从统计的结果看,吴老师治疗脾胃虚弱的药物不是一味健脾药的叠加,常常和除湿、化痰、理气的药物使用,使气机通畅,脾运得健,脾气健旺。

　　(33)胃痛肝脾不和证用药的频数分布统计

　　在12例胃痛肝脾不和证型中涉及中药56味,总使用的频数为161次,以下为使用频数高的前60味中药,排位前10的分别是当归、甘草、白芍、川楝子、丹皮、栀子、大贝母、虎杖、青皮、生地。频数分布如表2-31。

表2-31　胃痛肝脾不和证型用药的分布情况

频数	药物	百分比	频数	药物	百分比
11	当归	6.83%	2	枇杷叶	1.24%
8	甘草	4.97%	2	砂仁	1.24%
7	白芍	4.35%	2	酸枣仁	1.24%
7	川楝子	4.35%	2	太子参	1.24%
7	丹皮	4.35%	2	郁金	1.24%
7	栀子	4.35%	1	白蒺藜	0.62%
6	大贝母	3.73%	1	白芷	0.62%
6	虎杖	3.73%	1	百合	0.62%
6	青皮	3.73%	1	炒川楝子	0.62%
6	生地	3.73%	1	炒莱菔子	0.62%
5	北沙参	3.11%	1	赤小豆	0.62%
5	陈皮	3.11%	1	川芎	0.62%
5	石斛	3.11%	1	刺蒺藜	0.62%

续表

频数	药物	百分比	频数	药物	百分比
5	竹茹	3.11%	1	荷叶	0.62%
4	白术	2.48%	1	鸡内金	0.62%
4	茯苓	2.48%	1	麦门冬	0.62%
3	佛手片	1.86%	1	炮姜	0.62%
3	枸杞子	1.86%	1	苏梗	0.62%
3	蒲公英	1.86%	1	苏木	0.62%
3	神曲	1.86%	1	苏叶	0.62%
3	延胡索	1.86%	1	台乌药	0.62%
2	苍术	1.24%	1	檀香	0.62%
2	柴胡	1.24%	1	乌贼骨	0.62%
2	丹参	1.24%	1	吴茱萸	0.62%
2	厚朴	1.24%	1	夏枯草	0.62%
2	黄连	1.24%	1	薏苡仁	0.62%
2	木香	1.24%	1	玉竹	0.62%
2	女贞子	1.24%	1	枳壳	0.62%

　　从统计的结果看,吴老师在治疗胃痛肝脾不和证型时使用当归、甘草、白芍、川楝子、丹皮、栀子、大贝母、虎杖、青皮、生地等药的频数较高,与吴老师治疗胃痛肝脾不和证型选用芍药甘草汤、丹栀逍遥散、化肝煎相符合。

　　(34)胃痛湿浊中阻证用药频数分布统计

　　在11例胃痛湿浊中阻证型中涉及中药50味,总使用的频数为128次,以下为使用频数高的前60味中药,排位前10的分别是法半夏、厚朴、陈皮、甘草、苍术、柴胡、黄芩、竹茹、白术、杏仁。频数分布如表2-32。

表2-32　胃痛湿浊中阻证用药的分布情况

频数	药物	百分比	频数	药物	百分比
10	法半夏	7.81%	1	蝉蜕	0.78%
10	厚朴	7.81%	1	炒黄芩	0.78%
8	陈皮	6.25%	1	炒山楂	0.78%
8	甘草	6.25%	1	大贝母	0.78%

续表

频数	药物	百分比	频数	药物	百分比
7	苍术	5.47%	1	大黄	0.78%
6	柴胡	4.69%	1	地龙	0.78%
5	黄芩	3.91%	1	钩藤	0.78%
5	竹茹	3.91%	1	合欢皮	0.78%
4	白术	3.13%	1	荷叶	0.78%
4	杏仁	3.13%	1	虎杖	0.78%
4	薏苡仁	3.13%	1	藿香	0.78%
3	白叩	2.34%	1	桔梗	0.78%
3	连翘	2.34%	1	芦根	0.78%
3	南沙参	2.34%	1	木香	0.78%
3	神曲	2.34%	1	枇杷叶	0.78%
3	通草	2.34%	1	蒲公英	0.78%
3	枳壳	2.34%	1	桑白皮	0.78%
2	炒莱菔子	1.56%	1	砂仁	0.78%
2	大枣	1.56%	1	生姜	0.78%
2	淡竹叶	1.56%	1	石菖蒲	0.78%
2	滑石	1.56%	1	葶苈子	0.78%
2	泡参	1.56%	1	细辛	0.78%
2	苏叶	1.56%	1	玉竹	0.78%
1	百部	0.78%	1	郁金	0.78%
1	北沙参	0.78%			

从统计的结果看,胃痛湿浊中阻证型,健脾、理气、除湿药物比重相仿,表明吴老师治疗湿浊不是除湿、化痰药物的堆砌,而是充分运用了脾虚-湿阻-气滞病机三环节的互相牵制,重视宣上、畅中、导下的治湿方法。

(35)胃痛痰湿中阻证用药的频数分布统计

在10例胃痛痰湿中阻证型中涉及中药54味,总使用的频数为128次,以下为使用频数高的前60味中药,排位前10的除了甘草,分别是枳壳、白术、陈皮、茯苓、薏苡仁、竹茹、大贝母、黄芩、藿香、枇杷叶。频数分布如表2-33。

表 2 – 33　胃痛痰湿中阻证用药的分布情况

频数	药物	百分比	频数	药物	百分比
7	甘草	5.47%	1	白芷	0.78%
7	枳壳	5.47%	1	北沙参	0.78%
6	白术	4.69%	1	苍术	0.78%
6	陈皮	4.69%	1	柴胡	0.78%
6	大贝母	4.69%	1	炒山楂	0.78%
5	茯苓	3.91%	1	炒苏子	0.78%
5	薏苡仁	3.91%	1	大腹皮	0.78%
5	竹茹	3.91%	1	丹皮	0.78%
4	石斛	3.13%	1	淡竹叶	0.78%
4	黄芩	3.13%	1	当归	0.78%
4	藿香	3.13%	1	佛手片	0.78%
4	枇杷叶	3.13%	1	合欢皮	0.78%
4	生地	3.13%	1	荷叶	0.78%
4	太子参	3.13%	1	桔梗	0.78%
4	麦门冬	3.13%	1	芦根	0.78%
3	葛根	2.34%	1	炮姜	0.78%
3	木香	2.34%	1	佩兰叶	0.78%
3	茵陈	2.34%	1	蒲公英	0.78%
2	法半夏	1.56%	1	砂仁	0.78%
2	瓜蒌皮	1.56%	1	山药	0.78%
2	厚朴	1.56%	1	山萸肉	0.78%
2	虎杖	1.56%	1	生姜	0.78%
2	黄连	1.56%	1	石菖蒲	0.78%
2	连翘	1.56%	1	苏子	0.78%
2	泡参	1.56%	1	酸枣仁	0.78%
2	神曲	1.56%	1	玄参	0.78%
1	白芍	0.78%	1	栀子	0.78%

从统计的结果看,吴老师治疗胃痛痰湿中阻证型重视健脾化痰、理气化痰。

(36)与黄连配伍使用的药品频数排序

在 300 例功能性胃肠病中医治疗中,与黄连同时出现的药物有 139 味,其中排位前 10 的药物分别是甘草、法半夏、竹茹、大贝母、木香、白术、陈皮、葛根、枳壳、当归。频数分布如表 2 – 34。

表 2 – 34 与黄连配伍使用的药品排序情况

频数	药物	百分比	频数	药物	百分比
128	黄连	100.00%	39	当归	30.47%
118	甘草	92.19%	37	黄芩	28.91%
52	法半夏	40.63%	36	茯苓	28.13%
49	竹茹	38.28%	33	瓜蒌皮	25.78%
46	大贝母	35.94%	29	藿香	22.66%
44	木香	34.38%	28	蒲公英	21.88%
41	白术	32.03%	28	神曲	21.88%
41	陈皮	32.03%	26	太子参	20.31%
40	葛根	31.25%	25	虎杖	19.53%
40	枳壳	31.25%	23	生地	17.97%

(37) 与陈皮配伍使用的药品频数排序

在 300 例功能性胃肠病中医治疗中,与陈皮同时出现的药物有 136 味,其中排位前 10 的药物分别是甘草、竹茹、法半夏、枳壳、茯苓、神曲、大贝母、黄连、白术、厚朴。频数分布如表 2 – 35。

表 2 – 35 与陈皮配伍使用的药品排序情况

频数	药物	百分比	频数	药物	百分比
128	陈皮	100.00%	39	厚朴	30.47%
109	甘草	85.16%	37	太子参	28.91%
62	竹茹	48.44%	35	薏苡仁	27.34%
61	法半夏	47.66%	30	白芍	23.44%
51	枳壳	39.84%	28	柴胡	21.88%
47	茯苓	36.72%	27	蒲公英	21.09%
43	神曲	33.59%	26	当归	20.31%
42	大贝母	32.81%	26	虎杖	20.31%
41	黄连	32.03%	24	苍术	18.75%
39	白术	30.47%	23	瓜蒌皮	17.97%

（38）与当归配伍使用的药品频数排序

在 300 例功能性胃肠病中医治疗中，与当归同时出现的药物有 156 味，其中排位前 10 的药物分别是甘草、丹皮、生地、黄连、白术、白芍、大贝母、枳壳、太子参、竹茹。频数分布如表 2-36。

表 2-36　与当归配伍使用的药品排序情况

频数	药物	百分比	频数	药物	百分比
107	当归	100.00%	29	竹茹	27.10%
94	甘草	87.85%	27	陈皮	25.23%
45	丹皮	42.06%	24	栀子	22.43%
44	生地	41.12%	23	柴胡	21.5%
39	黄连	36.45%	23	升麻	21.5%
38	白术	35.51%	20	法半夏	18.69%
33	白芍	30.84%	20	茯苓	18.69%
33	大贝母	30.84%	18	川楝子	16.82%
33	枳壳	30.84%	17	虎杖	15.89%
31	太子参	28.97%	16	苡仁	14.95%

（39）与法半夏配伍使用的药品频数排序

在 300 例功能性胃肠病中医治疗中，与法半夏同时出现的药物有 137 味，其中排位前 10 的药物分别是甘草、陈皮、竹茹、黄连、枳壳、黄芩、茯苓、大贝母、瓜蒌皮、柴胡。频数分布如表 2-37。

表 2-37　与法半夏配伍使用的药品排序情况

频数	药物	百分比	频数	药物	百分比
104	法半夏	100.00%	32	柴胡	30.77%
95	甘草	91.35%	31	太子参	29.81%
61	陈皮	58.65%	30	神曲	28.85%
56	竹茹	53.85%	28	厚朴	26.92%
52	黄连	50.00%	28	蒲公英	26.92%
49	枳壳	47.12%	24	薏苡仁	23.08%
37	黄芩	35.58%	23	白术	22.12%
36	茯苓	34.62%	21	连翘	20.19%

续表

频数	药物	百分比	频数	药物	百分比
34	大贝母	32.69%	19	白芍	18.27%
33	瓜蒌皮	31.73%	19	当归	18.27%

（40）与竹茹配伍使用的药品频数排序

在300例功能性胃肠病中医治疗中,与竹茹同时出现的药物有135味,其中排位前10的药物分别是甘草、陈皮、法半夏、黄连、枳壳、大贝母、茯苓、太子参、瓜蒌皮、当归。频数分布如表2-38。

表2-38 与竹茹配伍使用的药品排序情况

频数	药物	百分比	频数	药物	百分比
104	竹茹	100.00%	29	当归	27.88%
90	甘草	86.54%	25	蒲公英	24.04%
62	陈皮	59.62%	24	白术	23.08%
55	法半夏	52.88%	23	薏苡仁	22.12%
49	黄连	47.12%	22	柴胡	21.15%
49	枳壳	47.12%	21	白芍	20.19%
41	大贝母	39.42%	20	神曲	19.23%
34	茯苓	32.69%	20	石斛	19.23%
31	太子参	29.81%	18	丹皮	17.31%
30	瓜蒌皮	28.85%	18	虎杖	17.31%

（41）与枳壳配伍使用的药品频数排序

在300例功能性胃肠病中医治疗中,与枳壳同时出现的药物有136味,其中排位前10的药物分别是甘草、陈皮、竹茹、法半夏、白术、黄连、柴胡、当归、白芍、茯苓。频数分布如表2-39。

表2-39 与枳壳配伍使用的药品排序情况

频数	药物	百分比	频数	药物	百分比
103	枳壳	100.00%	30	茯苓	29.13%
89	甘草	86.41%	28	太子参	27.18%

续表

频数	药物	百分比	频数	药物	百分比
52	陈皮	50.49%	27	黄芩	26.21%
50	竹茹	48.54%	26	大贝母	25.24%
49	法半夏	47.57%	26	瓜蒌皮	25.24%
41	白术	39.81%	24	石斛	23.3%
40	黄连	38.83%	23	神曲	22.33%
35	柴胡	33.98%	20	薏苡仁	19.42%
33	当归	32.04%	19	蒲公英	18.45%
30	白芍	29.13%	18	虎杖	17.48%

(42) 与白术配伍使用的药品频数排序

在 300 例功能性胃肠病中医治疗中,与白术同时出现的药物有 125 味,其中排位前 10 的药物分别是甘草、茯苓、黄连、枳壳、木香、陈皮、当归、太子参、藿香、葛根。频数分布如表 2 - 40。

表 2 - 40　与白术配伍使用的药品排序情况

频数	药物	百分比	频数	药物	百分比
95	白术	100.00%	27	葛根	28.42%
75	甘草	78.95%	25	白芍	26.32%
41	茯苓	43.16%	25	苍术	26.32%
41	黄连	43.16%	25	虎杖	26.32%
41	枳壳	43.16%	25	神曲	26.32%
40	木香	42.11%	25	薏苡仁	26.32%
39	陈皮	41.05%	24	竹茹	25.26%
38	当归	40.00%	23	法半夏	24.21%
33	太子参	34.74%	21	柴胡	22.11%
28	藿香	29.47%	19	厚朴	20.00%

(43) 与茯苓配伍使用的药品频数排序

在 300 例功能性胃肠病中医治疗中,与茯苓同时出现的药物有 127 味,其中排位前 10 的药物分别是甘草、陈皮、白术、法半夏、黄连、竹茹、神曲、薏苡仁、枳壳、藿香。频数分布如表 2 - 41。

表2-41　与茯苓配伍使用的药品排序情况

频数	药物	百分比	频数	药物	百分比
86	茯苓	100.00%	29	藿香	33.72%
71	甘草	82.56%	24	木香	27.91%
47	陈皮	54.65%	23	厚朴	26.74%
41	白术	47.67%	21	虎杖	24.42%
36	法半夏	41.86%	20	当归	23.26%
36	黄连	41.86%	20	葛根	23.26%
34	竹茹	39.53%	20	太子参	23.26%
32	神曲	37.21%	17	白芍	19.77%
30	薏苡仁	34.88%	16	柴胡	18.60%
30	枳壳	34.88%	14	苍术	16.28%

（44）与薏苡仁配伍使用的药品频数排序

在300例功能性胃肠病中医治疗中，与薏苡仁同时出现的药物有122味，其中排位前10的药物分别是甘草、黄连、陈皮、藿香、茯苓、神曲、白术、法半夏、葛根、厚朴。频数分布如表2-42。

表2-42　与薏苡仁配伍使用的药品排序情况

频数	药物	百分比	频数	药物	百分比
80	薏苡仁	100.00%	23	厚朴	28.75%
67	甘草	83.75%	22	木香	27.50%
37	黄连	46.25%	22	竹茹	27.50%
34	陈皮	42.50%	21	大贝母	26.25%
30	藿香	37.50%	21	杏仁	26.25%
29	茯苓	36.25%	20	黄芩	25.00%
28	神曲	35.00%	20	枳壳	25.00%
25	白术	31.25%	19	太子参	23.75%
23	法半夏	28.75%	16	当归	20.00%
23	葛根	28.75%	16	虎杖	20.00%

（45）与大贝母配伍使用的药品频数排序

在300例功能性胃肠病中医治疗中，与大贝母同时出现的药物有130味，其中排位前 10 的药物分别是甘草、黄连、陈皮、竹茹、蒲公英、当归、法半夏、瓜蒌皮、丹皮、枳壳。频数分布如表 2-43。

表 2-43　与大贝母配伍使用的药品排序情况

频数	药物	百分比	频数	药物	百分比
84	大贝母	100.00%	26	枳壳	30.95%
77	甘草	91.67%	24	生地	28.57%
47	黄连	55.95%	21	太子参	25.00%
42	陈皮	50.00%	21	薏苡仁	25.00%
41	竹茹	48.81%	19	虎杖	22.62%
35	蒲公英	41.67%	18	石斛	21.43%
34	当归	40.48%	18	栀子	21.43%
34	法半夏	40.48%	17	青皮	20.24%
32	瓜蒌皮	38.10%	16	黄芩	19.05%
31	丹皮	36.90%	15	白芍	17.86%

(46)与瓜蒌配伍使用的药品频数排序

在 300 例功能性胃肠病中医治疗中,与瓜蒌同时出现的药物有 102 味,其中排位前 10 的药物分别是甘草、法半夏、黄连、大贝母、竹茹、枳壳、陈皮、蒲公英、虎杖、石斛。频数分布如表 2-44。

表 2-44　与瓜蒌配伍使用的药品排序情况

频数	药物	百分比	频数	药物	百分比
46	瓜蒌皮	100.00%	12	石斛	26.09%
45	甘草	97.83%	11	当归	23.91%
33	法半夏	71.74%	11	茯苓	23.91%
33	黄连	71.74%	11	神曲	23.91%
32	大贝母	69.57%	10	柴胡	21.74%
30	竹茹	65.22%	10	黄芩	21.74%
26	枳壳	56.52%	10	太子参	21.74%
23	陈皮	50.00%	8	白芍	17.39%
21	蒲公英	45.65%	8	生地	17.39%
12	虎杖	26.09%	6	白术	13.04%

2. 讨论

(1)中医师承与老中医经验数据挖掘信息化研究

采用什么更好的研究方法从名老中医的学术经验信息中提取、挖掘、发现潜在有用的知识，确实是一个难题。有学者回顾以往名老中医经验整理研究方法，归纳为以下六种：①以人为线索的名老中医经验的研究总结；②以疾病为线索的名老中医经验的归纳；③以方剂为线索的研究；④以思维方法为线索的经验总结；⑤以临床流行病学的方法进行临床观察；⑥以现代数学和计算机技术相结合的研究。[40]这些研究方法确实有优势，但也存在诸多不足，最主要的是继承人自身的知识水平不能发现和整理出确有价值的老师的经验。而数据挖掘基于事例学习的原理，用数据说话，通过相关性和置信度的评估，事类之间亲疏的评价等，客观的发掘出老师的学术经验。

作为中医师承的学员，继承整理名老中医丰富的学术经验需重视方法。因为中医的个体化治疗不仅仅是针对个体的病人，而且还体现在医生的个人因素。用文字描述性总结整理名老中医显性的、可以用语言文字清晰表达的学术经验的研究方法是完全必要的，但也有局限性。正如刘春辉在《知识产权保护利于名老中医经验传承》一文中指出的，"名中医经验的传承，不应该仅仅是其经验保存下来、形成文字，对其经验的理解吸收和提炼升华更应成为传承过程的重点内容"[41]。有学者提出"基于信息和数据挖掘技术的名老中医临床诊疗经验研究思路"[40]这条新的路径，受到业内的关注。

(2)功能性胃肠病与中医脾胃病的联系

中医学的脾胃病与西医所命名的功能性胃肠病(FGIDs)在概念上是如何转换的呢？吴老师说李东垣是根据《黄帝内经》"头痛耳鸣，九窍不利，肠胃之所生"的精神，把脾胃学说从指导诊治胃肠病延伸到诊治全身性疾病的。但狭义概念的脾胃病在症状上与西医所称的胃肠疾病大体上是可以通约的。本课题以功能性胃肠病作为研究对象，首先是因为该组疾病在国际上有共同的"罗马Ⅲ"诊断标准可资借鉴；其次是功能性胃肠病在病因学和发病学上都比较复杂，根据吴光炯老师的复杂性思维，运用中医中药复方的多成分、多效应，从多位点、多靶位整合调节的治疗方法，确实有优势。由于中医强调的是辨证论治，西医诊断的病名对中医的诊疗方案不会产生多大的干扰，在一定意义上甚至是有益的。所谓"功能性"疾病，无非是指在目前科技条件下，对病人的某些症状还不能从微观的某个层级上找到病理改变的支持而已。在临床上,功能性疾病与器质性疾病往往不能绝对地分辨开来,具体在胃肠病症中,功能性疾病和器质性疾病在症状上每多重叠。基于上述,本课题在功能性胃肠病中依据罗马Ⅲ文献,选择较为常见的能涵盖中医内科学教材上脾胃病症的西医诊断病症:功能性食管病中的功能性烧心、类似食管源性功能性胸痛;功能性胃十二指肠病中的功能性消化不良、嗳气症、恶心和呕吐症;功能性肠病中的肠易激综合征、功能性腹泻等七种病症作为研究对象。

吴光炯教授在使用复杂性思维诊治胃肠疾病过程中辨证准确,选方用药精当,疗效显著,在当地颇有影响,有必要通过应用现在的数据挖掘技术对吴光炯教授诊治功能性胃肠病的经验进行总结,继而对吴光炯教授的脾胃病学术思想进行充分的整理研究。

(3)功能性消化不良的诊治分析

消化不良是指任何持续时间≥4周的上消化道症状,包括上腹痛或不适、胃灼热、反酸、恶心或呕吐。按病因分,消化不良可分为器质性消化不良和功能性消化不良。前者经有关检查能显示相关病因,如消化性溃疡、糜烂性胃炎、食管炎及恶性疾病[42]等,也包括系统性疾病引起的消化功能异常,如糖尿病性消化不良。而功能性消化不良患者经胃镜等检查未见结构上的明显异常,或难以用这些表现来解释其症状。当宽松定义时,全体人群中每年都有40%发生消化不良。功能性消化不良由于症状繁杂,现代医学分了3个亚型,即溃疡样消化不良、动力障碍样消化不良、非特异性消化不良。

功能性消化不良在中医学中尚无对应的病名,常由于其症状较多,可见于中医学的胃痛、胃脘痛、心痛、心下痛、心腹痛、痞满、胀满、吞酸、吐酸、烧心、嘈杂、心胃痛、肝胃气痛等证。在中医治疗方面,赵蓉莱辨证分型为气滞胃痛型、寒邪犯胃型、胃热炽盛型、瘀阻胃络型、胃阴亏虚型[43]。祝德军、祝宏将其分为脾胃虚寒、饮食积滞、痰浊凝结、肝气郁结、瘀血停滞、胃阴亏虚等证型[44]。吴老师在其治疗的162例功能性消化不良医案中,涉及的中医证型26个,其中排前10位的分别是痰热中阻、脾胃虚弱、肝脾不和、湿浊中阻、肝气犯胃、湿热阻滞、胃中蕴热、痰湿中阻、肝郁脾虚、脾虚挟湿。吴老师平时常讲,现代人生活忙碌,精神压力大,肝气不舒,肝失疏泄,横逆克伐脾胃,胃失和降,则出现嗳气痞满;同时,饮食不节,嗜食肥甘,过量烟酒,酿湿成痰,痰湿内阻,胃失和降,浊气上逆而出现胃脘胀满、恶心、呕吐;病因不解,或治疗不当,缠绵不愈,脾胃虚损,中气不足,不能运化水湿,又致湿阻、气滞之证,胃失和降,出现胃脘胀痛、嗳气、恶心等。因此,脾虚、气滞、湿阻是功能性消化不良的主要病机。统计结果也显示,吴老师治疗脾胃病时,脾胃升降－湿浊阻遏－气机郁滞的病因病机模式在治疗该病中体现得很充分。对于治疗,从统计的结果看,功能性消化不良用药涉及中药共170味,总使用的频数为1926次,治疗排位前10的药物分别是甘草、陈皮、法半夏、枳壳、当归、竹茹、黄连、白术、神曲、茯苓。所用药物频数分布最多的药物聚集在除湿、理气、化痰、健脾、清热方面,与痰热中阻、脾胃虚弱、肝脾不和、湿浊中阻、肝气犯胃、湿热阻滞、胃中蕴热证型相吻合。统计还发现健脾的药物多为参、芪、术、草;另结合功能性消化不良主要症状胃痛的治疗用药结果统计,肝脾不和、肝气犯胃、肝郁脾虚证型频数分布较高,陈皮、丹皮、青皮、白芍、栀子等药物运用较多,说明吴老师在治疗功能性胃肠病注意肝与脾胃的关系。功能性消化不良的症状主要表现在胃肠,实际是脾胃的纳化功能失常所致,除脾、胃本身的病证外,临床上最多见的另一重要因素是肝与脾胃的关系失常。肝主疏泄,以条达为和,若情志不遂,肝气郁结则横逆克犯脾胃,使脾运失健,胃气失和,气机阻滞而出现胃痛、胃胀、恶心、呕吐、嗳气等消化不良症状。叶天士说:"肝为起病之源,胃为传病之所",即指病虽在胃而根源是肝。

现代研究表明,功能性消化不良胃肠运动功能障碍学说揭示60%～70%的患者存在胃窦、胃十二指肠动力低下,表现为胃窦、十二指肠的运动指数、收缩频率及波幅降低,胃窦、十二指肠的协调和十二指肠推进性下降,胃排空延迟,胃肠肌电异常,胃肠测压异常[45]。研究表明,胃肠道应激反应强化学说、内脏超敏学说、社会心理因素、胃酸分泌过高、幽门螺杆菌感染等也是重要的发病机制[46]。现代中药药理表明,理气化痰的中药可提高胃肠动力,清热解毒药物可清除胃幽门螺杆菌感染。可见,吴老师立足于脾胃虚、湿阻、气滞、郁热病理因素,多环节、多靶点、多层次干预治疗思路是正确的,疗效自然也很好。

(4)功能性腹泻的诊治分析

功能性腹泻在中医学属泄泻之范畴,《黄帝内经》中即有飧泄、洞泄、濡泻等记载,后世医家从不同角度(病因、症状、缓急、病机等)进行论述。在唐代以前泄泻与痢疾不分,唐之后泄泻与痢疾分为两类疾病,但仍有一起论述者。腹泻与脾、肝、肾关系密切,其中以脾的关系最为密切。脾主运化,若脾之功能受损则湿由内生,水谷并走于下而泻,《景岳全书·杂证谟》记载:"泄泻之本,无不由于脾胃。"祝德军、祝宏将功能性腹泻分型为肝脾不和、脾气虚弱、脾肾阳虚、食积痰浊、肝郁脾虚、脾胃虚寒、脾肾阳虚、肺肾两虚、痰结气滞[44]。统计结果显示,吴老师在功能性腹泻辨证中,脾胃虚弱证型最多,占43.75%,其次为痰湿中阻、痰热中阻、湿热阻滞、肝脾不和等,与吴老师治疗腹泻强调脾为主导,重视湿、热、肝脾不调等病理因素相符合。从统计的结果看,吴老师治疗功能性腹泻,用药中葛根的运用较多,与运用也较多的白术、茯苓、太子参共同起到健脾升清、升运脾气的作用。统计还可看出,上述药物与木香、陈皮、藿香等理气、顺气、降气药物常常配伍使用,以达到升脾气、降胃气的目的。所用频数较多的药物正是吴老师治疗功能性腹泻的七味白术散、葛根芩连汤、香砂六君子汤、痛泻要方等常用方剂的组成药物。

(5)功能性烧心诊治分析

功能性烧心是以发作性胸骨后烧灼感为特征的食管功能紊乱性疾病,可有疼痛或不适感,但以烧灼为最明显,食管部无器质性疾病。其症状虽与酸反流明显相关,但食管酸测定无异常。在中医学,烧心与吞酸、泛酸或嘈杂等常一起讨论。

中医对烧心的治疗,赵蓉莱分型为脾胃虚寒、肝胃郁热、肺胃津伤、胸阳不足[43];祝德军、祝宏分型为寒证、热证[44]。总结35例功能性烧心医案中,涉及的中医证型15个,其中排位前10的分别是痰热中阻、胃中蕴热、肝气犯胃、脾胃虚弱、痰湿中阻、肝脾不和、气阴两伤、胃失和降、肝胆湿热、肝胃郁热。病机中郁热的比重大,同时,证型中肝气犯胃、肝脾不和、肝胆湿热、肝胃郁热的证型频数分布较多,与吴老师治疗功能性烧心强调肝脾(胃)关系,重视疏肝的思路相符。中医学亦认为烧心之症状与酸的关联最重要。在五行学说中酸为肝木之味,故泛酸烧心与肝气犯胃之关系较为密切。高鼓峰在《四明心法·吞酸》中说:"凡是吞酸,尽属肝木曲直作酸也,河间主热,东垣主寒,毕竟东垣言其因,河间言其化也,然总是木气所致。"从统计结果看,频数较高的药物正是吴老师临床运用小陷胸汤、温胆汤、黄连温胆汤、柴胡温胆汤的组成药物。吴老师善用小陷胸汤,用瓜蒌宽胸,开膈中之痰结;法半夏除湿燥痰,理气和胃;黄连清解郁热,是典型的辛开苦降法。吴老师常常合用瓜蒌和大贝母为蒌贝散,化痰除湿,调理气机。统计还发现,栀子、淡豆豉、枳实的运用较多,是缘于吴老师喜用栀子豉汤、枳实栀子豉汤,吴老师认为烧心的症状有时和《伤寒论》"心中懊侬"的描述相似,病机多属热郁胸膈、心下,故用栀子清透郁热,解郁除烦,导火下行;淡豆豉气味俱轻,既能清表宣热,又能和降胃气。二药相伍,降中有宣,宣中有降。

（6）嗳气症的诊治分析

嗳气症临床表现为两个方面，一是患者自主性吞入大量空气，患者吸气时胸膜腔内压降低，若患者的食管上括约肌松弛，即可把空气吸入食管，通常可将这些气体迅即排出，也可把气体吞入胃使胃肠胀气引起不适。二是强迫性地嗳气动作吞入气体，患者认为嗳出气体，即可减轻胃肠之胀气，故意地反复努力向外嗳气，实际上此时食管括约肌已松弛，气体随即进入胃内，可能是一种神经精神功能疾病的表现。大部分患者有胃肠运动功能障碍的表现[47]。

中医治疗嗳气常常不作为主病，作为兼症处理，所以文献研究不是很系统。现代赵蓉莱将其分型为脾胃气虚、肝胃不和[43]。祝德军、祝宏将其分型为痰食内阻、肝气犯胃、脾胃虚弱[44]。从统计的结果来看，吴老师治疗嗳气症排位前10的证型分别是肝脾不和、痰热中阻、胃中蕴热、肝气犯胃、脾胃虚弱、湿浊中阻、胃失和降、肝郁脾虚、气阴两伤、气虚血瘀。药物方面嗳气症用药涉及中药共88味，总使用的频数为274次。排位前10的药物分别是甘草、竹茹、陈皮、枳壳、当归、大贝母、丹皮、黄连、生地、柴胡，从统计结果来看，橘皮竹茹汤的药物组成在吴老师治疗嗳气症使用频数较高的药物里占一定比例，与吴老师临床治疗嗳气症善用橘皮竹茹汤相符合。橘皮竹茹汤见于《金匮要略·呕吐哕下利病脉证治》"哕逆者，橘皮竹茹汤主之"，具有益气清热、和胃降逆的作用。《医方考》云："呃逆者，由下达上，气逆作声之名也。大病后，则中气皆虚，余邪乘虚入里，邪正相搏，气必上腾，故令呃逆。脉来虚大，虚者正气弱，大者邪热在也。是方也，橘皮平其气，竹茹清其热，甘草和其逆，人参补其虚，生姜正其胃，大枣益其脾。"橘皮竹茹汤主治胃虚有热，气逆动膈所致的呃逆、呕吐。吴老师临证中指出功能性胃肠病嗳气、恶心、早饱、呕吐，大多数有胃肠动力的原因，特别是现代肠神经系统在功能性胃肠病的作用也在不断被揭示。针对功能性胃肠病所存在的胃动力障碍，吴老师常以橘皮竹茹汤治疗。辨治中可发现抓住呕吐、嗳气、呃逆的症状，是橘皮竹茹汤的关键。强调橘皮、竹茹配伍，以清热安胃，降逆止呃，为方之主骨；生姜温中止呕，辛温助动，不要轻视；人参甘温而益气补中，促进动力，功效确切。诸药合用，共奏降逆和胃、清热益气之功。其特点是寒温相济，补而不滞。

（7）胃痛的诊治分析

胃痛是功能性胃肠病的主要症状，也是中医脾胃病的常见病，通过总结对中医胃痛病的治疗，可反映吴老师治疗脾胃病的重要学术思想。从统计的结果来看，吴老师治疗胃脘痛,重视三个环节,强调相邻脏腑关系。

重脾(胃)虚、气滞、湿阻三个环节 在 135 例胃痛医案中,涉及的中医证型 26 个,其中排位前 10 的分别是痰热中阻、胃中蕴热、肝气犯胃、脾胃虚弱、肝脾不和、湿浊中阻、痰湿中阻、湿热阻滞、肝郁脾虚、气阴两伤。从中可发现吴老师重视脾虚、气滞、湿阻这三个环节。胃脘痛是临床的常见病和多发病,其因多端,但吴老师在临床上结合脾胃的生理、病理,抓住脾胃虚、气滞、湿阻的基本病机,提出"补虚无忘理气、理气无忘除湿"的治疗原则,如统计分析发现,胃痛脾胃虚弱证型的药物频数较多的是甘草、法半夏、白术、大贝母、瓜蒌皮、黄连、蒲公英、太子参、竹茹、茯苓,并不是单纯的健脾补气药叠加。吴老师治疗脾胃病时用党参并不多,数据统计也有相同的发现,这是因为吴老师认为党参以潞党参为好,潞党参温润和缓,凡中气不足,清阳不升,与黄芪、白术、甘草配伍,有升举阳气的作用,如补中益气汤、升阳益胃汤类。若脾胃虚弱,本来容易气滞不运,党参则有益气横中之虑,故参苓白术散、六君子汤宜用泡参。古言"不通则痛,不荣则痛",脾胃气虚、阴虚、阳虚即是不荣,气滞、湿阻而致不通,三个环节往往同时出现,有时某一方面较为突出而已。统计发现,除湿化痰吴老师常选择黄连温胆汤、柴胡陷胸汤、柴胡平胃散、柴胡温胆汤、甘露饮等。吴老师治疗脾胃病善用温胆汤加减,温胆汤治疗湿热、湿浊是分消湿热,如叶天士《外感温热篇》所说:"伤寒少阳病者和解表里之半,用小柴胡汤即可,而少阳三焦湿热,则应分消上下之势,当用杏朴苓之类,或温胆汤之走泄。"吴老师常常合用四逆散为柴胡温胆汤加强行气除湿,合用黄连为黄连温胆汤增加清热除痰之功,合用参类为加参温胆汤取其益气健脾除湿之力,合用左金丸为左金温胆汤增强清肝泻火、降逆止呕之效。另数据统计发现吴老师治疗胃痛肝气犯胃证型常用大贝母、陈皮、丹皮、青皮、白芍、栀子、当归、蒲公英、虎杖,治疗胃痛肝脾不和证型常用当归、甘草、白芍、川楝子、丹皮、栀子、大贝母、虎杖、青皮、生地。在临床上,吴老师疏肝理气确实常用青皮、陈皮、川楝子等,同时配合丹皮、栀子凉肝、清肝,白芍柔肝、缓肝,治疗肝体、肝用,使肝安不致横逆克伐脾胃。吴老师柴胡运用不多,这反映了吴老师始终恪守胃肠以和降为顺,肝宜柔养的观点。

邪在胆,逆在胃 统计发现吴老师治疗胃痛使用黄连温胆汤、柴胡温胆汤、蒿芩清胆汤较多,说明吴老师重视胆胃的相关性。临床上对于胃痛合并有口干、口苦等胆胃郁热的表现时,吴老师常常从清胆和胃而收功。《灵枢·四时气篇》所描述的"善呕,呕有苦,长太息,心中憺憺,恐人将捕之,邪在胆,逆在胃,胆液泄则口苦,胃气逆则呕苦,故曰呕胆",正是胆干犯脾胃的表现。湿热郁遏为患,治疗常用温胆汤清化痰热,并用茵陈、黄芩、山栀清热利胆;蒿芩清胆治疗湿热阻滞气机胸痞闷、泛吐、不知饥,等等,都是"邪在胆,逆在胃"的治法。

患者王某,女,50岁,个体户,2009年5月18日初诊。胃脘胀痛1年,5天前在贵阳医学院附属医院行胃镜检查,示仅轻度胆汁反流性,胃黏膜未见明显充血,诊断为功能性消化不良。就诊时见胃脘胀痛,伴胃中嘈杂,恶心欲吐,嗳气,口干、口苦,纳差乏力,大便可,舌质淡、苔薄黄,脉弦细。曾在外院多次用西药治疗,效果不明显。根据症状,辨证为肝胃郁热兼脾胃气滞。治以清胆和胃,疏肝理气。药用:陈皮10 g,半夏10 g,甘草6 g,茯苓20 g,竹茹18 g,蒲公英15 g,黄连6 g,黄芩10 g,柴胡10 g,白芍12 g,枳壳10 g,佛手10 g,大枣6枚。以上方加减治疗1月余,诸症消失,随访半年,未见复发。

肺胃同治 吴老师在胃痛治疗中枇杷叶的使用频数较高,这可能与呼吸道急性、慢性感染影响胃肠功能,而枇杷叶降肺、化痰、止咳,也可和降胃气相关。这也是吴老师重视肺胃关系,强调肺胃同治的体现。胃以降为顺,胃气和顺通降,可以助肺气下行,肺又与大肠相表里,大肠主传送糟粕,肺气下降,助大肠传导糟粕,大便排出是胃气降浊的延续。因此,肺气能宣,则肺气能降,肺气降,则胃降可行,若肺失宣降则胃气壅塞而痛作。吴老师治疗慢性阻塞性肺疾病等呼吸道疾病患者出现的胃脘痛,常常用千金苇茎汤合小陷胸汤加减,宣肺化痰,宽胸降气,很快胃痛就能缓解。平时并无慢性肺部疾患而反复胃痛,持续不易缓解者,加用杏仁、枇杷叶、桑白皮、苏叶、苏子等开宣肺气,和降胃气,竟能药到病除,实为吴老师不仅考虑到现代解剖相邻脏器的关系,更是用中医的理论把两者的治疗很好地结合起来了。

心胃相关 统计时还发现,吴老师在胃痛治疗的用药中,虽占的频数不高,但常见到合欢花、合欢皮、石菖蒲、炒枣仁、龙牡、浮小麦、百合、白蒺藜等安神镇静之品。这可用心胃相关理论来解释。心胃相关是说心胃在病理上相互影响,这在脾胃病治疗中有所体现,由于吴老师对心理学研究很多,很早就开展了心理门诊和医学心理学选修授课,所以吴老师在治疗脾胃病时,很注重心与胃的相关,常常和疏肝的方法结合起来调整患者的植物神经功能。脾胃病患者或多或少都有一些心神方面的症状,如失眠、心烦多梦、急躁易怒,进而心慌、心悸、头晕、头痛,等等,在辨证治疗时配合养心安神之法,加用酸枣仁、夜交藤、合欢花、生龙牡等,往往会有很好的效果。也就是说,心功能的异常在脾胃病中多见,也是影响疗效的一个重要因素,应该给予足够的重视。现在人们往往多重视"肝郁脾虚",而忽略心神在脾胃病中的重要作用,其实心胃在生理上和病理上相互影响是很密切的。从理论上讲,其实古人早就说了,"心者,五脏六腑之大主也,精神之所舍""心者,君主之官也,神明出焉,主明则下安,主不明则十二官危,使道闭塞不通,形乃大伤"。说明了心在五脏六腑中的主导地位与作用。在心神失常的情况下,机体整体调节的能力、抗病能力均下降。结合现代医学知识,神经心理学家的研究早已证实,在某些心理素质人群中消极的情绪过于强烈或持续过久,都可以导致神经功能失调,神经功能的失调可通过神经内分泌功能的改变,使机体脏器出现各种不同的功能性变化,如过度的焦虑、生气可以使胃酸分泌减少,长期的情绪严重紧张可以使胃黏膜充血、糜烂等病理改变。与情志因素密切相关的除了肝,还有心。消化疾病是临床最为常见的病种,且多为功能性的,极易随着情绪的变化而反复发作,用疏肝健脾等方法也只能解决一部分病人的问题,还有一部分病人的病情没有得到解决,而加用安神镇静之品后病情明显改善。在用药治疗的同时,应给予患者适当的心理疏导、安慰,解释清楚病情,提醒患者保持乐观、向上、开朗的心情,忌恼、怒、忧、思。

患者李女士,51 岁,下岗。因胃脘胀痛反复发作 3 年,3 年来多方求治,反复发作。1 月前就诊于贵州省人民医院,胃镜检查示仅胃黏膜轻度充血,未见其他器质性病变,诊为功能性消化不良。就诊时见患者胃脘胀痛,伴嗳气,时泛酸水,睡眠差,心悸不宁,舌红,苔薄黄,脉弦细。考虑证属痰热阻滞,胃气不和,心神不宁。予黄连温胆汤加合欢花、百合、夜交藤、龙牡、白蒺藜,守方加减月余,并同时辅以心理指导,患者诸症悉减。按:"合欢蠲忿,萱草忘忧",根据患者处于更年期的生理特点和下岗后的心理特点,在清化痰热方中加上合欢花、白蒺藜等安神镇静解郁之品。因为萱草毒性较大,吴老师常用合欢花、夜交藤、百合代替,这些是患者治疗有效的关键点。

(8)泄泻的诊治分析

腹泻是胃肠病的常见症状,中医按"泄泻""痢疾"分为两个病,但痢疾也可转化为泄泻。通过对吴老师治疗功能性腹泻和对中医腹泻的治疗数据统计,可发现吴老师平时治疗泄泻经验的规律性。

脾与胃肠是一家,各有分工,脾为主导 数据统计显示,在 48 例功能性腹泻医案中,涉及的中医证型 14 个,其中排位前 5 的分别是脾胃虚弱、痰湿中阻、痰热中阻、湿热阻滞、肝脾不和。在 63 例泄泻医案中,涉及的中医证型 16 个,其中排位前

10 的分别是脾胃虚弱、痰热中阻、痰湿中阻、肝脾不和、湿热阻滞、脾虚挟湿、肝气犯胃、湿热中阻、气阴两伤、湿浊中阻。脾胃虚弱是频数分布较高的,说明吴老师治疗腹泻重视脾。《素问·六节脏象论》把心、肺、肝、肾单独论述后,特别将脾与胃肠等五腑合论:"脾胃大肠小肠三焦膀胱者,仓廪之本,营之居也,名曰器,能化糟粕,转味而入出者",明白点出脾与胃肠是一家,共同完成饮食的受纳、消化吸收及糟粕排泄。脾与胃肠又各有分工,脾起主导作用。胃主脘部,主管范围有局部性,其功能主受纳、腐熟水谷,有阶段性,故食少、纳呆,主要是胃的病变。大小肠处于腹中,主泌别清浊,传导糟粕(消化、吸收、排泄糟粕),故泄泻的病位在肠。脾主大腹,统辖胃肠领地,推动胃肠的功能活动,转输胃肠受纳、别泌的水谷之精华至全身。故胃肠病无不与脾有关,凡消化吸收不良、清浊相混、湿邪内盛、肝气乘犯等所致之泄泻,无不从健脾、运脾、升脾、燥脾等着手。

治疗泄泻抓三个环节、四个要点 从统计结果看,在 48 例功能性腹泻及 63 例泄泻医案中,涉及的中医证型排位前 5 的都是脾胃虚弱、痰热中阻、痰湿中阻、肝脾不和、湿热阻滞,表明脾虚、湿阻、气滞的病因病机仍是最多见的。急性腹泻,瀑注下泄,多伴腹痛,或痛随利减,便泻不畅,边泻边排气。故治疗急性腹泻,仍然要抓脾胃气虚、湿盛、气滞三个环节,少数慢性腹泻也有这种情况,只是轻重不同而已。吴老师临床上还重视治疗泄泻的四个要点。治疗泄泻的方法很多,李中梓有治泄泻九法,亦未包括全部,但最重要的是恰当使用这些治法,程杏轩《医述》引《见闻录》治泄泻的四个要点很有实践意义。其云:"治泻,补虚不可纯用甘温,太甘则生湿;清热不可纯用苦寒,太苦则伤脾;兜涩不可太早,恐留滞余邪;淡渗不可太多,恐津枯阳陷。"这四个要点中,"津枯"指肠液亏耗,"阳陷"指肾阳不足。津枯阳陷,不唯因淡渗过多,久泻既伤肠液,又伤肾阳;清热、利湿、燥脾无不使津枯阳陷。故脾肾阳虚之久泄,附、桂不可过量或久用,宜温润之品,如补骨脂、淫羊藿、巴戟天、菟丝子等,既能温暖脾肾,又不伤肠液。

和合组方,灵活运用方证 从数据统计可看,所选用的七味白术散、葛根芩连汤、甘草泻心汤、黄连温胆汤、当归芍药散、抑木和中汤、香连丸、痛泻要方、加减正气散是吴老师临床治疗泄泻的常用方,吴老师在运用这些方时,从方证入手,运用灵活。葛根芩连汤方证见于《伤寒论》30 条:"太阳病桂枝证,医反下之,利遂不止,脉促者,表未解也;喘而汗出者,葛根黄芩黄连汤主之。"方中葛根外解肌表之邪以散热,内清阳明之热,升发脾胃清阳之气止泻生津,黄芩清热燥湿,黄连苦燥止利,主治表证未解,邪热入里证。吴老在使用葛根芩连汤治疗功能性肠病时,强调了升清的作用,与"清气在下则生飨泄"的机理相对应。葛根芩连汤加上木香、藿香、白术、人参则成七味白术散,吴老师临床就是用七味白术散加芩连,九味药中包含了七味白术散、葛根芩连汤、香连丸三个小方,治疗功能性腹泻效果非常好。

患者孙某,女,63岁,2008年11月3日诉大便稀溏10月,腹痛即泻,每日4~5次,2月前于贵阳中医学院第一附属医院行肠镜、腹部CT等检查,排除溃疡性结肠炎、直肠肿瘤等器质性疾病。就诊时见腹痛腹泻,腹泻每日4~6次,无肠鸣,伴乏力,气短,舌嫩红,苔少,脉细弦。西医诊断为功能性腹泻,中医辨证属脾虚挟湿热,予七味白术散合葛根芩连汤。药用:藿香9 g,木香9 g,葛根15 g,太子参30 g,山药20 g,白术15 g,甘草9 g,黄连6 g,黄芩9 g,茯苓20 g,薏苡仁30 g,炮姜10g。二诊,述上方服1剂后大便即成形,大便每日1次。继予前方化裁,出入旬日,竟得全效。

(9)吴光炯教授治疗功能性胃肠病升清降浊治法总结

通过对吴光炯教授治疗300例功能性胃肠病数据统计,总结吴老师在功能性胃肠病中升清降浊治法的具体运用如下:

健脾理气,化痰除湿 在吴老师300例功能性胃肠病医案中,常见的证型分别是痰热中阻、脾胃虚弱、肝脾不和、肝气犯胃、痰湿中阻、湿热阻滞、胃中蕴热、湿浊中阻、脾虚挟湿、肝郁脾虚。涉及的中医治法排前10位的分别是理气、清热、除湿、和胃、健脾、降逆、疏肝、化痰、养阴、消食。又其中气滞、痰湿、脾虚的证型和理气、除湿、化痰治法的频数分布较高,表明吴老师治疗功能性胃肠病谨守脾胃纳运 - 湿浊阻滞 - 气机郁滞的病因病机。脾虚清阳不升,浊阴不降均可引起脘腹胀满疼痛、腹泻、便秘,治疗当健脾升阳,泄浊并举,使脾气健旺,枢机得利,湿泄痰消,阴浊之气下行。选方常选七味白术散、小建中汤、补中益气汤、参苓白术散、升阳益胃汤健脾培土生金,合用葛根、柴胡、苏叶、升麻升运脾气,运脾除湿;选用温胆汤分消走泄湿滞,热盛加黄连为黄连温胆汤,气滞合用四逆散为柴胡温胆汤,脾气虚明显者加用参类为加参温胆汤;选用柴胡平胃散调畅气机、除湿燥痰;痰热内扰胸膈用柴胡陷胸汤。还常选择参苏饮,虽是治疗气虚感冒之方,但方中党参、葛根健脾升阳,二陈除湿、化痰,更有苏叶、木香理气和胃,全方健脾、除湿、化痰。若仅用在气虚外感上,是忽略了其健脾助运的功效。健脾药物选择太子参、白术、茯苓、黄芪,同时,白术与茯苓、白术与枳壳、白术与薏苡仁、白术与木香、白术与藿香,茯苓与薏苡仁、茯苓与陈皮、茯苓与法半夏、茯苓与竹茹常常联合使用。除湿化痰的药物选择枳壳、白术、陈皮、茯苓、薏苡仁、竹茹、大贝母、藿香、枇杷叶、厚朴、苍术、杏仁,常常法半夏与陈皮、法半夏与大贝、法半夏与枳壳、法半夏与竹茹、法半夏与瓜蒌、陈皮与枳壳、陈皮与大贝、陈皮与竹茹联用。

益气升阳,和胃降逆 吴老师对阳虚脾不升清,脾胃气弱,不能运化水谷,饮食不化精微,反生湿浊,而为泄泻者,宜七味白术散、香砂六君子汤、参苓白术散等。药用参、芪、术、草益气健脾;升麻、柴胡、葛根、羌活等为提升中气的"升阳"之药。对胃失和降,胃肠气滞者,宜通降腑气,胃与大肠均属阳明经,主通主降,通降则生化有源,出入有序,否则传化无由,壅滞为病。通降治法,如橘皮竹茹汤、旋覆代赭汤、承气汤类方,等等。和胃降气要配合宣降肺气,肺气之肃降,有赖胃气之降,和胃降逆配宣肺肃肺之枇杷叶、杏仁、桔梗、紫菀,可使气机灵活,否则肺失清肃,脾胃升降之机亦窒。肺与大肠相表里,轻清宣上,开提肺气可舒展胃肠气机而行气、通大便。若胃气上逆要通降镇逆,胃气上逆是胃失和降的进一步发展,胃主降浊,若胃气不降,则浊气浊阴上逆,应通降镇其上逆之气。降逆用药分偏清、偏温两类,前者如竹茹、栀子、赭石、黄连、柿蒂、莱菔子、枇杷叶,后者如生姜、干姜、良姜、吴茱萸、肉桂、半夏、紫苏子、小茴香、沉香、降香、陈皮、厚朴。

寒热平调,辛开苦降 辛开苦降是吴老师所运用的升清降浊重要方法之一。对于痰热互结,气郁不通,升降失职的心下痞结,按之则痛,吐痰黄稠,苔黄腻,脉浮弦或弦数,予辛开苦降,清热化痰,方用小陷胸汤。方中半夏辛温降逆,瓜蒌清热化痰,黄连苦寒降火,三药合方,辛开苦降。对于上热下寒升降失常,症见胸中烦闷、欲吐,腹中痛,或肠鸣泄泻,苔白滑,脉弦,方用黄连汤加减,为黄连、干姜、桂枝、半夏。方中黄连苦降,可清泻胸中之上热,干姜、半夏、桂枝可散胃中之下寒,四药联合,共奏辛开苦降、清上温下、平调寒热、和胃降逆之功。对于寒热互结,升降失常,胃气不和之证,症见心下痞满不痛,干呕或呕吐,肠鸣下利,苔薄黄而腻,脉弦数,方用半夏泻心汤。方中干姜、半夏辛温散寒,黄芩、黄连苦降泻热,人参、甘草、大枣甘温补气补虚,全方顺其升降,调其寒热,补泻同施。对于肝火横逆,胃失和降之证,症见两胁胀痛,时嘈杂吞酸,口苦,呕吐,舌红苔黄,脉弦数,方用左金丸加减。方中用苦降之黄连,既清肝火,又清心火,并善清胃热,一药而三用;吴茱萸辛热,从热药反佐制黄连之寒,上能入肝降逆,开其肝郁,郁开则火能速降,与黄连相配,相反相成。临床还常用乌梅丸等。紫苏叶、黄连、吴茱萸或干姜、黄芩、黄连或半夏、黄连为常见的辛开苦降、寒热并调的搭配。

柔养肝体,条达肝气 肝体阴而用阳。肝气疏泄助脾运化而升发清阳之气,助胃受纳腐熟而下降浊阴之气。肝气失于疏泄,胃气壅滞,宜疏肝和胃。从统计的结果看,吴老师治疗胃痛肝气犯胃证型常用青皮、陈皮疏肝理气,同时配合丹皮、栀子凉肝、清肝,白芍柔肝、缓肝。治疗胃痛肝脾不和证型中,当归、甘草、白芍、川楝子、丹皮、栀子、大贝母、虎杖、青皮、生地等药的频数较高。所用药物都是四逆散、芍药甘草汤、丹栀逍遥散、化肝煎等的组成。若肝胃阴虚,失于濡润,润降失司,吴老师遵近代张山雷《中风斠诠》所言:"胁肋胀痛,脘腹揢撑,多是肝气不疏,刚木恣肆为病。治标之法,每用香燥破气,轻病得之,往往有效。然燥必伤阴,液愈虚而气愈滞,势必渐发渐剧,而香药、气药不足恃矣。若脉虚舌燥,津液已伤者,则行气之药,尤为鸩毒。柳州此方,虽是从固本丸、集灵膏二方脱化而来,独加一味川楝,以调肝气之横逆,顺其条达之性,是为涵养肝阴第一良药。"善用魏玉璜的一贯煎加味,以柔肝养肝,平调肝之阴阳,使肝气条达,养胃阴和胃气,意在润降,吴老师常常化肝煎和一贯煎合方,命名化一煎,滋肝阴,养肝用,理气行滞,效果甚佳。

养阴生津,行滞消导 叶天士创胃阴学说,认为"胃为阳土,非阴柔不肯协""胃易燥"。脾为阴土,胃为阳土,脾为脏,胃为腑,脏宜藏,腑宜通,太阴湿土得阳始运,阳明燥土得阴自安,脾喜刚燥,胃喜柔润,脾气宜升,胃气宜降,主张降胃之法,使胃气降则和,但因胃喜润恶燥,不宜苦降或苦寒下夺之品,"所谓胃宜降则和者,非用辛开苦降,亦非苦寒下夺,以损胃气,不过甘平,或甘凉濡润,以养胃阴,使津液来复,使之通降而已矣",常选方益胃汤、养胃汤、沙参麦冬汤、甘露饮、麦门冬汤,药物多选用玉竹、花粉、沙参、石斛、麦门冬等。

行滞消导之品推陈致新,加快新陈代谢,有力促进脾胃气机的运转,治疗选方常用保和丸,三仁汤与保和丸合方为三仁保和丸运用较多;还选用枳实导滞丸、木香槟榔丸、木香顺气丸、神术散、鸡鸣散,常用消导药为神曲、炒二芽、鸡内金、槟榔等。

祛风解表,行气除湿 吴老师对李东垣研究很深入,对李东垣时代人们在周遭环境恶劣、饮食失常等应激状态下感受外邪的发病情况颇有研究。统计数据发现吴老师运用李东垣升阳益胃汤、升阳散火汤有一定比例,虽然比重不大。李东垣解释外感初期恶寒发热,认为是内伤脾胃,元气不足,"表中无阳""阴火上冲"使然,药物选择升麻、柴胡、羌活、独活、防风、葛根等,不是祛邪解表,而是"升阳散火";以补中益气汤为基本方加减的40余首方中所用的辛凉辛温的"风药"不是发散表邪,而是引脾胃之气上行或引补气诸药的甘温之气味上升以实卫气。吴老师对李东垣却又另外一番认识,认为根据东垣时代劳动人民所处的恶劣环境来看,人们罹患外感确实以气虚阳虚为基础,升麻、柴胡、羌活、独活、防风、葛根等祛风除湿之品本就是解表而用,只不过除解表外,其性味浓烈,能顺畅气机,升降脾胃之气,起到行气、理气、除湿的作用,推动胃肠气机的运行,因此,"风药"广泛的用在脾胃肠病中,但临床上使用时用量不宜大。

参考文献

[1] 迈克尔·波兰尼.个人知识[M].许泽民,译.贵阳:贵州人民出版,2000.

[2] 黄帝内经素问[M].影印本.北京:人民卫生出版社,1963.

[3] Drossman DA. Psychosocial and Psychophysiologic Mechanisms in GI illness. In:kirsner JB,ed. The Growth of Gastroenterologic Knowledge In the 20th century[J]. 1ed. Philadelpia:Lea & Feb－iger,1993:419－432.

[4] Koloski NA,Talley NJ,Boyce PM. Epidemiology and health care seeking in the functional GI disorders:a population－based study[J]. American Journal of Gastroenterology,2002,97(9):2290－2299.

[5] 马克思.1848 至 1850 年的法兰西阶级斗争[M].北京:人民出版社,1965.

[6] 高亨.周易大传今注[M].济南:齐鲁书社,1979.

[7] 灵枢经[M].影印本.北京:人民卫生出版社,1963.

[8] 李培生.伤寒论讲义[M].上海:上海科学技术出版社,1991.

[9] 李克光.金匮要略讲义[M].上海:上海科学技术出版社,1991.

[10] 吴光炯.试论李东垣脾胃学说中的温热病学思想——东垣仲景学说之比较[J].中医杂志,1999,40(2):73.

[11] 李东垣.东垣医集[M].影印本.北京:人民卫生出版社,1996.

[12] 杨慧清.浅谈叶天士对脾胃学说的贡献[J].新中医,2006,38(6):82－83.

[13] 叶天士.临证指南医案[M].上海:上海科学技术出版社,1991.

[14] 程彬彬.谢昌仁对功能性胃肠病的辨治特色[J].光明中医,2007,22(3):17－19.

[15] 王雄力,林平.功能性消化不良心理因素相关的中医认识[J].辽宁中医

药大学学报,2007,9(4):24-25.

[16] 张声生.中医药治疗功能性胃肠病大有可为[J].世界华人消化杂志,2007,15(33):3457-3461.

[17] 吴兵,张声生.肠易激综合征腹泻型的证候学研究进展[J].北京中医药,2007,26(5):312-324.

[18] 赵荣莱.脾胃升降与功能性胃肠病[J].北京中医药,2007,26(19):90-92.

[19] 凌江红.肝主疏泄与脑肠肽的相关性.中国中西医结合消化杂志[J].2003,11(4):233-234.

[20] 周福生,张庆宏,黄志新,等.浅论心胃相关理论与胃肠功能性疾病的相关性[J].贵阳中医学院学报,2004,26(1):8-9.

[21] 陈业农,俞丽华,唐巍,等.辛开苦降法与临床脾胃病证治特点辨析[J].中医药临床杂志,2007,19(1):70-71.

[22] 严光俊,桂壮.活血化瘀法治疗功能性消化不良临床观察[J].湖北中医杂志,2002,24(11):20.

[23] 刘维庆.知柏地黄丸加味治疗肠易激综合征23例[J].江西中医药,2004,35(5):51.

[24] 吴华清,姚保泰.温补脾肾法治疗腹泻型肠易激综合征疗效观察[J].山东中医药大学学报,2008,30(5):367-368.

[25] Jiawei Han,Micheline Kamber.数据挖掘概念与技术[M].范明,孟小峰,译.北京:电子工业出版社,2001:3-5.

[26] 朱扬勇,熊赟.生物数据整合与挖掘[J].复旦大学出版社,2009:1-2.

[27] 王瑞祥.刍议中医发展的第四条道路[J].中医药信息,2007,24(1):6-7.

[28] 李建生,王明航.慢性阻塞性肺疾病呼吸衰竭中医证候分布规律的文献研究[J].中医杂志,2010,51(1):68-71.

[29] 陈明,张书河.关联规则在中医疾病证候诊断中的应用[J].中华医学丛刊,2004,4(5):14-16.

[30] 蒋永光,胡波,刘娟,等.方剂配伍的数据挖掘可行性探索[J].四川中医,2004,22(8):25-28.

[31] 须义贞等.沈仲理治疗子宫肌瘤诊治规律的研究[J].陕西中医,2010,31(2):201–203.

[32] 陈波,蒋永光,胡波,等.东垣脾胃方配伍规律之关联分析评述[J].中医药学刊,2004,22(4):611–615.

[33] 邱德文,沙凤桐,吴光炯,等.中国名老中医专家学术经验集(第2卷)[M].贵阳:贵州科技出版社,1995.

[34] 李兆申,湛先保,许国铭.胃黏膜损伤与保护[M].上海:上海科学技术出版社,2004.

[35] 黄元御.医圣心源[M].孙洽熙,校注.北京:中国中医药出版社,2005.

[36] 吴达.医学求是[M].王新华,注点.南京:江苏科学技术出版社,1984.

[37] Kroenke K,Mangelsdorff AD. Common symptoms in ambulatory care:incidence,evaluation,therapy,and outcome[J]. American Journal of Medicine,1989,86(3):262–266

[38] Drossman DA,Ringel Y,Vogt BA,et al. Alterations of brain activity associated with resolution of emotional distress and pain in a case of severe irritable bowel syndrome[J]. Gastroenterology,2003,124(3):754–761.

[39] Drossman DA. Presidential address:Gastrointestinal illness and the biopsychosocial model[J]. Psychosom Med,1998,60:258–267.

[40] 王映辉,姜在旸,闫英杰,等.基于信息和数据挖掘技术的名老中医临床诊疗经验研究思路[J].世界科学技术–中医药现代化,2005,7(1):98–105.

[41] 刘春辉.知识产权保护利于名老中医经验传承[J].中国中医药报,2010,7:9.

[42] Talley NJ,Stanghellini V,Heading RC. Functional esophagus disorders[J]. Gut,1999,45(suppl 2):31.

[43] 赵蓉莱.功能性胃肠病中医诊治与调理[M].北京:人民军医出版社,2007.

[44] 祝德军,祝宏.功能性胃肠病辨证论治[M].北京:人民卫生出版社,2009.

[45] 莫剑忠.消化系统功能性和动力障碍性疾病[M].上海:上海科学技术出版社,2005.

[46] 李国华,侯晓华.功能性消化不良的研究进展[J].胃肠病学和肝病学杂志,2002,11(4):370-373.

[47] Talley NJ,Stanghellini V,Heading RC,et al. Functional gastroduodenal disorder[J]. Gut,1999,45(suppl 2):37

第三节 吴光炯教授从脾肾论治咳逆上气的经验及临床研究

田 津

我认为,只有当所有这些研究提高到彼此相互结合、互相关联的程度,并且能够对于它们的相互关系得到一个总括的、成熟的看法时,我们的研究才算是有意义的。否则,便是白费气力,毫无价值。

——柏拉图

(转引自莫里斯·克莱因《西方文化中的数学》)

呼吸系统与外界相通,随时要与外界自然环境进行氧和二氧化碳的交换,在吸入氧气的同时,外界自然环境中的有害因子特别是病原微生物可以随氧气进入呼吸道而致病,若不积极治疗,或反复感染,还可能引起肺实质组织的疾病,甚至损害肺功能。感染性疾病在呼吸系统发病率是最高的,若发展成肺炎,在小儿和高龄老人,死亡率居首位;除感染性疾病外,其他如吸烟、雾霾、职业性肺病,均可引起肺部疾病;胃食管反流、喉咽反流引起的疾病也越来越受到关注。不管是何种原因所致的呼吸系统疾病,不管病变是在呼吸道还是在肺实质组织,也不管肺功能损害的程度如何,咳嗽、喘息、呼吸困难等都是呼吸系统疾病共同的常见的临床症状。治疗上十分棘手,特别是肺功能不全或有肺源性心脏病的患者,如果并发感染,即使是足量的、联合的使用抗生素,炎症控制了,咳逆上气的上述症状仍不能缓解。我从事呼吸内科临床多年,在强调病因治疗的西医看来,咳嗽、喘息等不过是呼吸系统疾病的一些症状,必要时才对症处理;然而在中医学上却是一个个独立的病症。对于急性或病程不长的咳逆上气病症,合理辨证论治,大多数是可以缓解或临床治愈的;但对于病程较长,肺功能不全和肺源性心脏病患者来说则收效甚少。

据《2010 中国卫生统计年鉴》我国 2009 年城市及农村人口前 10 位主要疾病死亡率及死因构成的统计数字显示,呼吸系统疾病在城市的死因中排第 4 位。近年来,由于大气污染、工业经济发展,以及人口年龄老化等因素,使呼吸系统患病率不断增加。肺癌、慢性阻塞性肺疾病、支气管哮喘、活动性肺结核等疾病发病率不断上升,肺部感染性疾病导致病原耐药性日趋严重。自 2002 年底来,我国及世界范围内暴发的重症急性呼吸综合征、禽流感及甲型 H1N1 流感疫情,呼吸系统成为这些突发性传染病作用的首个靶器官。因而呼吸系统疾病防治任重道远[1]。

吴光炯教授从事中医内科临床 40 余年,可能是贵阳地处云贵高原,气候湿冷,这里的人群又喜食辛辣的缘故,他很早就发现在内科门诊病人中,以急性、慢性感染性疾病和消化道疾病居多,特别是学龄前儿童患呼吸道感染和胃肠道病症的在他个人的门诊病人中约占 80% 以上,而且许多中老年人的慢性非感染性疾病也每因外感而发作或加重。因此,吴老师很早即开始对感染性疾病的中医中药治疗的研究。他从呼吸系统的症状学入手,将咳逆上气与中医内科学(普通高等教育中医药类规划教材)肺系病的 7 个病证比较,发现咳嗽、哮喘、呼吸困难等正好是任何原因都可引起的呼吸系统疾病,以及病程的任何阶段都可以出现的临床症状或病证。"咳逆上气"这组症状出自《金匮要略》肺痿肺痈咳嗽上气篇,结合该书的痰饮咳嗽篇、水气病篇和《伤寒论》中关于咳逆、息高、短气、少气、不得息等 40 多个条文的叙述,将"咳逆上气"用来概指咳嗽、哮喘、喘息这几个呼吸系统急性、慢性感染性和非感染性疾病中最为常见也最为难治的病症,其中也包括肺源性心脏病,但不包括非肺源性心功能不全出现的上述症状。本人从事呼吸内科临床工作,为了学以致用,拟总结研究吴光炯老师从肺脾、肺肾论治咳逆上气所概指的急性、慢性咳嗽,哮证,喘证及其相关的痰饮水气病证的学术思想和临床经验。

一、从脾(胃)肾论治咳逆上气的理论根据

(一)《黄帝内经》对咳逆上气病证的认识

《黄帝内经》把呕与咳上气喘并提是有其深意的,如《素问·脉解篇》说:"所谓

呕咳上气喘者,阴气在下,阳气在上,诸阳气浮,无所依从,故呕咳上气喘也。""咳逆上气"一语见于《金匮要略·肺痿肺痈咳嗽上气病篇》,也称作咳嗽上气、咳而上气,《黄帝内经》已有相关的论述。咳嗽包括咳痰、咳血;逆,顺从的反义词,这里指呼吸不顺畅,是肺的顺应性差,可表现为咳嗽、哮鸣、喘息、气短、少气等轻重不同的呼吸困难;上气,通常指哮喘,是肺的肃降功能失调,呼多吸少。咳嗽、哮鸣、喘息、呼吸困难是呼吸系统慢性疾病最常见的临床症状,但在中医学上,咳嗽、哮、喘却是一个个病证,包括呼吸困难,或短气、少气,也可出现在肺痿、肺痈、肺痹、肺胀、肺癌等疾病的病程中。

1. 咳逆上气是肺系病证

《灵枢·经脉》说:"肺手太阴之脉,起于中焦,下络大肠,环循胃口,上膈属肺……是动则病肺胀满,膨膨而喘咳……是主肺所生病者,咳,上气喘渴(《甲乙经》《类经》作'喝'),心胸满……"引文中所说的"肺胀满,膨膨而喘咳"与慢性阻塞性肺疾病非常接近。

《灵枢·五阅五使》说:"鼻者,肺之官也……肺病者,喘息鼻张。"这显然是指肺的危重病时呼吸困难,鼻翼扇动。

《灵枢·脏气法时论》说:"肺病者,喘咳逆气……虚则少气不能报息。"是说肺所生病,除咳喘、气促表现外,其呼吸困难还表现为少气、气短、气息(呼吸)不能相续,即上气不接下气。

《灵枢·脏气法时论》还说:"肺病者,喘咳逆气",这里说的"喘咳逆气"与《金匮要略》说的"咳逆上气"是同义词,都是指肺系病所表现的咳嗽、哮鸣、喘息、呼吸困难等。

2. 咳逆上气的病因病机

《素问·玉机真藏论》说:"风者百病之长也,合风寒客于人,使人毫毛毕直,皮肤闭而为热,当是之时,可汗而发也;或痹不仁肿痛,当是之时,可汤熨及火灸刺而去之。弗治,病入舍于肺,名曰肺痹,发咳上气"肺主气属卫,外合皮毛,风邪每多挟寒、挟热、挟湿伤人,从皮毛而入,若不及时治疗,就可能发热、肿痛,甚至内舍于肺而致咳逆上气诸证。不仅是风寒邪之,凡外感热病每易伤及于肺而致咳逆上气。这与现代医学确认感染性疾病多发生在呼吸系统的事实相一致。

3. 咳逆上气与脾胃肠和肾的关系

上面引《灵枢·经脉》文说,手太阴肺经起于中焦,下络大肠,还予胃口,上膈属肺,就把肺与脾胃肠的关系显现出来了,特别是《素问·脉解》直接把呕与咳逆上气并提,如说"所谓呕咳上气喘者,阴气在下,阳气在上,诸阳气浮,无所依从,故咳逆上气喘也"。《素问·咳论》还描述肺咳与胃的密切关系:"其寒饮食入胃,从肺脉上至于肺则肺寒,肺寒则外内合邪因而客之,则为肺咳……肺咳之状,咳而喘息有声,甚则唾血。"《黄帝内经》关于肺的病证与胃肠相关的朴素认识,与现代医学新近才观察到的由于胃肠动力障碍、胃食管反流、喉咽反流,使内容物误吸入肺所致咳喘的论点基本吻合,这为中医从脾胃论治咳逆上气诸证提供了可靠的理论依据。

按照中医学的整体观,脏腑之间的关系是通过相应的经脉络属联系起来的,肺与肾的关系也如此(见《灵枢·经脉》)。《素问·咳论》又提出"皆令人咳,非独肺也"的命题,其中就包括肺与脾胃肠和肾的关系:"脾咳之状,咳则在胁下痛阴(阴通'隐',指隐隐作痛)引肩背,甚则不可以动,动则咳剧;肾咳之状,咳则腰背相引而痛,甚则咳涎"。

尽管我们从《黄帝内经》中找到一些肺病咳逆上气诸证可从脾(胃肠)肾论治的理论依据,但本着中医也要与时俱进的原则,还应该从《黄帝内经》之后的《伤寒杂病论》中,现代肾与命门的研究发展中发掘更多更可靠的理论依据。

(二)《伤寒论》对咳逆上气病证的论治依据

在《黄帝内经》关于咳逆上气及其病因病机论述的基础上,仲景《伤寒杂病论》进一步在六经框架下对咳嗽上气采用八纲和脏腑辨证论治,而且理法方药完备。按照吴老师的理解,《伤寒论》主要研究的是急性感染性疾病,而慢性感染性疾病和非感染性疾病则归入《金匮要略》。因此,《伤寒论》的咳嗽上气基本上属于外感热病范围,《金匮要略》的咳嗽上气除有专篇讨论外,还反映在痰饮水气病中。

《伤寒论》中涉及咳逆上气症状的条文共41条,其中喘逆症状的条文有19条,涉及咳嗽症状的条文有9条,涉及气短、少气、不得息症状的有10条。为不违背仲景八纲辨证原则,我们从表、里、虚、实的角度对有关咳逆上气的条文进行了分析。

1. 表证相关的咳逆上气

伤寒太阳病表证期,有关咳逆上气证的条文及理法方药有以下条文。35条:太阳病,头痛,发热,身疼腰痛,骨节疼痛,恶风,无汗而喘者,麻黄汤主之。36条:太阳阳明病,喘而胸满闷者,不可下,宜麻黄汤。对伤寒里有水饮者,可予小青龙汤治疗。如伤寒40条:伤寒表不解,心下有水气,干呕、发热而咳……或喘者,小青龙汤主之;41 条:伤寒,心下有水气,咳而微喘,发热不渴者,此寒去欲解也,小青龙汤主之。可见小青龙汤主要针对表有寒而发热,而且是咳为主,喘为次者;针对喘为主者,《伤寒论》提出用麻黄汤、桂枝加厚朴杏子汤治疗。如伤寒 235 条:阳明病,脉浮、无汗而喘者,发汗则愈,宜麻黄汤;43 条(18 条喘家,作桂枝汤,加厚朴、杏子佳):太阳病下之微喘者,表未解故也,桂枝加厚朴杏子汤主之。可见《伤寒论》表证多从肺论治。

2. 里证相关的咳逆上气

伤寒 76 条:发汗后,水药不得入口,为逆,若更发汗,必吐下不止。发汗吐下后,虚烦不得眠,若剧者,必反复颠倒,心中懊憹,栀子豉汤主之;若少气者,栀子甘草豉汤主之;若呕者,栀子生姜豉汤主之。这是指伤寒大汗或吐下后,病邪未除,虚烦不眠少气(气短)者,用栀子豉汤或栀子甘草豉汤治疗,为一种清虚热和胃之法,应视为从脾胃论治咳逆上气的方法之一。

3. 热证相关的咳逆上气

《伤寒论》中关于热证,描述较多。如 34 条:太阳病,桂枝证,医反下之,利遂不止,脉促者,表未解也;喘而汗出者,葛根芩连汤主之。63 条:发汗后,不可更行桂枝汤,汗出而喘,无大热者,可与麻杏甘草石膏汤。162 条:下后,不可更行桂枝汤,若汗出而喘,无大热者,可与麻杏甘草石膏汤。114 条:坏病,承气汤凉膈散。217 条:汗出谵语者,以有燥屎在胃中,此为风也,须下者,过经乃可下之。下之若早,语言必乱,以表虚里实故也。下之愈,宜大承气汤。212 条:伤寒若吐,若下后,不解,不大便五六日,上至十余日,日晡所发潮热,不恶寒,独语如见鬼状。若剧者,发则不识人,循衣摸床,惕而不安,微喘直视,脉弦者生,涩者死,微者但发热谵语者,大承气汤主之,若一利,止后服。189 条:阳明中风,口苦咽干,腹满微喘,发热恶寒,脉浮而紧,若下之,则腹满,小便难也。葛根芩连汤证、麻杏石甘汤证运用了解表清热,大承气汤证运用了急下之法,这些理法方药成为从肺脾(胃肠)论治咳逆上气的依据。

4. 虚证相关的咳逆上气

《伤寒论》中 210 条:夫实则谵语,虚则郑声,郑声者,重语也。直视,喘满者死,下利者亦死。299 条:少阴病六七日,息高者,死。362 条:下利,手足厥冷,无脉者,灸之,不温,若脉不还,反微喘者死;少阴负趺阳者为顺也。可见《伤寒论》虚证导致的喘证,多为久病,病情发展到太阴病,肺脾肾功能均受损出现证候。

5. 实证相关的咳逆上气

伤寒 213 条:阳明病,其人多汗,以津液外出,胃中燥,大便必硬,硬则谵语,小承气汤主之。若一服谵语止者,更莫复服。114 条:太阳病,以火熏之,不得汗,其人必燥。到经不解,必清血,名为火邪。218 条:伤寒四五日,脉沉而喘满,沉为在里,而反发其汗,津液越出,大便为难,表虚里实,久则谵语。242 条:病人小便不利,大便乍难不易,时有微热,喘冒不能卧者,有燥屎,宜大承气汤。从中可见,伤寒阳明实证出现的咳逆上气,多从脾胃肠论治。

通过具体分析可见,《伤寒论》中咳逆上气症状可出现在急性感染性疾病的任何阶段,所用理法方药为肺脾同治咳逆上气病提供了理论及临床依据。

(三)《金匮要略》对咳逆上气病证的论治依据

已如前面所说,《金匮要略》研究的主要是一些慢性感染性疾病和非感染性疾病,包括了内、儿、妇、外科,故称"杂病"。《金匮要略》有关咳逆上气的论治主要集中在肺痿肺痈咳嗽上气病篇,痰饮咳嗽病篇和水气病篇。

在肺痿肺痈咳嗽上气病篇中,肺痿、肺痈是疾病名称,咳嗽上气是症状。诚如陆渊雷所说,此篇所论,皆呼吸器病;肺痿乃今之肺结核,肺痈乃赅慢性支气管炎、支气管扩张症、肺坏疽、肺脓疡诸病;咳嗽上气,则为呼吸器病之通常证候,所赅尤广[2]。肺痿、肺痈所包括的这类疾病大多属于慢性感染性疾病。咳逆上气的确是这些病的常见症状。认为肺痿是肺结核,可备一说。首先,《金匮要略》以"咳唾脓血"来鉴别肺痿肺痈就存在问题,在古代肺结核属于痨瘵病,严重的肺结核也可咳唾脓血;其次,本篇除一首麦门冬汤外,其他温燥药并不适合治疗被称为痰火、肺阴虚损的痨瘵病。《素问·痿论》说:"肺者,藏之长也,为心之盖也,有所失亡,所求不得则发肺鸣,鸣则肺热叶焦。故曰五脏同肺热叶焦,发为痿躄。"《痿论》提到"肺热叶焦",显然是肺痿的病理特点。这里说的"肺鸣",可能是《阴阳别论》说的"阴争于内,阳扰于外,魄汗未藏,四逆而起,起则熏肺,使人喘鸣",与肺痿出现咳嗽上气(喘息)基本一致。《素问·痿论》所说的痿本来是指肢体活动痿软无力的,肺痿当然也是指肺病时呼吸无力或呼吸困难的。但由于该篇中又提到"上气喘而燥者,属肺胀";肺胀可能包括西医所说的肺气肿、慢性阻塞性肺疾病、肺源性心脏病等。这提示我们,如果将肺痿与肺胀相比较,可能肺痿除了肺结核之外,还可能包括各种原因所致的肺不张、肺纤维化、肺萎缩综合症(肺结缔组织病)。

相对肺痿而言,《金匮要略》对肺痈的描述比较清楚,如说"风舍于肺,其人则咳,口干喘满,咽燥不渴,多唾浊沫,时时振寒,热之所过,血为之凝滞,蓄结痈脓,吐如米粥,始萌可救,脓成则死"云云,肺痈显然是一种感染性化脓性疾病,所附千金苇茎汤用于肺痈早期确实是合理的。至于射干麻黄汤证所描述的"咳而上气,喉中水鸡声",其实就是支气管哮喘,寒哮用射干麻黄汤也是正着。

王叔和原本将痰饮咳嗽病与肺痿肺痈咳嗽上气合为一篇,共归属于肺系病证是合理的,现存《金匮要略》何以分隔开来,不得而知[2]。在肺系疾病中,痰和饮均属于炎症产物,每多与咳逆上气的发生或加重密切相关。该篇共 41 条,其中有 12 条伴有咳满、喘满、咳逆倚息、久咳、咳唾引痛、不得息、短气、气短等与咳逆上气相关的症状,特别是四饮中的悬饮支饮溢饮基本符合慢性支气管炎、慢性阻塞性肺疾病、胸腔积液、肺源性心脏病这类疾病的临床表现。治疗方面,除了以苓桂术甘汤和肾气丸为代表的"以温药和之"的原则以外,还有祛痰的半夏类方、外台茯苓饮方,针对胸腔积液的逐水剂葶苈大枣泻肺汤方,十枣汤方,宣散水气的小青龙汤方、苓甘五味姜辛汤方,等等。这些内容为我们治疗肺系急慢性病证的咳逆上气提供了丰富而宝贵的经验。

水气是讲水液代谢失调病证的,其中也有咳嗽、喘逆的论述,例如正水有"外证自喘",风水有"时时咳",脾胀有"咳而喘",特别是《金匮水气病》第 22 条以回答的形式讨论水肿病因及误治发生的变证,三次提及与咳嗽、喘逆等症状。其实,水气和痰饮同是水液代谢障碍的病理产物,只是临床表现有所不同而已,如果痰饮水气影响到肺的呼吸功能,都可发生咳逆上气。

总之,在《金匮要略》中,肺痿肺痈的咳逆上气关乎肺而不止于肺,因为肺与大肠相表里,肺与肾共主水,是根和枝叶的关系;痰饮水气是水液代谢失调的病理产物,其标在肺,其制在脾,其本在肾。故中医学从脾肾或从肺脾、肺肾论治咳逆上气是一条重要的途径,体现了中医脏象学说的整合医学思想。

(四)金元时期及以后历代医家对咳逆上气病证从脾、肾论治的研究

《黄帝内经》提出了肺与脾胃肠、肺与肾的生理病理联系,张仲景则在此理论基础上结合临床,制定了咳逆上气病具体治则及方药。此后历代医家对咳逆上气病的治疗和认识不断加深,并加以发挥、创新。宋明时期"补肾不如补脾、补脾不如补

肾"之争及命门学说的不断完善,使中医从脾肾论治肺系病的理论和实践得到发展。

1.补肾不如补脾论

李东垣继宋代孙兆提出了"补肾不若补脾"说,认为脾肾俱主生化,在脾肾关系中,独重脾胃,提出"内伤脾胃,百病由生"。李东垣《脾胃论》说:"元气之充足,皆由脾胃之气无所伤,而后能滋生元气。"成为咳逆上气病从脾同治的理论依据之一。元代朱丹溪亦云:"补肾不若补脾,脾得温则化而食味进,下虽暂虚,亦可少回。"

2.补脾不如补肾论

南宋严用和提出了"补脾不若补肾、调脾亦可治肾"的观点,在脾肾关系中,重视肾脏。明代张景岳说:"人始生,本乎精血之源,人之既生,由乎水谷之养。非精血无以立形体之基,非水谷无以成形体之壮,精血之司在命门,水谷之司在脾胃,本赖先天为之主,而精血之海又必赖后天为之资。"《景岳全书》的虚损和经脉诸脏病因中提出了:"故予曰虚邪之至,害必归阴,五脏之伤,穷必及肾。"指出不论何种病因导致的疾病,多先从心、肺、肝、脾四脏开始,当病情不断变化加剧时,则四脏相传而影响脾肾,最后必然造成肾脏的损伤。"肾为五脏之本……肾水亏则水不归源而脾痰起……肾水亏则盗伤肺气而喘嗽频。"因此,景岳治内伤咳喘,重在补肾。

3.补脾与补肾并重

明代名医李中梓首次提出了肾为先天之本,脾为后天之本,在其《医宗必读·肾为先天本脾为后天本论》中有"经曰:治病必求于本。……先天之本在肾……后天之本在脾,脾为中宫之土,土为万物之母"。二脏有"相赞之功能",强调"二脏安和一身皆治,百疾不生"。南宋许叔微提出"补脾并补肾",认为脾胃乃人生死之所系,肾为一身精气之根本的观点,脾肾两脏在人体生命活动中关系到生死存亡。

4.肾与命门学说

《难经·三十九难》已提出"命门者,精神之所舍,原气之所系,男子以藏精,女子以系胞,其气与肾通"。《难经》强调命门对生殖、生命的重要作用,并以"其气与肾通",阐明了命门和肾的密切关系。之后,孙一奎的"命门为肾间动气"、张景岳的"命门总乎两肾,而两肾皆属于命门"之说,也提出了先天命门与肾的关系最为密切。

在《难经》命门之上,金、元、明医家对命门有了更深的认识,提出了很多观点,对命门学说作了补充和发挥。明代赵献可倡导肾为命门(肾命)学说,命门真君论,命门相火说,确认命门是主宰十二官的"真君真主,乃一身之太极,主不明则十二官危"。对于命门水火诸虚不足病证的治疗,赵氏以六味、八味为临床调治之荆强调补肾,即"欲补太阴脾土,先补肾中少阳相火"。力主补脾不如补肾,并以肾命门概括脾胃。孙东宿提出了"命门太极论,命门动气说",认为命门动气(原气)是人体生命活动的动力根本,所谓"生生不息之机",反映了先天与后天之间内在的有机联系,说明先天命门化生后天五行,且依赖后天五脏的充养。张介宾提出命门本源论,水火命门说。其在《类经附翼·求正录》"三焦包络命门辨"一篇中有"故命门者,为水火之府,为阴阳之宅,为精气之海,为死生之窦。若命门亏损,则五脏六腑皆失所恃,而阴阳病交,无所不至。其为故也,正以天地发生之道,终始于下,万物盛衰之理,盈虚在根"的记载,可谓命门功用的精辟总结。张氏将太极阴阳说、精气学说、命门元气学说融为一体,形成相对完整的体系。明代命门学说的成熟,为治病求本,从肾(命门)论治肺系疾病增添了理论及实践依据。

(五)脾肾为先后天之本与五脏的关系

《素问·灵兰秘典论》载:"脾胃者,仓廪之官,无味出焉。"《素问·阴阳应象大论》:"脾生肉。"《素问·玉机真脏论》:"脾脉者土也,孤脏以灌四旁也。"《素问·平人气象论》:"平人常禀气于胃,胃者,平人之常气也。人无胃气曰逆,逆者死……人以水谷为本。"《素问·经脉别论》:"饮入于胃,游溢精气,上输于脾。脾气散精,上归于肺,通调水道,下输膀胱。水精四布,五经并行,合于四时五脏阴阳,揆度以为常也。"《黄帝内经》明确而形象地提出了脾胃主运化,输送五谷精微,参与水液代谢,滋养人体,维持人体正常生理活动的重要作用。吴老师认为,《黄帝内经》"有胃气则生,无胃气则死",王节斋关于"人之一身以脾胃为主",李东垣"脾胃内伤,百病由生"等说,均说明了脾胃对人体生理活动的重要性,吴老师从易水,因此,非常重视从脾胃论治疾病。

《素问·上古天真论》说:"女子七岁……丈夫八岁……天癸尽矣,而无子耳。"说明肾气关乎生长壮老。《素问·灵兰秘藏论》有"肾者作强之官,伎巧出焉"的观点,提出了肾脏对全身体力活动和聪明智慧具有很强的调节作用。《素问·六节脏象论》指出:"肾者主蛰,封藏之本,精之处也。"说明肾脏有贮藏精的功能。《素问·金匮真言论》:"夫精者,身之本也。"这里的精包括先天之精和后天之精,先天之精禀受于父母,后天之精又称为在"脏腑之精",也是指维持人体生命活动的物质能量。提示肾是主人体生长、发育和生殖的脏腑。《素问·逆调论》:"肾者……主卧与喘。"《难经·四难》:"呼出心与肺,吸入肝与肾。"指出了肾参与了呼吸的生理活动。《素问·上古天真论》有中还有"肾者主水",提出肾主水液的代谢。吴老师认为,自《难经》命门概念的提出以来,后世对命门的研究,为肾的功能补充了新的含义。上海的张春华、沈自远、邝安堃等医家对"肾(命门)"的研究,得出肾(命门)为人体重要的神经、内分泌、免疫调节器官,若功能下降或失调,均会导致疾病的发生[3],为中医肾(命门)的生理功能提供了依据。明代张介宾在《景岳全书·杂证谟·脾胃》说:"盖人之始生,本乎精血之源;人之既生,由乎水谷之养。非精血无以立形体之基,非水谷无以成形体之壮,是以水谷之海本赖先天为之主,而精血之海又必赖后天为之资,此脾胃之气所关于人生者不小。"吴老师认为,景岳高度概括了脾胃和肾在人体生命活动中的重要作用,并且指出了脾肾之间的紧密联系。脾为后天之本,肾为先天之本,两者相互资助,相互促进,缺一不可,共同维持人体的生命活动。

脾肾虽为先后天之本,但没有其他脏腑功能的滋生、制约、协调,也不能维持人体正常的生理活动。人体是一个统一的有机整体,由脏腑、经络等很多组织器官所构成,这些脏腑、组织、器官是整体活动的组成部分,相互之间存在着密不可分的关系,共同维持人体的生理活动[4]。对此吴老指出,樊代明教授提出的"整合医学"非常符合中医的整体观,目前随着分科越来越细,往往出现知识的局限性,对邻近器官、组织、系统的生理病理关系及其相互影响的情况不了解,不利于临床医师从整体诊治疾病,中医的辨证论治绝对不能脱离中医理论指导。因此,关于脾肾与五脏六腑的关系吴老师指出,脾胃虽是五脏六腑气血生化之源,但脾胃纳运水谷的功能,也需得心火之资生,赖肺金之宣降,借肝木之疏泄,凭肾阳之温养,方能不失其常。若心火亢盛或衰微、肺金宣降失常、肝木疏泄失职、肾中水火亏乏,皆能影响到脾胃而产生一系列病变。至于肾与五脏六腑的关系,正如《怡堂散记》所说:"肾者受五脏六腑之精而藏之,故五脏盛乃能泄,是精藏于肾而非生于肾也。五脏六腑之精,肾实藏而司其输泄,输泄以时,则五脏六腑之精相续不绝,所以成其坎而位乎北,上交于心,满而后溢,生生之道也。"

(六)肺与脾肾是相生关系

五行学说是中医朴素的自然哲学观,五行所代表的是杂多事物之间的关系。

吴老师认为:木、火、土、金、水这五种物质本身没有特别的意义,但如果用这五种属性各异的物质代表宇宙中杂多事物的相互和谐统一关系,联系到宏观微观生态学就有实际意义了。中医学用五行论解释人体五脏六腑的生理病理,是指人体五脏六腑之间通过相互的生克制化,而使人体达到平衡状态。故《黄帝内经》说:"亢则害,承乃制,制则生化。"张介宾注释这段经文时说得很精彩:"盖造化之机,不可无生,亦不可无制,无生则发育无由,无制则亢而为害。生克循环,运行不息,而天地之道,斯无穷已"[6]。

五脏中肺属金,脾胃属土,为母子的相生关系,因此,生理上是相辅相成的。首先,肺主宣降,通调水道,脾主运化,共同维持水液代谢的平衡,正如《素问·经脉别论》所说:"饮入于胃,游溢精气,上输于脾。脾气散精,上归于肺,通调水道,下输膀胱。水精四布,五经并行,合于四时五脏阴阳,揆度以为常也。"其次,肺主气,司呼吸,吸入清气。脾主运化,可以运化饮食,产生水谷精微之气。清气与水谷之气组成宗气,是产生气的基础,宗气并积于胸中,宗气走息道助肺呼吸,贯心脉助心行血。因此,在气的生成上,肺脾的关系正如《薛生白医案》所说:"脾为元气之本,赖谷气以生。肺为气化之源,而寄养于脾也。"

《难经》有"左肾,右命门"之说,在后世的各家学说中都认为左肾为水,右肾为命门为火,命门之火是水中之火,起到温熏寒水的作用。吴老师认为:肾与命门应是阴阳学说的产物,属于同一事物的阴阳再划分,都是肾的功能的体现。要不水火本不能相容,怎么理解水火之脏呢? 肺(金)与肾(水)也为母子关系,体现在水液代谢及呼吸运动方面。首先,《素问·水热穴论》在关于肺肾关系时提到"其本在肾,其末在肺,皆积水也",说明肺与肾在水液代谢方面具有协同作用和依存关系,肺朝百脉,主通调水道,为"水之上源",肾为主水之脏,命门为水中之火,即肾阳使水液蒸腾气化,肺肾协同而使水液代谢正常输布与排泄,若二脏失职则变生痰饮等病理产物。其次是在呼吸运动方面,肺之宣降与肾之摄纳相互影响,共同决定呼吸运动,失调则变生咳逆上气,常常母病及子或子病犯母。现代肾生理学研究认为:体内酸碱平衡,除血液缓冲外,还靠肺呼气(呼出二氧化碳)和肾的分泌来调节[6]。这为中医肺肾参与水液代谢、呼吸运动提供了依据。

(七)肺气肺阴与脾气和胃阴同治

肺气与脾胃之气密切相关,肾为先天之本,人之生,秉受父母的先天之精,藏于肾中,其中一部分化为人身之元气,可谓先天之气;中焦脾为后天之本,为气血生化之源,饮食水谷之气在这里化为人身之营气卫气;肺主气,司呼吸,自然界的清气依赖肺的呼吸功能进入人体,从而化为人身之宗气。因此,肺脾在气的生成方面可谓真正的后天之本,脾气虚则肺气必虚。因此,吴老师认为,凡补脾气的方药也补肺气,如四君子汤、六君子汤、玉屏风散、参苓白术散等。现代药理研究提示,人参、太子参等补气药入肺经也入脾经,补脾气也补肺气。玉屏风散是治疗肺脾气虚、卫气不固的代表方药。现代药理证实,玉屏风散还具有增强和调节免疫的作用。张永宁等对 10 种常用补气药的主要化学成分进行分析,发现其中大多数含有多糖和皂苷成分,并可明显增强或双相调节免疫功能,为补脾和补肺提供了依据[7]。

阴虚是指精血或津液亏损的病理现象,肺胃阴虚多见于肺胃久病或热病之后而致肺胃阴液内耗的患者。由于肺与脾胃的生理病理关系,常常二者同时并见。吴老师通过对《伤寒论》《金匮要略》《温病》及中医重视养阴的名家的理论研读及临床实践得出:凡养肺阴的方药也养脾胃之阴,如麦门冬汤、桑杏汤、沙参麦冬汤、百合固金汤、清燥救肺汤、叶天士的益胃汤,等等。临床上根据患者的病变部位、病程辨证选用,疗效明确。临床常用的养肺胃之阴的南沙参、北沙参、玉竹、麦冬、天冬、黄精、百合、石斛等,现代药理研究证实多含多糖、氨基酸、蛋白质、金属元素等物质,具有一定免疫活性,有抗肿瘤、抗氧化、抗衰老、抗缺氧、抗菌、抗病毒、抗纤维化、抗溃疡等作用[8],这些作用对恢复肺胃阴虚症状,起着积极的改善或治疗作用。

(八)卫气的生成和宣发关乎肺脾

卫气的生成和宣发与脾和肺密切相关,卫气不固或失调是易罹患肺系疾病的重要因素。吴老师指出,人体体表的皮毛和卫气相当于西医免疫系统中先天的和后天获得性的免疫功能,似乎就是指皮肤这道天然免疫防御屏障。皮毛、卫气这道天然屏障对于维持人体内环境的恒定性起到至关重要的作用。

营出中焦,卫出下焦,"营"是营养、营运,"卫"是保卫、防御。营行脉中,卫行脉外,并行不悖。脾胃为后天之本,非脾胃,无以成形体之壮。卫气生成后要由肺宣发。肺主气属卫,外合皮毛。肺宣发卫气以"熏肤、充身、泽毛,如雾露之溉",从而起到"卫外而为固"的作用。《灵枢·师传第二十九》指出"脾者,主为卫",《灵枢·五癃津液别》指出"脾为之卫",说明卫气充足与否与脾相关。《黄帝内经》说:"阴在内,阳之守也;阳在外,阴之使也""阴者,藏精而起亟;阳者,卫外而为固"。

气为阳血为阴,卫行脉外为阳,营行脉中为阴。故卫气又称卫阳。卫气是人体防御外邪入侵的重要正气。

胃为津液之府,汗出溱溱是谓津,汗出过多势必耗伤胃津肠液。也有因肺病宣发不及使热积于胸腹为病者,如《灵枢·卫气失常》说:"卫气之留于腹中,蓄积不行,菀蕴不得常所,使人支胁胃中满,喘呼逆息者……其气积于胸中者,上取之;积于腹中者,下取之;上下皆满者,旁取之……"可见肺宣发卫气不及也可使脾胃受病。这当然就要肺胃同治了。

(九)"痰饮水气"与肺脾肾的关系及治疗经验

"痰饮"首见于《金匮要略·痰饮咳嗽病脉证并治》。吴老师认为,张仲景在痰饮咳嗽病篇中描述的症状,多属性现代医学的慢性支气管炎、支气管哮喘、弥漫性限制性肺病、肺源性心脏病,以及胸膜炎和胸腔积液或胸膜粘连,也不排除肺结核,其中也隐约涉及肝病腹水。所指痰饮指的是"四饮"。"水气"首见于《素问·评热病论》"诸有水气者,微肿先见于目下也",仲景把痰饮与水湿水气并提,可见水气病指因水液内停,导致浮肿证候的疾病。因此,"痰饮水气"都属于水液运化及气化失常导致的病变。《素问·经脉别论》曰:"饮入于胃,游溢精气,上输于脾。脾气散精,上归于肺,通调水道,下输膀胱。水精四布,五经并行,合于四时五脏阴阳,揆度以为常也。"充分说明了水液代谢与肺脾肾的关系。肺脾肾三脏功能受损,水液代谢紊乱,则可出现痰饮水湿病变。

《金匮要略》痰饮咳嗽病篇41条文,列方20首,分为温化法、清化法、攻逐法,但有条总的治疗原则,即"病痰饮者,当以温药和之",首选苓桂术甘汤,亦可用肾气丸。但医者往往会夸大这个原则而轻视其余。对于痰病的治疗,吴老师认为:应该区分是因病生痰还是因痰生病,因病生痰者以治原发病为主,治痰为辅;因痰生病者比较复杂,应以治痰为主,兼顾气血。但临床需解决的问题是如何选择治痰方药。朱丹溪治守二陈汤,谓该方能治一身之痰,但亦必须灵活配方。二陈汤与小陷胸汤都含半夏,所治之痰是不同的。《外台秘要》以姚增垣温胆汤方,是二陈加枳实竹茹姜枣,为十大名方之一,再经加减化裁,有十味温胆汤、柴胡温胆汤、黄连温胆汤、蒿芩温胆汤、保和丸、导痰汤、涤痰汤、半夏白术天麻汤,等等。活法园机,妙用在人。老师常用的一类化痰药有半夏、陈皮、枳壳、贝母、远志、石菖蒲、天竺黄、天南星、白附子、白芥子、竹沥、竹茹、姜汁、瓜蒌、枇杷叶、葶苈子、款冬花、杏仁、紫菀、桔梗、苏子、莱菔子;二类治痰药有礞石、白矾、浮海石、皂角;三类治痰药有大戟、甘遂、芫花、巴豆霜。

(十)肺与脾胃的疾病相互影响

肺、胃肠道均与外界相通,因此,肺系疾病与胃肠疾病都多发,而这两个系统的疾病又每多相互影响,相因为患。针对这一特点,吴老师提出要肺与脾胃同治。实践证明,肺与脾胃同治在儿科和内科临床都有重要意义。

1.肺系疾病对脾胃的影响

肺系包括鼻、咽、喉、气管、支气管和肺。肺主气属卫,外合皮毛。故肺系的疾病常以外感六淫病和疫毒病为主。这类病症在西医属于感染性疾病。

当呼吸道感染时,如感冒或由感冒引起的鼻炎、鼻旁窦炎、过敏性鼻炎,发病后的炎症反应每多涕、泪。其中鼻涕大多是炎症渗出物,含有致病微生物和许多有害因子。这些渗出物或由鼻孔流出,或从鼻后滴流到咽喉,从而又引起咽喉炎、喉炎、扁桃体炎。这些部位的炎症分泌物包括鼻后涕,中医称作"痰"。这些炎性分泌物进入到肺,可引起气道炎、支气管炎;小儿多数是随意吞到胃里,还影响胃的功能。中医认为痰是病理产物,作为次生病因可以阻遏气机,影响脾胃升降和运纳,从而出现恶心呕吐,或食欲不振,或腹胀腹痛等。

咳嗽及发热是肺系疾病的常见症状,剧烈的咳嗽由于腹肌和横膈的突发性运动,也可影响胃的功能而致呕吐,因婴幼儿从肺中咳出的痰也大多是吞到胃里,故还影响了脾胃的功能;发热,特别是时间较长的中、高热,对全身都有重要影响,但胃肠道表现更为常见。"温邪上受,首先犯肺",现在已很少"逆传心包",主要是流连气分,足阳明胃经包括大小肠,是气分最广的地域,热盛且流连不去,势必伤胃津耗肠液,出现白虎、承气汤证。吴老师特别指出,上呼吸道感染的病症中每伴有便秘或腹泻,如果用药不当,特别是不合理使用抗生素,很容易破坏肠道微生态的平衡,轻者导致消化不良和腹泻,称为抗生素相关性腹泻;重者可造成二重感染。

2.脾胃病对肺系的影响

临床上肺系病对胃肠道的影响比较显而易见,但胃肠病对肺系的影响就比较隐蔽难辨,所以需要引起重视。

在临床上,吴老师发现有不少以咳嗽和(或)哮喘来就诊的小儿患者,其咳或喘多在夜间睡觉时发作,白天缓解,查上下呼吸道未见明显病变。追问饮食情况,原来这些患者大多有临睡前进食的习惯。吴老师分析道,晚间进食后没有活动即躺下睡觉,小儿因腹部不舒又辗转反侧而离弃枕头,婴幼儿食管较短,食管下端括约肌功能不全,贲门关闭不好,如果进食过饱,胃排空时饮食物很容易反流到食管;平卧体位或高位反流时,胃内容物可误吸入肺而致咳喘。确属于这种情况者,吴老师嘱其晚上进食不要过多、过甜、过油腻,进食后要活动半小时以上才能躺下睡觉。需要用药者,常以《金匮要略》橘皮竹茹汤加枇杷叶、法半夏、白术、神曲等和胃降逆,不必专治咳喘而咳喘自平。

随着我国经济的快速发展,人民生活水平普遍提高,都市人群的饮食谱和行为方式有了很大的变化,胃食管反流病的发病率也随之明显上升。胃食管反流与呼吸道疾病的关系也越来越受到人们重视。

《素问·咳论》说"肺之令人咳何也?……曰:五脏六腑皆令人咳,非独肺也",说明《黄帝内经》已观察到肺病咳嗽与其他脏腑的关系。《黄帝内经》提出了五脏咳之说:"皮毛者肺之合也,皮毛先受邪气,邪气以从其合也;其寒饮食入胃,从肺脉上至于肺则肺寒,肺寒则外内合邪因而客之,则为肺咳""脾咳之状,咳则右胁下痛阴阴(隐隐)引肩背,甚则不可以动,动则咳剧……脾咳不已,则胃受之,胃咳之状,咳而呕,呕则长虫出"。从这段《黄帝内经》文本看,脾胃引起的肺病咳嗽是很重的,动则咳剧,剧烈的咳嗽还引起呕吐,甚至呕吐出蛔虫。对于胃食管反流引起的剧烈咳喘,吴老师常提到中国科学院院士汪忠镐如何以亲身的经历从血管外科专家跨学科研究胃食管反流病的故事[9],用新的事实证明脾胃病对肺系疾病的关系确实存在,而且很有临床意义。

(十一)肺病穷必及肾(肾不纳气)

《素问·咳论》:"肺之令人咳何也?……曰:五脏六腑皆令人咳,非独肺也""肾咳之状,咳则腰背相引而痛,甚则咳涎",提出咳喘之疾与肾密切相关。《景岳全书·喘促论证》说:"肺为气之主,肾为气之根。"充分体现了肺肾在呼吸运动的协同依存关系。一方面,肺气肃降,有利于肾之纳气,而肾气摄纳,也有利于肺之肃降。若肾的精气不足,摄纳无权,气浮于上;或肺气久虚,久病及肾,均可导致肾不纳气,呼吸浅表,出现动则气喘等症。另一方面,肺与肾之间的阴气也是相互资生的,肾阴为一身阴气之根本,所以肺阴虚可损及肾阴。反之,肾阴虚亦不能上滋肺阴。故肺肾阴虚常同时并见,而出现两颧嫩红,骨蒸潮热,盗汗,干咳音哑,腰膝酸软等症。因此,喘证等呼吸异常的病变责之于肺肾,久病久喘必责之于肾。

二、从脾肾论治咳逆上气的临床经验

(一)从脾肾论治咳嗽的理论与实践

咳嗽是呼吸系统疾病最常见的临床症状,轻者为伤风、感冒,重者为慢性阻塞性肺疾病、肺源性心脏病。无论是感染的还是非感染的,咳嗽都是呼吸系统疾病病人就诊的主诉。有些咳嗽或哮喘病人可能是胃食管反流、喉咽反流所致,但就咳嗽而言,还是肺的病理、生理反射。咳嗽不仅影响人们的社交,还影响工作和睡眠,特别是剧烈的咳嗽还可能引起各种并发症。

吴光炯老师在总结已故名医王祖雄教授的止咳三步法时指出:"外感内伤均可引起咳嗽,不及时或治疗不当,每易反复发作;病程既久,逐渐发展为咳逆上气,本虚标实,缠绵难愈,多属于现代医学的慢性支气管炎、肺气肿、肺源性心脏病,严重危害健康,甚至威胁生命。"[10]这是古代中医说的"伤风咳嗽易成劳"一语的最好注脚!

《素问·咳论》是专题论述咳嗽的,既界定了咳嗽是肺系的症状,又从整体观出发说"五脏六腑皆令人咳,非独肺也"。《素问·咳论》还分别描述了五脏六腑致咳的症状,有合理的,有不合理的,吴老师根据中医五脏相关学说,认为脾肾与肺的关系最为密切。对于一些难治性咳嗽,从肺治不能止咳时,从脾肾论治或肺脾同治、肺肾同治确实是一条好的途径。

1. 咳嗽不离于肺,治肺为先

陈修园在所编的《医学三字经》"气上呛,咳嗽生"一句下,针对《素问·咳论》说的"五脏六腑皆令人咳,不独肺也"解释道:"然肺为气之市,诸气上逆于肺,则呛而咳,是咳嗽不止于肺而亦不离于肺也。"[11]吴老师把《素问·咳论》的观点与陈修园的观点结合起来考虑,认为不论是何种原因引起的咳嗽,首先还是要从肺论治。因为肺主气属卫,外合皮毛;病邪也多从鼻部进入呼吸道。故张仲景《伤寒论》认为,风寒邪气从皮毛而入,内舍于肺。温病学家叶天士也说"温邪上侵,首先犯肺"。故外感热病大多能侵入肺系,影响肺的宣降功能而致咳嗽。吴老师总结王祖雄教授的止咳三步法,即宣肺祛邪法、肃肺化痰法、敛肺法,都是从肺治咳必不可少的,在王教授经验的基础上,吴老师在从肺止咳上又有了重要的发展。

其一，是比起他的前辈来，中医可能不那么"精"、那么"纯"，但他多掌握了一些现代医学知识。他通过中西医药比较研究，在临床上主张辨病、辨人、辨证相结合的复杂性诊疗模式，其中的辨病就是尽量做到西医模式的明确诊断。例如小儿伤风、感冒咳嗽是最常见的，每伴有多涕泪、打嚏，鼻不通气或打鼾，或发烧、咽喉痛、哮喘等。这显然是上呼吸道感染，但仍然是笼统的诊断，还要通过具体检查，明确诊断是普通的鼻感冒，还是变应性鼻炎，有没有咽喉炎、扁桃体炎，等等。这不仅是耳鼻喉科医生要做的，也是内科、儿科医生应该做到的。吴老师说，这类病人都是迷信抗生素先找西医，疗效不好才来找中医的，我们不要让病人失望。

其二，是不要过早、过多、过重使用止咳药。吴老师诊治外感热病所致的咳嗽，主张祛风寒、清热毒，治痰为先。因为咳嗽本身是一种保护性反射。肺司呼吸。吸气时，外界环境中的致病微生物、尘埃、雾霾等有害因子可能吸入呼吸道。呼吸道病变时产生的炎症分泌物等，常通过咳嗽排出，这对于改善肺的通气是十分有益的。如果过早、过多、过重使用止咳药，非但不能止咳，反而可能促使病情发展加重。呼吸内科医生在临床上必要时常对患者做痰培养并药敏试验，足见痰中是有致病微生物的，止咳留痰有害无益。故治疗外感热病特别是有肺系宿痰的新感病人，咳痰是非常多见的，对此，首先要祛风散寒，或清热解毒，这是见痰休治痰，见咳休治咳，也是治痰止咳的最优选择。因为相对说来，祛风散寒，清热解毒也算是对因治疗。至于祛痰止咳，可视其新感与宿痰孰主孰次，或在祛风散寒、清热解毒剂中酌加二陈、瓜蒌、贝母、白芥子、旋复花之类，也可直接用温胆汤系列方。

咳嗽毕竟是中医学上的一个病症，在上述治法不能止咳的情形下，或者在长时间的剧烈咳嗽影响生活和工作，甚至引起严重并发症的情况下，使用止咳剂是完全必要的。

其三，是宿病与新病并重，吴老师认为，只是伤风感冒的咳嗽比较易治，素有肺系宿病新感诱发的咳嗽治疗比较困难，治疗时要标本兼顾，中西医药结合。西医把咳嗽分为急性、亚急性和慢性[12]。急性咳嗽通常是伤风、感冒所致，有轻有重，但治疗并不难。亚急性咳嗽大多患者有上呼吸道宿疾，例如过敏性鼻炎、鼻咽炎等。慢性咳嗽则多见于支气管哮喘、慢性支气管炎、慢性阻塞性肺疾病、肺源性心脏病，患者平时就有咳嗽，伤风感冒后加重。有这类宿疾的患者又易伤风感冒，反复加重，治疗确实比较困难，此即所谓"伤风咳嗽易成劳"。

伤风感冒实际上就是呼吸道感染，素有呼吸道宿痰者，就诊时常表现为表寒里热证,甚至里热重于表寒。究其原因,可能是人们的生活水平提高了,气候变暖了,故伤于风寒的机会少了,伤于湿热的机会相对增多,特别是这类病人大多已经西医西药治疗不效后才来求治于中医中药的,故不论风寒、温热病邪,在病程上大多为入里化热。

基于以上认识,吴老师按照祛风寒、清热毒、化痰浊、宁肺气的原则,拟定四类从肺论治咳嗽的备选方案:①麻黄连翘赤小豆汤合升降散,麻连赤小豆汤合小陷胸汤,麻连赤小豆汤合当归贝母苦参汤;②银翘马勃散合升降散或普济消毒饮,清咽利膈汤;③温胆汤系列方;④止嗽散加味方,等等。

【病案举例】

患者罗某,女,32岁。既往有血糖升高史,目前血糖控制可,否认其他疾病史。就诊症状:受凉后出现咳嗽、鼻塞、流清涕、流泪、喷嚏、咽痛、多痰、怕冷、多汗症状。形体偏胖,舌质红,苔黄少,脉浮数。中医辨证:咳嗽(风热犯肺)。治则:疏风清热,宣肺化痰。方剂:麻连赤小豆汤。拟方:麻黄6 g,连翘15 g,赤小豆30 g,桑皮15 g,杏仁12 g,僵蚕10 g,蝉蜕10 g,黄芩10 g,甘草9 g,桔梗10 g,前胡12 g,大贝母15 g,生姜5片,鱼腥草50 g。共4剂,水煎内服,每次300 mL,每日3次。患者服用上方3剂则病愈。

按语:吴老认为,上呼吸道感染往往有过敏因素,麻黄连翘赤小豆汤为伤寒方,现代药理证实其有抗过敏的作用,故可减轻患者过敏症状。从中医而论,即是重视风邪的致病作用,故加上僵蚕、蝉蜕加强祛风的目的,也包括抗过敏的作用,全方从肺论治,具有解表祛风清热之功。

患者郑某,男,5岁,因受凉后出现刺激性咳嗽、少痰,伴发热(38.5 ℃)、咽痛、有汗,大便稀,饮食、小便可,无鼻塞、咯血、胸痛、腹痛等症。查体:咽红,双侧扁桃体Ⅱ度肿大,双肺未闻及干湿啰音。舌质红、苔薄黄,脉浮数。西医诊断:急性化脓性扁桃体炎。中医辨证:感冒(风热证)。治则:辛凉解表,清肺化痰。方剂:银翘马勃散合升降散加味。拟方:蝉蜕9 g,僵蚕9 g,姜黄6 g,银花12 g,连翘10 g,马勃10 g(包煎),射干6 g,桔梗6 g,大贝母10 g,竹茹9 g,泡参20 g,甘草6 g,淡竹叶6 g。共3剂,水煎内服,每日1剂,每日3次。

按语:患者为新感疾病,吴老主张祛风寒、清热毒以治痰为先,从肺论治。银翘马勃散具有清热解毒,利咽止痛之功。升降散为杨粟山治疗瘟疫之方,具有升降兼施,表里双解,透泄并举之功,可治湿温,喉阻咽痛。现代药理研究认为,该方具抗过敏作用[13]。两方相合,功效倍增,因患者大便稀溏,故去大黄,加泡参、淡竹叶以解表清热。

2. 从脾胃论治咳嗽

咳嗽毕竟是肺系病的一个主要症状,在中医学上咳嗽本身就是肺的一个病,故前面用了大量的文字总结了吴老师从肺论治咳嗽的经验。但也有尽其力而不效者,特别是素有宿疾或因伤风感冒而触发的咳嗽,大多属于难治性咳嗽,则应按《黄帝内经》"五脏六腑皆令人咳,不独肺也"的思路,首先考虑从脾胃论治。

脾胃为后天之本,为气血生化之源。李东垣把人体诸正气归结为脾胃中元气,谓喜怒过度、饮食失节、寒温不适、劳役过度,均可损伤脾胃中元气而诸病由生。《黄帝内经》说脾为卫,是卫气,有防御外邪入侵的作用;而卫气是由肺宣发的,即所谓"上焦开发,宣五谷味,熏肤充身泽毛,如雾露之溉"。如果脾胃元气亏虚,则肺无卫气可以宣发,卫外的功能不足,外邪就易入侵。有肺系宿痰的病人每易外感而引发或加重咳嗽,显然与脾肺之气不足密切相关。玉屏风散治气虚之人自汗,易外感者很有效,黄芪白术配伍,是肺脾同治。李东垣说:"脾胃虚则怠惰嗜卧,四肢不收,时值秋燥令行,湿热少退,体重节痛,口苦舌干,饮食无味,大便不调,小便频数,不嗜食,食不消,兼见肺病,洒淅恶寒,惨惨不乐,面色恶而不和,乃阳气不伸故也,当升阳益胃,名之曰升阳益胃汤。"[14]升阳益胃汤中就是玉屏风散加人参、二陈汤祛痰和胃,加上解表清里药,也是肺脾同治。事实上,李东垣补脾胃之气常用的人参、黄芪、白术、甘草,也补肺气;同样,麦门冬汤、沙参麦门冬汤,既可以养肺气阴,也可以养脾之气阴;二陈汤既可祛痰和胃,也可祛痰和肺。据此,吴老师常用东垣升阳益胃汤稍事加减化裁治脾肺两虚之易外感咳嗽者,每有实效。久咳伤及肺胃之气阴者,吴老师常选用麦门冬汤、沙参麦门冬汤,也是肺之气阴与胃之气阴同治。

如前所述,吴老师对咳嗽中的痰浊十分重视。与其笼统说痰是病理产物,不如直接说痰就是炎症产物。痰液本来是指从肺中咳出来的分泌物,但习惯上将上呼吸道感染性疾病的涕泪从鼻后滴流到咽喉部咯出来的也称作痰,甚至从胃中反流到喉咽的胃液也称作痰。总而言之,中医学认为"脾为生痰之源,肺为贮痰之器",故治咳痰还应从脾胃这个源头上治起。因脾主运化水湿,脾虚不运,水湿不化而成痰浊。痰为浊阴,清阳不升,浊阴在上,痰贮于肺,当其过多而阻遏肺的治节和宣肃,咳嗽乃作。因此,健运脾胃,使清者升,浊者降,是从脾胃论治咳嗽的重要途径。吴老师常用的方药是加味六君子汤,加参温胆汤。如果有表证者则用东垣升阳益胃汤。

在现代医学上，由于胃食管反流、喉咽反流引起的咳喘已越来越被重视，主要是各种原因所致的胃动力障碍，胃食管反流，喉咽反流，胃内容物被误吸入呼吸道引起的[15]。这不仅为中医从脾胃论治肺系病的咳喘提供了可靠的理论依据，而且还有力地证明了中医学的科学性和超前性。吴老师是脾胃病专家，他以中医为主，中西医结合诊治胃肠动力障碍、胃食管反流、喉咽反流等疾病经验丰富。中医强调胃肠是更虚更实，胃满则肠虚，肠满则胃虚，故胃肠以和降为顺。这与西医学上的胃肠动力学概念基本接近。胃肠运动的动力，中医认为是脾气推动的，特殊情况下也与肾气相关，但主要还是脾的运化升清作用。而中医学对食管的认识，吴老师从《伤寒论》的小陷胸汤证中领悟出陷胸汤证可能就是指食道病变。中医笼统说上焦心与肺，中焦脾与胃；胃上口应主要指贲门，不在胸中。胸中除心与肺以外，食管是通过胸中穿过横膈连胃的。他将治胸痹心痛瓜蒌薤白半夏汤同小陷胸汤比较，又将小陷胸汤治痰热与肺病时多咳痰比较，确认小陷胸汤可用于治胃食管反流的痰热症。因此，吴老师治食管反流、喉咽反流兼见咳嗽咳痰者，常用陷胸温胆汤，也可以在六君子汤的基础上加黄连、瓜蒌皮、蒲公英、大贝母等；加入枳术丸，枳术丸是用于促胃动力的常用方。

【病案举例】

患者周某，女，50岁，2周前受凉后咽喉部有异物感、间歇性咳嗽、咯少许黏痰，偶有胸闷、烧心，饮食、二便正常。自服感冒药后症状不缓解，又于社区医院输抗生素治疗仍无效。因熟人介绍而求诊于吴老处。询问病史得知：1月前因体重下降，做胃镜检查提示慢性非萎缩性胃炎，食管增生，胆汁反流。查：体瘦，舌质红，苔薄黄少，脉细数，双肺未闻及干湿啰音。吴老中医辨证：咳嗽（痰热阻胃）。治则：清热化痰和胃。方剂：小陷胸汤合桔梗、甘草。拟方如下：黄连6 g，法半夏12 g，瓜蒌皮15 g，大贝母15 g，桔梗10 g，甘草10 g，薏苡仁30 g，土茯苓30 g，生姜4片。共5剂，水煎内服，每次300 mL，每日3次。调理：嘱患者进食宜"暖、软、缓"。

二诊时胸闷明显改善，咽部异物感、咳嗽、咯痰均有减轻。饮食、二便无异常。在上方基础上加上枳术丸，服用5剂后，胸闷、咽部异物感、咳嗽、咯痰症状完全消失。嘱禁止消夜习惯，定期复查。

按语：该病例充分体现了吴老重视因脾胃所致肺病的学术思想，吴老通过细致的询问得知患者原有胆汁反流。故用小陷胸汤加味从脾胃论治，加枳术丸，以改善胃肠动力,使肺脾之气得升,胃气得降,咳嗽自止。

患者张某,女,57 岁,既往有慢性支气管炎病史,因受凉后再发间歇性咳嗽 10 天,伴咯黄色稠痰、痰难咯,并胸闷、纳差,二便正常。翻阅患者病历已于 1 周前服用中药"止嗽散加味"治疗,但无效。查:双肺呼吸音粗,舌质红、苔黄腻,脉滑数。中医辨证:咳嗽(痰热脾湿),予黄连温胆汤加味治疗。拟方:黄连 6 g,瓜蒌皮 15 g,法半夏 12 g,陈皮 10 g,天竺黄 10 g,枳壳 10 g,茯苓 20 g,炒苏子 10 g,旋覆花 12 g(包煎),甘草 9 g,胆南星 10 g,太子参 20 g,大贝母 15 g,石菖蒲 15 g。共 5 剂,水煎服。

按语:对有宿疾的患者,新感与宿疾同在,病情相对复杂,从肺论治已不效。吴老从肺脾论治,重视杜痰湿之源,用黄连温胆汤,分消上下,使气机舒展,脾得健运,肺复宣降,咳嗽得治。

3. 从肾论治咳嗽

《素问·咳论》说,五脏六腑皆令人咳,非独肺也,并列举五脏六腑致咳之状。如肾咳之状描述为"咳则腰背相引而痛,甚则咳涎"。由于肾与膀胱相为表里关系,又说"肾咳不已,则膀胱受之,膀胱咳状,咳而遗尿"。吴老师在为我们解读《素问·咳论》这篇文本时说,患慢性支气管炎、慢性阻塞性肺疾病、肺源性心脏病的中老年病人用力咳嗽时,往往胸腹腰背引痛,剧烈的咳嗽使腹内压增高而使小便失禁,是常有的临床表现,就因果关系而论,其实还是责之肺,但凭咳嗽时腰背引痛、吐痰涎、遗尿等就作为从肾治咳的依据,是不足的,更有实际意义的是"五脏六腑皆令人咳,非独肺也"这个命题。吴老师继续介绍说,进入 21 世纪,现代医学的研究有向整体观回归的倾向,例如西医在临床上强调个体化治疗,这恰恰是中医辨证论治中的同病异治;所谓转化医学,就是要以病人为中心,基础理论和药物研究要密切结合临床,为临床服务;中医是经验医学,就是在临床实践中进行研究。系统生物学也转向微观与宏观、局部与整体的联系。中国工程院院士樊代明教授又提出"整合医学"的概念,在这一概念的指导下,国内先后出现了《整合肝肠病学》(刘玉兰主编)、《整合眼科学》(王宁利主编)等论著。樊代明院士在《整合眼科学》中指出:"整合医学概念的提出,目的是为现实的医学问题,即专科过度细化,专业过度细划,导致医学知识碎片化,给临床医生诊疗疾病带来的局限性问题。"[16] 所谓"整合眼科学",就是不要只是从眼睛专治眼病,要考虑全身各系统的病变都可以引起眼睛的疾病,例如颅脑病、高血压、糖尿病,等等。这与《内经·咳论》所说的"五脏六腑皆令人咳,非独肺也"的整体观概念完全一致。

体质虚弱易伤风感冒而咳嗽者,主要还是要从肺论治,必要时加入健脾祛痰的参、术、二陈,通常没有多少禁忌,或许疗效更好。例如吴老师用得得心应手的参苏饮,老幼皆宜。但咳嗽从肾论治是有前提的。难治性咳嗽患者大多数患慢性支气管炎、慢性阻塞性肺疾病或肺源性心脏病,这类病人肺部本来就存在的慢性感染,每易外感加重,发病初期即见痰热,这相当于中医的"伏邪"概念,往往恶寒明显而兼见痰热,应当先清里后解表或表里兼治,这是吴老师经常的治法。只有当既无表证也无里热而咳嗽不已时,才能考虑从肾论治。因为治肾的方药大多不是滋腻助痰,就是温燥助热。古人说肾无泻法,其实六味地黄汤本来就是补中有泻,三补三泻。所谓三泻的茯苓、泽泻,吴老师常用来与半夏、苍术合用除痰湿,丹皮常用来与赤小豆合用凉血解表、清瘀热,这种配伍用法常出现在治咳嗽方中,甚至生地、熟地也不例外。用吴老师的话来说,用方之妙妙在合理配伍,用方之难也难在合理配伍。例如,他用当归六黄汤治疗多汗、乏力、口渴、舌质红、苔黄之咳嗽证,常去黄连加砂仁、天门冬,含有三才封髓丹之意,砂仁还可监制地黄的滋腻。张介宾说:"虚邪之至,害必归阴,五脏之伤,穷必及肾。"久咳的病人每易伤及肺之气阴,这时金不生水,肾阴也亏损,吴老师有两种治法,一是生脉饮合桑菊饮,此是一般的伤风感冒经治后内热不盛,咳痰不多,但咳嗽不止者,认为是肺的顺应性失调,用之最宜;二是肺肾气阴亏耗,素有肺系宿疾,或因伤风感冒触发后久咳不止者,则用麦味地黄汤加细辛。确系肺肾阳虚,寒痰壅肺之慢性咳嗽,即使其恶寒不能排除有表证者,吴老师用阳和汤加味治疗。他认为,阳和汤中有麻黄,即使有表邪也可用。虽然《金匮要略》提出治痰饮当用温药和之而举用肾气丸,但吴老师认为,寒痰壅肺者阳和汤比肾气丸更宜,而且体现肺肾同治,毕竟咳不止于肺而不离乎肺。

【病案举例】

杨某,女,75 岁,既往有反复咳嗽、咯痰、活动后胸闷、气喘 10 年病史,10 天前因受凉后咳嗽、咯痰、胸闷、气喘加重,自服"头孢呋辛酯、快克"后,症状缓解不显而就诊,就诊时诉干咳少痰、口干、咽部不适,二便可,饮食可。查:咽稍红,双肺呼吸音粗,舌质红、苔黄干,脉沉细。中医辨证:肺肾气阴不足,外感风热,为本虚标实之证。方剂:生脉桑菊饮。拟方:太子参 15 g,麦门冬 15 g,五味子 9 g,桑叶 15 g,菊花 15 g,连翘 15 g,杏仁 12 g,桔梗 10 g,芦根 20 g,冬瓜仁 30 g,炒苏子 9 g,甘草 6 g,苏叶 12 g。共 5 剂,水煎内服,每日 1 剂。

服完 5 剂后二诊：患者咳嗽、咯痰、胸闷、气喘症状明显改善，口干、咽部不适症状消失。舌质淡红，苔薄黄，舌根微黄腻，脉细弱，仍考虑肺肾气阴不足，痰热郁肺，故予麦门冬汤合千金苇茎汤加减以益气养阴，清热化痰治疗。拟方：太子参 15 g，麦门冬 15 g，法半夏 12 g，芦根 20 g，炒扁豆 15 g，薏苡仁 30 g，冬瓜仁 30 g，甘草 9 g，桔梗 10 g，大贝母 15 g，杏仁 10 g，炒苏子 9 g。共 5 剂，患者症状得以缓解。

按语：吴老认为，肺肾与呼吸相关，久咳、久喘患者，大都肺肾气阴两虚，即肺的顺应性下降。宿疾新感时，单纯祛邪多不能奏效，应标本同治需补肺纳肾益气以祛邪外出。生脉饮联合桑菊饮、麦门冬汤联合千金苇茎汤，均肺肾同治、标本同治，以益气养阴祛邪外出，使疗效明显提高。

牟某，男，52 岁。因"反复咳、痰、喘 12 年"就诊，就诊时咳喘频作，气急胸闷，痰多而稠，咯吐不利，面色晦暗，小溲清长，恶寒怕冷，饮食如常，大便可，舌体胖，苔白微腻，脉沉细而弱。吴老辨证为肺肾气虚，予阳和汤加味以宣肺化痰，温肾纳气。拟方：熟地 30 g，鹿角胶（烊化）10 g，麻黄 6 g，白芥子 15 g，干姜 9 g，肉桂 10 g，陈皮 10 g，茯苓 20 g，法半夏 10 g，甘草 6 g，砂仁 6 g（后下），五味子 9 g，苏子 10 g，黄柏 9 g。共 5 剂，水煎服后，咳嗽、咯痰、胸闷、气喘明显改善，后予金匮肾气丸巩固。

按语：本病因久病咳喘，肺失宣降，脾失健运，肾阳亏虚，津液不化，凝聚成痰，成为宿疾之根。根据仲景有"病痰饮者，当以温药和之"之说，吴老将阳和汤用于治阳虚顽痰咳喘，方中用熟地、鹿角胶养血温阳，肉桂、干姜、麻黄温通表里，二陈、苏子、白芥子祛顽痰，砂仁行气使方药灵动不滞，黄柏防温燥伤阴，五味子酸收，摄纳肾气以平喘，全方使阳气得升，阴霾四散，咳喘自平。

（二）从脾肾论治哮病的经验

从《黄帝内经》到《伤寒论》和《金匮要略》，都只有喘证而没有提到哮病，但所描述的喘证中有喘逆、喘鸣、喘争、呕咳上气喘等，显然已包含有哮病的内容。隋代巢元方在论及"上气喘鸣"时说："肺主于气，邪乘于肺则肺胀（原文作痕，下同），胀则肺管不利，不利则气道涩，故气上喘逆，鸣息不通"[17]。文中提到"肺管不利""气道涩"，生动地描述了支气管哮喘时气道通气障碍，但巢氏也没有使用哮喘病名。提到哮喘之病名的是宋代王执中的《针灸资生经》，如说"因与人治哮喘，只缪（刺）肺俞，不缪（刺）他穴"[18]。关于哮与喘的区别，虞抟说："喘以气息言，哮以声响言""喘促喉中如水鸡响者,谓之哮;气促而连续不能以息者,谓之喘"。[19]在西医上不分哮和喘,但哮喘既是病名,也是症状,前者即支气管哮喘,后者指肺部疾病,特别是慢性阻塞性肺疾病、肺源性心脏病等肺功能不全的症状。因此,中医教科书称哮为哮病,称喘为喘证是合理的。这里主要总结吴老师从脾肾论治哮病的经验。需要说明的是,这里所说的哮病特指西医诊断的急慢性支气管哮喘,故文中提及的哮喘是西医概念,一般不包括中医学上的喘证,喘证将在下一节讨论。

1. 哮病也分急性慢性, 便于把握标本缓急

吴老师提倡中医也要学习西医必要的知识,吴老师自己就长于中西医比较研究,他特别赞同上海百岁名中医干祖望教授的观点,即干老主张中医的四诊加上查诊(体查和实验室检查),尽量合理使用能够用西医明确诊断的病名,例如小儿常患的乳蛾可直接诊断为扁桃体炎,等等。既然哮病特指急性、慢性支气管哮喘,那么哮病与支气管哮喘就成了同义词。于是,吴老师认为哮病也可以分为急性、慢性,这样做有利于把握标本缓急。标本缓急是中医临床辨证的重要方法之一,《黄帝内经》说"标本不得,邪气不服"是非常有道理的,中医将哮病分为寒哮、热哮,再分标本缓急,则无论寒哮热哮,急则治标从肺论治,缓则治本从脾肾论治。

将哮病分为标本缓急,表明中医从脾肾论治哮病是有前提条件的,即急性发作期时应以祛邪为主;缓解期以扶正为要,所谓扶正,主要就是从脾肾论治,其中包含有预防性治疗的意义,这符合哮病急性发作期和缓解期的特点。急性哮病多发生在儿童,每因伤风感冒或接触某种致敏原发病,一般从肺论治即可缓解,缓解后如常人。有少数患儿发作较频者,有两种情况,其一是呼吸道感染病灶未根治,其二是由于反复发作损伤或药食不当损伤肺脾肾,故缓解期扶正治疗就显得非常重要。成人哮病每多是宿痰,触发因素很多,而且缓解期也有轻重不一的哮鸣。因此,成人哮病抓机会扶正,即从脾肾论治,兼顾肺的气阴也是非常重要的。

【病案举例】

患儿宋某,5岁,宿有过敏性鼻炎、支气管哮喘,每遇感冒受凉则反复发作,平素吸沙美特罗替卡松治疗。就诊前2天再发,自服"小儿护彤"后,症状无改善而就诊。就诊时表现为刺激性咳嗽、咯痰、气喘、流涕、喷嚏,喉间可闻及哮鸣音,饮食、二便可。舌质红、苔黄、脉滑。吴老考虑风热犯肺,痰热内郁,予麻连赤小豆汤加味治疗,拟方:麻黄3 g,杏仁6 g,桑白皮6 g,连翘10 g,黄芩6 g,赤小豆15 g,射干6 g,大贝母6 g,蝉蜕6 g,僵蚕6 g,法半夏5 g,天竺黄6 g,厚朴6 g,地龙6 g。共

5剂,后诸症自平。因患儿拒服中药,继予沙美特罗替卡松吸入治疗。

按语:吴老治疗哮病,遵从急则治标,缓则治本的原则。急性期以祛邪为主,祛邪辨证要点是区分寒热,从肺论治。本患儿急性发作时就诊,病邪属热,吴老从表里双解,使邪热得解,痰热得泻。另外,吴老重视"风为百病之长",故于蝉蜕、僵蚕、地龙以祛风解痉,使咳喘自平。病情得到控制后,再缓缓图治。

2. 调畅气机治痰饮

肺主气,司治节。主气是主呼吸之气,就是肺的通气和换气;所谓治节,是治理、节制,调节肺的通气和换气的太过和不及。前面所引《诸病源候论》所论的"上气喘逆,喘息不通",相当于支气管哮喘时的气管、支气管痉挛,气道阻塞,通气障碍。引起哮病发作的原因很多,在西医上,一是体质因素,包括遗传因素、免疫状态、精神心理状态、内分泌和健康状况等,是患者易感哮喘的重要因素;二是环境因素,包括各种变应原、刺激性气体、致病微生物感染、职业因素、气候、药物、运动(过度通气)、社会心理因素,等等[20]。中医则笼统归结为感风寒湿热邪气,阻遏气机,使肺气的宣发和肃降太过或不及。现代中医已重视体质因素和致敏原与哮病的关系。哮病是一种发作性疾病,急性发作多见于儿童,常伴咳嗽、多涕泪,这些炎症分泌物滴流到咽喉部,常称作痰。吴老师的经验认为,儿童哮病大多数在进入青春期后由于体内激素的较大变化,通常会减少减轻发作,甚至治愈或自愈。但也有相当一部分哮病患者,特别是有家族史者,或从小儿发病后由于反复发作,损伤肺脾肾,便成宿痰者,终生难愈发病较晚者更难根治,最后发展为慢性阻塞性肺疾病、肺源性心脏病。

哮病是发作性疾病,经中西药治疗,发作每可以得到控制,称为缓解期。由于哮病反复发作,势必损伤肺脾肾,故许多患者在哮病缓解期也有症状,如咳喘、多痰、胸闷、气短、困倦乏力、食欲不振等,吴老师把这类患者的哮病缓解期称为慢性哮病,以便抓住缓解期大多没有表邪的机会,从脾肾论治。所谓从脾肾治,不是单一的补脾补肾,要理解为肺脾同治、肺肾同治、脾肾同治;要寓泻于补或寓补于泻。这在论治哮病痰和饮中充分体现出来。

痰或饮壅阻肺气是哮病的关键环节之一,而痰饮是水液代谢障碍的病理产物,肺为贮痰之器,作为次生病因的痰饮每易阻塞肺的气机,如果说风寒湿热之邪是导致"肺管""气道"(见上引《诸病源候论》)痉挛的原因,痰饮则是阻塞"肺管""气道"的元凶。因此,治痰和饮是中医治哮病的重要方法之一。而痰饮的生成,其标在肺,其制在脾,其本在肾,故哮病缓解期从脾肾论治痰饮是防治哮病发作的有效方法。《金匮要略》痰饮咳嗽病篇指出,病痰饮者,当以温药和之,苓桂术甘汤主之,肾气丸亦主之,这是从脾肾论治痰饮的经典经验。在此基础上,吴老师还根据哮病的特点,治其痰饮常用金水六君子汤、苏子降气汤、升阳益胃汤、人参蛤蚧散、都气丸等方加减化裁,常在这些方中酌加桂枝,重用茯苓、泽泻、白术,寓苓桂术甘汤之意;有饮邪者,酌加葶苈子、桑白皮以泻肺;治痰饮本来就能宣畅气机,必要时酌加杏仁、苏子,或枳壳、桔梗,或瓜蒌皮、薤白。

【病案举例】

张某,女,74 岁,因"反复咳嗽、咯痰、气喘 20 年,再发 7 天"就诊,曾经于我院明确诊断为支气管哮喘、阻塞性肺气肿。就诊时咳嗽、咯痰、胸闷、气喘,夜间尤甚,痰难咯,动则喉间痰鸣、汗出。查体:双肺可闻及干湿啰音,饮食尚可,大便偏干,小便可。舌质暗红、苔黄,脉滑数,考虑痰热壅肺,肺肾气虚。予千金苇茎汤合苏子降气汤加减。拟方:薏苡仁 30 g,冬瓜仁 30 g,芦根 20 g,石苇 12 g,败酱草 50 g,杏仁 12 g,前胡 15 g,法半夏 10 g,厚朴 10 g,枳壳 10 g,桔梗 15 g,大贝 15 g,甘草 6 g。共 5 剂,水煎服,每日 1 剂。

二诊:患者咳嗽、胸闷、气喘、痰鸣明显改善,痰易咯,动则汗出减少,大便通畅。查体:舌质暗,苔黄微腻,脉滑,双肺哮鸣音消失,双下肺可闻及少许湿啰音。考虑气滞痰郁,故予陷胸温胆汤加减治疗。拟方:竹茹 12 g,陈皮 10 g,茯苓 20 g,黄连 6 g,法半夏 10 g,瓜蒌皮 15 g,枳壳 12 g,桔梗 15 g,甘草 6 g,炒苏子 15 g,薤白 9 g。共 5 剂,后患者诸症自平。

按语:吴老认为,哮病发作,外因多为外邪诱发,内因为痰饮作祟,内外因最终是使气道痉挛,痰随气升,气道阻塞,肺失宣降所致。同时,气机不畅还是形成痰的罪魁祸首,因此,气机不畅既是病因,又是诱因。故治疗关键是调畅气机,这既是针对病因治疗,也是针对病机治疗。前方用杏仁、前胡、法半夏、厚朴、枳壳、桔梗,后方予陈皮、瓜蒌皮、枳壳、桔梗、炒苏子均为调畅气机,使气机升降出入有序,以杜痰源。

侯某,男,82 岁,既往有反复咳嗽、咯痰 20 年,气喘 10 年病史。冬春季节病情易反复加重,发作时患者本人及家人可闻及喉间哮鸣音。就诊时间歇性咳嗽,咯白色泡沫痰,易咯,胸闷、气喘动则加剧,纳差、进食后腹胀,二便尚可。查体:形体消瘦,舌质暗淡、苔少,脉沉细。吴老辨证为肺肾不足、脾虚不运,予金水六君子汤加味治疗。拟方:当归 15 g,熟地 20 g,陈皮 12 g,茯苓 20 g,法半夏 10 g,甘草 6 g,太子参 15 g,白术 15 g,山药 15 g,砂仁 6 g,木香 6 g。共 5 剂,水煎服。患者服用 5 剂后,腹胀、纳差明显改善,原方继续服用 5 剂,患者活动较前轻松,饮食良好,咳嗽、咯痰、胸闷气喘均好转。嘱其定期间断服用上方巩固。

按语:该患者属于哮病缓解期,无明显外邪,吴老主张以补肺脾肾以杜生痰之源。在补肺健脾益肾方药中,仍然重视调畅气机。该患者重用熟地、当归补肾,六君子汤健脾补肺,补中予木香、砂仁行气畅中,补而不滞,必不可少。

3. 重视胃食管反流触发哮病

《黄帝内经》首先提出呕与咳嗽上气哮喘的关系,如《素问·脉解》说:"所谓呕咳上气喘者,阴气在下,阳气在上,诸阳气浮,无所依从,故呕咳上气喘也。"人体的脾胃是气机升降的枢纽,脾以升为健,胃以降为和;如果脾不升清,胃不降浊,升降反作,不但使浊气在上而生䐜胀,还可使胃中浊气上逆而影响到肺的功能,从而发生"咳上气喘",这就是《黄帝内经》将本属于胃的呕与属于肺的咳喘联系起来的实质,而西医观察到胃食管反流、喉咽反流会引起咳嗽哮喘这一事实还是近十多年的事情。

吴光炯老师是脾胃病专家,不但精通中医,还比较全面地掌握西医理论知识,而且还特别关注西医当前研究进展。他在临床实践中发现婴幼儿夜间咳喘者,大多有临睡前进食奶或饮料(牛奶)的习惯。小儿进食后没有活动即躺下睡觉,由于婴幼儿食管较短,贲门和食管功能还不够完善,睡眠时常翻滚而离开本来较低的枕头,则进食后胃内容物易反流到食管喉咽部,被误吸入肺气道从而刺激性地引起咳喘,反流的胃内容物过多甚至可能阻塞气道窒息而危及生命。对此,吴老师耐心向患儿父母讲解其原理,婴幼儿进食一般重口味而不知饱足;临睡前进食不宜过多,进食后让其活动 1 h 左右;必要时对较大的小儿用《金匮要略》橘皮竹茹汤加味辅助治疗,效果很好。

成人因胃食管反流引起的哮喘并不少见。吴老师给我们讲述了中国科学院院士、著名血管外科学专家汪忠镐的故事。汪院士患严重的哮喘咳嗽,反复发作,经多次抢救,先后住院 5 次,呼吸科专家始终没有找到引起哮喘咳嗽发作的真正原因。汪院士在一次国际性学术活动的席间发病,同座的一位印度专家提醒说,"你是否患有胃食管反流病?"汪经过分析后诊断自己确实患有胃食管反流病,是胃内容物被误吸入呼吸道引起的喘咳。于是他毅然去美国接受了经腹腔行胃底折叠术,治好了胃食管反流病,其喘咳也随之完全消失了。汪院士本来是著名的血管外科专家,他为此专门研究胃食管反流与呼吸道疾病的关系,并在北京创建了举世第一以治疗哮喘、耳鼻咽喉气道病变的"胃食管反流病诊治中心",4 年之后这个诊治中心的团队将其研究成果编写成《胃食管反流与呼吸道疾病:胃食管喉气管综合征》一书出版,汪院士为主编。

鉴于"大量的证据表明哮喘患者罹患 GER 比普通人群更常见",有学者提出两者间相互影响的机制可能为:"①反流物被吸入呼吸道后,刺激呼吸道的迷走神经,引起支气管痉挛;②吸入呼吸道的酸性胃内容物刺激并损伤呼吸道组织,发生化学性炎症,诱发气道高反应;③反流物刺激食管黏膜的酸感受器,兴奋迷走神经,反射性引起支气管平滑肌痉挛;④哮喘患者过量使用支气管舒张剂可舒张食管下段括约肌,降低食管下段括约肌张力而发生胃食管反流;⑤哮喘患者存在气道受阻、膈肌位置低,可削弱食管下段括约肌的正常功能而易导致胃内容物反流。"[21] 总之,不管是胃内容物反流引起抑或触发哮喘,还是哮喘患者也存在影响胃食管功能的因素,中医从脾胃论治哮病是有理论依据和临床经验的。

胃食管反流病发病率很高,如果哮病患者反复发作,脾肺两虚者,可用六君子系列方,橘皮竹茹汤,小半夏加人参茯苓汤;由于脾为生痰之源,肺为贮痰之器,哮病每多有痰,故从脾胃或脾肺论治常用具有辛开苦降的温胆汤系列方,包括加参温胆汤、左金温胆汤、陷胸温胆汤,等等;哮病每因外感发作者,首选东垣升阳益胃汤。吴老师加减化裁运用这些成方时,常包含有枳术丸,二陈汤及祛风解痉的蝉蜕、地龙、钩藤、葛根、麻黄等,任选二三味,这类祛风解痉药有较好的抗过敏作用。这体现了必要时标本兼治和寓防于治之中的思想。

【病案举例】

黄某,女,53 岁,自诉支气管哮喘病史有 5 年,常常在冬春季节受凉后加重,长期吸入沙美特罗替卡松治疗,疗效不显,近两年每到冬春即由贵阳南迁海南居住,以减少哮喘发作次数。追述患者 48 岁绝经,已有 5 年,有慢性胃炎 10 年,常常进食后出现胸闷梗塞感,口苦泛酸,时伴烧心,自服"胃康宁、雷尼替丁"后好转。追述患者哮喘发作时,常常伴随上述胃肠道症状。吴老根据临床经验高度怀疑此哮喘与胃食管反流相关。嘱其做胃镜检查回示:慢性非萎缩性胃炎、胆汁反流。患者目前有微咳,咯少量黄痰,易咯,口苦、泛酸、胸闷、气喘,夜间气喘加重,偶可闻及哮鸣音,吸入"沙丁胺醇"后,稍缓解。查体:舌质红、苔黄、脉弦。考虑肝郁气滞,痰热内阻,予左金温胆汤加味治疗。拟方:黄连9 g,吴茱萸6 g,竹茹12 g,枳壳12 g,桔梗15 g,郁金10 g,虎杖15 g,陈皮10 g,茯苓20 g,法半夏10 g,甘草6 g,蒲公英10 g,大贝15 g。共5剂,水煎内服。并嘱患者夜间半卧,以减少反流。服用上方后,患者就诊症状明显改善。之后患者多次就诊,先后服用陷胸温胆汤、黄连温胆汤、柴胡温胆汤加减治疗,患者就诊半年,哮喘未发。

按语:吴老不但擅长诊治内科疾病,同时也精通外科、妇科、儿科疾病,对更年期综合征认识颇深。该患者5年前发病,正处于绝经期,且有慢性胃炎基础疾病,更年期由于雌激素下降,导致胃肠功能紊乱加重,胃食管反流物刺激食道,而诱发哮喘。每当感冒受凉,胃肠功能紊乱加重,则哮喘反复。吴老抓住病因,因而解决了困扰患者多年的难题。吴老诊治疾病重视性别、年龄阶段的特殊性,问诊全面、仔细,因此,能找到病因,做针对性治疗,取得疗效。同时,也体现了中医"同病异治、异病同治"的治疗原则。

董某,男,55岁,职业为警察,有反复支气管哮喘10年,平素饮食欠好,进食后饱胀,动则多汗,常常因受凉或气候变冷使哮喘反复发作,冬春季节发作频繁,多者5~6次/月。每次均需输"激素、氨茶碱"后缓解。就诊前1天因受凉,再发胸闷、气喘、刺咳、少痰,动则闻及哮鸣音,伴纳差、怕冷,动则多汗,进食后腹胀。自服"氨茶碱片"后,症状稍缓,因畏惧输液而慕名前来请吴老调治。详问病史后,查舌质淡、苔微白腻,脉浮滑,考虑气虚痰湿内阻,吴老予东垣升阳益胃汤治疗,拟方如下:黄芪20 g,泡参30 g,羌活15 g,柴胡10 g,陈皮15 g,茯苓20 g,法半夏10 g,甘草6 g,防风15 g,白术15 g,苏叶10 g,黄连6 g,射干10 g,地龙15 g。共5剂,患者服完后,发作症状缓解,纳差、怕冷、多汗均得到改善。从此拒绝西医,每月必诊。后经吴老推荐做胃镜回示:胆汁反流性胃炎。吴老辨证患者为肺脾气虚,以补肺健脾,除湿化痰为治疗原则。方以六君子汤合二陈汤,玉屏风散合二陈汤加减治疗,当遇到外感发作时予东垣升阳益胃汤、参苏饮加减治疗。就诊1年多,患者仅发作3次,且发作症状较前明显减轻。

按语:吴老主张中医医师也必须学习西医,能用西医手段明确诊断的疾病,对我们科学运用中医中药治疗具有指导作用。该患者不管是胃食管反流所致的哮喘,还是哮喘影响的胃肠道功能,双管齐下,确实能取得比单一治疗哮喘更好的疗效,且避免了因长期使用激素而产生的不良反应。

4.从肾论治哮病的中西医比较研究

按照中医脏象学说论五脏的相互关系,脾肺肾三脏依次是相生的,即脾生肺金,肺金生肾水。今肺金久病致虚不能生肾水,而致肾虚不能纳气,是肺病之伤,穷必及肾的结果,也是哮病从肾论治的依据之一。但吴老师更重视的是近50年来中医肾与命门实质研究和应用的成果。关于肾与命门的研究,从中医到中西医比较结合研究的历史过程可分为三个阶段,按照吴老师的思路分别陈述于后。

首先,是从《黄帝内经》到《难经》的阶段,就是《难经》将《黄帝内经》本来指两目的"命门"发挥为与肾相通的命门学说。《难经》共81篇,其中有4篇(八难、三十六难、三十九难、六十六难)论及命门与肾和女子胞乃至与全身的关系,如三十九难说"命名者,精神之所舍,元气之所系,男子以藏精,女子以系胞,其气通于肾";八难说:"所谓生气之原者,谓十二经之根本也,谓肾间动气也,此五脏六腑之本,十二经脉之根,呼吸之门,三焦之原"。这里提到"呼吸之门,三焦之原";六十六难又补充说"三焦者,原气之所使"。《难经》把命门的概念发挥得淋漓尽致。顾名思义,命门是生命之门,把其重要性强调得无以复加。

其次,是明代。明代是以孙一奎、赵献可、张介宾为代表的中医研究肾与命门的高潮,分别引入八卦、太极等概念,赋予肾与命门水与火、元阴与元阳的生理功能,进一步强调肾和命门与五脏六腑的关系,如张介宾总结说"此命门之水火,即十二脏之化源,故心赖之则君主以明,肺赖之则治节以行,脾胃赖之济仓廪之富,肝胆赖之资谋虑之本,膀胱赖之,则三焦气化;大小肠赖之则传导自分"云云。耐人寻味的是,孙一奎在《医旨绪余》命门图说一节中引《中和集》说:"阖辟呼吸,即玄牝之门,天地之根,所谓阖辟者,非口鼻呼吸,乃真气也。越人亦曰'肾间动气者,人之生命,五脏六腑之本,十二经脉之根,呼吸之门,三焦之原。'命门之义,盖出于此,犹儒之太极,道之玄牝也。"[22]吴老师指出,这段文字中所谓的阖辟,本来是描述肺的呼吸运动的,但孙一奎却认为不是指"口鼻呼吸,乃真气也"。这说明中国古代医家对人体呼吸功能的认识不只是口鼻呼吸,还有其他比口鼻呼吸更深层的意义,但限于历史条件,古代医家无法认识除口鼻呼吸外,还有细胞呼吸,只好用儒家的"太极"、道家的"玄牝"来解释这种有别于口鼻呼吸的"真气"。现在已知生物氧化主要是在细胞内线粒体中进行的,即线粒体的氧化磷酸化过程需耗氧、排二氧化碳,所释放的能量用于合成三磷酸腺苷(ATP)和维持体温,故ATP可能就是中医所说的"真气"之一。

如果说以上诸家所论的命门概念比较抽象,那么李时珍对命门的实体已有研究,如说:"其(命门)体非脂非肉,白膜裹之,在七节之旁,两肾之间,二系著脊,下通二肾,上通心肺,贯属于脑,为生命之原,相火之主,精气之腑,人物皆有之,生人生物,皆由此出。"对命门的这一描述和肾上腺的解剖位置和具体特征都十分一致。我们不能不赞叹古代中医的智慧!

再次,是中医"肾"实质的现代研究。以上海第一医学院姜春华、钟学礼、顾天爵、沈自尹为主的脏象专题研究组从 1959—1978 年应用现代科学方法对中医"肾"的实质进行研究,他们以"肾虚"作为异病同治的物质基础,通过补肾治疗无排卵性功血等六种不同的疾病,支气管哮喘就是其中的一种。他们对 64 例具有肾虚证的支气管哮喘患者做 24 h 尿 17 - 羟测定和 ACTH 试验。结果认为,哮喘的发病与肾上腺皮质功能有密切关系;对 45 例有肾虚见证的哮喘患者进行培本补肾治疗后,效果显著。[23]

基于以上事实,吴老师对《难经》赋予《黄帝内经》中原本是指两目的"命门"以全新的概念的意义评价很高,认为《难经》的命门学说补充了《黄帝内经》关于"肾"的功能认识的不足,如果说命门就相当于现代医学上的肾上腺的话,那么,《难经》甚至为中医脏象增添了一个非常重要的器官。

中医很重视七情致病。愤怒和惊恐这样的紧张情绪,可伤肝伤肾,过度的忧思也可伤及肺和脾。紧张情绪(精神心理的)、剧烈运动都可能引发哮喘,这与肾或命门有什么关系呢?紧张情绪、剧烈运动均可引起应激反应,应激反应的动员期是通过交感、肾上腺髓质分泌去甲肾上腺素而产生全身反应;适应期则通过下丘脑 - 垂体 - 肾上腺皮质分泌糖皮质激素和盐皮质激素产生调节效应;如果应激反应过于强烈或持续时间过久,则可能进入衰竭期,这时较高的皮质醇对全身各系统产生的效应可起到不良后果,甚至有休克死亡的后果。[24] 由此可见,肾上腺在人体应激反应中起着至关重要的作用。这个内分泌器与中医的命门何其相似! 事实上,临床治疗哮喘发作也常用 ACTH——促肾上腺皮质激素(包括现在采用的喷雾剂)。

吴老师通过对肾 - 命门与肾上腺进行比较研究后,确信对于病程较长、反复发作、缓解期也有临床症状的哮病从肾 - 命门论治是合理的。但要掌握以下四个原则:其一是标本缓急,主要在哮病缓解期使用补肾法,有寓治于防、防治相结合的意义;有不少哮病患者发作期伴干咳无痰者,也可从肾论治。其二是分辨肾阴虚还是肾阳虚的界限;阴损及阳或阳损及阴者,分其主次或阴中求阳,阳中求阴。其三是肾阳虚通常指命门火衰,命火或微;肾阴虚通常指精血亏虚,有时肾与命门常作为同义词使用。其他是从肾与肺同治或肾与脾同治。吴老师认为,从肾论治哮病的方药除了《伤寒论》《金匮要略》的真武汤、肾气丸以外,主要还有人参固本汤、人参蛤蚧散、左归饮、右归饮、河东大造丸、金水六君煎、苏子降气汤、三才封髓丹、都气丸、麦味地黄汤,等等。吴老师擅用成方,他特别重视丹波元坚说的用方之难难在加减,用方之妙也妙在加减。他在临床运用成方时强调两个"灵"字,即要灵活加减化裁,体现个体化治疗;对补虚方要使之灵动,避免呆滞蛮补。

【病案举例】

杜某,女,76岁,既往有20年支气管哮喘病史,近年出现活动后胸闷、气喘、心慌、乏力,时有双下肢水肿。每年住院3~5次,每次需输激素方能缓解。就诊前刚出院,口服甲泼尼龙8 mg每日2次治疗。就诊症状:细咳、少痰,动则胸闷、气短、乏力、心慌,双下肢轻微水肿,伴心烦、口渴、纳眠差,大便干、小便黄。舌质暗,苔少,脉细,考虑肾阴肾阳亏虚,肾阴阳双补,予肾气丸合百合地黄汤加减治疗。拟方:山药30 g,仙灵脾15 g,盐炒黄柏10 g,熟地20 g,丹皮10 g,泽泻15 g,茯苓20 g,知母15 g,百合20 g,巴戟肉15 g,麦门冬15 g,甘草10 g,砂仁6 g(后下)。共10剂,水煎服。服用上方后患者胸闷、气短、乏力、心烦、口渴、纳差、尿黄均有改善,大便通畅。查双肺未闻及哮鸣音。故予患者减甲泼尼龙为4 mg每日2次治疗。继续内服上方10剂,再减甲泼尼龙为4 mg每日1次治疗。患者自觉气喘、乏力无加重,饮食、睡眠改善,双下肢无水肿,口渴、心烦消失。舌质暗红改善,苔少,脉细数,故上方减丹皮,知母减为10 g,继续内服15剂,停甲泼尼龙口服治疗。患者哮喘未复发,水肿消失,自觉精神纳眠可,嘱其继续口服六味地黄丸治疗,定期复诊。

按语:吴老通过"肺病之伤,穷必及肾"的理论以及近现代对肾与命门研究的认识,认为肾虚与下丘脑-垂体-肾上腺轴功能具有会通之处,为中医久哮用补肾法治疗提供了理论依据。不但提高了疗效,也减少了激素的用量,避免了激素的不良反应。同时,又强调了补肾治疗需界定补肾阴肾阳的主次,或于阴中求阳,或于阳中求阴,适当加减,体现个体化治疗。

患者陈某,女,32岁,病哮喘5年,常感冒后复发,平素神倦乏力、头晕目眩、腰膝酸软、怕冷,夜尿1~3次/晚,小便清长,月经经期5~7天,色淡、量少,伴纳差、无心工作。就诊症状:气怯声低、精神萎靡、细咳、少痰、头昏耳鸣、怕冷、纳差、大便通畅。查舌质淡、苔白而少,脉沉细,双肺未闻及哮鸣音。吴老辨证脾肾阳虚,故予右归丸加减治疗。拟方:熟地20 g,山药20 g,当归15 g,茯苓20 g,补骨脂10 g,

菟丝子 12 g,党参 15 g,巴戟天 15 g,山萸肉 10 g,肉桂 6 g,丹皮 10 g,砂仁 6 g(后下),枸杞 15 g。共 15 剂,水煎内服。患者服用上方后自觉症状明显好转,间断服用上方 30 剂,患者精神转好,咳嗽、咯痰、头晕目眩、腰膝酸软、怕冷消失,月经量增加、色红,已无夜尿,饮食改善,已正常上班。随诊半年哮喘未发。

按语:哮喘缓解期,补肾治疗疗效有目共睹。吴老提倡补肾治疗,实际包括肺肾同治、脾肾同治、肺脾肾同治,临床应根据患者具体情况,辨明主要病变脏腑,有侧重的选择治疗方案。同时,强调补肾药物大多滋腻碍脾,故应适当加减使方灵活机动,才不顾此失彼。

(三)从脾肾论治喘证的经验

在西医上,哮喘(asthma)一词源于希腊语"ααυμα",意思为"喘息",最初被用作"呼吸困难"的同义词。直到 1698 年弗洛郡发表了"哮喘论"的文章,才将哮喘从其他肺部疾病中明确分离出来成为一个独立的疾病。哮喘是指气道高反应、支气管痉挛和可逆性气道阻塞的概念[25]。据此,吴老师指出,既然喘息是呼吸困难的同义词,那么只要了解西医关于呼吸困难有哪些临床表现和发生在哪些疾病,就找到了中医从脾肾论治喘证的理论依据。

呼吸困难的患者表现为极度的"空气饥饿"状态[25],如气短、胸闷或呼吸费力,严重者呈端坐张口呼吸,等等。这些症状和体征,是以气息而言的,符合中医的喘证。喘证关乎肺而不止乎肺。在内科范围,肺源性呼吸困难包括一组阻塞性肺病,如支气管哮喘、慢性阻塞性肺病;限制性肺病,如浸润性肺病、肺纤维化、肺切除;血管性疾病,如肺栓塞、肺动脉高压等。肺外因素主要是心源性的,例如心功能不全所致的肺瘀血,即由于心脏泵功能障碍,来自肺静脉系统的血液排出受阻,导致肺毛细血管压力升高,气管黏膜肿胀,肺顺应性下降使然。其他如严重贫血、肥胖、代谢性酸中毒均可导致呼吸困难。不管是肺源性的还是肺外性的呼吸困难,如果将这些病症都纳入中医喘证从肺脾肾论治,不但拓宽了中医中药的用武之地,而且还为临床治疗这些病症开辟了新的途径。

由于中医的有些术语缺乏统一性,在中医古代文献中哮与喘是含混不清的,甚至是张冠李戴、指驴为马的。吴老师通过中西医比较研究,将哮病与支气管哮喘、喘证与呼吸困难联系起来,不但思路清楚,而且还说明了现在的中医内科学称哮为病,称喘为证是合理的。

1.喘证兼咳哮,先治其标

在临床上,特别是小儿的伤风感冒咳嗽常伴有哮或喘,哮或喘正常伴有咳嗽,故《黄帝内经》和《金匮要略》常把三者并提合论,例如前文所引《素问·脉解》中的"呕咳上气喘",《金匮·肺痿肺痈咳嗽上气》中的"咳而上气""咳逆上气""肺胀,咳而上气,故躁而喘",等等。这正是本论文题目取用"咳逆上气"来概括肺系病证的理由之一。如果喘证伴有咳嗽,大多有外感之邪;如果喘证伴有哮鸣,则是哮病发作期,触发原因很多,首先应考虑外感因素(广义的外感包括外界环境中的变应原)。因此,吴老师根据急则治其标的原则,必须先解表宣肺、化痰散饮、止咳平喘。其方药主要在《伤寒论》《金匮要略》中求之,适当加解痉又抗过敏的中药,如蝉蜕、僵蚕、钩藤、地龙、葛根、麻黄之类。

【病案举例】

李某,男,70 岁,因"咳嗽、咯痰、气喘 2 天"就诊,患者既往有喘息型支气管炎病史,无肺源性心脏病、冠心病史,2 天前因受凉再发。患者因家贫不愿住院,故寻求中医治疗。就诊时见咳嗽、咯黄稠痰、难咯,动则胸闷、气喘,喉间可闻及痰鸣,大便干,饮食可。查体:患者双下肺可闻及湿啰音,可闻及散在哮鸣音,双下肢无水肿。舌质暗红、苔黄腻,脉滑数。吴老辨证为痰热郁肺证,当宣肺降气,清热化痰治疗,予定喘汤合小陷胸汤加味治疗。拟方:麻黄 9 g,杏仁 12 g,桑白皮 15 g,黄芩 12 g,败酱草 30 g,地龙 15 g,半夏 10 g,炒苏子 15 g,款冬花 15 g,白果 10 g,甘草 6 g,厚朴 10 g,枳实 10 g,瓜蒌壳 15 g。共 5 剂,水煎内服。服完上方后患者胸闷、气喘、哮喘明显改善,大便通畅。仍咳嗽、咯黄痰,仍考虑痰热郁肺,予千金苇茎汤合小陷胸汤加味治疗。拟方:薏苡仁 30 g,冬瓜仁 30 g,芦根 20 g,石苇 15 g,桃仁 12 g,黄连 6 g,枳壳 12 g,瓜蒌壳 15 g,桔梗 15 g,甘草 6 g,生姜 5 片。共 5 剂,水煎内服。复诊时患者咳嗽、咯黄痰、胸闷、气喘缓解,肺部干湿啰音消失。仍有微咳,饮食欠好,舌质淡暗红、苔少,脉细数,考虑肺胃气阴两虚,予麦门冬汤合生脉饮善后。

按语:患者咳、哮、喘兼见,治疗时难以明确按哮病治或按喘证治疗,因此,治疗应哮喘兼顾。外感诱发宿疾,应遵循急则治标,缓则治本的治疗原则。患者就诊时咳哮喘并作,不能自持,予定喘汤合小陷胸汤宣肺平喘,清肺化痰,宽胸理气,使哮喘平息,再予千金苇茎汤合小陷胸汤清肺化痰,标本兼顾,最后予麦门冬汤合生脉饮益气养阴从肺胃肾论治,以治本。

患者李某,男,77岁。既往有慢性阻塞性肺疾病30年、慢性肺源性心脏病10年病史。患者受凉后再发咳嗽,咯黄稠痰、难咯,伴活动后胸闷、气短、心慌,饮食欠佳,大便干,3日未解。查:形体偏瘦,舌质红、苔黄腻,脉滑数。辨证:喘证痰浊阻肺。治则:除湿化痰,宣肺止咳。予三子养亲汤合小陷胸汤加味治疗。拟方:法半夏10 g,黄连6 g,瓜蒌皮12 g,瓜蒌仁12 g,竹茹15 g,大贝母15 g,白芥子15 g,炒苏子10 g,杏仁12 g,陈皮10 g,泡参30 g,大枣10 g,炒莱菔子9 g。共6剂,水煎内服后,患者觉咳嗽、咯痰、胸闷、气喘症状明显改善,大便、饮食改善。较既往病情复发时,只服抗生素治疗,症状改善更快。目前偶有阵发性心慌、汗出、心烦、失眠,大便偏干。查:舌质红、苔黄,脉滑数。辨证:肺肾气阴虚挟痰郁。治则:益气养阴,宣肺化痰。方剂:固本汤加减。拟方:二冬各15 g,生地20 g,熟地20 g,太子参30 g,黄芪30 g,当归15 g,白术20 g,柏子仁12 g,茯苓20 g,大贝母15 g,瓜蒌皮15 g,白芥子9 g,甘草6 g。共10剂,水煎服,标本同治。

按语:喘证病机为肺失宣降、肾失摄纳所致呼吸功能失常。新感引发宿疾,虚实夹杂,病情相对复杂。吴老遵循急则治标的原则予三子养亲汤,降气消食,温化痰饮;予小陷胸汤开胸豁痰,使气机升降有常,出入有序,痰浊得除。喘证除有肺、脾、肾三脏受损外,后期可影响至心。故该病缓解期予固本汤补养心肺,温肾健脾平喘,遵循"缓则治本"以扶正为主的治疗原则。

2.喘证虚多实少,治本为要

明代张介宾是研究注释《黄帝内经》大家。他在其所著的《景岳全书·杂病谟·喘促》一节中详尽罗列了《黄帝内经》中与喘相关的条文,见其中没有提及"哮"字,便以"喘促"为题论气喘,把气喘分为虚证和实证:"盖实喘者有邪,邪气实也;虚喘者无邪,元气虚也;实喘气长而有余,虚喘者气短而不续;实喘者胸胀气粗、声高、息涌,膨膨然若不能容,惟呼出为快也;虚喘者慌张气怯、声低息短,惶惶然气欲断,提之若不能升,吞之若不相及,劳动则甚,而惟急促似喘但得引长一息为快也。"针对这段文字,吴老师指出,张介宾拘泥于《黄帝内经》没有提到哮病,又自知把哮病和喘证混为一谈了,故紧接上文又提出所谓的"真喘""似喘"以冀对哮病和喘证的鉴别诊断。其实不论虚喘实喘,真喘似喘,张介宾对气喘的呼吸困难描述得都很深入全面。结合前面提到的西医呼吸困难所涉及的一类病症,吴老师认为,在中医学上喘证虚证较多,实证相对较少,应以扶正固本为要,例如哮病的缓解期仍有症状者,即可作喘证来论治,也体现缓则治本的治疗原则。

3.补土生金,脾肺同治

所谓补土生金法本来是根据五行学中土生金的理论提出来的。但吴老师在此基础上进一步认识到补脾胃之气的参、芪、术、甘也可以补肺气,如玉屏风散、升阳益胃汤;养肺阴的沙参、麦冬、百合、玉竹等也可以养脾胃之阴,如麦门冬汤、沙参麦门冬汤、养胃汤。在这里,从脾论治,同时也体现了脾肺同治。

【病案举例】

曾某,男,82岁,有慢性阻塞性肺疾病、慢性肺源性心脏病、冠心病史,1周前刚从呼吸科出院,因查出肺病合并真菌感染,院外继续口服氟康唑1片治疗。目前仍有微咳,少痰,气短,口渴,倦怠无力,食欲不振,烦热,口渴,二便尚正常。舌质暗红,苔少有裂纹,脉沉细。辨证:肺胃气阴两虚,宜益气养阴,方以橘皮竹茹汤合益胃汤加减治疗。拟方:橘皮12 g,竹茹12 g,太子参15 g,法半夏10 g,玉竹15 g,麦门冬15 g,生地15 g,葛根15 g,石斛15 g,炒扁豆15 g,甘草6 g,生姜4片 g,大枣10 g。共5剂,水煎内服。服用上方后,患者饮食改善,口渴、烦热好转。继予橘皮竹茹汤合生脉饮加石斛、麦门冬,5剂,水煎内服。复诊时患者气短乏力明显好转,食欲增加,余症消失。

按语:患者久病,肺脾肾受损,脾胃乃后天之本,气血生化之源,故东垣有"脾胃内伤,百病由生"之说。上下交损,先治其中,只有先调脾胃,滋其化源,以生气血,才能恢复正气。橘皮竹茹汤、益胃汤、生脉饮益气养阴、健脾和胃,乃肺脾同治,扶正固本之法。

杜某,女,76岁,既往有慢性支气管炎病史、2型糖尿病史、高血压病史。近3年出现活动后胸闷、气喘、气短、心慌、乏力,常伴纳差、腹胀、水肿,动则多汗,常易感冒。就诊时症见:间歇性咳嗽、少痰,动则气喘、气短乏力、汗出,伴腹胀、纳差,大便偏稀。查:舌质暗淡、苔薄白,脉细弱。吴老辨证肺脾气虚,予参苏饮加味治疗。拟方如下:党参15 g,苏叶12 g,陈皮10 g,茯苓20 g,法半夏10 g,甘草6 g,前胡15 g,木香6 g,葛根15 g,枳壳12 g,桔梗15 g,枇杷叶15 g。共10剂,水煎内服,每日1剂。服用上方后患者咳嗽、咯痰消失,腹胀、纳差、气短明显改善。之后间断予升阳益胃汤加减调理。患者2月后复诊,近期未感冒,自觉气喘较前减轻。

按语:喘证多为肺系疾病久病迁延而致,因此,为本虚之病变。外感时虚实夹杂,平素虚多邪少。肺脾为母子关系,肺功能失调,子病犯母,最先受损的是脾。因此,肺脾同病,最常见的治疗方法就是补土生金。吴老认为,补脾胃之气的药物也补肺气,养肺阴的药物也养脾胃之阴。充分体现了肺脾同治。

4.肺病及肾,补肾纳气

在五行论中金能生水,本来可以通过补肺来强肾的。但根据张介宾提出的"虚邪之至,害必归阴,五脏之伤,穷必及肾"的理论,更体现了肾这个根本在五脏中的重要性。中医认为肺为气之主,肾为气之根,呼出心与肺,吸入肾与肝,故肺损及肾,应以补肾纳气为治本。由于哮病的缓解期也视为喘证来论治,吴老师补肾纳气的经验和方药如上节所述,这里不再重复。

【病案举例】

廖某,男,79岁,反复咳嗽、咯痰、气喘、乏力10年,曾明确诊断为肺源性心脏病。就诊时症见气短、气喘,动则喘甚而汗出,呼多吸少,面虚浮,小便清长,舌质暗淡、苔薄白,脉细无力,大便尚可。1月前住院时肺功能提示:混合型通气功能障碍(FEV_1 55%,FEV_1/FVC 43.5%)。辨证:肺肾气虚,予七味都气丸加味。拟方如下:熟地20 g,五味子9 g,山药20 g,山萸肉20 g,茯苓20 g,泽泻20 g,丹皮12 g,白果10 g,蛤蚧1对(雌雄头尾全者,不得有蛀虫,水洗净,焙干,汤药冲服)。共5剂,水煎服。复诊时患者自觉气短、汗出而喘、小便清长稍好转。嘱其继续间断服用上方,半年后复诊自诉上述症状明显改善,未感冒,复查肺功能 FEV_1 65%,FEV_1/FVC 50%,较前改善。

按语:久病咳喘,肺虚及肾,耗伤肾气,肾气虚衰,气不归元,肾不纳气,动则加重,故以补肾为主。方中三补三泻,泻中寓补;五味子、白果补肾纳气,蛤蚧用于肺虚咳嗽,肾病作喘疗效尤甚。诸药共奏补肾纳气之功。该患者疗效显著,为喘证缓解期补肾治疗提供了实践经验。

5.虚喘宿病易外感,冬病夏治最为宜

所谓冬病夏治,是根据《黄帝内经》"春夏养阳,秋冬养阴"的理论提出来的,如《素问·四气调神大论》说:"夫四时阴阳者,万物之根本,所以圣人春夏养阳,秋冬养阴,以从其根,故与万物沉浮于生长之门……是故圣人不治已病治未病,不治已乱治未乱,此之谓也。"吴老师据此提出对于"咳逆上气"(即咳嗽、哮病、喘证)缓则治本,从脾肾论治是"寓防于治"的方法,其中就包括冬病夏治。

由于呼吸系统生理上的特殊性,感染性疾病的发生率居首位,无论是急性感染还是慢性感染都可出现咳嗽或喘逆。古人说伤风久咳易成劳,从慢性咳嗽、支气管哮喘发展到慢性阻塞性肺疾病、肺源性心脏病,就是一个虚损的过程。这类患者因

免疫功能低下,每因外感而引发宿病,特别是到秋末和整个冬季,反复感冒是常事,证见本虚标实,但因有表邪或挟痰饮,不能贸然施以温补、滋补剂。秋末到整个冬季,是呼吸道感染发病最高的季节,贵州是高原地区,气候湿冷,近些年来许多有条件的这类病人,临近入冬便学候鸟南迁,去海南过冬。这一现象提示我们,患者咳逆上气宿疾者,最宜冬病夏治,我们抓住夏天呼吸道感染发病少的机会从肺肾论咳逆上气,可明显缓解症状,而且可减少冬季发病。

【病案举例】

患者杨某,女,68 岁,有反复咳嗽、咯痰、气喘 10 年病史,患者每到冬春季节,即反复发作上症,每病均需输液治疗方能好转,近年活动耐力逐年下降,生活质量严重下降。就诊时微咳,晨起咯少量白色泡沫痰、易咯,动则气促,畏风多汗,易感冒,饮食欠好,二便尚正常,舌质淡、苔薄白,脉细滑,考虑肺脾气虚,予补肺健脾化痰治疗,予玉屏风散合二陈汤治疗。拟方如下:防风 15 g,白术 15 g,黄芪 15 g,陈皮 12 g,茯苓 20 g,法半夏 10 g,甘草 6 g,炒苏子 12 g,山药 15 g,山萸肉 15 g。共 10 剂,水煎内服。复诊时,自觉饮食改善,精神好转,咯痰减轻,嘱其间断(间隔 3 天,服 5 剂)服用上方 20 剂。此时正值三伏天,因此,建议患者到本院呼吸科穴位贴敷(止喘膏:具体方药省略)以冬病夏治。3 月后复诊,患者未感冒,畏风多汗明显改善,咯痰减少。患者因惧怕内服中药汤剂,故嘱其继续内服玉屏风散颗粒治疗,每年三伏天,继续穴位贴敷。近日为提醒患者三伏贴,电话随访,患者自诉就诊 2 年来,就诊症状改善,活动后气喘减轻,较少感冒,即使感冒,症状轻微,自服药物可愈。疗效显著。嘱其继续三伏贴治疗。

按语:《黄帝内经》"春夏养阳,秋冬养阴"的理论,是中医防病治病的原则。对于久病虚症者尤其适合。吴老对于喘证缓解期,以治本为主。除了内服中药,吴老也重视中医的"内病外治"原则,主张夏天阳气旺盛、毛孔大开、汗液易泻,阳气易损,故此时应顾护人体的阳气,防止秋冬时因阳气不足,阴阳失调,百病乃生。

三、肺脾同治在慢性阻塞性肺疾病合并白色念珠菌感染的临床研究

吴老师为脾胃病专家,擅长从脾胃论治其他系统疾病。吴老师在肺与脾的解剖、生理、病理联系,以及肺与大肠相表里、肺脾相关、肺肾相关和肺脾肾(命门)相互调节轴、治病求本论的理论基础上,形成了肺脾同治的学术思想。在治疗咳逆上

气时,根据不同症状及病程,重视肺脾同治、肺肾同治及肺脾肾同治。每次跟师亲聆教诲、目睹疗效,临床也独立实践,认识到咳逆上气病证不论是在急性发作期还是在临床缓解期,采用老师的肺脾同治法均能够取得更好疗效。本人为呼吸内科临床医师,知道由于广谱抗生素的滥用、激素的使用、免疫力低下、创伤性诊疗手段、呼吸机使用等原因,导致慢性阻塞性肺疾病(COPD)合并真菌感染病例发病率明显上升,甚至危及患者生命,而单纯用抗真菌药物治疗,疗效有限,甚至延误病情。COPD 合并真菌感染患者往往免疫力低下,又由于呼吸衰竭、心力衰竭导致胃肠道瘀血、胃肠动力不足,合并消化道症状较多,运用肺脾同治法治疗,疗效显著。本研究采用吴老师肺脾同治法常用方剂李东垣升阳益胃加减汤,用于西医诊断COPD 合并白色念珠菌感染,中医诊断肺胀痰浊阻肺并肺脾气虚证患者,临床进行对比研究,旨在进一步验证肺脾同治法临床疗效,扩大辨证范围,以便继承创新。

(一)临床资料

1.病例来源

收集 2013 年 12 月至 2014 年 12 月在贵阳中医学院第二附属医院呼吸内科住院患者 40 例。

2.诊断标准

(1)中医诊断标准

参照《中医内科常见病诊疗指南》(ZYYXH/T 7—2008)肺胀的诊断标准,中医辨证标准参照《中医内科学》(第 5 版)。舌苔、脉象判断标准参照《中医诊断学》(第 7 版)舌诊、脉诊部分。

痰浊阻肺并肺脾气虚主症:胸满,咳嗽痰多,色白黏腻或呈拉丝状或呈泡沫,短气喘息,稍劳即著。

兼次症:畏风易汗,脘腹痞胀,纳少,泛恶,便溏,倦怠乏力。

舌脉:舌质偏淡或淡胖,苔薄腻或浊腻,脉细滑。

正常舌苔脉象:舌质淡红,薄白苔,脉平。

腻苔判断标准:苔质致密,颗粒细小,融合成片,如涂有油腻之状,中间厚边周薄,紧贴舌面,揩之不去,刮之不脱。

细滑脉:脉细如线,但应指明显,往来流利,应指圆滑,如盘走珠。

（2）西医诊断标准

参照中华医学会呼吸病学分会《慢性阻塞性肺疾病诊治指南（2013 修订版）》诊断标准，及 IPFI 的诊断和治疗原则（草案）临床诊断。COPD 病情的严重程度评估参照 2007 年《GOLD 慢性阻塞性肺疾病指南》。

宿主因素：符合 COPD 急性发作期诊断，发病前有使用糖皮质激素或广谱抗生素基础，长期使用机械通气，低蛋白血症、免疫力低下。

临床症状、体征：发热体温 >38℃或 <36℃，伴有咳嗽、咯痰、胸闷、气喘症状较前加重；双肺可或未闻及干湿啰音，或原有干湿啰音加重。

实验室检查：白细胞升高或下降，外周血中性粒细胞增多或减少，中性粒细胞计数 $<0.5 \times 10^9/L$，并且持续 >10 日。

血气分析：低氧血症或Ⅰ型、Ⅱ型呼吸衰竭。

痰真菌培养 + 药敏试验：用药前 3 次清晨漱口后留取深部痰作痰真菌培养 + 药敏试验，3 次培养提示白色念珠菌感染，并对氟康唑敏感者。

肺功能：常规通气功能满足 $FEV_1\%/FVC < 70\%$，$FVC\% >$ 或 $< 80\%$，$FEV_1\% < 60\%$。

胸部 CT：多种性质和形态的病灶，新出现的浸润影或肺部多发性不规则结节、肿块，在治疗中病灶无好转而呈进展趋势者。

（3）COPD 急性发作期病情严重程度分级标准

表 2 – 45　COPD 分级标准

分级	程度	定义
0	有慢性咳嗽、咯痰	肺功能检查正常
1	轻度 COPD，有慢性咳嗽、咯痰	$FEV_1 > 80\%$（预计值） $FEV_1/FVC < 70\%$
2	中度 COPD，有慢性咳嗽、咯痰、呼吸困难	FEV_1 为预计值的 $30\% \sim 70\%$ $FEV_1/FVC < 70\%$
3	重度 COPD，有慢性咳嗽、咯痰、呼吸困难	$FEV_1/FVC < 70\%$，$FEV_1 < 30\%$（预计值） 或 $FEV_1 < 50\%$（预计值）伴有呼吸衰竭 或右心衰

3. 纳入标准

中医符合肺胀诊断，辨证分型属于痰浊阻肺并肺脾气虚证；西医符合 COPD 急性发作期诊断标准,满足 3 次痰真菌培养提示白色念珠菌感染,药敏试验提示对氟康唑敏感者,病情严重程度属中重度患者;患者自愿参加本项研究,签署知情同意书,能接受治疗、观察和各项检查者;非妊娠及哺乳患者;未参与其他临床试验者。

4. 排除标准

不符合中医诊断辨证为肺胀痰浊阻肺并肺脾气虚证者;COPD 合并细菌感染及其他真菌感染者;COPD 合并白色念珠菌感染但药敏试验对氟康唑耐药者;病情严重程度属轻度 COPD 患者;各病例有其他并发症者;不符合入选标准者。

5. 剔除标准

入组后出现其他严重躯体疾病者;入组后发现不符合试验方案者;疗程不达 3 周者;依从性差,不按方案用药的患者。

6. 不良反应及严重不良事件

对发生的不良反应及不良事件进行严重程度的分级。轻度:轻微的药品不良反应症状或疾病,停药后很快好转的,无须治疗。中度:造成患者短暂损害,不需要住院或延长住院时间,需要治疗或干预,易恢复。重度:引起死亡;致癌、致畸、致出生缺陷;对生命危险并能够导致人体永久的或显著的伤残;对器官功能产生永久性损伤;导致住院或住院时间延长。

(二)材料

1. 药物

东垣升阳益胃汤加减中药。组方:黄芪 30 g,党参 15 g,炙甘草 9 g,柴胡 6 g,防风 9 g,白芍药 9 g,橘皮 10 g,苦参 15 g,茯苓 20 g,泽泻 15 g,白术 15 g,半夏 15 g,黄连 6 g。功效:升阳益胃,健脾化痰。中医学院第二附属医院中药房提供,并由中医学院第二附属医院中药煎药室采用智控煎药机(北京产 2007 - 08 - 02,YFY -20 东华)煎出,每 3 剂药加适量自来水浸泡 30 min 后,加水至规定量 1600 mL,定压为 1.5 个大气压,在 120 ℃条件下煎煮 30 min,将药液抽滤至分装机,压榨药渣,浓缩至 900 mL,一次性密封包装(9 袋,每袋 100 mL)。

西药氟康唑氯化钠注射液。规格:100 mL:〔200 mg(康唑)- 900 mg(氯化钠)〕。

2. 主要仪器

普朗医疗 XFA6100A 血常规检测仪南京普朗医疗设备有限公司。

ES - 380 全自动生化分析仪南京颐兰贝生物科技有限责任公司。

真菌鉴定及药敏分析仪:VITEK ® 2 COMPACT 30 意大利生物梅里埃有限公司。

血气分析仪:I - STAT NJO8520 美国百奥特生物科技有限公司。

肺功能检查仪:MS - Diffusion 美国 JAEGER 公司生产。

螺旋 CT:SomatomEmotion16 排螺旋 CT 德国西门子公司。

(三)方法

1. 分组

将 COPD 急性发作期患者,用药前做痰真菌培养加药敏试验,筛选出 40 例经 3 次痰真菌培养提示为白色念珠菌感染,药敏试验对氟康唑敏感,且病情严重程度为中度、重度患者;中医辨证属肺胀痰浊阻肺、肺脾气虚证患者,单盲随机分 2 组,即对照组和治疗组。

2. 治疗方法

对照组予常规治疗:氟康唑静脉滴注,第 1 日予氟康唑氯化钠溶液 400 mg 静脉滴注,每日 1 次,2 日后予 200 mg 静脉滴注,每日 1 次;基础治疗,如吸氧、平喘、化痰。

治疗组在对照组治疗的基础上加用肺脾同治方(东垣升阳益胃汤加减方):每次 100 mL,每日 3 次,饭后服用。共治疗 3 周。

3. 观察指标

(1)治疗前后痰真菌培养

晨起用清水漱口 2 次后深咳痰,第一口舍弃,取第二口深部咳痰标本送微生物室检测。确定病原菌标准:连续取 3 日清晨痰,置于无菌器皿中 30 min 内送检;培养前行革兰染色涂片检查,合格痰标本为每一个低倍视野中 WBC >25 个,上皮细胞 <10 个,2 h 之内将痰标本接种于血培养基培养,培养出真菌进行纯分离和鉴定并做药敏试验。连续 3 次做深部痰培养为白色念珠菌,药敏试验对氟康唑敏感为合格标本。

(2)治疗前后血常规

普朗医疗 XFA6100A 血常规检测仪检测治疗前后血常规,观察白细胞及中性细胞情况。

（3）治疗前后肝肾功能

ES－380 全自动生化分析仪检测治疗前后肝肾功能情况。

（4）治疗前后血气分析

I－STAT NJ08520 血气分析仪检测治疗前后 PaO_2 及 $PaCO_2$。

（5）治疗前后肺功能

MS－Diffusion 肺功能检查仪观察治疗前后 FVC、FEV_1。

（6）治疗前后胸部 CT

SomatomEmotion16 排螺旋 CT 检测治疗前后胸部病灶吸收情况。

（7）治疗前后舌苔、脉象

观察舌苔时间及方法：晨起患者未进食、未漱口、未含服或口服有色药物后，在自然光线下医者观察并记录。

脉诊时间及方法：诊脉的时间，清晨未起床、未进食时；诊脉时病人仰卧，前臂自然向前平展，与心脏置于同一水平，手腕伸直，手掌向上，手指微微弯曲，在腕关节下面垫一松软的脉枕，使寸口部充分暴露伸展，气血畅通，便于诊察脉象；医者选用左手的食指、中指和无名指 3 根手指指目，手指指端平齐，手指略呈弓形倾斜，与受诊者体表约呈 45°角，医生下指时，先以左手中指按在患者右手掌后高骨内侧动脉处，称为中指定关，然后用食指按在关前（腕则）定寸，用无名指按在关后（肘侧）定尺。切脉时布指的疏密要得当，要与患者手臂长短和医生的手指粗细相适应，病人的手臂长或医者手指较细者，布指宜疏，反之宜密。医生布指之后，运用指力的轻重、挪移及布指变化以体察脉象，重点在右手寸关部（反应肺脾功能）。

（8）治疗前后中医临床症状体征

观察治疗前后中医临床症状积分、症状积分差、体征（舌苔、脉象）、临床疗效。痰浊阻肺并肺脾气虚临床症状、体征参照《中药新药临床研究指导原则（试行）》（国际药品监督管理局 2002 年版）标准（表 2－46）。

表 2－46 痰浊阻肺并肺脾气虚临床症状、体征分级量化表

症状	无	轻	中	重
咳嗽		白天间断咳，不影响工作和生活	白天咳嗽或见夜里偶咳，尚能坚持上班	昼夜频咳或阵发，影响工作或休息

续表

症状	无	轻	中	重
咳痰量		昼夜咯痰 10 ~ 50 mL	昼夜咯痰 50 ~ 100 mL	昼夜咯痰 >100 mL
痰液性质		稀薄,色白	黏稠,色白	黏稠,色黄
咯痰难易		易	较难	难
喘息		偶发,不影响睡眠或活动	喘息日夜可见,尚能坚持上班	喘息不能平卧,影响睡眠及活动
发热	T<37.5℃	37.5℃≤T<38℃	38℃≤T<39℃	T≥39℃
哮鸣音		偶闻或见于咳嗽、深呼吸时	散在	满布
湿啰音		偶闻或见于咳嗽、深呼吸时	双肺底可闻及	满布
食少纳呆		没有食欲,但保持原饭量	无食欲,饭量比病前减少	饭量减少 2/3 以上
倦怠乏力		稍倦,不耐劳力,可坚持轻体力劳动	倦怠较甚,勉强支持日常活动	四肢无力,不能坚持日常活动
饭后腹胀		轻微腹胀,0.5 h 内减轻或消失,不影响生活,不需服对症药物	腹胀不适在 0.5 h 至 1 h 内较甚,部分影响日常生活,或需服对症药物	腹胀更甚,2 h 以内仍不能好转,生活受影响,或服对症药物效果不佳
大便异常		软便或稍烂,成堆不成形,2~3 次/日	烂便、溏便,4~5 次/日,或稀便 1~2 次/日	稀便,3 次/日以上

　　症状按照线性量法,按 4 分制分为:正常(无)为 0,轻为 1,中为 2,重为 3,判断并进行评分。症候积分:咳嗽、咯痰、喘息等症状计分总和。

4.疗效评定

(1)中医症状评分

临床疗效评定标准参考《中药新药临床研究指导原则(试行)》(国家药品监督管理局 2002 年版)制定。按照症候疗效、客观检测指标拟定如下:

中医症状评分:按尼莫地平评分法计算得出。

具体公式为:$(M-N) \div N \times 100\%$,上述计算式中 M 为治疗前积分,N 为治疗后积分。

计算结果：

临床痊愈：临床症状体征消失或基本消失，症候积分减少≥95%，其他客观检查指标基本正常。

显效：临床症状体征明显改善，症候积分减少≥70%，其他客观检查指标明显改善（统计学有极显著差异）。

有效：临床症状体征都有好转，症候积分减少≥30%，其他客观检查指标明显改善（统计学有显著性差异）。

无效：临床症状体征无明显改善，甚或加重，症候积分减少不足30%，其他客观检查指标未见改善甚至加重。

（2）舌苔、脉象疗效判断标准

参照《中医诊断学》（第7版）拟定。

舌质淡、淡白变淡红或稍转淡红，为有改善；舌苔由腻苔好转或消失为有改善；脉细滑减轻或转为平脉为有改善。

明显改善：舌质、舌苔、脉象3项，有2项或2项以上改善。

部分改善：舌质、舌苔、脉象3项，有1项改善为部分改善。

无改善：舌质、舌苔、脉象3项均无变化或变生他象。

5. 统计分析

全部数据统计应用SPSS17.0统计软件进行分析。统计数据时计数资料用χ^2检验；计量资料用t检验，以均数±标准差（$\bar{x} \pm s$）表示；同组前后对照采用配对设计的t检验。

（四）结果

1. 研究对象的均衡性比较

对治疗组和对照组的性别、平均年龄、病程、病情程度进行均衡性比较，两组比较$P > 0.05$，说明治疗组和对照组具有一定的可比性（表2-47）。

表2-47　研究对象的均衡性比较

变量	对照组	治疗组	统计量和P值
男（n）	14	15	$\chi^2 = 0.125, P = 0.72$
女（n）	6	5	

续表

变量	对照组	治疗组	统计量和 P 值
平均年龄（岁）	71.1 ± 5.52	71.3 ± 6.78	$t = 0.10, P = 0.92$
平均病程（年）	18.7 ± 4.5	18.9 ± 5.30	$t = 0.13, P = 0.90$
中度病情（例）	7	6	$\chi^2 = 0.114, P = 0.736$
重度病情（例）	13	14	

2. 治疗效果比较

（1）中医临床症状体征、疗效比较情况

两组患者治疗前后中医临床症状积分情况比较 两组患者治疗前主要中医临床症状及体征：咳嗽、咯痰、肺部干湿啰音、食少纳呆、倦怠乏力、饭后腹胀、大便异常症状积分比较无差异（$P > 0.05$），具有可比性。治疗后治疗组咳嗽、咯痰、食少纳呆、倦怠乏力、饭后腹胀、大便异常症状积分与对照组比较，差异显著，有统计学意义，气喘、肺部干湿啰音症状积分治疗组稍优于对照组，无统计学意义（表2-48）。

表 2-48　治疗前后中医临床症状积分比较（$\bar{x} \pm s$）

症状		治疗组 （$n=20$）	对照组 （$n=20$）	t 值	P 值
咳嗽	治疗前	3.45 ± 0.56	3.42 ± 0.68	0.15	0.88
	治疗后	1.03 ± 0.66	1.95 ± 0.78	4.03	0.00
咯痰	治疗前	3.61 ± 1.02	3.59 ± 1.11	0.06	0.95
	治疗后	1.16 ± 0.76	1.81 ± 0.69	2.83	0.01
气喘	治疗前	3.39 ± 0.55	3.32 ± 0.54	0.73	0.47
	治疗后	1.57 ± 0.70	1.76 ± 0.92	0.74	0.47
干湿啰音	治疗前	3.15 ± 0.60	3.12 ± 0.70	0.15	0.89
	治疗后	1.68 ± 0.54	1.99 ± 0.67	1.61	0.12
食少纳呆	治疗前	3.32 ± 0.92	3.29 ± 0.88	0.11	0.92
	治疗后	0.50 ± 0.22	1.10 ± 0.56	4.46	0.00
倦怠乏力	治疗前	3.16 ± 0.56	3.13 ± 0.71	0.15	0.88
	治疗后	0.93 ± 0.23	1.56 ± 0.65	4.09	0.00

续表

症状		治疗组 ($n=20$)	对照组 ($n=20$)	t 值	P 值
饭后腹胀	治疗前	2.58 ± 0.86	2.56 ± 0.83	0.07	0.94
	治疗后	0.60 ± 0.21	1.78 ± 0.71	7.13	0.00
大便异常	治疗前	2.76 ± 0.72	2.72 ± 0.69	0.18	0.86
	治疗后	1.30 ± 0.64	2.12 ± 1.13	2.82	0.00

两组单项中医临床症状治疗前后积分差比较 两组患者治疗后单项症状比较,在咳嗽、咯痰、肺部干湿啰音、食少纳呆、倦怠乏力、饭后腹胀、大便异常上改善明显优于对照组,差异有统计学意义,气喘症状改善稍优于对照组(表2-49)。

表2-49 单项中医临床症状治疗前后积分差比较($\bar{x} \pm s$)

症状	治疗组($n=20$)	对照组($n=20$)	t 值	P 值
咳嗽	2.56 ± 0.55	2.20 ± 0.47	2.23	0.03
咯痰	3.12 ± 0.52	2.74 ± 0.55	2.25	0.03
气喘	2.11 ± 0.35	2.03 ± 0.40	0.17	0.87
干湿啰音	2.92 ± 0.55	2.02 ± 0.60	4.95	0.00
食少纳呆	3.02 ± 0.62	2.10 ± 0.78	4.13	0.00
倦怠乏力	2.99 ± 0.78	2.12 ± 0.72	3.67	0.00
饭后腹胀	3.12 ± 0.45	2.04 ± 0.56	6.72	0.00
大便异常	2.76 ± 0.64	1.58 ± 0.70	5.56	0.00

两组患者治疗后中医舌苔脉象改善情况 采用秩和检验(Mann - Whitney Test),对两组患者治疗后3周舌苔、脉象改善情况进行比较,治疗组在治疗后改善明显,与对照组比较差异有显著性,有统计学意义(表2-50)。

表2-50 两组患者中医舌苔脉象改善情况比较

舌苔和脉象	组别	明显 改善(n)	部分 改善(n)	无改善 (n)	总改善率(%)	Z 值	P 值
舌苔 ($n=20$)	治疗组	18	2	0	100	4.59	0.00
	对照组	4	6	10	50		
脉象 ($n=20$)	治疗组	17	3	0	100	4.13	0.00
	对照组	3	6	11	45		

两组治疗后临床疗效比较 两组患者治疗 3 周后,临床疗效比较,两组差异具有统计学意义($\chi^2 = 4.286, P = 0.038$)(表 2 - 51)。

表 2 - 51 两组治疗 2 周后临床疗效比较

组别	显效	好转	统计量和 P 值
对照组	12 例(60%)	8 例(40%)	$\chi^2 = 4.286, P = 0.038$
治疗组	17 例(85%)	3 例(15%)	

(2)两组患者治疗 3 周后痰真菌培养情况

两组患者治疗 3 周后痰真菌培养转阴情况,两组差异具有统计学意义($\chi^2 = 6.14, P = 0.01$)(表 2 - 52)。

表 2 - 52 两组治疗 3 周后 3 次痰真菌培养改善情况

组别	阴性	阳性	统计量和 P 值
对照组	11 例(55%)	9 例(45%)	$\chi^2 = 6.14, P = 0.01$
治疗组	18 例(90%)	2 例(10%)	

(3)两组患者治疗 3 周前后血常规改善情况

将治疗前治疗组与对照组的血常规 WBC 计数、NEUT% 进行比较,结果显示,两组没有统计学差异。治疗 3 周后,治疗组与对照组的血常规均得到改善,都具有一定的治疗效果(表 2 - 53)。

表 2 - 53 两组患者治疗 3 周前后血常规改善情况($\bar{x} \pm s$)

变量		对照组 ($n = 20$)	治疗组 ($n = 20$)	t 值	P 值
WBC ($\times 10^9$/L)	治疗前	8.0 ± 8.4	8.0 ± 9.1	0.00	1.00
	治疗后	5.8 ± 2.05	5.7 ± 1.21	0.16	0.87
NEUT(%)	治疗前	70 ± 21	70 ± 29	0.00	1.00
	治疗后	60 ± 19	60 ± 10	0.00	1.00

(4)两组患者用药前后肝肾功能情况

两组患者用药前肝肾功能正常,两组患者用药后肝肾功能正常。

（5）两组患者治疗3周前后血气分析改善情况

治疗前治疗组与对照组的血气分析 $PaCO_2$（mmol/L）与 PaO_2（mmol/L）比较，结果显示，两组没有统计学差异。治疗3周后，两组 $PaCO_2$ 和 PaO_2 均较治疗前发生改变，其中，$PaCO_2$ 均下降，PaO_2 均上升，两组进行比较无统计学差异。对 $PaCO_2$ 和 PaO_2 变化情况进行分析，两组通过治疗后血气分析均得到改善，治疗组的效果优于对照组（表2-54）。

表2-54　两组治疗3周前后血气分析改善情况（$\bar{x}\pm s$）

变量		对照组 （n=20）	治疗组 （n=20）	t 值	P 值
$PaCO^2$ （mmol/L）	治疗前	40.16±13.2	40.81±16.0	0.120	0.90
	治疗后	37.11±11.2	36.61±8.70	0.137	0.89
	改善情况	2.11±0.41	3.65±0.62	8.024	0.00
PaO^2（mmol/L）	治疗前	43.10±11.5	42.00±13.1	0.244	0.80
	治疗后	44.96±9.3	48.92±8.41	1.223	0.23
	改善情况	2.19±0.79	6.23±1.01	12.202	0.00

（6）两组患者治疗3周前后肺功能改善情况

两组在肺功能改善上比较，结果显示，治疗前两组肺功能状况（FVC 与 FEV_1）差异无统计学意义。治疗3周后，两组的肺功能状况均有改善，FVC 和 FEV_1 均有不同程度的上升，对两组肺功能情况进行比较，其差异无统计学意义。但两组的肺功能的变化比较，治疗组与对照组的肺功能均有一定改善，其中治疗组肺功能的改善情况优于对照组（表2-55）。

表2-55　两组治疗3周前后肺功能改善情况（$\bar{x}\pm s$）

变量		对照组 （n=20）	治疗组 （n=20）	t 值	P 值
FVC(L)	治疗前	1.42±1.04	1.56±1.02	0.37	0.71
	治疗后	1.73±0.33	1.97±0.26	2.21	0.03
	改善情况	2.53±1.21	4.81±2.19	3.53	0.00
FEV_1(L)	治疗前	0.87±0.55	0.91±0.56	0.20	0.85
	治疗后	1.02±0.49	1.21±0.51	1.04	0.31
	改善情况	0.35±0.19	0.54±0.11	3.35	0.00

（7）两组患者治疗 3 周后胸部 CT 改善情况

两组治疗 3 周后,其胸部 CT 改善情况比较,结果显示,两组均有不同程度的吸收,治疗组较对照组改善率差异显著,具有统计学意义($\chi^2 = 6.418, P = 0.04$)（表 2 – 56）。

表 2 – 56　两组治疗 3 周后胸部 CT 改善情况

组别	完全吸收	大部分吸收	小部分吸收	统计量和 P 值
对照组	4 例(20%)	6 例(30%)	10 例(50%)	$\chi^2 = 6.418$
治疗组	10 例(50%)	7 例(35%)	3 例(15%)	$P = 0.04$

3. 不良反应情况

对照组 20 例,有 8 例(53.33%)出现轻度不良反应(胃肠道反应),主要表现为食欲不佳。20 例受试者对口服升阳益胃汤后口感满意,未出现不良反应及不良事件。

（五）讨论

1. 对 COPD 合并白色念珠菌感染的认识及治疗现状

感染是微生态平衡与微生态失衡相互转化的重要组成部分,感染包括外源性、内源性、自身性感染。随着社会的进步,科学的发展,卫生条件的改善,主要发生的是内源性及自身性感染。自身性感染指宿主自身原籍菌群失调引起的感染,如因某些因素使宿主免疫功能下降,导致正常微生物发生转位等而造成的各种感染[26]。

肺部是真菌感染的好发部位,常见于免疫力低下、有慢性基础疾病的患者(如糖尿病、肿瘤、COPD),其中又以 COPD 多见。COPD 患者一旦合并真菌感染可迅速发展至感染性休克、呼吸窘迫综合征(ARDS)、多器官衰竭,这是 COPD 致死的主要原因,COPD 合并肺部真菌感染与大量长期使用广谱抗生素,长期使用甲泼尼龙、地塞米松等糖皮质激素,合并糖尿病、低蛋白血症和Ⅱ型呼吸衰竭有关[27-28]。据报道,COPD 合并肺部真菌感染以白色念珠菌感染为主,其次为曲霉菌[29]。COPD 患者临床一旦合并真菌感染,根据侵袭性肺部真菌感染的诊断标准与治疗原则(草案)需使用抗真菌治疗。药物选择参考所检测到的真菌种类而定。目前针对白色念珠菌感染的抗真菌药,根据其作用机制的不同分为很多种类,临床上经常使用抗真菌药物主要有唑类、多烯类、烯丙胺类、嘧啶类及棘白菌素类等,但由于各种因素限制了在临床使用的部分药物,主要有氟康唑、两性霉素 B、伊曲康唑、卡泊芬净、米卡芬净、5-氟尿嘧啶等。氟康唑是三唑类第三代抗真菌药,具有较好的药物动力学特点,生物利用度好,既能口服,又能静脉滴注,疗效高,不良反应小,价格低廉是目前治疗下呼吸道白色念珠菌感染较为满意的药物。虽然目前白色念珠菌对氟康唑耐药率有上升趋势,但敏感性仍较高,这是本研究对 COPD 患者合并白色念珠菌感染选择氟康唑联合用药的主要原因。

西药抗真菌药多有胃肠道不良反应,影响患者营养的摄入,往往更伤人体之正气,致虚者愈虚。抗真菌药物的不良反应及耐药情况,严重限制了抗真菌西药在临床中的使用。

2. 肺脾气虚是 COPD 合并白色念珠菌感染患者共有的病因病机

COPD 是气流受限,病情呈进行性发展的疾病,临床以咳嗽、咯痰、气喘、胸闷、胸部膨满为主要临床表现,应属于中医肺胀范畴。肺胀自《黄帝内经》起即对其病因病机证候有了认识,后世在《金匮要略》《诸病源候论》《丹溪心法》《证治汇补》等论著中都有对肺胀病因病机、辨证论治的进一步认识和完善,认为肺胀的主要病因是久病肺虚,然后累及脾肾,导致痰、饮、瘀等病理产物生成,这些病理产物相互影响,相互为患,形成恶性循环,使病情缠绵难愈。肺胀早期以气虚为主,后期则可出现阴虚,甚至阳虚。故肺胀临床不论辨为何证型,气虚均贯穿整个病程。久咳、久喘患者肺气亏虚,气不布津,积液成痰,子病犯母,脾气亏虚,脾失健运,痰湿内生,上贮于肺,因此,肺脾气虚,最易痰浊阻肺,形成痰浊阻肺为标,肺脾气虚为本的本虚标实之证。对此中医治疗原则应是扶正与祛邪并用、标本兼顾[30]。针对痰浊阻肺、肺脾气虚,则当以益气健脾、除湿化痰为主。肺与脾,由于生理与病理的紧密连续,补肺气需补脾气,或肺脾同治,这在前面已做论述,不再重述。

COPD 合并白色念珠菌感染属于肺胀急性发作期,为肺虚卫外不固,外邪入侵导致病情复发,白色念珠菌即为一种特殊的外邪。宗《黄帝内经》"正气存内,邪不可干"的治疗原则,应扶正与祛邪并施。由于该病本质是肺脾气虚,卫气不固,健运失常,临床常常伴随气短乏力、纳差、腹胀、腹泻、消化不良等表现,故用益气健脾以治本,除湿化痰以治标,肺脾同治为标本同治之法。

3. 脾胃包容胃肠道而不只乎胃肠道

中西医之间有很多融合点,《黄帝内经》对胃肠道生理病理的认识几乎接近现代解剖生理知识。根据中医脏象原理,脾与胃合,相为表里,脾居主导地位,胃从属于脾。《灵枢·本输》说:"大肠小肠皆属于胃,是足阳明也。"因此,中医学所称的"胃"是包括大小肠在内的,故《伤寒论》说阳明病"胃家实",这个"胃家"就是包括大小肠的。由此推之,既然胃是包括大小肠的,肠与胃一样也从属于脾。故中医的脾实际包括脾胃大小肠。《素问·六节脏象论》把心、肺、肝、肾四脏分别讨论后,将本来属脏的脾抽出来与胃肠等五个腑合而论之曰:"脾胃大肠小肠三焦膀胱者,仓廪之本,营之居,名曰器,能化糟粕,转味而入出者也。"这就是中医学能认识到的消化系统实质性器官。至于古人们何以把膀胱入消化系统,可能是因为水也要经过胃肠道代谢。事实上,利小便实大便本来就是中医治腹泻的方法之一。在五脏中脾的定位最特殊,《本脏》在论及脾的大小、高下、正偏、坚脆时,提到"脾下则下加于大肠",正是横结肠脾曲上方的脾脏;提到"脾脆则善病消瘅易伤",又很像是胰脏,结合《素问》说的脾与胃以膜连,则可以认为中医学上与消化有关的"脾"其实是胰腺。结合《黄帝内经》其他篇章关于脾胃肠生理功能的论述,中医学的脾胃概念包容了西医学上的胃肠道。吴老师认为,在消化系,"脾"包容了肝脏、胰腺的功能;在免疫、血液系统,它包容了解剖上的脾脏;此外,它甚至还包容了神经内分泌调节的某些功能。

4. 东垣升阳益胃汤主方研究与分析

李东垣是通过调理脾胃之元气防治全身疾病的倡导者,升阳益胃汤出自李东垣的《内外伤辨惑论》之《肺之脾胃虚论》,原文为"脾胃之虚,怠惰嗜卧,四肢不收。时值秋燥令行,湿热少退。体重节痛,口苦舌干,食无味,大便不调,小便频数,不嗜食,食不消,兼见肺病,淅沥恶寒,惨惨不乐,面色恶而不和,乃阳气不伸故也。当升阳益胃,名之曰升阳益胃汤",主治"肺之脾胃虚"。李东垣认为,卫气为元气的组成部分,元气盛则卫气充,故健脾即可补肺,成为肺脾同治的理论渊源。

本研究升阳益胃加减方扶正祛邪兼顾,方中含玉屏风散、四君子汤、二陈汤之意,因此,方中玉屏风散加党参加强了益气固表之功、四君子汤健脾益气,固后天之本。一是祛邪,祛表邪,因肺胀患者常常因新感引动伏邪,如祛风药防风、柴胡祛风解表,去羌活、独活防辛散太过,吴老师尤其强调方中柴胡的重要性,方中柴胡加芍药还有升举清阳,疏肝和胃之意。二是清里热,祛特殊的外邪(白色念珠菌)。吴老师根据《金匮要略》用苦参的经验常用苦参清热解毒,专对白色念珠菌感染,合黄连清泄里热,防全方补气生热之弊。三是方中二陈汤健脾燥湿化痰,泽泻渗湿化痰,共奏化痰之功。全方扶正祛邪寓补于升,气机升降有序,使肺气得宣,脾运得健,清阳得升,痰湿得祛。通过组方分析,可见升阳益胃加减方可用于治疗病机为肺脾气虚,气机失调,痰浊阻滞导致的系列疾病,故临床可改善咳嗽、咯痰、气喘、腹胀、纳差、乏力等症状。

近年,对升阳益胃汤的临床应用,除了应用于消化系统疾病,在呼吸系统、循环系统、内分泌系统、神经系统、血液系统疾病,包括精神心理等疾病及一些疑难疾病均有临床应用有效的报道,充分体现了东垣通过调理脾胃防治百病的学术思想。据现代药理研究证实,多数祛风药具有抗炎、抗菌及兴奋迷走神经作用,可调节肠管的蠕动与分泌。从现代药理分析,升阳益胃汤作用机理可能为以下方面:①调节胃肠道动力,缓解内脏平滑肌痉挛;②抗炎作用;③缓解患者精神压力,具有镇静作用;④调节患者机体免疫力,具有增强体质的作用[31]。这为中医治病求本、扶正祛邪、肺脾同治等治疗方法提供了理论依据。

5. 对中医肺脾同治的新认识

肺脾同治法,是中医阴阳平衡、脾胃学说、扶正祛邪理论的具体运用。常常以参苏饮、升阳益胃汤、六君子汤、玉屏风散、麦门冬汤、二陈汤、温胆汤、七味白术散、竹叶石膏汤、三承气汤、白虎汤、大小陷胸汤、参苓白术散等为代表。现代很多临床研究显示,肺脾同治除了在呼吸消化系统疗效显著,在其他疾病领域仍然有着用武之地。在 COPD 合并白色念珠菌感染患者中的应用,只是冰山一角。吴老主张多学科、跨学科地研究中医,中医是经验医学,故与经典的联系必不可少,我们又处在西医飞速发展的年代,因此,又需与现代医学加以联系汇通。博古通今方能得到启示并加以创新。在本次研究中应用肺脾同治法,除了来自吴老师肺脾同治的学术经验外,还联系了以下几点扩展了思路。

(1)对《伤寒论》阳明病是关键的解读

《伤寒论》是研究外感热病的经典,对感染性疾病的治疗至今仍具有指导意义。伤寒阳明病是关键,提示感染性疾病防治胃肠道功能障碍/衰竭是关键。因此,对感染性疾病顾护胃气,调整胃肠道功能,保护好胃肠道这个最大的胃肠黏膜屏障,是能防治发生多器官功能衰竭的。COPD 合并白色念珠菌感染是呼吸道感染性疾病,往往肺脾同病,故用肺脾同治方法,保护胃肠黏膜、恢复脾胃肠功能是当务之急。

（2）微生态失衡理论的启示

由于感染微生态学的发展，认识到感染是微生物、宿主、免疫三角动态平衡的产物。由于 COPD 患者广谱抗菌素的使用，使得宿主微生态遭到破坏，菌群失调，导致内源性、自身性感染。抗生素的使用是肠道菌群失调的主要原因。对肠道菌群失调，益生菌对此治疗能取得疗效已得到共识。现代药理已得出一些肺脾同治的方药，如金水六君煎、四君子汤有扶植肠道生理性细菌的生长作用，小承气汤在调整肠道功能方面非常有效。很多补肺补脾的中药都具有益生菌的类似作用。这为我们 COPD 急性发作期肺脾同治提供了依据。

（3）调整免疫功能及改善营养状态

抗生素在抗感染方面发挥了重要作用，但是单纯应用抗菌药物并不能完全解决感染问题，特别是广谱抗生素易出现耐药性（尤其是多重耐药菌的产生）、菌群失调及二重感染等一系列问题[32]。因此，调整免疫功能，改善营养状态成为控制感染的重要举措。对一些中药复方的药理研究显示，补中益气汤、六君子汤、玉屏风散等肺脾同治方具有调整或提高机体免疫力的作用，同时，能改善胃肠动力，增加营养吸收，从而协助控制感染。

6. 研究结果分析

对加减升阳益胃汤联合氟康唑治疗 COPD 合并白色念珠菌感染与单纯使用氟康唑两组治疗前后进行临床观察，结果提示：两组治疗前痰真菌培养、血常规、血气分析、肺功能、胸部 CT、临床症状和体征无统计学意义，但有可比性；治疗后在痰真菌培养、胸部 CT、临床症状和体征改善上显效率明显提高，二者之间有显著差异，具有统计学意义；治疗后两组血常规、血气分析、肺功能情况均有改善，两组比较无统计学意义，但改善率治疗组较对照组高；治疗组与对照组在治疗前肝肾功能正常，治疗后肝肾功能无损害。最后得出：加减升阳益胃汤联合氟康唑治疗较单纯使用氟康唑治疗疗效显著，在加减升阳益胃汤联合氟康唑治疗组，患者对中药口感能接受，20 例患者未出现肝肾功能异常，未出现胃肠道不良反应。

7. 总结与展望

COPD 合并白色念珠菌感染是 COPD 致死的主要原因，正确的诊治，可及时扭转病情，降低致死率。西医抗真菌药物的运用挽救了无数生命，为真菌感染立下了不可磨灭的功勋。但高效低毒的抗真菌药物有限，抗真菌药物的不良反应和耐药率日益上升，严重限制了抗真菌西药在临床的使用。本研究旨从中医角度，用肺脾同治方药(东垣升阳益胃汤加味)协同西医抗真菌药物(氟康唑)治疗西医诊断为COPD并发白色念珠菌感染、中医辨证为肺胀痰浊阻肺并肺脾气虚证患者,并进行临床疗效观察。通过本研究,表明中西医结合治疗,能够取得比单纯使用西医抗真菌药物治疗更好的临床疗效。随着医学的发展,以整体观和辨证观为基础理论的中医必将发挥其举足轻重的作用,相信不久的将来,中西医结合治疗将成为治疗感染性疾病的重要方法,中药及中药复方制剂对感染性疾患的治疗和预防必将取得更大的进展,为人类的健康事业做出更大的贡献。

在本研究中,由于条件、经费、时间限制,有如下不足之处。

第一,病例数较少,没有大样本、多中心随机试验有说服力。

第二,仅针对COPD继发白色念珠菌感染且对氟康唑敏感及中医辨证为肺胀痰浊阻肺、肺脾气虚证患者进行对照观察,对联合其他抗真菌药治疗或对其他真菌感染有无协同作用,缺乏临床观察。

第三,对舌脉的观察缺乏统一量化标准,易受医者主观因素影响。

参考文献

[1] 钟南山,刘又宁.呼吸病学[M].第2版.北京:人民卫生出版社,2012.

[2] 陆渊雷.金匮要略今释[M].北京:学苑出版社,2009.

[3] 蔡定芳.中医与科学——姜春华医学全集[M].上海:上海科学技术出版社,2009.

[4] 王琦,吴承玉.中医藏象学[M].北京:人民卫生出版社,2012.

[5] 张景岳.类经图翼类经附翼质疑录[M].太原:山西科学技术出版社,2013.

[6] 李恩.中医肾藏象理论传承与现代研究[M].北京:人民卫生出版社,2007.

[7] 张永宁,袁丽超,张旭,等.常用补气药中多糖和皂苷对免疫干预作用的研究进展[J].上海中医中药杂志,2011,45(8):78-81.

[8] 郑琴,冯怡,徐德生.养阴类中药成分与药理研究现状[J].亚太传统医药,2005(4):74-77.

[9] 汪忠镐.食管反流与呼吸道疾病——胃食管喉气管综合征[M].北京:人民卫生出版社,2010.

[10] 邱德文,沙凤桐,吴光炯,等.中国名老中医专家学术经验集(第 2 卷) [M].贵阳:贵州科技出版社,1995.

[11] 陈修园.医学三字经[M].北京:中国中医药出版社,2008.

[12] 赖克方.慢性咳嗽[M].北京:人民卫生出版社,2008.

[13] 纪攀攀,曹雅毅,王蕾,等.升降散的临床应用[J].中国现代药物应用, 2008,2(11):110 – 112.

[14] 李东垣.内外伤辨惑论[M].北京:人民卫生出版社,2007.

[15] 冯桂建,叶京英.喉咽反流相关疾病[M].北京:人民卫生出版社,2014.

[16] 王宁利.整合眼科学[M].北京:人民卫生出版社,2014.

[17] 巢元方.诸病源候论[M].宋白杨,校注.北京:中国医药科技出版社, 2011.

[18] 王执中.针灸资生经[M].杜思敬,辑.黄龙祥,黄幼民,整理.北京:人民 卫生出版社,2007.

[19] 虞抟.医学正传[M].张丽君,丁侃,校注.北京:中国医药科技出版社, 2011.

[20] 钟南山,刘又宁.呼吸病学[M].北京:人民卫生出版社,2012.

[21] 冯桂建,叶京英.喉咽反流相关疾病[M].北京:人民卫生出版社,2014.

[22] 孙一奎.医旨绪余[M].北京:中国中医药出版社,2008.

[23] 董竞成,蔡定芳.肾虚与科学:沈自尹院士的中西结合研究心中历程 [M].北京:人民卫生出版社,2007.

[24] 蒋春雷,王云霞.应激与疾病[M].上海:第二军医大学出版社,2015.

[25] 马克思,霍克伯格,瓦尔斯.罗森急诊医学[M].李春盛,译.北京:北京大 学医学出版社,2013.

[26] 李兰娟.感染微生态学[M].北京:人民卫生出版社,2012.

[27] 朝文铭,斑俊敏.呼吸道真菌感染相关因素探讨[J].临床肺科杂志, 2005,10(6):795 – 796.

[28] Kam LW,Lin JD. Management of systemic candidal infections in the intensive care unit[J]. American journal of health – system pharmacy,2002,59(1): 33 – 41.

[29] 伦志勇,梁景强,梁燕芳.慢性阻塞性肺疾病合并肺部真菌感染的临床研

究[J].临床医学工程,2010,17(3):74-76.

[30] 田德禄,蔡淦,黄永生,等.中医内科学[M].上海:上海科学技术出版社,
2006.

[31] 王聪.加减升阳益胃汤合马来酸曲美布汀治疗腹泻型肠易激综合征临床
观察[D].湖北中医药大学,2012:39-40.

[32] 李兰娟.感染微生态学[M].北京:人民卫生出版社,2012.

第四节　从脾胃论治代谢综合征及其并发症的思路与方法——基于数据挖掘的研究

毕　莲

善言天者,必应于人,善言古者,必验于今,善言气者,必彰
于物,善言应者,同天地之化,善言化言变者,通神明之理,非夫
子孰能言至道欤!

——《素问·气交变大论》

中国中医药报社总编辑室主任毛嘉陵在《哲眼看中医》(2005年)一书的前言
中不无忧虑地说:"中医药在'独占'我国医疗市场几千年后的今天,迎来了残酷的
市场竞争,至今已失去大部分医疗市场'领土'……"基于中医这一现状,吴光炯教
授指出,除了外科手术和化疗放疗外,在内、儿、妇科领域仍然是中医中药的用武之
地,我们这几代中医人不但要守住这块地盘,而且还要逐渐收复"失地",扩大其疆
界。吴老师从事中医内科临床40余年,他始终坚持"以中医为主、中西医结合诊
治"这一原则,积累了丰富的临床经验,尤其在运用中医中药治疗脾胃病及从脾胃
论治多种疾病上颇有造诣。我拟从内科病上总结他的学术经验,经反复思考后才
发现中医内科是一块耕犁既久的"熟地",内容宽泛,要从这块"熟地"中淘出宝来,
实非易事。正当我找不到进路的时候,吴老师让我读瞿岳云编著的《治病求本从肾

论》一书。我认真阅读这部书后才理解吴老师的用意。古代中医不是有补脾补肾孰为重之论吗？李东垣重脾胃，用益气升阳法论治各种疾病；赵献可《医贯》一书又抓住补肾治疗各种疾病。吴老师是省内知名的脾胃病专家，我的论文从脾胃作为切入点，论治内科疾病应该是合理的选择。吴老师同时还指出，随着科学的进步和社会的发展，我们生存的环境已发生了很大的变化，人类疾病谱也随之发生变化。从脾胃论治内科病，不要过多把重点放在教科书上的那几十个病症，如果把重点放在探讨发挥中医中药论治目前国内发病较高的的某些新病种上，可能更有现实意义。例如肥胖、高尿酸血症、代谢综合征，从脾湿论治；慢性疲劳综合征也就是东垣所说的劳倦伤脾胃之气，从脾胃论治；在高龄老年病人中，胃肠动力障碍和吸收不良是最多见的，也必须从脾胃论治；肿瘤不是手术切除加放化疗就完全"根治"了，其实后面还有诸多问题需要支持对症治疗，对于只能姑息治疗的晚期癌症病人更是如此，而支持、对症治疗从脾胃入手论治很有优势。以上病证已成为现代严重危害人民健康的疾病，探讨中医中药如何诊治这类疾病势在必行。中医从脾胃论治各系统疾病的文献不少，但专门讨论这一类疾病的还不多，且分散在一些其他专著中。最近出版的由李振华、李郑生主编的《中医脾胃病学》(2012年第2版)一书下篇也从脾胃论治各系统的42个病证，但都是传统意义上的病证；20多年前危北海主编的《中医脾胃学说应用研究》(1993年)一书偏重于中西医结合的研究，其中也提到脾胃学说在老年癌症中的应用，但过于简要。我国改革开放后，随着经济迅猛发展，人民的生活水平普遍提高，生产方式的科技化发展也使城市人群的体力劳动减少和行为方式改变。因此，代谢综合征(Metabolic Syndrome, MS)在国内的发病率日益增加，而且年轻化，已成为常见的多发病。代谢综合征在肥胖或超重的基础上还伴随着血糖、血压升高和血脂紊乱；随着病程的发展，还可并发心脑血管疾病、肝肾损害等。因此，本课题拟总结研究吴光炯老师从脾胃论治代谢综合征及某些并发病的学术经验，是有现实意义的。

虽然代谢综合征是当前国内外医学都比较重视的一个病症，但主要还是从现代医学的方面研究得比较系统、深入；国内的中西医结合研究虽然也提及中医中药的内容，也只是淡淡的点缀。所谓"综合征"，它本身就包含抑或并发多种病症，这些并发病症虽然可能发生在多个系统，但从中医学原理来看，不论是治病必求其本，还是未病先防、既病防变，从脾胃这个气血生化之源的后天之本论治可能是最佳的选择。吴老师是脾胃病专家，他不仅擅长以中医为主、中西医结合诊治胃肠系统疾病,而且还善于通过调理脾胃治疗胃肠道以外的诸多疾病。因此,论文以脾胃为切入点,总结整理研究吴老师从脾胃论治代谢综合征的学术经验。

由于众所周知的原因,代谢综合征的发病率呈上升趋势,增加了多种疾病的发病风险、致残率和病死率,已成为一种新的慢性病和公共卫生问题。故早期寓防于治、防治结合非常重要,有鉴于此,论文对吴老师从脾胃诊治代谢综合征及其并发糖尿病、脂肪肝的经验进行总结,并对诊治代谢综合征的诊治经验及用药规律进行数据挖掘研究。

一、从脾胃论治代谢综合征的思路与方法

代谢综合征有许多不同的命名。20 世纪 80 年代曾用"死亡四重奏""X 综合征"或"Rearen 综合征"等名称,以后又被称之为"胰岛素抵抗征""代谢紊乱综合征""代谢心血管综合征"等,目前比较统一的命名还是代谢综合征。关于代谢综合征的诊断标准有很多,但大同小异。国际糖尿病联盟(IDF)对代谢综合征最新定义(2005 年)[1]如下:

中心性肥胖(欧洲人男性腰围≥94 cm,女性≥80 cm,其他人种略低),加上以下 4 个因素中的任 2 项,即可诊断为代谢综合征:

(1)三酰甘油(TG)水平升高: >1.3 mmol/L;

(2)高密度脂蛋白胆固醇(HDL－C)降低:男性 <1.0 mmol/L,女性 <1.3 mmol/L;

(3)血压升高:收缩压≥130 mmHg 或舒张压≥85 mmHg(服药治疗后);

(4)空腹血糖升高:≥5.6 mmol/L(服药治疗后)。

国内中华医学会糖尿病学分会关于代谢综合征的诊断建议标准是具有下列 4 项条件中的任意 3 项者,即可诊断为代谢综合征:

(1)超重或肥胖:体重指数(BMI) >25;

(2)高血糖:空腹血糖(FPG)≥6.1 mmol/L(110 mg/dL)和(或)餐后 2 h 血糖(2 h PPG)≥7.8 mmol/L(140 mg/dL),和(或)已确诊为糖尿病并治疗者。

(3)高血压:收缩压/舒张压≥140/90 mmHg,和(或)已确认为高血压并治疗者;

(4)血脂紊乱:空腹血清 TG≥1.7 mmol/L,或空腹血清 HDL－C 男性 <0.91 mmol/L,女性 <1.01 mmol/L。

无论国际国内,代谢综合征诊断标准中超重或肥胖是必备的基础条件,其下的三四项指标(或疾病)可能暂时不会同时聚集出现,但如果不积极防治,随着年龄的增长和病程的演进,迟早还是会聚集出现的,只是主次轻重不同而已。可见早期诊断的代谢综合征实际上已经潜藏着与糖、脂代谢紊乱密切相关而且又相互关联的几种疾病,如糖尿病、高血压、冠心病,等等,因而我们很难将代谢综合征归属于中医学的某一种或某几个病证。吴光炯老师认为,如果从病因病机和辨证论治的思路和方法入手,就能找到中医中药诊治代谢综合征的途径,即代谢综合征无非就是在个体特异体质(超重或肥胖)的基础上,饮食不节、劳逸过度等损伤脾胃,进而发生其他的脏腑的病变。从未病先防,既病防变的原则出发,健运脾胃,升清降浊,利湿热,化痰瘀等诸法就是中医中药论治代谢综合征的关键。现将吴老师论治代谢综合征的思路和方法总结于后。

(一)首重辨体论治

几乎在所有代谢综合征诊断标准中,肥胖因素都居于首要地位。人体体型的肥瘦、高矮、强弱、刚柔、勇怯、清浊,等等,本来就是中医体质学研究的重要内容,因此,中医论治代谢综合征,首先就要重视辨体论治,即首先要研究肥胖或超重这种体质在生理上和病理上有哪些特殊性。

吴老师在《第四批全国老中医药专家学术经验继承讲座稿》(贵阳)中不无遗憾地指出:"中医的现代研究有许多成果,如中药药理学中的中药免疫药理学、舌诊学、体质学等,(但)我们中医医生基本不关心,是西医在研究、西医在学在用。"吴老师在临床上通常都要询问肥胖或超重病人的确实非常重视辨体论治,在诊治代谢综合征时尤其突出。

医学体质学是一个古老的研究课题。古希腊医学家希波克拉底就提出人体体液体质学说;几乎在同一时期,我国的《灵枢·阴阳二十五人》更详细地按阴阳、五行、气血、寒热、虚实作人体体质分型,如说"美眉者,是太阳之脉,气血多;恶眉者,血气少。其肥而泽者,血气有余;肥而不泽者,气有余,血不足;瘦而无泽者,气血俱不足。审察其形气有余不足而调之,可以知逆顺矣"。以后无论东、西方,研究人体体质的文献很多,特别是近30年来中医体质研究兴起一个高潮。其中以王琦和匡调元的贡献最多,在人体体质学的诸多定义中,吴老师倾向于匡调元的意见:"人体体质是人群及人群中的个体在遗传的基础上,在环境的影响下,在生长、发育和衰老的过程中形成的结构、功能和代谢上相对稳定的特殊状态。这种特殊状态往往决定着他的（吴老师建议这里'他的'改作'个体'才合理，以避该定义似排除女性之嫌）生理反应的特异性及对某种致病因子的易感性和产生病变类型的倾向性。"[2]这个定义虽然冗长但全面，中西医都适用，是西医也开始重视个体化治疗，中医从来就主张"同病异治、异病同治"的依据。

既然肥胖或超重是代谢综合征居首要的因素，那么我们就根据中医学原理去研究肥胖体质——不论是先天禀赋的抑或是后天获得的——在生理上、病理上有哪些特殊性，从而辨体论治，不就为中医中药论治代谢综合征找到了进路吗？例如中医业已公认肥胖之人在生理上每多气虚阳虚；在病理上每易生水湿痰浊，这些病理代谢产物郁积既久，又可从化为寒湿或湿热、痰湿或痰热，还可结成痰瘀、浊毒，进而损伤心与肝或肾与肝，等等。而这些特殊性不论是先天遗传还是后天获得的，首先总是与脾胃的受纳和运化失调密切相关。这为中医从脾胃论治代谢综合征提供了理论基础。

基于肥胖之人的这些生理病理特点，吴老师在临床上通常都要询问肥胖或超重病人的家族史及生活习惯，按照代谢综合征诊断标准进行风险评估，必要时建议病人做相应的生化检测，并强调防重于治，指导病人改变生活习惯。即使病人是代谢综合征以外的病症来就诊，诊治当前疾病时也要辨病、辨人（体质）、辨证相结合。

【病案举例】

吴某，女，48岁，已婚，农民，2014年04月30日初诊，主诉反复头昏痛1年多，满头痛，伴恶心不适，因进食生冷之品（包括凉水）受凉而发头昏痛，自服"头痛粉"有时可缓解。刻下伴怕冷，腰以下为甚，有汗，乏力肢软，气短，胸闷，偶有咳嗽、咯少量白痰，食欲可，睡眠差，二便正常，月经正常，白带不多。精神欠好，形体肥胖、臃肿，面色偏暗、唇淡，舌暗，苔少，脉沉细。甲状腺功能正常。诊断为头痛，辨证为阳虚湿郁，治以温肾健脾、化湿止呕，予真武汤合吴茱萸汤加减，药用：制附片10 g（先煎），白芍15 g，茯苓30 g，大枣10 g，甘草6 g，黄连6 g，吴茱萸6 g，太子参15 g，白术12 g，生姜5片自加。2014年05月16日复诊，诉睡眠、咳嗽无明显改善，恶心缓解，余症有不同程度好转，舌暗，苔黄，脉沉细。继予真武汤加减以温肾健脾、利水化湿，7剂后上症缓解。本患者以头昏痛为主要表现，如仅辨病、辨证，当辨为内伤头痛中的痰浊头痛，但吴老从体质辨证的角度考虑患者脾肾阳虚，予真武汤加减而取效。

（二）肥胖或超重与脾胃的关系探新

肥胖主要是脂肪组织过多,聚积在躯干和四肢,以中心性即腹部肥胖危害最大。先天立形体之基,后天成形体之状。虽然肥胖与体壮有本质的区别,但脾胃为后天之本,人体的肥胖或消瘦确实与脾胃密切相关,这是因为脾主肉、主肌、主大肉、主大腹等;关于肥胖,《黄帝内经》也有肉、脂、膏、腴之分,但与西医学的脂肪、蛋白质(氨基酸)、胆固醇等是不能等同的,但就肥胖而言,其中必然是包括脂肪组织过多在内的。如《灵枢·卫气失常》中伯高说:

> "人有肥、有膏、有肉。……䐃肉坚(一本云肉——原注),皮满者,肥;䐃肉不坚,皮缓者,膏。皮肉不相离者,肉。……膏者,其肉淖,而粗理者身寒,细理者身热;脂者其肉坚,细理者热,粗理者寒……膏者,多气而皮纵缓,故能纵腹垂腴;肉者,身体容大;脂者,其身瘦小……膏者多气,多气者热,热者耐寒;肉者,多血则充形,充形则平;脂者,其血清,气滑少,故不能大……众人皮肉脂膏不能相加也,血与气不能相多,故其形不小不大,各自称其身,命曰众人。"

我们无法知道中国古代医家是根据什么来分出膏人、肉人、脂人三形的,但从这段文本中两次提到膏人"纵腹垂腴",而且"膏者多气,多气者热,热者耐寒"的论述来看,显然膏人即腹型肥胖者,腹部的脂肪组织松弛下垂如梨状,脂肪组织多的人确实比较耐寒,而脂肪酸氧化磷酸化释放出大量的热量以合成三磷酸腺苷(ATP),这都是在线粒体中完成的。刘友章因系统复习国内关于脾本质研究的文献资料后叹气不足,另辟蹊径,于1984年提出"中医脾与线粒体相关"的理论假设(图2-6)。

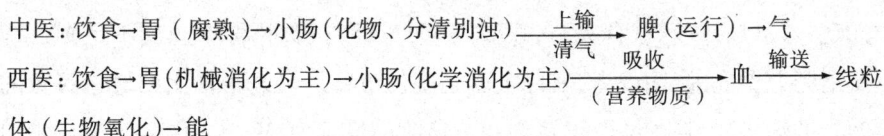

中医:饮食→胃(腐熟)→小肠(化物、分清别浊) —— 上输清气 → 脾(运行)→气

西医:饮食→胃(机械消化为主)→小肠(化学消化为主) —— 吸收(营养物质) → 血 —— 输送 → 线粒体(生物氧化)→能

图2-6 "中医脾——线粒体"相关示意图

(引自邓伟民、刘友章《中医脾本质的现代研究》[3])

吴光炯老师也长于中西医比较研究。他对刘氏这一理论假说很感兴趣。他说,据常识,人体肩颈背部的脂肪组织血管比较丰富,被称为棕色脂肪。棕色脂肪

细胞富有线粒体,其脂肪酸在细胞内线粒体氧化磷酸化转化为水和二氧化碳,释放出能量用于合成 ATP,故这些部位的脂肪组织容易被利用而消解;而腹部脂肪组织血管较少,被称为白色脂肪,白色脂肪细胞内线粒体很少甚至缺如,故腹部脂肪组织一旦积聚起来就不易消解。中医所说的气有温煦、推动作用,这与脂肪酸经氧化磷酸化释放出大量热能及继而合成的 ATP 的动力能十分接近。吴老师对刘友章"中医脾与线粒体相关"理论假说的进一步理解,使我们耳目为之一新,为中医从脾胃论治代谢综合征打开了一条新的通道!

(三)从脾胃论治代谢综合征的经验举隅

众所周知,代谢综合征病人既有先天因素又有后天因素。二者的相互关系可以用 DNA 双螺旋结构的发现者沃森的一句名言来表达:基因装上了子弹,环境扣动了扳机。明代医家张介宾也强调后天环境决定论。如在《传忠录·先天后天论》一节中说:"人生于地,悬命于天,裁者培之,倾者覆之,此天之制命于人也……生者在前,成者在后,而先天后天之义,于斯见矣。故以人之禀赋言,则先天强厚者多寿;先天薄弱者多夭;后天培养者,寿者更寿,后天斫削者,夭者更夭……若以人之作用言,则先天之强者不可恃,恃则并失其强矣;后天之弱者当知慎,慎则人能胜天矣。"在这些理论思想的指导下,吴老师根据代谢综合征的诊断指标,结合中医病因病机,拟订以下四大论治原则。

1. 健运脾胃法

胃主受纳,脾主运化,肥胖或超重之人每见其能食动少,是胃强脾弱的表现,以其能食,往往超过了脾的运化能力,不能把水谷精微转化为气血;因其肥胖,气不胜肉,故活动也少。如此则肥者更肥,是脾虚不运使然。李东垣把人体诸气都统称脾胃中元气,若喜怒过度,饮食失节,寒温不适,劳役所伤,脾胃中元气不足则百病内生。所谓肥人多气虚、阳虚者,实际上就是脾气虚寒。吴老师常用的健运脾胃的方药有四君子汤系列、补中益气汤系列和黄芪建中汤系列,这类方中的参、芪、术、甘,正是李东垣最常用的健运脾胃之品。

【病案举例】

陈某,女,35 岁,2013 年 2 月 27 初诊。主诉腹胀,大便溏,头昏,乏力肢软,怕冷,痰多,汗多,睡眠一般,小便调畅。体重 65 kg,身高 155 cm,血糖、血压、血脂不高。查体腹型肥胖,舌淡红胖,苔薄微腻,脉沉细。诊断为代谢综合征,辨证为脾虚挟痰,予香砂六君子汤加减。药用:党参15 g,白术12 g,茯苓20 g,陈皮12 g,法半夏12 g,木香6 g,砂仁6 g(后下),防风12 g,厚朴10 g,甘草6 g,薏苡仁30 g。2013年3月4日复诊,诉上症好转,继予上方加减10余剂后诸症缓解,体重下降5 kg。该方以四君子汤以健运脾胃,法半夏、陈皮、薏苡仁以除湿化痰,木香、砂仁、陈皮、厚朴行气,体现了老师调理脾胃时注重调畅气机、化痰除湿的用药特点。

2.升清降浊法

脾胃是人体气机升降的枢纽。人体中清者能升,浊者能降,是脾胃气机升降运行的结果。若脾胃升降失调,清气在下则生飧泄,浊气在上则生䐜胀。吴老师认为,这清、浊二字在代谢综合征中极为重要。糖、脂、胆固醇等本来是人体内贮藏热量的营养物质,正常情况下在细胞内线粒体中通过三羧酸循环氧化磷酸化,释放出热量,合成人体细胞的能量三磷酸腺苷。如果这一过程发生障碍,糖、脂、胆固醇得不到利用,在体内淤积过多,这些"多余的"、对人体有害的废物,中医就统称为"浊",甚至变成痰瘀、浊毒,损害心脑血管(如沉积在血管中的脂肪斑块)。上述健运脾胃法实际上已包含有升清降浊之意,例如香砂六君子汤中四君子汤健运脾胃即升清,方中二陈汤化痰和胃即降浊。这里强调的是脾胃之升清降浊还需要肝和胆的协同整合作用。《黄帝内经》说"土得木而达""凡十一脏取决于胆";李东垣重益气升阳治脾胃,也强调少阳春升之气,所谓"春气升则万化安,胆气春升,余脏从之"云云。故中医有脾随肝升,胆随胃降的说法。吴老师在这里所说的升清降浊,是在健运脾胃的基础上,使气机升降,从而清得以升,浊得以降。浊邪不要淤积在体内,要给它出路。吴老师以《素问·汤液醪醴论》提出的"开鬼门、洁净府、去菀陈莝"为原则,具体在治疗代谢综合征时,认为汗法极少有适应证,但利尿、通便、化痰瘀用得较多;考虑到本虚(脾虚)标实(湿浊),应以利胆利尿为主,不要贸然使用攻下法,避免损伤脾胃。升清降浊关乎脾胃。在这里吴老师指出,《黄帝内经》所说的胃,一是指受纳腐熟水谷的胃,即脏腑的胃;二是指属阳明胃的大、小肠(见《灵枢·本输》:"大肠小肠,皆属于胃,是足阳明也"),是经络的胃。故《伤寒论》六经辨证中所论的"胃家实"和"胃中有燥屎五六枚"其实就指的是肠。吴老师在临床上还发现不少慢性腹泻病人的血脂反而偏高,他根据有机体的自稳调节理论,认为这可能是慢性腹泻病人的代偿机制。因此,吴老师对于代谢综合征患者减肥不主张用攻下法;临床常见的有些减肥病人不合理服用含有大黄的减肥中成药后发生黑肠病,足见吴老师不滥用大黄、番泻叶是合理的。常用的升清降浊方药有柴胡平胃散、柴苓汤、东垣清暑益气汤、大柴胡汤,等等。

【病案举例】

李某,女,55 岁,2014 年 11 月 26 初诊,因上腹胀、打嗝、口苦、大便溏、头昏就诊,余未述不适。体重 68 kg,身高 159 cm,空腹血糖 6.9～7.3 mmol/L,血脂高。查体腹型肥胖,舌淡红嫩胖,苔薄黄微腻,脉沉细。诊断为代谢综合征,辨证为胆胃不和,予柴胡平胃散加减。药用:柴胡 9 g,法半夏 10 g,党参 12 g,黄芩 10 g,厚朴 12 g,陈皮 9 g,苍术 12 g,白术 12 g,茯苓 20 g,神曲 10 g,芦根 15 g,大枣 10 g,甘草 6 g。后因其他病就诊,诉服中药 2 剂后,上症缓解。本病例正是由于脾胃升降失调所致,清气在下则生飧泄,浊气在上则生䐜胀。柴胡平胃散健脾和胃、升清降浊,切中病机而见效。

3. 利胆利尿法

一部肝脏病学就是一部生物化学。肝脏被比喻为人体内的化工厂。几乎所有的营养物质(甚至包括许多药物和毒物)代谢转化都是在肝脏进行的。脂类(包括糖脂、血脂、类脂)的代谢产物中的"废料"绝大多数是通过胆－肠和小便排出体外(有部分从肠道和肾小管重吸收)。这为中医中药通过利胆利尿治疗代谢综合征找到了比较合理的理论依据。吴老师不但精通中医,而且对现代医学知识的掌握也较为全面,特别善于中西医比较研究,从而发现了中西医之间的许多可以通约的融合点,这些融合点有些是可用语言或文字清楚表达的,有些则是暂时还不能用语言或文字表达清楚的,只能默会的。他常引用英国科学家迈克尔·波兰尼说的,我们认识的知识远比能够表达出来的知识多得多,为我们详加解释说这才是中医所谓"医者意也"的实质[4-5]。

上文提到在代谢综合征中"浊"很重要。淤积的代谢产物,统而言之曰"浊",分而言之则包括水湿痰瘀,特别是湿和痰,还要根据个体差异分辨为是寒湿还是湿热,是痰湿还是痰热,等等。吴老师在临床上还发现,在代谢综合征的肥胖病人中(均排除继发性肥胖),大凡属先天禀赋者(有家族史),其身高偏矮,脖子短,体态臃肿,能食但乏力易困,有肢体沉重感,故活动较少,睡眠好或伴有睡眠呼吸暂停(打鼾),舌淡、苔白滑为多见。这类代谢综合征患者多属脾(或肾)虚寒湿、痰湿体质。而没有家族史的肥胖或超重者,身高高矮无明显差异,腹部脂肪组织过多而隆起,弹性较好,食欲好甚至贪食,喜食肥甘辛辣,男性约有 1/3 饮酒和(或)吸烟,活动相对较少,但很少有困倦乏力感,大多为久坐职业者,舌质红或暗红,苔黄或滑腻。吴老师治疗代谢综合征之湿浊在健运脾胃、升清降浊的基础上,特别强调利胆利尿,利胆,湿浊可以从大便排出;利尿自然是从尿中排出。治湿浊有芳化、苦燥、淡渗之别,但临床上还是兼而用之。常用方药有加减正气散(见《温病条辨》五个加减正气散)、藿朴夏苓汤、连朴饮、菖蒲郁金汤、甘露消毒丹、甘露饮、茵陈胃苓汤、中满分消汤,等等。

【病案举例】

王某,男,43 岁,于 2013 年 12 月 10 日因头昏、肥胖就诊。刻下见头昏,无视物模糊、恶心呕吐,无头痛,如坐舟车,打鼾,食欲可,睡眠可,二便调畅。体重 91 kg,身高 169 cm,有吸烟史,血压处于正常高限,血糖 6.9 mmol/L,血脂高,无肥胖家族史。查体腹型肥胖,舌红胖,苔薄黄微腻,脉沉细。诊断为代谢综合征,辨证为胆热脾湿,予茵陈胃苓汤。药用:茵陈 15 g,厚朴 10 g,苍术 12 g,泽泻 20 g,桔梗 10 g,猪苓 20 g,茯苓 20 g,陈皮 10 g,大枣 10 g,薏苡仁 30 g,甘草 6 g,大贝 15 g。服药 7 剂后复诊,头昏明显改善,仅夜间偶感头昏,仍打鼾。继予茵陈胃苓汤加减 20 剂后头昏缓解,打鼾好转,体重下降 8 kg,血压 120/82 mmHg,血糖 5.4 mmol/L,血脂恢复正常。本患者湿浊内盛,在健运脾胃、升清降浊的基础上,予茵陈利胆,使湿浊从大便排出,予泽泻、猪苓、茯苓等利尿,使湿浊从尿中排出。诸药合用脾胃得健,湿浊得去而奏效。

4.消痰化瘀法

痰瘀并治是朱丹溪在治疗中风症中提出来的,他主张"治痰为先,次养血活血"。根据痰瘀相关学说,吴老师认为消痰化瘀是治疗代谢综合征的重要途径。上节提到糖、脂、胆固醇代谢紊乱,在人体内淤积过多,在中医学上属于水湿痰瘀之类的浊毒,就深浅层次而言,水湿之邪较轻浅易治,而痰瘀则既深又重,治疗比较困难,非一时见效。因肥胖之人以其气虚阳虚不能温运,加之饮食不节,劳逸过度等,进一步损伤脾胃(还有肾)之阳气,湿浊淤积过多过久,损伤血脉,阻滞气血运行,而成痰瘀。痰瘀在这里是同一个问题的两个方面,即因和果,先与后的区别。代谢综合征与心脑血管病的因果关系非常密切,故代谢综合征曾有"代谢心血管综合征"的命名。以心脑血管脂肪条纹发展到形成脂肪斑块而论,是痰瘀在先而血瘀在后,即首先是脂肪斑块使血管变得狭窄,弹性降低,影响气血运行,若脂肪斑块脱落堵塞血管,就导致血瘀。

吴老师治痰瘀是在朱丹溪先痰后瘀、痰瘀并治的基础上,活用温胆汤系列方和王清任《医林改错》系列活血化瘀方,痰热者必用小陷胸汤;寒痰者,用苏子降气汤、阳和汤;痰瘀阻络者,用丹参饮、旋覆花汤、瓜蒌薤白系列方。在运用这些成方时,分别重用白术、泽泻、车前草,或茵陈、郁金、虎杖、石菖蒲,或当归、川芎、丹参、鸡血藤、地龙。

【病案举例】

诜某,男,62 岁,2014 年 4 月 15 日初诊。自诉头昏、上腹不舒,时感心烦,嗜烟,偶饮酒,睡眠可,记忆力可,不打嗝、烧心,大便溏,小便正常。日前心电图检查未见明显异常。身高 165cm,体重 78kg。查体:腹型肥胖,舌黯红,苔黄腻,脉滑。辨证为痰瘀互结,治以消痰化瘀,用黄连温胆汤加味。药用:黄连 9 g,法半夏12 g,瓜蒌皮 15 g,枳壳 10 g,胆南星 12 g,石菖蒲 15 g,竹茹 15 g,茯苓 30 g,车前草20 g,郁金 15 g,桔梗 10 g,甘草 6 g,葛根 20 g,陈皮 9 g,丹参 15 g。服上方 3 剂后头昏、心烦、上腹不舒缓解,继予上方加减调治 10 余天,体重减轻 2 kg。方中合用小陷胸汤以清化痰热,加胆南星、石菖蒲以化痰,车前草利尿除湿,丹参化瘀。

(四)活用"合病""并病"的思路辨治

医学上所谓的"综合征"是指有共同病因和发病机理的一组症状先后或同时发生在一个病人身上。由于肥胖个体的代谢紊乱,每易发生胰岛素抵抗的 2 型糖尿病,和(或)血压升高,和(或)血脂升高,和(或)冠状动脉硬化 - 冠心病,脂肪肝,痛风,等等。但由于个体差异,并不是凡有代谢综合征的病人都会同时罹患上述病症,即使患有两种以上的并发症,也要分主次。代谢综合征这些并发症,吴老师认为很类似于《伤寒论》所说的合病、并病。《伤寒论》在六经框架下所说的合病、并病,其病因都是伤于广义的"寒",其发病机制无非是从表到里的寒热虚实演变,从而损伤脏腑气血津液。柯韵伯解释合病、并病时说:"合则一时并见,并则以次相乘。"代谢综合征的诸多并发症因其具有血脂代谢紊乱这个共同的土壤,既可以一时并见,也可以以次相乘。其实,在代谢综合征诊断标准中,除了肥胖或超重(必须是腹型脂肪堆积)这个前提条件,其下的几个条件指标都在边缘上,只是随着病情的发展或增龄等,有的可直接诊断为 2 型糖尿病,有的可直接诊断为高血压或冠心病、脂肪肝,等等。吴老师在诊治这些并发症时,总是强调要结合前面论及的健运脾胃、升清降浊、消痰化瘀。例如治疗 2 型糖尿病所用的双黄(黄连、黄芪为主)系列方,治疗高血压的二夏清肝汤,治疗肥胖或超重的加参或加芪的甘露饮,等等。

【病案举例】

吴某,男,57 岁,于 2012 年 11 月 09 日初诊,诉大便溏,乏力肢软,形体肥胖,体重 85kg,身高 170cm,无腹胀、腹痛、腹鸣,无烧心、打嗝,食欲可,睡眠可,小便正常。有"痛风、高血压、高脂血症、高血糖"病史,血糖、血压控制可。查体:舌体瘦,舌质嫩红,苔腻微黄,脉细滑。辨证为气阴不足挟湿浊,予黄芪甘露饮治疗。药用:黄芪 40 g,天门冬 15 g,麦门冬 15 g,生地 20 g,石斛 20 g,茵陈 15 g,黄芩 10 g,枳壳 10 g,陈皮 10 g,法半夏 12 g,泽泻 15 g,猪苓 20 g,丹参 20 g,炒山楂 12 g,丹皮 12g。2012 年 11 月 13 日复诊,诉大便已转正常,继予前方 10 余剂后上症缓解,体重减轻 3 kg。该患者集多种疾病于一身,统归于代谢综合征的范畴,在治病求本的原则指导下,予健运脾胃、益气养阴、升清降浊、消痰化瘀而起效。

(五)防重于治,防治结合的思路

中医强调未病先防、既病防变的原则最适用于代谢综合征。由于众所周知的原因,我国患代谢综合征的人群逐年增加,而且呈年轻化趋势,特别是肥胖或超重的儿童成了代谢综合征的"后备军"。除了继发性肥胖外,无论是先天禀赋的还是后天获得的,肥胖或超重总是能量摄入过多,能量消耗过少所致。多余的能量主要以三酰甘油的形式储存在脂肪组织中,一部分为糖原储存在肝和肌肉中。因而控制能量摄入和增加能量消耗就成了防治代谢综合征的两个重要环节。

古代社会,生产水平低下,加上天灾人祸频多,人民疲于奔命,大多数衣不蔽体,食不裹肚,故古代中医所重视的"饮食不节",除帝王官宦极少数人是"以酒为浆,以妄为常""膏粱之变,足生大丁",因"肥美所发"肥胖或代谢综合征外,绝大多数人群还是因饥饿不得食,饥饿过度饱食所致的营养不良病和劳役过度所致的脾胃损伤。对此,李东垣论之甚详。而现代社会科技发达,生活水平大大提高了,相当一部分人肥甘厚味不绝于口,营养过剩;机械操作,以车代步;久坐型职业,劳少逸多;又视欲劳其目、淫邪惑其心,加上环境污染,等等,焉有不高发肥胖或体重超标者。对于这类人群中的个体,吴老师在临床上特别重视通过交谈建议他们改变饮食谱,不吸烟,少饮酒或不饮酒,同时,适当增加活动量。在中医临床上如果说对过劳所伤讲得足够多的话,那么过逸致病却讲得太少,甚至常被忽略。故清代医家陆九芝著《逸病论》[6]一文批评说:"自逸病之不讲,而世但知有劳病,不知有逸病。然而逸之为病,正不小也。"陆氏历数《黄帝内经》、华佗、刘河间、张子和、陈无择等将劳与逸对举并重之论后说:"夫逸之病,脾病也。脾为太阴,为阴中之至阴,中者阴也,故仲景之理中汤,即仲景之理阴法,以白术为君,干姜为臣,参、甘为佐,此则真理阴也。"代谢综合征确实是与过逸有关,可以称为逸病,如果今天的代谢综合征让陆九芝来治疗,他一定是以健运脾胃、升清降浊、消痰化瘀为主。吴老师感叹一个被批评为保守派的古代中医居然先得我心。

二、代谢综合征并发糖尿病、脂肪肝的诊治经验

(一)论治代谢综合征并发 2 型糖尿病的经验

按照代谢综合征定义,个体在肥胖或超重的基础上,伴有血压升高、血糖升高、血脂紊乱 3 项中的 2 项,即可诊断为代谢综合征,但随着病程的演进和增龄,不同的个体后来可能患有 2 型糖尿病,或原发性高血压、高脂血症、冠状动脉硬化等独立病症。事实上,代谢综合征的并发症还不止这些,祝之明主编的《代谢综合征:病因探讨与临床实践》[7]一书就列出代谢综合征的 8 个并发症,但都只涉及心脑血管病和肾病,有资料显示,脂肪肝、痛风等也与代谢综合征有关。本节总结吴光炯老师从脾胃论治 2 型糖尿病的临床经验。

代谢综合征由于胰岛素抵抗,故 2 型糖尿病是其最为多见的并发病。《Joslin糖尿病学》在《胰岛素抵抗及其在 2 型糖尿病发病机制中的作用》一章中指出:"胰岛素在刺激骨骼肌葡萄糖摄取、抑制肝脏葡萄糖生存及抑制脂肪组织分解方面的缺陷常共同存在于胰岛素抵抗的确诊 2 型糖尿病个体中"[8]"2 型糖尿病一个公认的特征是骨骼肌的胰岛素抵抗,这可以是遗传性的,也可以继发于代谢因素……骨骼肌是机体葡萄糖稳态中最重要的组织,因为输注或摄入葡萄糖后骨骼肌承担了约 80% 的葡萄糖代谢任务,因此,该组织对胰岛素刺激的葡萄糖摄取能力下降将对全身的葡萄糖稳态具有相当重要的意义"[23]。引文中十分重视骨骼肌和脂肪组织对胰岛素的抵抗在体内葡萄糖稳态的重要意义,而骨骼肌和脂肪组织在中医学统称为"肌肉",归属于脾,即脾主肌肉是包括骨骼肌和脂肪组织的,脾主大腹也包括腹部脂肪堆积。由此可见,代谢综合征并发 2 型糖尿病中医从脾胃论治是合理的。糖代谢紊乱,按中医中药五味中甘入脾的理论,2 型糖尿病从脾胃论治也是合理的。例如《黄帝内经》述及病人口发甜,认为这是脾湿不化,治以芳香化湿的佩兰,也是临床常用的。葡萄糖是人所摄入水谷精微的重要组成部分。脾主运化,是气血生化之源;胃主受纳,为水谷之海。若脾病失于运化,或因胃受纳的饮食物过

多,超过脾运化的能力,水谷精微不能吸收利用,便淤积而成痰、湿、浊、毒、瘀,损伤脏腑经络气血,等等。吴老师从脾胃论治 2 型糖尿病,就是抓住这五个字。其治法方药总结于后。

吴老师十分赞同一些学者的意见,即现在的 2 型糖尿病患者极少有"三多一少"的典型消渴临床表现,即使血糖升高,大多是因其肥胖或超重,医生主动检查发现的,因此,不宜按传统治疗消渴病的思路和方法治疗 2 型糖尿病[9]。2 型糖尿病是本虚标实,虚实夹杂,寒热互见。由于患者大多数体质肥胖或超重,年轻体丰,没有经验的中医生每易忽略其虚的一面。吴老师强调,2 型糖尿病的本虚主要是脾虚和肾虚,相对而言,脾虚更为多见;标实,就是内生痰、湿、浊、毒、瘀,这五种内生之实邪都与脾胃密切相关。从肥胖或超重到出现糖尿病之前痰、湿、浊、毒、瘀已或多或少地形成。故从 2 型糖尿病的自然转归来看,从痰、湿、浊、毒、瘀论治,是寓防于治,防治相结合的。

肥胖体质既有遗传因素,也有环境因素。有句名言说:基因装上了子弹,环境扣动了扳机。说明环境因素也很重要。在临床上所见的代谢综合征并发血糖升高的患者,多数是男性中青年人,食欲都很好,喜肥甘厚味,嗜烟和(或)饮酒,其工作性质都是坐式,运动少。这些都是内生痰、湿、浊、毒、瘀的环境或者说行为因素。吴老师具体的论治原则是首重脾胃,使脾胃健运,气机升降有序,辅以涤痰、除湿、化浊、解毒、行瘀,确实起到寓防于治的效果。

1. 健脾涤痰法

痰是水液代谢障碍的病理产物,痰作为次生病因,又可以致百病、致怪病,其中也包括 2 型糖尿病。脾为生痰之源,治痰重在健运脾胃,调畅气机。常用方药首推六君子汤、金水六君汤;温化法以苓桂术甘汤合和胃二陈汤(二陈汤加干姜、砂仁);属痰热者,《金匮要略》麦门冬汤合小陷胸汤,加参温胆汤(温胆汤加党参、白术等)。

2. 运脾除湿法

脾主运化水湿,故治湿邪始终应以脾为中心。由于湿邪可因个体差异而从化,从寒化为寒湿者,宜通阳宣化法。方用藿朴夏苓汤加白术、桂枝或薤白,吴鞠通加减正气散;从热化为湿热者,宜清利湿热,重者甘露消毒丹,轻者三仁汤加苍术、白术;湿热化燥伤气阴者,甘露饮加白术、茯苓、泽泻。

3. 温脾化浊法

《黄帝内经》多次论及清与浊,而且清与浊常常是对举的,如说"清阳为天,浊阴为地""清阳发腠理,浊阴走五脏""清阳实四肢,浊阴归六腑""寒气生浊,热气生清""清者为营,浊者为卫""清气在下,则生飧泄;浊气在上,则生䐜胀""浊阴出下窍""两泻其血脉,浊气乃辟",等等。根据这些论述,清为阳,浊为阴;清浊既指生理的,也指病理的;清气通常指正气,浊气既指生理性的又指病理性的。在本论文中我们是用浊的病理概念,故称之为浊邪。人体内一切污秽腐败的而且足以致病的病理产物都可以称之为病理意义上的浊邪,例如浓稠的痰、深伏的湿、败坏的瘀血等也可以称之为浊邪。人体何也内生浊气呢?古人云:"流水不腐,户枢不蠹。"代谢综合征人群除了饮食嗜好不节外,运动较少也是重要因素。浊为阴邪,重浊凝黏,可以严重阻遏阳气,阻滞气机。因此,吴老师主张治浊邪要温脾通阳化浊,常用方药为达原饮、阳和汤、三子养亲汤、真武汤等,常用的通阳药为桂枝、薤白、草果、益智仁等。

4. 清热解毒法

代谢综合征糖脂代谢紊乱,并发 2 型糖尿病,最终导致血管损害是业已公认的,血管生物学机制比较复杂,其中慢性炎症是重要因素之一[23,10]。就以典型的"三高一低"的消渴病而言,热(火)盛津伤(大多是气阴两伤),进一步就是伤及血和血管。这在阳盛体质者,痰、湿、浊等内生之邪更易久郁化热化火,血管损伤更为多见。因此,无论是治 2 型糖尿病本身还是保护血管免受损伤,清热解毒都具有十分重要的临床意义。常用的清热解毒方药为黄连解毒汤、清胃散、加味化斑汤、葛根芩连汤等。虽然 2 型糖尿病少见典型的消渴病症状,但如果有需要按消渴病论治的病例,吴老师常用的双黄白虎汤、双黄益肾汤、双黄葛根汤,都加入清热解毒之品。

5. 凉血散血法

前面述及清热解毒,是针对 2 型糖尿病热毒、火毒这个"因"的,这里所论的凉血散血法是对血管损伤这个"果"的。代谢综合征并发 2 型糖尿病的严重后果就是心脑血管疾病,无论中医西医,论及糖尿病的治疗时,不能不重视糖尿病的这个并发症。代谢综合征、2 型糖尿病的血管损害先是大血管,然后逐渐影响到微血管,后者如糖尿病足。故有学者提出"糖络病"概念[24],使用化瘀通络法。就瘀血的病因而言,《医林改错》概括得比较全面,其中解毒活血汤颇有深意。叶天士论温热"入血就恐耗血动血,直须凉血散血",吴老师认为 2 型糖尿病的血管损害,火毒热毒较为多见;对大血管和微血管损害,用凉血散血法都是适合的。常用的方药为犀角(水牛角可代)地黄汤、化斑汤、解毒活血汤、四妙勇安汤等,常用的药物有赤芍、丹皮、生地、水牛角、羚羊角、玄参、银花、地榆、槐角、泽兰等。吴老师还特别指出,在 2 型糖尿病中偶见有寒瘀证者,首选当归四逆汤、温经汤、桂枝茯苓丸等,常用药物为桂枝、细辛、当归、吴茱萸等。但温燥剂在糖尿病中还是不能过多过久使用。

病例 1　胡某某,男,64 岁,原北京某杂志社编辑,母亲生病回贵阳省亲。近 3 月感乏力,胸闷,胸痛曾在北京服中药治疗,症状改善不明显,回贵阳后经其朋友介绍于 2013 年 4 月 23 日就诊于吴老师诊室。刻下乏力肢软,胸闷,劳力性气累,时有左上胸部隐痛,双下肢时有轻度水肿,多汗、口渴、口臭,手足心热,大便不成形,饥饿感不明显,眠差多梦。身高 167 cm,体重 75 kg,腹围 97 cm,BMI 26.9,舌暗红嫩,苔黄微腻,脉弦滑。有 10 年的"2 型糖尿病、高脂血症、高血压"病史,血压、血脂控制尚可,采用胰岛素控制血糖,血糖控制不理想,空腹血糖 9.5 ~ 11 mmol/L,餐后血糖 9.2 ~ 13.5 mmol/L。尿常规正常。心电图提示左室肥大并劳损。辨证为气阴两虚挟浊毒,治以益气养阴、解毒泄浊,予双黄益肾汤加减。方药:黄连 10 g,黄芪 40 g,山药 20 g,葛根 15 g,苍术 15 g,白术 30 g,山茱萸 15 g,生地 20 g,益智仁 6 g,法半夏 12 g,白芷 15 g,薏苡仁 30 g,泽兰 15 g,泽泻 15 g。服药 7 剂后复诊,述活动后时感左胸部隐痛,余症明显改善,空腹血糖 6.2 ~ 8.4 mmol/L。予双黄益肾汤合丹参饮加减,方药如下:黄连 10 g,黄芪 30 g,丹参 15 g,檀香 9 g,砂仁 6 g(后下),山药 20 g,山茱萸 20 g,生地 20 g,枳壳 10 g,白术 15 g,甘草 6 g。症状改善,后经上方、小陷胸汤合丹参饮、升阳益胃汤等调治 40 多天,诸症缓解,体重下降 5 kg,血糖控制理想。患者久病脾虚及肾,内生痰湿郁而成浊毒瘀,日久损伤气阴,终致气阴两虚挟浊毒,据"标本兼治"的原则,治以同时益气养阴、清热解毒、化浊祛瘀为法,方以甘凉、苦寒为主,但考虑浊为阴邪,加益智仁以通阳,起"温而行之"的功效。

病例 2　王某某,女,62 岁,退休干部,2012 年 9 月 22 日初诊。症见:双下肢瘀斑,瘀斑处无疼痛、瘙痒,时伴有双下肢麻木、蚁走感,口苦、多汗,大便不畅,睡眠一般,无明显饥饿感。形体偏瘦,舌质黯红,苔黄,脉细滑。查足背动脉搏动减弱。身高 160 cm,体重 65 kg,腹围 90 cm,BMI 25.4。"糖尿病、高脂血症"病史 6 年,自服保健药降糖,3 年前发现糖尿病并周围神经病变,现采用胰岛素控制血糖,血糖控制尚可。辨证为郁热伤络,治以凉血散血,方用四妙勇安汤加减。方药:玄参 20 g,当归 15 g,金银花 30 g,甘草 9 g,丹皮 10 g,赤芍 20 g,槐角 20 g,炒地榆 15 g,薏苡仁 30 g,紫草 15 g,大枣 15 g,赤小豆 30g。服药 5 剂后复诊,瘀斑较前消散,双下肢麻木改善,继予上方加减 10 剂后上症缓解。该患者久病消渴,热毒内盛,迫血妄行,故见下肢瘀斑,予四妙勇安汤清热解毒、凉血散血,同时,加入丹皮、赤芍、槐角、炒地榆、紫草、赤小豆等凉血散血之品,使热毒清、瘀血去。

(二)代谢综合征并发脂肪肝的论治

脂肪肝是脂肪性肝病的简称,是由多种原因引起的肝内脂肪变性的代谢性肝病。可分为急性脂肪肝和慢性脂肪肝,由于急性脂肪肝少见,故通常所说的脂肪肝主要是以大泡性脂肪浸润为特征的慢性脂肪肝。慢性脂肪肝又可分为酒精性脂肪肝(alcoholic fatty liver disease,AFLD)和非酒精性脂肪肝(non - alcoholic fatty liver disease,NAFLD),或两者并存。NAFLD 主要为胰岛素抵抗密切相关的代谢综合征并发的脂肪肝,但临床上常见有不少患者代谢综合征并发脂肪肝的男性病人有过量饮酒的生活史。虽然 AFLD 和 NAFLD 在病理上区别不大,但如两者叠加,就可能促进本来只是单纯性脂肪肝向脂肪性肝炎、脂肪性肝纤维化和肝硬化发展。因此,在临床上很难把两者截然分开。对此,吴老师认为还是要分孰主孰次,要具体问题具体分析处理,充分体现中医"同病异治""异病同治"的个体化治疗这一优势。

脂肪肝是遗传 - 环境 - 代谢 - 应激相关因素所致的以肝细胞脂肪变性为主要特征的临床病理综合征。目前日益增多的脂肪肝主要为与胰岛素抵抗密切相关的NAFLD。多数情况下非酒精性脂肪肝为胰岛素抵抗综合征/肥胖综合征/代谢综合征的组成部分,实际就是代谢综合征的并发症之一[11]。

慢性脂肪肝的单纯性脂肪肝阶段大多数无临床表现,一般是在常规体检时被发现,或者因其他病就诊时医生观察其体型肥胖疑有代谢综合征做相应项目检测时发现。王永怡等主编的《脂肪肝与代谢综合征——防治及用药指南》(2015 年)指出:"近 20 年来,脂肪肝发病有明显增高趋势,并已成为一种常见病、多发病,主要是由于人们生活水平的提高,营养过剩,剩余脂肪在肝内堆积。大部分患者没有症状,常在体检中发现,部分患者可有全身乏力、腹胀、食欲缺乏、肝区疼痛不适等,多数患者血脂增高,肝功能有轻度异常。"[12]实际上,很多脂肪肝患者是因少气乏力、倦怠思睡,或腹胀,或腹泻,或便秘,或食欲不调等来就诊时才发现其患脂肪肝的,这为中医从脾胃论治脂肪肝提供了临床依据。肝脏属于消化系统,从组织胚胎学角度来看,肝与胃肠在发生分化上是同源的;从功能上看,肝分泌的胆汁进入肠道以消化脂肪,杀灭进入肠道的外来菌,以维持肠道微生态平衡等,而进入肠道的营养物质被吸收后要通过门脉进入肝脏,在肝脏进行一系列的代谢转化和解毒,在"整合医学"理论的指导下,有学者提出肝病从胃肠论治的观点[13],这为中医从脾胃论治慢性脂肪肝提供了理论依据。现将吴老师从脾胃论治脂肪肝的经验总结如下。

1. 寓治于防,防治并重

如上所述,慢性脂肪肝特别是非酒精性脂肪肝在单纯性脂肪肝阶段,大多数患者无临床症状,有些患者是在医生做出脂肪肝的诊断后才自省出一些轻微的上述症状,这或许与心理暗示有关。由于绝大多数中青年患者的社会功能(生活、学习、工作、社交)尚正常,故这类患者对医生的劝告和用药防治不以为然;加上长期形成的生活习惯和行为方式难以改变,现在的家庭煎煮中药也有诸多不便,故患者的依从性很差,不按时复诊更改方药,不复查经治后的相关理论指标,不忌烟酒,暴饮暴食等。根据范建高、庄辉主编的《中国脂肪肝防治指南》提出的五大原则,防治脂肪肝是一个长期的综合性工程,不仅取决于医生的科学合理用药,还取决于患者良好的依从性。因此,吴老师认为中医人要与时俱进,要接受新知,尽可能做到科学合理用药,还要尽力做到告知义务,即耐心告诉患者脂肪肝的成因,不积极配合诊治的后果等,尊重病人的知情同意权,从而改善这类患者的依从性,这确实是中医也是西医寓防于治、防治并重治疗脂肪肝获得更好疗效的关键。《黄帝内经》早在2000多年前就提出医生的告知义务和病人的知情同意是改善患者依从性的重要方法,例如《灵枢·师传》就有一段精彩的论述:"黄帝曰:……且夫王公大人,血食之君,骄恣从欲,轻人,而无能禁之;禁之则逆其志,顺之则加其病,便之奈何? 治之何先? 岐伯曰:人之情,莫不恶死而乐生,告之以其败,语之以其善,导之以其所便,开之以其所苦,虽有无道之人,恶有不听者乎?"最耐人寻味的是这段引文提到的"王公大人,血食之君"正好是代谢综合征的风险人群,而且这段经文的前面又恰好论及与"消瘅""消谷"相关的饮食所便,这显然指的是糖尿病。于是,代谢综合征的糖尿病与脂肪肝之间的内在联系就不言而喻了。故上段经文引用在这里是有特定意义的。

2. 健运脾胃升清降浊

《金匮要略》有肝病传脾的说法,到底是肝病影响脾,还是脾病影响抑肝,或相互影响,从整体观出发,五脏六腑在生理上和病理上都是相互影响的。所谓"见肝之病,知肝传脾,当先实脾",实际上也包含有实脾治肝病的成分。如果从慢性脂肪肝成因上看,过食肥甘厚味或营养不良都可能导致脂肪肝,这也是中医从脾胃论治脂肪肝的理论依据。由于中西医学是不同的两种医学体系,彼肝非此肝,此脾也非彼脾,但从整合的功能系统来看,通过中西比较研究发现,肝与脾之间还是彼中有我,我中有彼的。

脾气升发则清阳升,胃气和降则浊阴降,故脾胃升降是人体整体气机升降的枢纽,正如《黄帝内经》说的"清气在下则生飧泄,浊气在上则生䐜胀"。其实这一病理现象关乎脾胃而不止于脾胃,所谓脾气健运则清气升,是指所有营养物质被吸收后在肝内进行代谢、转化、解毒、利用的过程,故所谓脾为气血生化之源的概念是包括肝脏功能在内的。同样,根据《灵枢·本输》的叙述,按照经络的络属关系,大小肠皆属于胃。所谓胃气和降则浊阴降,是指胃和肠的更虚更实,把不能被吸收的食物残渣、多余或有害的物质排泄到体外,这里就涉及胃肠动力且关乎脾的升运了。

基于此理论基础,健运脾胃、升清降浊就是吴老师从脾胃论治慢性脂肪肝最主要的思路和方法。由于广义的病理浊邪包括了痰、湿、毒、瘀,故前文关于从脾胃论治2型糖尿病的治法和方药也适用于治疗慢性脂肪肝,这里仅总结吴老师重在健运脾胃、升清降浊的方药。

六君子汤合胃苓汤 方中四君汤健运脾胃,平胃散行气消胀化胃湿,二陈汤化痰和胃,五苓散温化水湿,使湿从小便出。

资生健脾汤 本方是参苓白术散加减方,加强了芳香化湿和消食导滞;方中黄连用得极好,黄连用小量则苦味健胃,中量则苦寒燥湿,大量则清热解毒。吴老师用黄连的经验用量是小剂量为5 g左右,中剂量为9 g,大剂量为15 g以上,但不超过20 g,大剂量配伍不当,反而起到苦寒败胃的副效应。

升阳益胃汤 李东垣称之为肺之脾胃病所拟一首补中益气汤类方,方中有玉屏风散加人参,加强健脾益肺,二陈汤加泽泻化痰和胃利湿,黄连苦寒燥湿、清热解毒,柴胡、白芍和肝;方中还有羌活、独活,如果无外感头身疼痛者,可不用。升阳除湿类方还有东垣清暑益气汤和葛花解醒汤均可以选用。

加味大柴胡汤 在升清降浊法中,吴老师特别要求要介绍此方。《伤寒论》中大柴胡汤是少阳阳明合病,实际上是小柴胡汤合四逆散的加减方。本方经加减化裁,既可用于治疗肝胆瘀滞病,也可用于治疗胃肠动力障碍病。吴老师应用本方的加减化裁法是：大黄必须为酒制大黄，以图缓下，但又必须加当归、白术、桃仁或杏仁，增强熟大黄的通便作用而又不至于腹泻，还有养血活血效果。有《伤寒论》注家说，原方没有大黄，但又有注家说，既然称大柴胡汤，就应该有大黄。吴老师认为后一种说法是正确的，但用生大黄易致腹泻，依从性差的患者就不配合治疗，即使是能接受的治疗者，若对大黄过敏的体质又可导致黑肠病。

3. 清瘀热，利肝胆

中医辨证论治重视病机，以病机为依据提出"同病异治""异病同治"这个已为现代医学所接受的个体化医疗原则，这个原则正好体现在中医论治代谢综合征及其并发症中。例如，论治 2 型糖尿病的治法方药，大多数也可用于脂肪肝；同样是慢性脂肪肝，也有不同证型，即使在同一个病人，在其疾病的自然演变过程，或者治疗、调养将息失宜等，都可能虚实转化、寒热转化。例如，在代谢综合征并发的脂肪肝病人特别是中青年男性病人中，大多数都有过食肥甘厚味，过量饮酒和（或）吸烟的生活史，对这类脂肪肝患者，可能非酒精性脂肪肝和酒精性脂肪肝并存和叠加，临床症状也比较明显，除自我感觉乏力、困倦、躯体沉重等脾虚证外，还有口苦、口干，脘胁隐痛或腹胀，小便黄，大便干，舌质深红、红绛或黯红，舌苔黄腻或黄少。吴老师认为这比单纯性脂肪肝为重，可能进入脂肪肝性肝炎的阶段，分析其病机为湿热痰浊久郁而成瘀热，或湿热燥化伤及气阴，宜清瘀热、利肝胆。

"瘀热"的概念是张仲景《伤寒论》中提出来的，例如麻黄连翘赤小豆汤证和抵当汤证都提到"瘀热在里"。瘀热证已越来越受到中医学者的重视，例如国医大师周仲瑛教授就著书总结"从瘀热论治内科难治病"的理论与实践，但没有提及治慢性脂肪肝的内容。这里主要总结介绍吴老师清瘀热、利肝胆治疗慢性脂肪肝的方药。

犀角地黄汤　这是叶天士用于凉血散血的重要方药，虽然无明文提到"瘀热"，但此方此药确实是治疗热毒致瘀极为主要的，其中犀角这里用羚羊角代之。

青蒿鳖甲煎　本方原来是叶天士《临证指南医案》中的一个个案用药，吴鞠通将其提升为《温病条辨》中的一个条文，可见吴鞠通对本方的重视。标准适应证是热入血分，夜热早凉，渴不多饮水，且饮水不能止渴，这是热在血分的见证。本方中鳖甲能软坚散结，治疗瘀热证型的脂肪肝是很重要的。

化肝煎合赤小豆当归散　化肝煎为张介宾所制经方八阵中的寒阵方。其曰："治怒气伤肝，因而气逆动火，致为烦热，胁痛胀满动血等证。"所谓火热"动血"，与叶天士所说的"入血就恐耗血动血,直须凉血散血"很接近。赤小豆当归散出自《金匮要略》,《伤寒论》麻连赤小豆不但用了赤小豆,方名中也有赤小豆,取其清热解毒、凉血散瘀。

蒿芩清胆汤　本方出自俞根初遗著《通俗伤寒论》一书,何秀山按解释说:"足少阳胆与手少阳三焦合为一经,其气化,一寄于胆中以化水谷,一发三焦以行腠理。若受湿遏热郁,则三焦之气机不畅,胆中之相火乃炽。故蒿、芩、竹茹为君,以清泄胆火;胆火炽,必犯胃而液郁为痰,故臣以枳壳、二陈和胃化痰;然必下焦之气机通畅,斯胆中之相火清和,故又佐以碧玉(散),引相火下泄;使以赤苓,俾湿热下出,均从膀胱而去。"吴老师用此方时常将赤茯苓改为土茯苓以清热解毒,加泽泻以利湿,丹皮以凉血散血;有时易青蒿为柴胡,称为柴芩清胆汤。

丹栀逍遥散合茵陈四苓汤　常用于肝气化火,湿热内蕴,气机郁滞者。吴老师说,逍遥散本来是从肝治脾病的,即用于肝郁脾虚证或肝气乘脾证,但经过这样加减化裁后就转而变为从脾治肝病了。其实逍遥散就是一首肝脾同治的处方,正所谓活法圆机,妙用在人了。

4. 调养气阴护肝保肝

中医重视治未病,强调未病先防,既病防变。这一原则非常适用于防治慢性脂肪肝。虽然代谢综合征的诊断指标中没有脂肪肝一项,但临床上常见一些肥胖或超重的人群中血压、血糖尚正常,却发现患有脂肪肝,这一现象可能是有些个体的肥胖或超重主要是由于环境因素所致。单纯性脂肪肝很少有临床症状,过去认为是亚健康,但最近的《中国脂肪肝防治指南》比较肯定地认为"脂肪肝是病,不是亚健康",并指出"酒精性脂肪肝患者若不及时减少饮酒量,20%以上的人将在十年内发展为酒精性肝炎、肝硬化、甚至肝细胞癌;非酒精性脂肪肝虽然进展缓慢,十余年内仅1%左右的患者发生肝硬化,但随访的5～10年内发生代谢综合征、2型糖尿病、冠心病的概率较普通人群显著增加。因此,一旦发现患有脂肪肝,切忌不当一回事,应及时去医院诊治"。[14]慢性脂肪肝既然是病,从长远看又有风险,积极诊治确实是必要的。实际上脂肪肝的诊断不难,难在如何防治。除了患者良好的依从性以外,科学合理用药也很关键。防治脂肪肝,护肝保肝也是其中的一个重要环节。吴老师认为,护肝是在辨证的基础上合理选方用药,尽量避免使用肝毒药物,尽量按七情和合合理配伍处方,注意祛邪不忘扶正。慢性脂肪肝的形成有一个缓慢的过程,在潜隐的正邪消长过程中每多伤及人体的气阴,因此,调养气阴是中医药护肝保肝的首选方案。《灵枢·终始》说:"阴阳俱不足,补阳则阴竭,泻阴则阳脱,如是者,可将以甘药,不可饮以至剂。"所谓至剂,就是不要用大寒大苦、大辛大燥的方药。甘药入脾经,包括甘温、甘润、甘寒,例如黄芪、党参、白术、甘草、枸杞、丹皮、麦门冬、玉竹、石斛、当归、生地、玄参、山药,等等,这类药物大多被收入《救荒本草》一书中,即遇到荒年时人们可以用来当食物充饥。这类药物大多含植物多糖,据药理研究,植物多糖具有抗菌抗病、抗炎、抗辐射、调节免疫、保肝、抗癌等药理效应[15-16],因此,吴老师认为这类中药大多无毒,即使有毒也是小毒,既可在祛邪中配伍使用,以扶正护肝,也可选用主要由这类药物组成的复方来直接护肝保肝。下面介绍几首吴老师用来护肝保肝的处方。

一贯煎 此方为清代魏玉横《续名医类案》中对一个医案的按语,他说治肝胃痛不要过于刚燥,应以柔润为佳。原方由北沙参、枸杞子、麦冬、当归、生地、川楝子六味药物组成。方中除了川楝子苦寒有小毒以外,其下的五种中药均含多糖,吴老师根据药物化学、药理结合中医理论,首选此方为护肝保肝剂。此方颇得中医界好评,如已故上海名中医姜春华教授说:"魏玉璜悉心研究缪仲淳、高鼓峰诸家治肝法,汲取缪氏集灵膏和高氏滋水生肝饮的组方精华,参以自己临床心得,创制了一贯煎。"[17]吴老师用此方护肝保肝治脂肪肝时,常与异功散合用;若见瘀热伤气阴,胁痛明显,舌质黯红者,本方合化肝煎,命名化一煎,疗效非常好。

滋水清肝汤 此方即前面提及姜春华说的高鼓峰《医宗己任编》中创制的滋水生肝汤,由六味地黄丸加柴胡、白芍、栀子、当归、酸枣仁等组成,是肝肾同治。吴老师应用此方护肝保肝时,常加丹参、川芎、枳壳,有四逆散调畅气机之意,以增强疗效。

当归芍药散和丹参饮 当归芍药散为《金匮要略》用于治疗妇女妊娠期间腹中疼痛,是肝脾不和使然。丹波元坚说:"芎、归、芍药,是以和血舒肝,苍术、泽泻,是以运脾盛湿,此即后人逍遥散之蓝本也。"吴老师很赞同丹波元坚的意见,此方确实是肝脾同治,逍遥散确实也常用于护肝保肝,具体运用时加丹参、鸡血藤。

黄芪桂枝五物汤 《金匮要略》血痹虚劳病篇第一个条文说:"问曰:血痹病从何得之? 师曰:夫尊荣人,骨弱肌肤盛,重因疲劳、汗出,卧不时动摇,加被微风遂得之。"但本条只介绍用针法引阳气,没有出方药,故紧接着第二个就是治血痹的黄芪桂枝五物汤,前面第一条说的"尊荣人,骨弱肌肤盛,重因疲劳、汗出"与代谢综合征及其相关并发症很接近,而且本方与治疗虚劳诸不足的黄芪建中汤基本相同,不用饴糖、甘草,这是否与古代医家已认识到糖尿病忌甜食有关? 吴老师将本方用于肝病之虚寒者,具体运用时,常加当归、丹参、白术、泽泻。有学者用本方加减后做临床药理研究,对病毒性慢性迁延型肝炎病属阳虚者,提示本方有提高患者机体细胞免疫功能的作用[18]。

病例 1 吴某,男,46 岁,贵州黔西人,某乡镇干部。2013 年 2 月 27 日初诊,因胸闷、上腹胀、头昏、打嗝、入睡困难、口干口苦、眼干涩、大便溏而不爽就诊。舌黯红胖,边有齿痕,苔黄腻,脉滑。身高 171 cm,体重 80 kg,腹围 96 cm,BMI 27.4。10 天前当地县医院查空腹血糖 6.8 mmol/L,三酰甘油 5.8 mmol/L,肝功能正常,B 超提示脂肪肝。辨证为脾虚痰热中阻,予小陷胸汤合温胆汤加减,方药如下:黄连 6 g,法半夏 12 g,陈皮 10 g,茯苓 30 g,竹茹 15 g,薏苡仁 30 g,白术 15 g,瓜蒌皮 15 g,虎杖 15 g,泽兰 15 g,丹皮 12 g,太子参 15 g,枳壳 10 g,甘草 6 g,生姜 5 片。服药 1 周后复诊,上症改善,仍诉口苦,予茵陈四苓汤加减,方药如下:茵陈 15 g,茯苓 20 g,泽泻 20 g,猪苓 20 g,薏苡仁 30 g,厚朴 10 g,白术 15 g,黄芪 30 g,丹参 20 g,陈皮 10 g,大枣 15 g,炒决明子 20 g。5 剂后上症缓解,后交替予甘露饮、一贯煎、六君子汤合胃苓汤等调治 3 月,4 月后体重减轻 10 kg,理化检查各项指标均正常。初诊予健脾和胃、升清降浊为法,待中阻之痰热消,继之予行气利肝胆,最后予调养气阴、养肝护肝为法,体现了中医的治疗特点。

病例 2 莫某某,男,34 岁,广西人,个体户。于 2013 年 10 月 22 初诊,述右上腹时隐痛不适,口腔黏腻,舌体发麻,乏力肢软,神疲,时有牙龈出血,食欲一般,大便偏干,小便正常。舌黯红嫩,苔黄少,脉细数。身高 169 cm,体重 78 kg,腹围 95 cm,BMI 27.3,右上腹有轻压痛。空腹血糖偏高为 6.5 mmol/L,三酰甘油 4.8 mmol/L,肝功能正常,B 超提示脂肪肝。中医辨证为瘀热伤气阴,治以益气养阴、清瘀热、利肝胆为法,予化一煎加减,方药如下:川楝子 9 g,生地 20 g,当归 20 g,太子参 20 g,青皮 10 g,陈皮 10 g,丹皮 10 g,栀子 10 g,大贝母 15 g,薏苡仁 30 g,土茯苓 30 g,虎杖 15 g,甘草 6 g,泽泻 15g。服药 5 剂后感上症改善,继予上方加减 20 剂,同时,配合饮食、运动治疗,上症渐解,1 月后体重减轻 7 kg,复查血糖正常,血脂 2.5 mmol/L,B 超提示脂肪肝较前好转。辨证与辨病结合,在清瘀热、益气养阴的同时结合现代药理研究加用具有保肝护肝中药,如土茯苓、虎杖等。

三、从脾胃论治代谢综合征的数据挖掘研究

代谢综合征(Metabolic Syndrome,MS)是以腹型肥胖、糖耐量受损、高血压、血

脂紊乱为主要内涵,以胰岛素抵抗(RI)为共同病理基础,以多种代谢性疾病集结为临床特点的一组现今严重影响人类健康的临床症候群[19]。代谢综合征的临床特征决定了其发病的复杂性,其发病机制目前尚未充分了解,但中心性肥胖和胰岛素抵抗是被公认的重要的致病因素[19-23]。随着我国社会经济高速发展,环境污染、人们饮食结构和生活行为方式的改变,代谢综合征的发病率逐年上升,多种疾病的发病风险、致残率和病死率随之增加,如糖尿病、高血压、高尿酸血症、非酒精性脂肪性肝病、心血管疾病、慢性肾脏疾病、多囊卵巢综合征和癌症等[24]。代谢综合征是全世界一个新的公共卫生问题,已经成为我国公共卫生和临床医疗中共同面临的健康危机,已引起医学界广泛重视[25]。目前,西医学对代谢综合征的治疗主要以控制血糖、血压、调整血脂、增加胰岛素敏感性等为主[26]。但这些药物都存在长期服用易产生耐药性和不良反应等缺点,临床应用受到一定的限制。

中医没有代谢综合征的病名,根据其主要临床表现,如肥胖或超重、腹胀、口干多饮、易饥或多食、乏力气短、头晕目眩、心悸、胸闷、胸痛、便秘或便溏、关节痛等,归属于中医"肥满""眩晕""胸痹""消渴""心悸""湿租""痹证"等病症。中医药治疗有许多方法,其中从脾胃论治是吴光炯老师诊治代谢综合征的方法之一。

本研究通过跟师出诊,对导师近3年来治疗代谢综合征的原始临床病案的辨证、处方、用药信息的分析整理,采用中医传承辅助平台系统,从多角度归纳总结、分析对比,以药、方、证为纲领,挖掘病案中高频次的证型、药物、方剂,并对证型、方剂及药物四气、五味、归经和药物功效进行分析,探讨吴光炯老师临床治疗代谢综合征的治疗思路和用药特色及规律,总结出体现老师学术思想核心的理法方药,以传承老师学术思想、推广临床用药经验。

(一)临床资料

1. 病例来源

147 例病例均来自 2013 年 09 月至 2015 年 4 月贵阳中医学院第一、第二附属医院专家门诊吴光炯老师接诊处方的病例。

2. 病例纳入标准(西医诊断标准)

参考 2004 年中华医学会糖尿病分会建议国内代谢综合征的诊断标准[27],具备以下 4 个组分中的 3 个或全部。①超重或肥胖:体重指数 ≥ 25 kg/m^2。②高血糖:空腹血糖水平 ≥ 6.1 mmol/L 或糖负荷后血糖水平 ≥ 7.8 mmol/L,或已被确诊为糖尿病患者。③高血压:收缩压/舒张压≥140/90 mmHg,或已被确诊为高血压患者。④血脂紊乱:空腹三酰甘油水平≥1.7 mmol/L和(或)空腹高密度脂蛋白胆固醇水平<0.9 mmol/L(对男性)或<1.0 mmol/L(对女性)。

(二)研究方法

1.病例、处方的收集

由研究者本人在跟师门诊时,收集老师治疗代谢综合征的临床资料,包括辨证分型、治法、方药等。

2.数据库的建立及数据录入

数据录入重点在于保持吴老师诊疗的原貌。将纳入病例逐项录入中医传承辅助系统,如患者的基本信息、诊治情况等。对传承系统中没有的,而老师常用的症状、证型实行添加录入,中药处方按照实际处方如实录入。

3.质量控制

为了保证病例的完整性,将病例规范化并保持吴老师的诊疗原貌,为避免录入过程中出现差错,在完成录入后,由双人负责数据的审核,以确保数据的准确性,从而为数据挖掘结果的可靠性提供保障。

4.分析软件

采用"中医传承辅助平台(V2.50.exe)"软件,由中国中医科学院中药研究所提供。

5.数据分析

通过"中医传承辅助平台(V2.50.exe)"软件中数据分析系统,对医案、方剂进行分析。

(1)医案分析

第一步:提出数据源,在"西医疾病"项中输入"代谢综合征",提取出全部代谢综合征的资料。

第二步:点击"症状排序",可得出CFS中医症状出现的频次,点击"症状导出",将数据导出至Excel。

第三步:点击"症状规律","支持度个数"为20,"置信度"设为0.95,"症状模式"可得出症状组合出现的频次;通过"规则分析"得出所得组合的规则;"网络展示"直观显示症状之间的关系。

第四步:通过"网络展示"显示药－症、药－证、药－证－症之间的关系。

(2)方剂分析

第一步:提出数据源,在"西医疾病"项中输入"代谢综合征",提取出治疗代谢综合征的全部方剂。

第二步:点击"频次统计",可得出所有方剂中每味药物出现的频次,点击"药物导出",将数据导出至 Excel。

第三步:点击"组方规律","支持度个数"为 29,"置信度"设为 0.65,"用药模式"可得出药物组合出现的频次;通过"规则分析"得出所得组合的规则;"网络展示"直观显示药物之间的关系。

(三)研究结果

1.代谢综合征中医疾病频次分布统计

在 147 例代谢综合征医案中,涉及的中医病名有 7 个,分别是眩晕、湿阻、肥满、心悸、胸痹、消渴、痹证。具体使用频次分布见图 2－7。

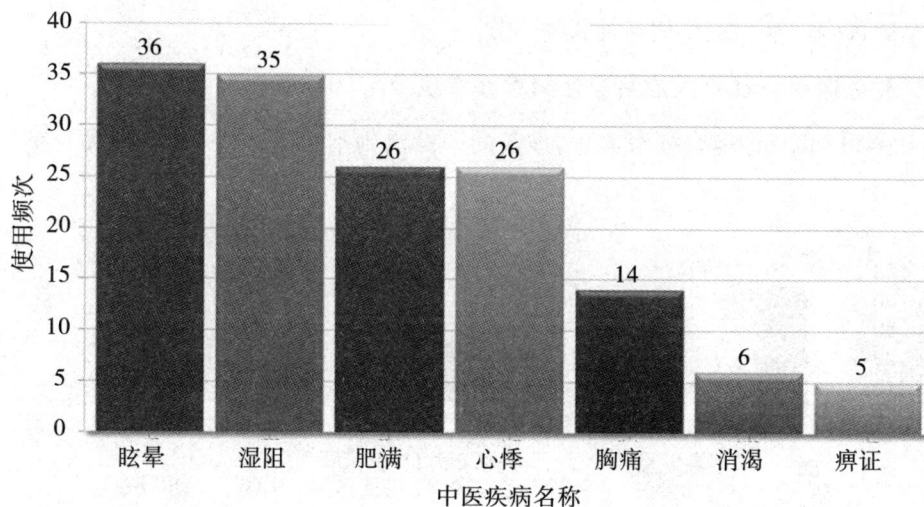

图 2－7 代谢综合征中医疾病频次分布情况

统计结果提示代谢综合征无统一的中医病名,临床根据其就诊时主要症状进行诊断。

2.代谢综合征中医证型频数分布统计

在 147 例代谢综合征医案中,涉及的中医证型有 5 个,具体频次及百分比见表 2-57。

表 2-57　代谢综合征中医证型频数分布

频次	证型	百分比
44	痰阻气机血络瘀阻	30.41%
41	胆热不降脾湿阻遏	27.70%
30	浊毒郁积气阴两伤	20.27%
19	升降失调湿浊中阻	12.84%
13	脾虚失运气化不行	8.78%

从统计结果看,从高到低顺序为:痰阻气机血络瘀阻,胆热不降脾湿阻遏,浊毒郁积气阴两伤,升降失调湿浊中阻,脾虚失运气化不行。提示在吴老师对代谢综合征的辨证中,痰阻气机血络瘀阻、胆热不降脾湿阻遏、浊毒郁积气阴两伤等证型最为多见,单纯脾虚失运、气化不行证最少,揭示在代谢综合征中单纯的虚证不多,多为本虚标实之证。同时,体现了吴光炯教授提出的脾胃纳运-湿浊阻遏-气机郁滞是脾胃(肠)病中三个相互关联的环节。

3.代谢综合征中医治则治法频数分布统计

在 147 例代谢综合征医案中,涉及的中医治则治法有 5 个,具体频次分布见图 2-8。

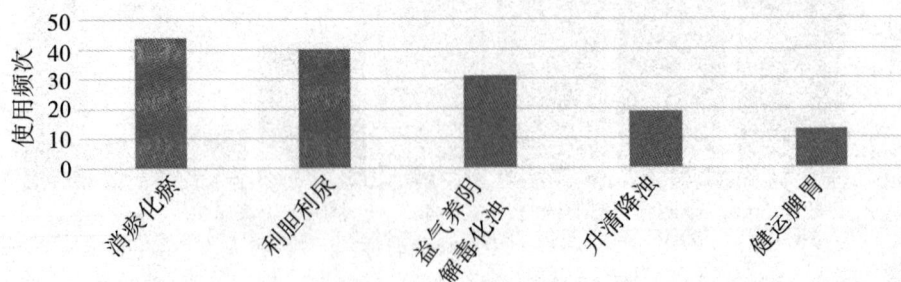

图 2-8　代谢综合征中医治则治法频数分布情况

从统计结果看,从高到低顺序为:消痰化瘀,利胆利尿,益气养阴、解毒化浊,升清降浊,健运脾胃。体现了辨证论治的原则。

4.代谢综合征中医症状频数分布统计

(1)频数分布

在147例代谢综合征医案中,涉及的中医症状有131个,症状出现频数在4以上的症状分布见表2-58。

表2-58 代谢综合征中医症状频数分布情况

频数	症状	百分比	频数	症状	百分比
147	腹型肥胖	100.00%	9	神疲	6.12%
74	腹胀	50.34%	8	舌淡	5.44%
61	便溏	41.50%	8	耳鸣	5.44%
58	乏力	39.46%	8	背痛	5.44%
54	胸闷	36.73%	8	脉弦涩	5.44%
50	食欲不振	34.01%	7	咳嗽	4.76%
45	头晕	30.61%	7	肢端麻木	4.76%
37	眠差	25.17%	7	苔白微腻	4.76%
32	心慌	21.77%	7	苔薄	4.76%
28	腹痛	19.05%	7	泛酸	4.76%
28	呃逆	19.05%	7	舌紫暗	4.76%
27	口干	18.37%	6	潮热	4.08%
26	苔薄黄	17.69%	6	脉沉细	4.08%
26	苔黄微腻	17.69%	6	手足冰凉	4.08%
23	舌暗红	15.65%	5	口腔溃疡	3.40%
23	舌淡胖	15.65%	5	关节疼痛	3.40%
22	脉弦滑	14.97%	5	脉濡	3.40%
21	苔白腻	14.29%	5	苔黄	3.40%
21	烧心	14.29%	5	心烦	3.40%
20	苔黄腻	13.61%	5	小便黄	3.40%
20	舌淡红	13.61%	5	脉细濡	3.40%
20	多汗	13.61%	5	舌红燥	3.40%
20	脉滑	13.61%	5	肢体困倦	3.40%
19	咳痰	12.93%	5	口臭	3.40%
18	脉细滑	12.24%	5	矢气频转	3.40%

续表

频数	症状	百分比	频数	症状	百分比
18	苔黄少	12.24%	5	脉细	3.40%
18	心悸	12.24%	5	消谷善饥	3.40%
17	舌红嫩	11.56%	5	心烦易怒	3.40%
15	脉滑数	10.20%	4	脉细弦	2.72%
15	怕冷	10.20%	4	多梦	2.72%
15	舌红胖	10.20%	4	齿痕舌	2.72%
15	便秘	10.20%	4	手足心汗	2.72%
14	胸痛	9.52%	4	月经不调	2.72%
14	脉细数	9.52%	4	肢肿	2.72%
14	口苦	9.52%	4	视物模糊	2.72%
13	苔薄白	8.84%	4	头痛	2.72%
13	脉细涩	8.84%	4	情绪低落	2.72%
13	舌红	8.84%	4	反复易感	2.72%
10	舌红瘦	6.80%	4	头胀	2.72%
10	气短	6.80%	4	苔腻	2.72%

从统计结果看,其中排前 10 位的是腹型肥胖、腹胀、便溏、乏力、胸闷、食欲不振、头晕、眠差、心慌、腹痛。

(2)中医症状规律

将 147 例代谢综合征医案中涉及的中医症状 131 个,点击"症状规律","支持度个数"为 20(支持度为 15.3%),"置信度"设为 0.95,症状组合具有以下规律,排在前 5 位的是:腹型肥胖与腹胀、便溏与腹型肥胖、腹型肥胖与乏力、腹型肥胖与胸闷、食欲不振与腹型肥胖。具体统计见表 2-59。

表 2-59 代谢综合征中医症状规律

出现频度	症状模式	百分比
74	腹型肥胖,腹胀	50.34%
61	便溏,腹型肥胖	41.50%
58	腹型肥胖,乏力	39.46%
54	腹型肥胖,胸闷	36.73%

续表

出现频度	症状模式	百分比
50	食欲不振,腹型肥胖	34.01%
45	腹型肥胖,头晕	30.61%
39	便溏,腹胀	26.53%
39	便溏,腹型肥胖,腹胀	26.53%
37	眠差,腹型肥胖	25.17%
35	食欲不振,腹胀	23.81%
35	食欲不振,腹型肥胖,腹胀	23.81%
32	心慌,腹型肥胖	21.77%
28	腹型肥胖,腹痛	19.05%
28	腹型肥胖,呃逆	19.05%
28	乏力,腹胀	19.05%
28	腹型肥胖,乏力,腹胀	19.05%
27	腹型肥胖,口干	18.37%
26	心慌,胸闷	17.69%
26	苔黄微腻,腹型肥胖	17.69%
26	苔薄黄,腹型肥胖	17.69%
26	腹胀,胸闷	17.69%
26	乏力,头晕	17.69%
26	心慌,腹型肥胖,胸闷	17.69%
26	腹型肥胖,腹胀,胸闷	17.69%
26	腹型肥胖,乏力,头晕	17.69%
25	便溏,食欲不振	17.01%
25	便溏,食欲不振,腹型肥胖	17.01%
24	便溏,乏力	16.33%
24	便溏,腹型肥胖,乏力	16.33%
23	腹型肥胖,舌暗红	15.65%
23	腹型肥胖,舌淡胖	15.65%
22	脉弦滑,腹型肥胖	14.97%
21	烧心,腹型肥胖	14.29%
21	苔白腻,腹型肥胖	14.29%

续表

出现频度	症状模式	百分比
20	舌淡红,腹型肥胖	13.61%
20	苔黄腻,腹型肥胖	13.61%
20	多汗,腹型肥胖	13.61%
20	腹型肥胖,脉滑	13.61%
20	便溏,胸闷	13.61%
20	便溏,腹型肥胖,胸闷	13.61%
20	便溏,食欲不振,腹胀	13.61%
20	便溏,食欲不振,腹型肥胖,腹胀	13.61%

其中,置信度为1的关联规则,网络展示见图2-9。

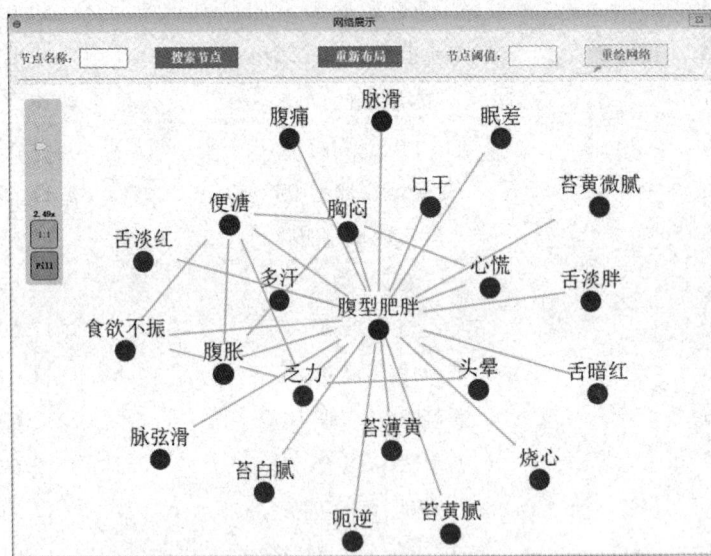

图2-9 代谢综合征中医症状规律中置信度为1的关联规则

从统计结果看,代谢综合征患者中医见症主要有腹型肥胖、腹胀、便溏、乏力、胸闷、食欲不振、头晕、眠差、心慌等,其中腹型肥胖是所有患者均具有的症状,提示腹型肥胖是代谢综合征的关键症状,症状规律揭示腹型肥胖与腹胀、便溏、乏力、胸闷、食欲不振等关系密切,提示代谢综合征的病机主要为脾虚失运,气机升降失司,痰湿浊瘀阻遏。

5. 代谢综合征使用中药频数分布统计

在 147 例代谢综合征的处方中，共使用中药 164 味，以下为使用频数在 4 次以上的 61 味中药的频数百分比分布，见表 2-60。

表 2-60　代谢综合征使用中药频数分布情况

频率	中药名称	百分比	频率	中药名称	百分比
116	甘草	78.91%	12	黄柏	8.16%
79	陈皮	53.74%	11	石菖蒲	7.48%
72	法半夏	48.98%	10	酒军	6.80%
63	白术	42.86%	9	连翘	6.12%
60	枳壳	40.82%	9	山药	6.12%
55	茯苓	37.41%	9	怀牛膝	6.12%
48	黄连	32.65%	9	芦根	6.12%
48	黄芩	32.65%	8	滑石	5.44%
46	茵陈	31.29%	8	栀子	5.44%
39	薏苡仁	26.53%	7	知母	4.76%
39	当归	26.53%	7	木通	4.76%
38	麦门冬	25.85%	7	土茯苓	4.76%
37	石斛	25.17%	7	紫苏子	4.76%
37	泽泻	25.17%	7	牡丹皮	4.76%
35	厚朴	23.81%	7	升麻	4.76%
33	神曲	22.45%	7	五味子	4.76%
32	瓜蒌皮	21.77%	6	炒扁豆	4.08%
31	太子参	21.09%	6	旋覆花	4.08%
30	生地黄	20.41%	6	苦参	4.08%
27	黄芪	18.37%	6	藿香	4.08%
27	大枣	18.37%	6	炒莱菔子	4.08%
27	白芍	18.37%	6	北沙参	4.08%

续表

频率	中药名称	百分比	频率	中药名称	百分比
27	猪苓	18.37%	5	薤白	3.40%
26	生姜	17.69%	5	桂枝	3.40%
25	柴胡	17.01%	5	百合	3.40%
25	竹茹	17.01%	5	吴茱萸	3.40%
23	苍术	15.65%	5	茜草	3.40%
22	浙贝母	14.97%	5	枳实	3.40%
22	天门冬	14.97%	5	赤芍	3.40%
21	桔梗	14.29%	5	防风	3.40%
21	丹参	14.29%	5	炮姜	3.40%
20	郁金	13.61%	5	檀香	3.40%
20	木香	13.61%	5	白芷	3.40%
18	葛根	12.24%	4	桃仁	2.72%
18	苏梗	12.24%	4	白豆蔻	2.72%
17	枇杷叶	11.56%	4	车前草	2.72%
16	炒山楂	10.88%	4	桑白皮	2.72%
15	虎杖	10.20%	4	羌活	2.72%
14	川芎	9.52%	4	生石膏	2.72%
14	党参	9.52%	4	首乌藤	2.72%
14	蒲公英	9.52%	4	前胡	2.72%
14	酸枣仁	9.52%	4	淡竹叶	2.72%
13	砂仁	8.84%	4	槟榔	2.72%
12	合欢皮	8.16%	4	天麻	2.72%
12	杏仁	8.16%	4	木防己	2.72%

从统计结果看,排位前 15 的药物分别是:甘草、陈皮、法半夏、白术、枳壳、茯苓、黄连、黄芩、茵陈、薏苡仁、当归、麦门冬、石斛、泽泻、厚朴,虽然甘草出现频率高,但其用量多在 6 g 左右,不是主药,主要用于"调和诸药";而参、芪、白术等虽然出现频率不算高,但用量多在 15~30 g,是为主药。用药频率体现了吴老师在治疗代谢综合征中主要以健脾胃、行气、化痰湿、清热解毒、养阴药为主,证实了吴老师从脾胃论治该病的主要思路。

6.代谢综合征的药－证－症网络展示图

代谢综合征的药－证－症网络展示如图2－10。

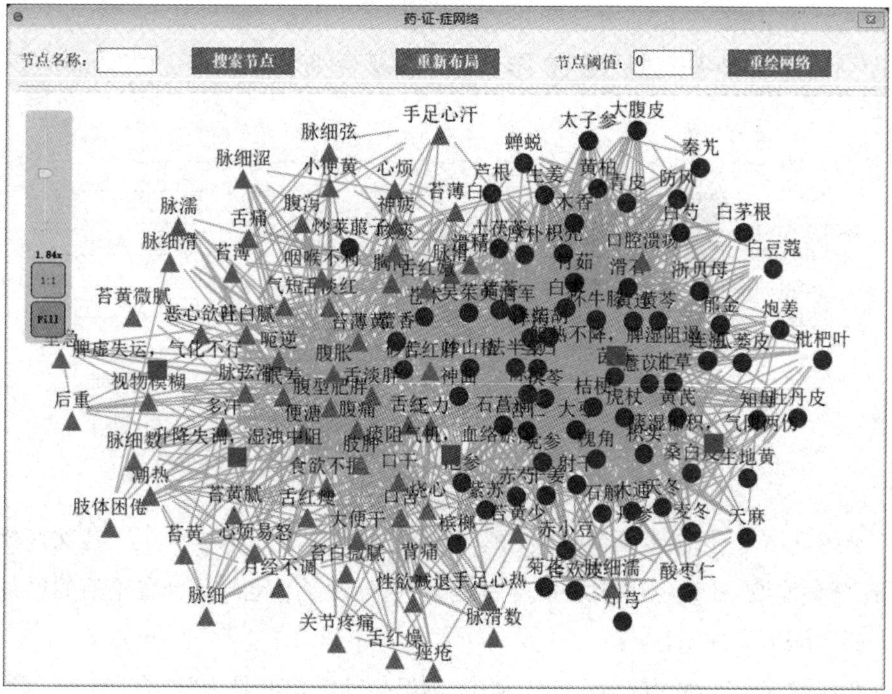

图2－10　代谢综合征的药－证－症网络展示图

7.代谢综合征使用中药的性味归经统计

（1）中药四气统计

在代谢综合征涉及的164味中药中,四气频率排序为温、寒、平、凉、热(图2－11)。

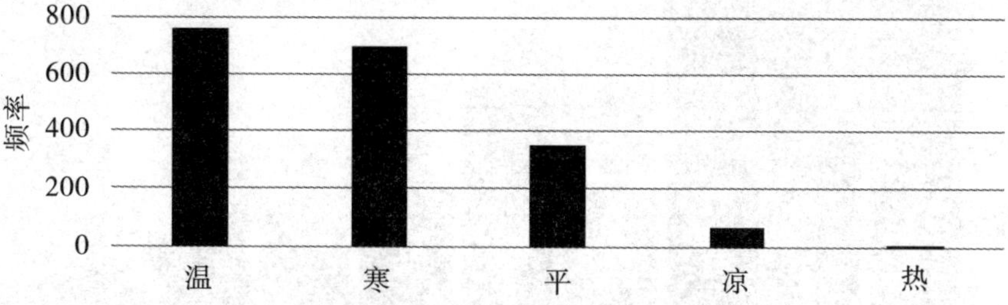

图2－11　代谢综合征使用中药的四气频率情况

统计结果提示:吴老师对代谢综合征的用药,一方面考虑脾虚生痰湿浊等,而应以温养为主;另一方面,由于痰湿浊等阴邪久郁化热或因个体体质从阳化热,导致热毒内盛者,应以寒性药物为主。

(2)中药五味统计

在代谢综合征涉及的164味中药中,五味频率排序为苦、甘、辛、酸、咸、涩(图2-12)。

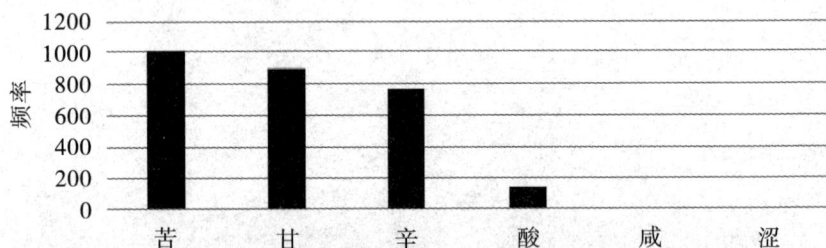

图2-12 代谢综合征使用中药的五味频率情况

从统计结果看,吴老师治疗代谢综合征主要以苦、甘、辛味为主。苦味药燥湿健脾、解毒泄浊,甘味药补益脾胃,辛味药行气,体现了吴老师从脾胃论治的思路。

(3)中药归经统计

在代谢综合征所用的164味中药中,归经排前5位的是为脾、胃、肺、心、肝,归经使用频次统计柱状图如下:

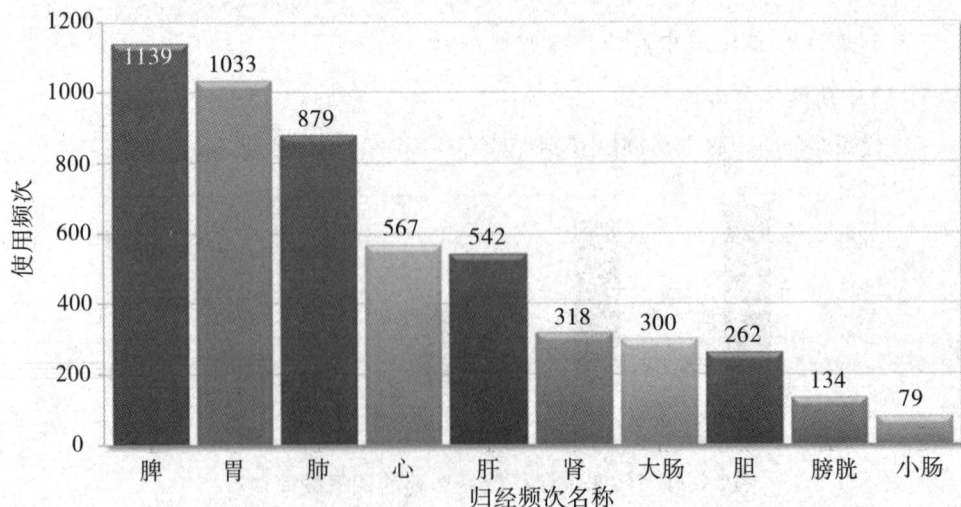

图2-13 代谢综合征使用中药的归经频次情况

统计结果体现了吴老师治疗代谢综合征主要从脾胃入手,通过健运脾胃,达到气机升降相宜、化痰除湿祛瘀的作用。

8.代谢综合征组方规律研究

对代谢综合征147条处方中的164味中药进行组方规律分析,将支持度个数设为29,置信度设为0.65情况下,得出用药模式29条数据,包含中药14味,其用药模式见表2-61,用药规则及网络展示见图2-14、图2-15。

表2-61 代谢综合征组方用药模式

频数	药物模式	百分比	频数	药物模式	百分比
61	陈皮,甘草	41.50%	34	法半夏,茯苓	23.13%
53	法半夏,甘草	36.05%	34	陈皮,甘草,枳壳	23.13%
47	陈皮,枳壳	31.97%	33	法半夏,黄连	22.45%
45	白术,甘草	30.61%	32	甘草,薏苡仁	21.77%
43	甘草,茯苓	29.25%	31	白术,茯苓	21.09%
43	甘草,枳壳	29.25%	31	甘草,茵陈	21.09%
39	法半夏,陈皮	26.53%	30	陈皮,黄芩	20.41%
37	陈皮,白术	25.17%	30	法半夏,白术	20.41%
36	陈皮,茵陈	24.49%	30	瓜蒌皮,法半夏	20.41%
36	黄芩,甘草	24.49%	30	甘草,厚朴	20.41%
36	法半夏,枳壳	24.49%	29	陈皮,厚朴	19.73%
36	黄连,甘草	24.49%	29	白术,枳壳	19.73%
36	甘草,当归	24.49%	29	甘草,神曲	19.73%
34	陈皮,茯苓	23.13%	29	法半夏,陈皮,甘草	19.73%
34	黄芩,枳壳	23.13%			

从统计结果看,吴老师在治疗代谢综合征的处方中常用密切相关的前10位药物组合为:瓜蒌皮->①法半夏;当归->甘草;神曲->甘草;厚朴->甘草;厚朴->陈皮;薏苡仁->甘草;甘草,枳壳->陈皮;枳壳->陈皮;茵陈->陈皮;

① 关联之意,后文同。

茯苓 – >甘草。提示其治疗代谢综合征在健脾胃的同时注重行气化痰湿。

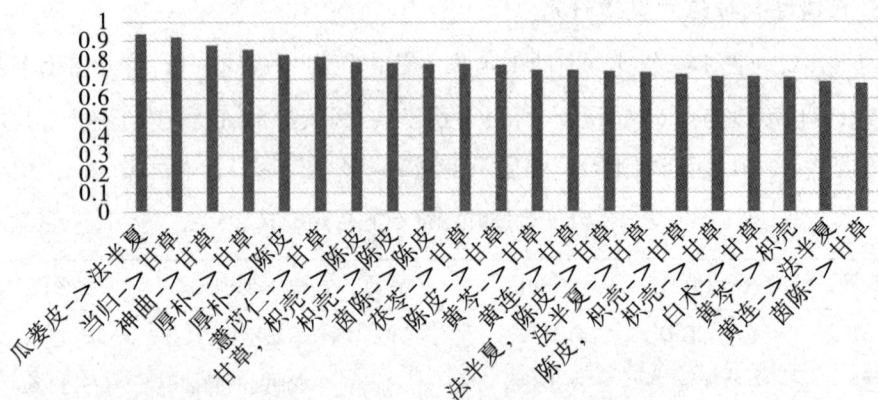

图 2 – 14　代谢综合征用药规则

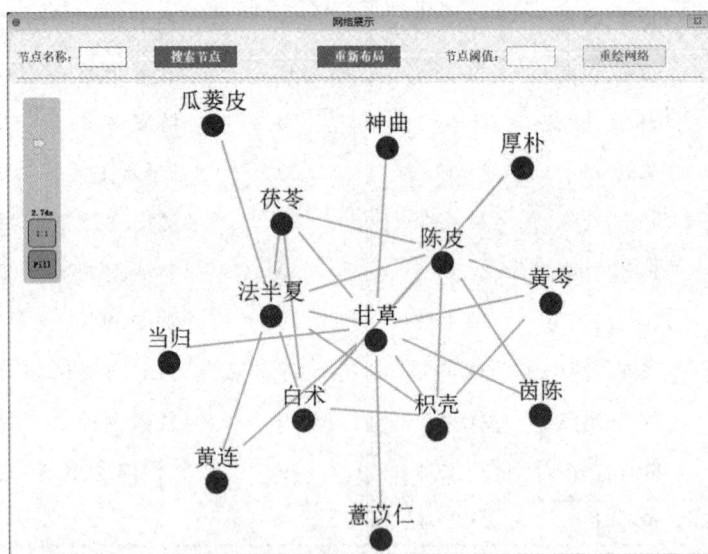

图 2 – 15　代谢综合征用药规则网络示意图

9.代谢综合征中医证型分析

(1)痰阻气机血络瘀阻证

痰阻气机血络瘀阻证的中医症状频数百分比统计　在 44 例痰阻气机血络瘀

阻证的代谢综合征医案中,共涉及中医症状 87 种,其中出现频数在 4 以上的有 36 种,具体频数百分比分布见表 2-62。

表 2-62　痰阻气机血络瘀阻证的中医症状频数百分比

频数	症状名称	百分比	频数	症状名称	百分比
44	腹型肥胖	100.00%	9	脉弦滑	20.45%
27	胸闷	61.36%	8	脉弦涩	18.18%
17	舌暗红	38.64%	7	舌紫暗	15.91%
16	乏力	36.36%	6	气短	13.64%
15	头晕	34.09%	6	多汗	13.64%
15	苔黄微腻	34.09%	5	舌红	11.36%
15	腹胀	34.09%	5	口干	11.36%
14	便溏	31.82%	5	怕冷	11.36%
12	脉细涩	27.27%	5	肢端麻木	11.36%
12	心慌	27.27%	4	背痛	9.09%
11	食欲不振	25.00%	4	大便干	9.09%
11	呃逆	25.00%	4	舌淡胖	9.09%
10	烧心	22.73%	4	关节疼痛	9.09%
10	眠差	22.73%	4	苔黄腻	9.09%
10	胸痛	22.73%	4	耳鸣	9.09%
9	咳痰	20.45%	4	泛酸	9.09%
9	腹痛	20.45%	4	苔黄	9.09%
9	苔薄黄	20.45%	4	脉滑	9.09%

　　从统计结果看,排前 10 位的症状分别是:腹型肥胖、胸闷、舌暗红、乏力、头晕、苔黄微腻、腹胀、便溏、脉细涩、心慌。

　　痰阻气机血络瘀阻证的中医症状规律分析　对 44 例痰阻气机血络瘀阻证代谢综合征的 87 种中医症状进行症状模式、规则分析及网络展示如图 2-16~图 2-18。

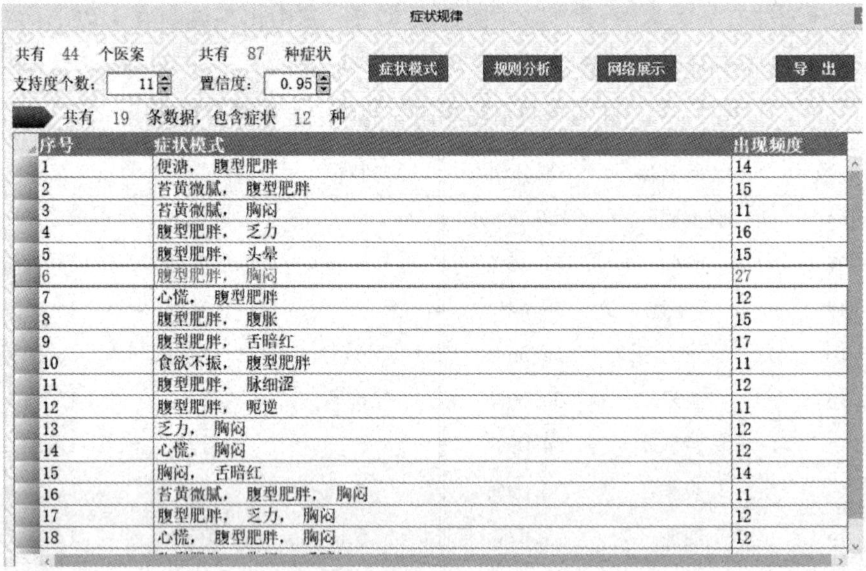

症状规律

共有 44 个医案　　共有 87 种症状

支持度个数： 11 　置信度： 0.95

[症状模式]　[规则分析]　[网络展示]　　　[导　出]

共有 19 条数据，包含症状 12 种

序号	症状模式	出现频度
1	便溏，腹型肥胖	14
2	苔黄微腻，腹型肥胖	15
3	苔黄微腻，胸闷	11
4	腹型肥胖，乏力	16
5	腹型肥胖，头晕	15
6	腹型肥胖，胸闷	27
7	心慌，腹型肥胖	12
8	腹型肥胖，腹胀	15
9	腹型肥胖，舌暗红	17
10	食欲不振，腹型肥胖	11
11	腹型肥胖，脉细涩	12
12	腹型肥胖，呃逆	11
13	乏力，胸闷	12
14	心慌，胸闷	12
15	胸闷，舌暗红	14
16	苔黄微腻，腹型肥胖，胸闷	11
17	腹型肥胖，乏力，胸闷	12
18	心慌，腹型肥胖，胸闷	12

图 2-16　痰阻气机血络瘀阻证的中医症状模式

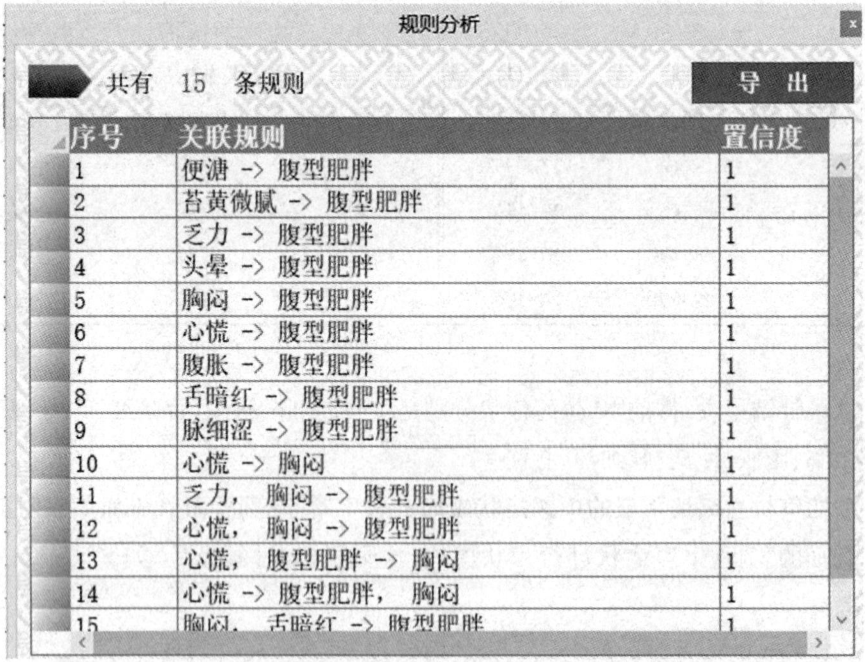

规则分析

共有 15 条规则　　　　　[导　出]

序号	关联规则	置信度
1	便溏 -> 腹型肥胖	1
2	苔黄微腻 -> 腹型肥胖	1
3	乏力 -> 腹型肥胖	1
4	头晕 -> 腹型肥胖	1
5	胸闷 -> 腹型肥胖	1
6	心慌 -> 腹型肥胖	1
7	腹胀 -> 腹型肥胖	1
8	舌暗红 -> 腹型肥胖	1
9	脉细涩 -> 腹型肥胖	1
10	心慌 -> 胸闷	1
11	乏力，胸闷 -> 腹型肥胖	1
12	心慌，胸闷 -> 腹型肥胖	1
13	心慌，腹型肥胖 -> 胸闷	1
14	心慌 -> 腹型肥胖，胸闷	1
15	胸闷，舌暗红 -> 腹型肥胖	1

图 2-17　痰阻气机血络瘀阻证的中医症状规则

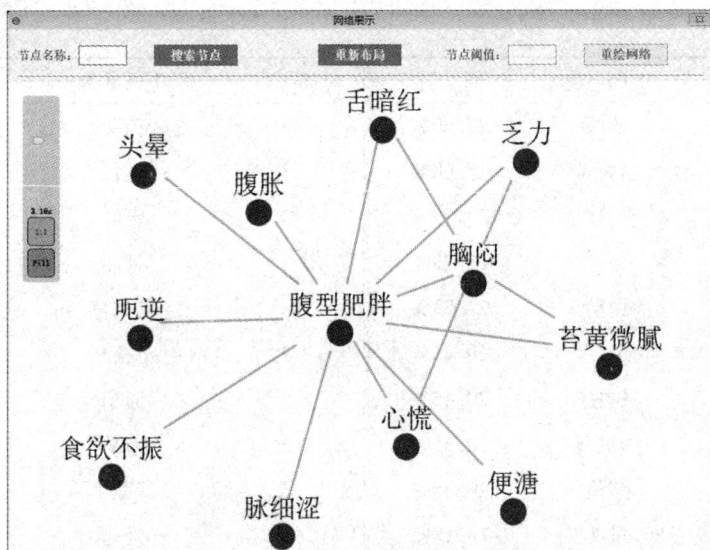

图2-18　痰阻气机血络瘀阻证的中医症状模式

从统计结果看,痰阻气机血络瘀阻证代谢综合征临床主要症状为腹型肥胖、胸闷、心慌、舌暗红、苔黄微腻、脉细涩。

痰阻气机血络瘀阻证所用中药频次百分比统计　在44例痰阻气机血络瘀阻证代谢综合征医案中,使用中药共118味,其中,药物频数使用2次以上的药物频数、百分比分布如下:

表2-63　痰阻气机血络瘀阻证所用中药频次百分比

频数	中药名称	百分比	频数	中药名称	百分比
35	甘草	79.55%	4	大枣	9.09%
34	法半夏	77.27%	4	枳实	9.09%
27	瓜蒌皮	61.36%	4	党参	9.09%
26	黄连	59.09%	4	檀香	9.09%
17	枳壳	38.64%	4	吴茱萸	9.09%
16	陈皮	36.36%	4	北沙参	9.09%
16	竹茹	36.36%	3	防风	6.82%
15	丹参	34.09%	3	木防己	6.82%
14	当归	31.82%	3	虎杖	6.82%
13	生姜	29.55%	3	红花	6.82%

续表

频数	中药名称	百分比	频数	中药名称	百分比
11	茯苓	25.00%	3	茵陈	6.82%
11	蒲公英	25.00%	3	桃仁	6.82%
10	薏苡仁	22.73%	3	天麻	6.82%
10	川芎	22.73%	3	神曲	6.82%
10	白芍	22.73%	3	夏枯草	6.82%
9	苏梗	20.45%	3	土茯苓	6.82%
9	桔梗	20.45%	3	赤芍	6.82%
9	浙贝母	20.45%	3	前胡	6.82%
9	柴胡	20.45%	3	紫苏子	6.82%
8	黄芩	18.18%	3	没药	6.82%
8	太子参	18.18%	3	生地黄	6.82%
7	白术	15.91%	3	生石膏	6.82%
6	石斛	13.64%	3	黄柏	6.82%
6	葛根	13.64%	3	石菖蒲	6.82%
5	合欢皮	11.36%	2	五味子	4.55%
5	麦门冬	11.36%	2	连翘	4.55%
5	苦参	11.36%	2	白芥子	4.55%
5	旋覆花	11.36%	2	羌活	4.55%
5	酸枣仁	11.36%	2	炒扁豆	4.55%
5	砂仁	11.36%	2	乳香	4.55%
5	郁金	11.36%	2	枇杷叶	4.55%
4	厚朴	9.09%	2	薤白	4.55%
4	苍术	9.09%	2	地龙	4.55%
4	茜草	9.09%	2	炒莱菔子	4.55%
4	怀牛膝	9.09%	2	桂枝	4.55%
4	黄芪	9.09%	2	槟榔	4.55%
4	泽泻	9.09%	2	芦根	4.55%
4	知母	9.09%	2	木瓜	4.55%
4	木香	9.09%	2	蝉蜕	4.55%

从统计结果看,排前 10 位的药物分别是:甘草、法半夏、瓜蒌皮、黄连、枳壳、陈皮、竹茹、丹参、当归、生姜。提示吴老师治疗该证以行气化痰祛瘀为主。

痰阻气机血络瘀阻证组方规律分析 对使用的 118 味中药组方规律进行分析,将支持度设为 11 个,置信度设为 0.95,其中用药模式排在前 5 位的是:法半夏 - 黄连、瓜蒌皮 - 法半夏、法半夏 - 甘草、瓜蒌皮 - 黄连、瓜蒌皮 - 法半夏 - 黄连。见表 2 - 64 ～ 表 2 - 65,图 2 - 19。

表 2 - 64 痰阻气机血络瘀阻证组方规律

频数	药物模式	百分比	频数	药物模式	百分比
26	法半夏,黄连	59.09%	13	法半夏,甘草,枳壳	29.55%
26	瓜蒌皮,法半夏	59.09%	13	瓜蒌皮,法半夏,枳壳	29.55%
24	法半夏,甘草	54.55%	13	瓜蒌皮,陈皮,黄连	29.55%
23	瓜蒌皮,黄连	52.27%	13	瓜蒌皮,黄连,枳壳	29.55%
23	瓜蒌皮,法半夏,黄连	52.27%	13	瓜蒌皮,法半夏,陈皮,黄连	29.55%
19	瓜蒌皮,甘草	43.18%	13	瓜蒌皮,法半夏,黄连,枳壳	29.55%
18	黄连,甘草	40.91%	12	法半夏,茯苓	27.27%
18	法半夏,黄连,甘草	40.91%	12	竹茹,陈皮	27.27%
18	瓜蒌皮,法半夏,甘草	40.91%	12	法半夏,竹茹,陈皮	27.27%
17	法半夏,枳壳	38.64%	11	生姜,黄连	25.00%
26	法半夏,黄连	59.09%	13	法半夏,甘草,枳壳	29.55%
26	瓜蒌皮,法半夏	59.09%	13	瓜蒌皮,法半夏,枳壳	29.55%
24	法半夏,甘草	54.55%	13	瓜蒌皮,陈皮,黄连	29.55%
23	瓜蒌皮,黄连	52.27%	13	瓜蒌皮,黄连,枳壳	29.55%
23	瓜蒌皮,法半夏,黄连	52.27%	13	瓜蒌皮,法半夏,陈皮,黄连	29.55%
19	瓜蒌皮,甘草	43.18%	13	瓜蒌皮,法半夏,黄连,枳壳	29.55%
18	黄连,甘草	40.91%	12	法半夏,茯苓	27.27%
18	法半夏,黄连,甘草	40.91%	12	竹茹,陈皮	27.27%
18	瓜蒌皮,法半夏,甘草	40.91%	12	法半夏,竹茹,陈皮	27.27%
17	法半夏,枳壳	38.64%	11	生姜,黄连	25.00%
16	法半夏,竹茹	36.36%	11	瓜蒌皮,竹茹	25.00%
16	法半夏,陈皮	36.36%	11	陈皮,甘草	25.00%
15	陈皮,黄连	34.09%	11	陈皮,枳壳	25.00%
15	黄连,枳壳	34.09%	11	生姜,法半夏,黄连	25.00%

续表

频数	药物模式	百分比	频数	药物模式	百分比
15	法半夏,陈皮,黄连	34.09%	11	瓜蒌皮,法半夏,竹茹	25.00%
15	法半夏,黄连,枳壳	34.09%	11	法半夏,陈皮,甘草	25.00%
15	瓜蒌皮,黄连,甘草	34.09%	11	法半夏,陈皮,枳壳	25.00%
15	瓜蒌皮,法半夏,黄连,甘草	34.09%	11	竹茹,陈皮,黄连	25.00%
14	竹茹,黄连	31.82%	11	瓜蒌皮,竹茹,黄连	25.00%
14	甘草,当归	31.82%	11	陈皮,黄连,枳壳	25.00%
14	法半夏,竹茹,黄连	31.82%	11	黄连,甘草,枳壳	25.00%
13	生姜,法半夏	29.55%	11	法半夏,竹茹,陈皮,黄连	25.00%
13	瓜蒌皮,陈皮	29.55%	11	瓜蒌皮,法半夏,竹茹,黄连	25.00%
13	甘草,枳壳	29.55%	11	法半夏,陈皮,黄连,枳壳	25.00%
13	瓜蒌皮,枳壳	29.55%	11	法半夏,黄连,甘草,枳壳	25.00%
13	瓜蒌皮,法半夏,陈皮	29.55%			

组方规则分析见表2-65。

表2-65　痰阻气机血络瘀阻证组方规则

置信度	规则	置信度	规则
1.00	生姜 - >①法半夏	1.00	瓜蒌皮,黄连 - >法半夏
1.00	竹茹 - >法半夏	1.00	甘草,枳壳 - >法半夏
1.00	陈皮 - >法半夏	1.00	瓜蒌皮,枳壳 - >法半夏
1.00	黄连 - >法半夏	1.00	瓜蒌皮,陈皮 - >黄连
1.00	枳壳 - >法半夏	1.00	瓜蒌皮,枳壳 - >黄连
0.96	瓜蒌皮 - >法半夏	1.00	瓜蒌皮,陈皮,黄连 - >法半夏
1.00	当归 - >甘草	1.00	瓜蒌皮,法半夏,陈皮 - >黄连
1.00	竹茹,陈皮 - >法半夏	1.00	瓜蒌皮,陈皮 - >法半夏,黄连
1.00	竹茹,黄连 - >法半夏	1.00	瓜蒌皮,黄连,甘草 - >法半夏
1.00	陈皮,黄连 - >法半夏	1.00	瓜蒌皮,黄连,枳壳 - >法半夏
1.00	瓜蒌皮,陈皮 - >法半夏	1.00	瓜蒌皮,法半夏,枳壳 - >黄连
1.00	黄连,甘草 - >法半夏	1.00	瓜蒌皮,枳壳 - >法半夏,黄连
1.00	黄连,枳壳 - >法半夏		

① 关联之意。

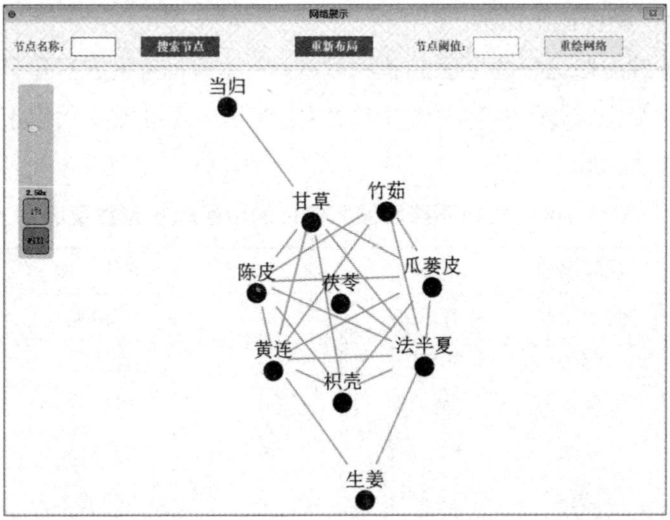

图 2 – 19　痰阻气机血络瘀阻证组方规律网络展示

从统计结果看,痰阻气机血络瘀阻证代谢综合征以痰热内盛挟瘀为多,治疗上,支持吴老师对于痰瘀内盛者,偏痰热的常用小陷胸汤加活血化瘀药的用法。

痰阻气机血络瘀阻证药 – 证 – 症网络展示　见图 2 – 20。

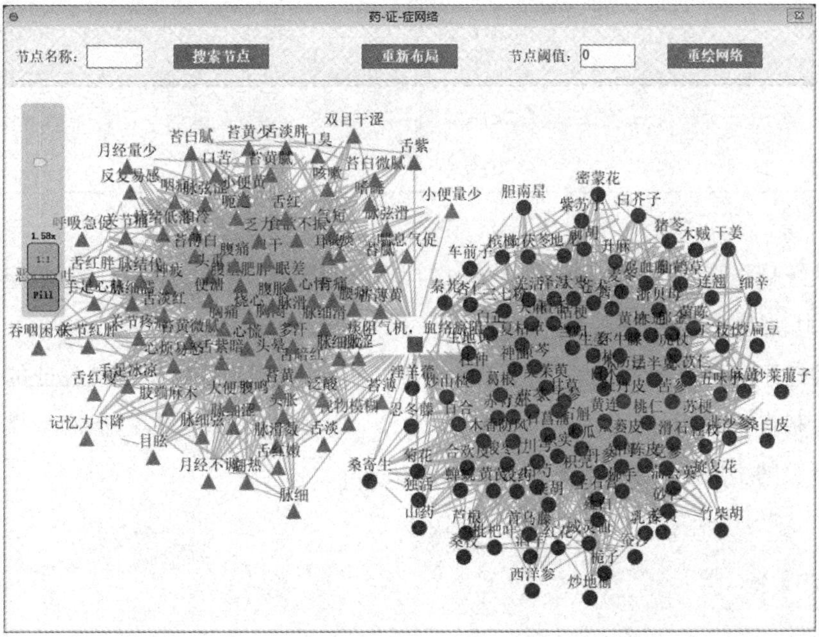

图 2 – 20　痰阻气机血络瘀阻证药 – 证 – 症网络展示

(2)胆热不降脾湿阻遏证

胆热不降脾湿阻遏证的中医症状频数统计 在41例胆热不降脾湿阻遏证的代谢综合征医案中,涉及79种中医症状,中医症状出现频数4次以上的有29种,具体分布见表2-66。

表2-66 胆热不降脾湿阻遏证的中医症状频数情况

频率	症状名称	百分比	频率	症状名称	百分比
40	腹型肥胖	97.56%	7	苔白腻	17.07%
33	腹胀	80.49%	7	舌淡胖	17.07%
26	食欲不振	63.41%	6	舌淡红	14.63%
22	便溏	53.66%	6	脉滑	14.63%
14	苔黄腻	34.15%	6	呃逆	14.63%
13	乏力	31.71%	5	眠差	12.20%
12	脉滑数	29.27%	4	舌红燥	9.76%
12	脉弦滑	29.27%	4	脉濡	9.76%
12	舌红胖	29.27%	4	舌红嫩	9.76%
11	胸闷	26.83%	4	烧心	9.76%
9	腹痛	21.95%	4	咳痰	9.76%
8	苔黄微腻	19.51%	4	心慌	9.76%
8	口干	19.51%	4	心烦	9.76%
8	口苦	19.51%	4	苔薄黄	9.76%
7	头晕	17.07%			

从统计结果看,排前10位的中医症状是腹型肥胖、腹胀、食欲不振、便溏、苔黄腻、乏力、脉滑数、脉弦滑、舌红胖、胸闷。

胆热不降脾湿阻遏证的中医症状规律分析 对胆热不降脾湿阻遏证的79种中医症状进行规律分析,将支持度设为12个,置信度设为0.95,进行症状模式、规则分析及网络展示,具体见图2-21~图2-23。

序号	症状模式	出现频度
	支持度个数： 12 置信度： 0.95 症状模式 规则分析 网络展示 导出	
	共有 18 条数据，包含症状 9 种	
1	便溏，食欲不振	15
2	便溏，腹型肥胖	22
3	便溏，腹胀	19
4	食欲不振，腹型肥胖	26
5	食欲不振，腹胀	23
6	腹型肥胖，腹胀	33
7	脉弦滑，腹型肥胖	12
8	苔黄腻，腹型肥胖	14
9	腹型肥胖，舌红胖	12
10	腹型肥胖，脉滑数	12
11	腹型肥胖，乏力	13
12	苔黄腻，腹胀	13
13	便溏，食欲不振，腹型肥胖	15
14	便溏，食欲不振，腹胀	15
15	便溏，腹型肥胖，腹胀	19
16	食欲不振，腹型肥胖，腹胀	23
17	苔黄腻，腹型肥胖，腹胀	13
18	便溏，食欲不振，腹型肥胖，腹胀	15

图 2 – 21 胆热不降脾湿阻遏证的中医症状模式

规则分析

共有 19 条规则 　　导 出

序号	关联规则	置信度
1	便溏 –> 腹型肥胖	1
2	食欲不振 –> 腹型肥胖	1
3	腹胀 –> 腹型肥胖	1
4	胸闷 –> 腹型肥胖	1
5	脉弦滑 –> 腹型肥胖	1
6	苔黄腻 –> 腹型肥胖	1
7	舌红胖 –> 腹型肥胖	1
8	脉滑数 –> 腹型肥胖	1
9	乏力 –> 腹型肥胖	1
10	便溏，食欲不振 –> 腹型肥胖	1
11	便溏，食欲不振 –> 腹胀	1
12	便溏，腹胀 –> 腹型肥胖	1
13	食欲不振，腹胀 –> 腹型肥胖	1
14	脉弦滑，腹胀 –> 腹型肥胖	1
15	苔黄腻，腹胀 –> 腹型肥胖	1
16	乏力，腹胀 –> 腹型肥胖	

图 2 – 22 胆热不降脾湿阻遏证的中医症状规则

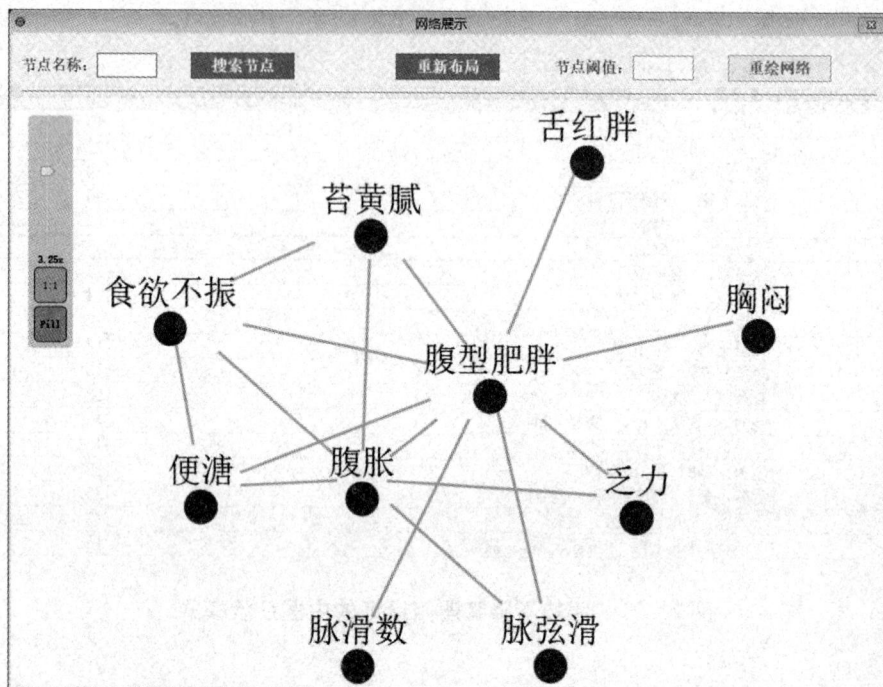

图 2 - 23　胆热不降脾湿阻遏证的中医症状网络展示图

从统计结果看,胆热不降脾湿阻遏证的代谢综合征临床主要见症有腹型肥胖、腹胀、食欲不振、便溏、苔黄腻、脉弦滑等。

胆热不降脾湿阻遏证所用中药频次百分比统计　在 41 例胆热不降脾湿阻遏证的代谢综合征医案中,涉及 81 味中药,频数百分比分布见表 2 - 67。

表 2 - 67　胆热不降脾湿阻遏证所用中药频次百分比

频率	中药名称	百分比	频率	中药名称	百分比
33	茵陈	80.49%	3	黄柏	7.32%
33	陈皮	80.49%	3	苏梗	7.32%
31	甘草	75.61%	3	通草	7.32%
22	厚朴	53.66%	2	刺蒺藜	4.88%
21	猪苓	51.22%	2	紫苏	4.88%
20	泽泻	48.78%	2	射干	4.88%
19	薏苡仁	46.34%	2	槐角	4.88%
18	神曲	43.90%	2	鸡内金	4.88%

续表

频率	中药名称	百分比	频率	中药名称	百分比
18	白术	43.90%	2	桑白皮	4.88%
17	茯苓	41.46%	2	砂仁	4.88%
16	枳壳	39.02%	2	当归	4.88%
16	黄芩	39.02%	2	淡豆豉	4.88%
13	石斛	31.71%	2	百合	4.88%
13	麦门冬	31.71%	2	车前草	4.88%
13	天门冬	31.71%	1	生姜	2.44%
13	生地黄	31.71%	1	牵牛子	2.44%
12	大枣	29.27%	1	金钱草	2.44%
11	苍术	26.83%	1	枳实	2.44%
10	郁金	24.39%	1	干姜	2.44%
10	炒山楂	24.39%	1	柴胡	2.44%
10	枇杷叶	24.39%	1	合欢皮	2.44%
8	法半夏	19.51%	1	蒲公英	2.44%
7	木香	17.07%	1	木防己	2.44%
7	虎杖	17.07%	1	芒硝	2.44%
7	滑石	17.07%	1	淡竹叶	2.44%
6	藿香	14.63%	1	竹茹	2.44%
6	石菖蒲	14.63%	1	桔梗	2.44%
6	杏仁	14.63%	1	吴茱萸	2.44%
5	连翘	12.20%	1	丹参	2.44%
5	芦根	12.20%	1	白茅根	2.44%
5	栀子	12.20%	1	蝉蜕	2.44%
5	浙贝母	12.20%	1	僵蚕	2.44%
4	白豆蔻	9.76%	1	川楝子	2.44%
4	怀牛膝	9.76%	1	防风	2.44%
3	土茯苓	7.32%	1	党参	2.44%
3	大腹皮	7.32%	1	酒军	2.44%
3	太子参	7.32%	1	秦艽	2.44%
3	黄连	7.32%	1	炒地榆	2.44%

续表

频率	中药名称	百分比	频率	中药名称	百分比
3	木通	7.32%	1	槟榔	2.44%
3	炮姜	7.32%	1	青皮	2.44%
3	炒莱菔子	7.32%			

从统计结果看,排在前10位的中药是:茵陈、陈皮、甘草、厚朴、猪苓、泽泻、薏苡仁、神曲、白术、茯苓。体现了吴老师通过利胆利尿、健脾以化痰湿浊,从而达到治病的目的。

胆热不降脾湿阻遏证组方规律分析 对使用的81味中药的组方规律进行分析,将支持度设为15,置信度设为0.95,得到用药模式33条,用药模式排在前5位的是:陈皮-茵陈;陈皮-甘草;甘草-茵陈;陈皮,甘草-茵陈;猪苓-泽泻。具体统计见表2-68,图2-24~图2-25。

表2-68 胆热不降脾湿阻遏证组方用药模式及频次

频数	用药模式	百分比	频数	用药模式	百分比
27	陈皮,茵陈	65.85%	16	厚朴,神曲	39.02%
26	陈皮,甘草	63.41%	16	陈皮,猪苓,茵陈	39.02%
24	甘草,茵陈	58.54%	15	陈皮,神曲	36.59%
21	陈皮,甘草,茵陈	51.22%	15	黄芩,茵陈	36.59%
20	猪苓,泽泻	48.78%	15	白术,茵陈	36.59%
19	陈皮,厚朴	46.34%	15	茵陈,枳壳	36.59%
19	猪苓,茵陈	46.34%	15	厚朴,茵陈	36.59%
18	陈皮,猪苓	43.90%	15	厚朴,泽泻	36.59%
18	泽泻,茵陈	43.90%	15	陈皮,茵陈,枳壳	36.59%
18	甘草,厚朴	43.90%	15	陈皮,泽泻,茵陈	36.59%
18	猪苓,泽泻,茵陈	43.90%	15	陈皮,甘草,厚朴	36.59%
17	陈皮,泽泻	41.46%	15	陈皮,厚朴,猪苓	36.59%
17	甘草,神曲	41.46%	15	厚朴,猪苓,茵陈	36.59%
17	陈皮,猪苓,泽泻	41.46%	15	甘草,厚朴,神曲	36.59%
16	陈皮,薏苡仁	39.02%	15	厚朴,猪苓,泽泻	36.59%
16	陈皮,枳壳	39.02%	15	陈皮,猪苓,泽泻,茵陈	36.59%
16	厚朴,猪苓	39.02%			

图 2 – 24 胆热不降脾湿阻遏证组方用药规则

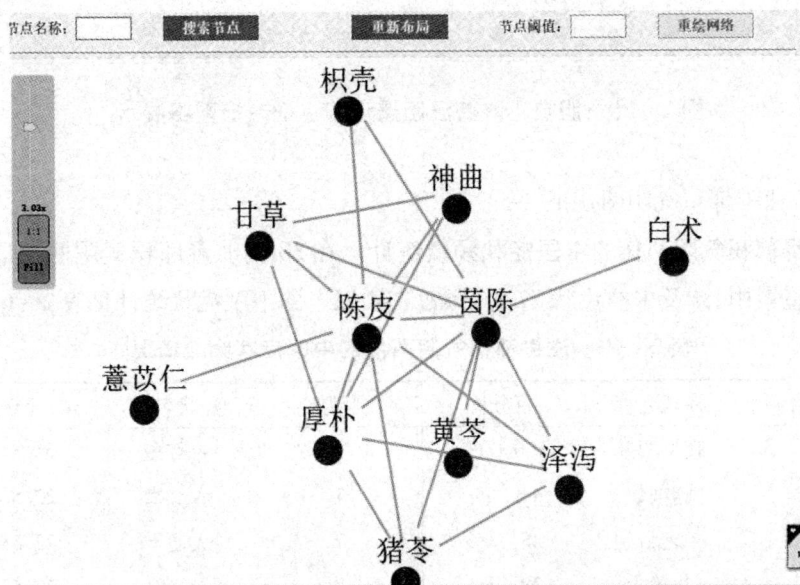

图 2 – 25 胆热不降脾湿阻遏证组方用药网络展示图

从统计结果看,吴老师通过利胆利尿法以化湿泄浊来治疗胆热不降脾湿阻遏证代谢综合征。

胆热不降脾湿阻遏证药－证－症网络展示　见图 2－26。

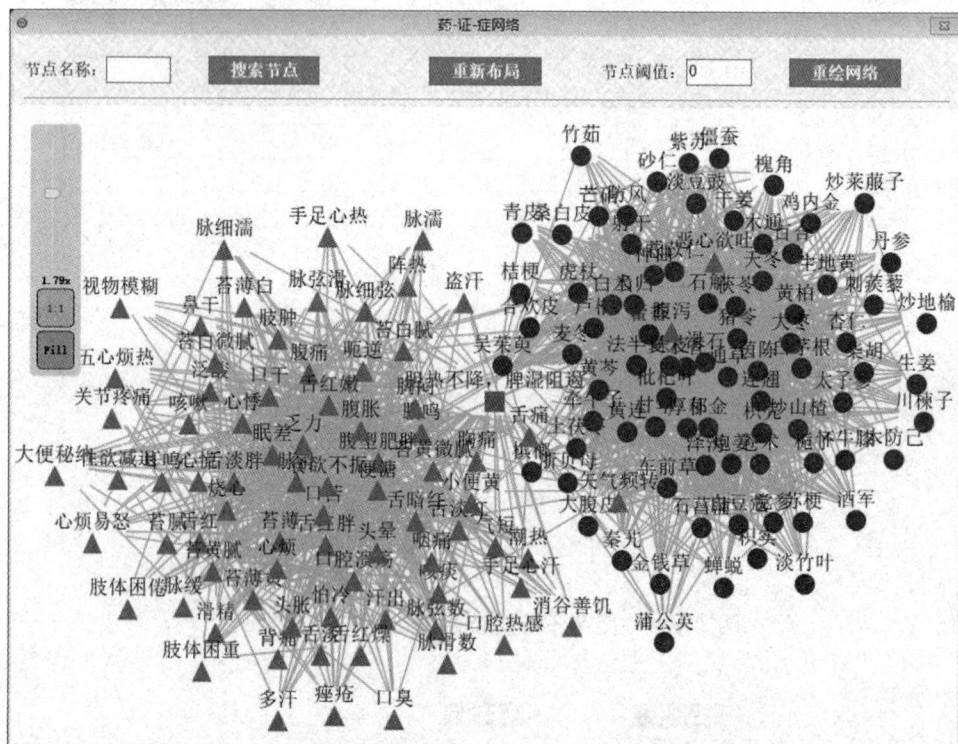

图 2－26　胆热不降脾湿阻遏证药－证－症网络展示

(3)浊毒郁积气阴两伤证

浊毒郁积气阴两伤的中医症状频数统计　在 30 例浊毒郁积气阴两伤证代谢综合征患者中,涉及中医症状 77 种,频数在 4 以上的中医症状统计见表 2－69。

表 2－69　浊毒郁积气阴两伤的中医症状频数情况

频数	症状名称	百分比	频数	症状名称	百分比
30	腹型肥胖	100.00%	8	舌红瘦	25.81%
13	脉细数	41.94%	7	舌红嫩	22.58%
12	乏力	38.71%	7	大便干	22.58%
12	苔黄少	38.71%	7	心悸	22.58%

续表

频数	症状名称	百分比	频数	症状名称	百分比
11	腹胀	35.48%	6	多汗	19.35%
11	口干	35.48%	6	舌淡红	19.35%
11	胸闷	35.48%	6	眠差	19.35%
10	心慌	32.26%	5	烧心	16.13%
10	苔薄黄	32.26%	4	腹痛	12.90%
10	便溏	32.26%	4	舌红	12.90%
9	头晕	29.03%	4	消谷善饥	12.90%
9	脉细滑	29.03%			0.00%

从统计结果看，其中排前10位的中医症状是：腹型肥胖、脉细数、乏力、苔黄少、腹胀、口干、胸闷、心慌、苔薄黄、便溏。

浊毒郁积气阴两伤证的中医症状规律分析 对30例浊毒郁积气阴两伤证代谢综合征患者的77种症状进行中医症状规律分析，将支持度设为7个，置信度设为0.95，进行症状模式、规则分析、网络展示等。见图2－27～图2－29。

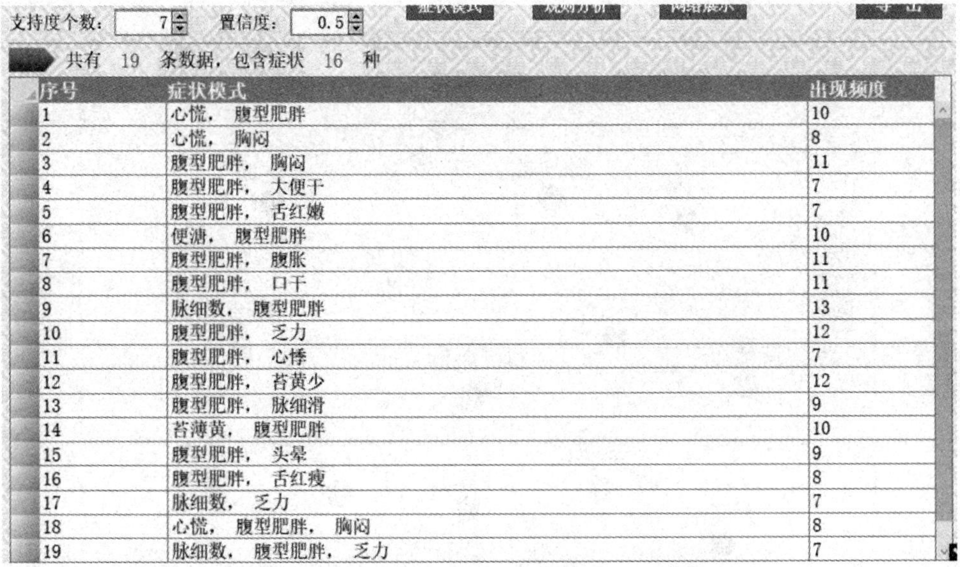

序号	症状模式	出现频度
1	心慌， 腹型肥胖	10
2	心慌， 胸闷	8
3	腹型肥胖， 胸闷	11
4	腹型肥胖， 大便干	7
5	腹型肥胖， 舌红嫩	7
6	便溏， 腹型肥胖	10
7	腹型肥胖， 腹胀	11
8	腹型肥胖， 口干	11
9	脉细数， 腹型肥胖	13
10	腹型肥胖， 乏力	12
11	腹型肥胖， 心悸	7
12	腹型肥胖， 苔黄少	12
13	腹型肥胖， 脉细滑	9
14	苔薄黄， 腹型肥胖	10
15	腹型肥胖， 头晕	9
16	腹型肥胖， 舌红瘦	8
17	脉细数， 乏力	7
18	心慌， 腹型肥胖， 胸闷	8
19	脉细数， 腹型肥胖， 乏力	7

图2－27 浊毒郁积气阴两伤证的中医症状规律

序号	关联规则	置信度
	共有 13 条规则	导 出
1	心慌 -> 腹型肥胖	1
2	胸闷 -> 腹型肥胖	1
3	便溏 -> 腹型肥胖	1
4	腹胀 -> 腹型肥胖	1
5	口干 -> 腹型肥胖	1
6	脉细数 -> 腹型肥胖	1
7	乏力 -> 腹型肥胖	1
8	苔黄少 -> 腹型肥胖	1
9	脉细滑 -> 腹型肥胖	1
10	苔薄黄 -> 腹型肥胖	1
11	头晕 -> 腹型肥胖	1
12	舌红瘦 -> 腹型肥胖	1
13	心慌，胸闷 -> 腹型肥胖	1

图 2-28　浊毒郁积气阴两伤证的中医症状规则

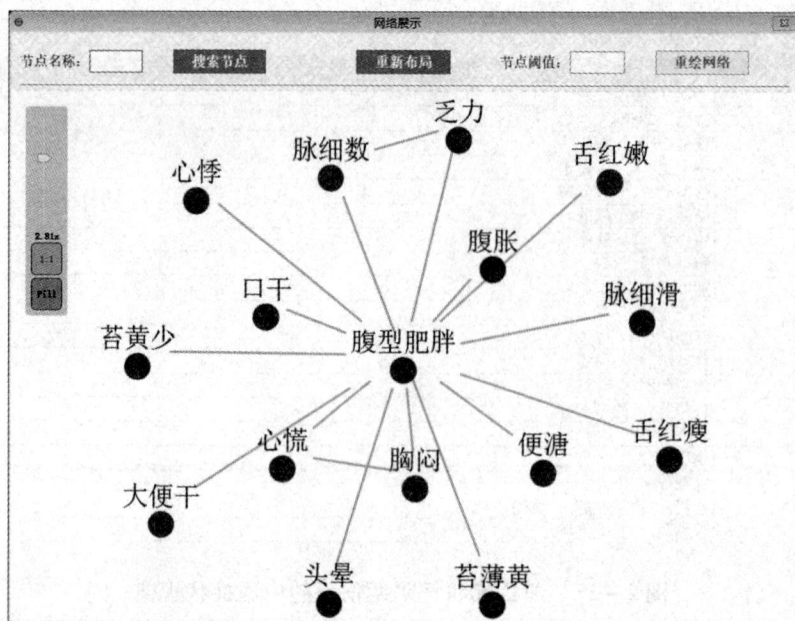

图 2-29　浊毒郁积气阴两伤证的中医症状网络展示

从统计结果看,浊毒郁积气阴两伤证代谢综合征患者临床主要中医症状:腹型肥胖、心慌、胸闷、乏力、舌瘦红/嫩红、苔黄少、脉细数。

浊毒郁积气阴两伤证所用中药频次百分比统计 在 30 例浊毒郁积气阴两伤证代谢综合征中,共涉及中药 95 味,具体频次及百分比分布见表 2-70。

表 2-70 浊毒郁积气阴两伤证所用中药频次百分比

频数	中药名称	百分比	频数	中药名称	百分比
21	甘草	70.00%	2	砂仁	6.67%
18	白术	60.00%	2	酸枣仁	6.67%
17	枳壳	56.67%	1	苦参	3.33%
16	陈皮	53.33%	1	羌活	3.33%
14	麦门冬	46.67%	1	鸡血藤	3.33%
13	法半夏	43.33%	1	地龙	3.33%
13	石斛	43.33%	1	独活	3.33%
12	黄芪	40.00%	1	细辛	3.33%
12	生地黄	40.00%	1	蔓荆子	3.33%
11	黄芩	36.67%	1	泡参	3.33%
11	黄连	36.67%	1	天麻	3.33%
10	茯苓	33.33%	1	厚朴	3.33%
10	太子参	33.33%	1	天花粉	3.33%
10	茵陈	33.33%	1	白茅根	3.33%
9	天冬	30.00%	1	赤芍	3.33%
8	丹参	26.67%	1	莲子心	3.33%
8	竹茹	26.67%	1	青皮	3.33%
8	泽泻	26.67%	1	炒扁豆	3.33%
7	薏苡仁	23.33%	1	木通	3.33%
7	葛根	23.33%	1	远志	3.33%
6	牡丹皮	20.00%	1	桑叶	3.33%
6	浙贝母	20.00%	1	百部	3.33%
6	桔梗	20.00%	1	佩兰	3.33%
6	山药	20.00%	1	川芎	3.33%
6	当归	20.00%	1	桑白皮	3.33%
6	生姜	20.00%	1	檀香	3.33%

续表

频数	中药名称	百分比	频数	中药名称	百分比
5	枇杷叶	16.67%	1	葶苈子	3.33%
5	大枣	16.67%	1	金银花	3.33%
4	苏梗	13.33%	1	虎杖	3.33%
4	白芷	13.33%	1	白芍	3.33%
4	炒山楂	13.33%	1	栀子	3.33%
4	合欢皮	13.33%	1	天竺黄	3.33%
3	瓜蒌皮	10.00%	1	炒地榆	3.33%
3	木香	10.00%	1	益智仁	3.33%
2	猪苓	6.67%	1	土茯苓	3.33%
2	杏仁	6.67%	1	党参	3.33%
2	百合	6.67%	1	石菖蒲	3.33%
2	薤白	6.67%	1	芦根	3.33%
2	地骨皮	6.67%	1	玄参	3.33%
2	首乌藤	6.67%	1	薄荷	3.33%
2	升麻	6.67%	1	淫羊藿	3.33%
2	苍术	6.67%	1	生石膏	3.33%
2	山茱萸	6.67%	1	防风	3.33%
2	北沙参	6.67%	1	荷叶	3.33%
2	紫苏子	6.67%	1	车前草	3.33%
2	黄柏	6.67%	1	淡竹叶	3.33%
2	郁金	6.67%	1	知母	3.33%
2	神曲	6.67%			

从统计结果看,排前 10 位的中药分别是:甘草、白术、枳壳、陈皮、麦冬、法半夏、石斛、黄芪、生地黄、黄芩。

浊毒郁积气阴两伤证组方规律分析 对涉及的 95 味中药进行组方规律分析,将支持度设为 10 个,置信度设为 0.95,进行用药模式、规则分析、网络展示等。见表 2 - 71,图 2 - 30 ~ 图 2 - 31。

表2-71 浊毒郁积气阴两伤证组方用药模式及频数

频数	用药模式	百分比	频数	用药模式	百分比
15	陈皮,枳壳	50.00%	11	石斛,陈皮,枳壳	36.67%
13	白术,甘草	43.33%	11	麦门冬,陈皮,枳壳	36.67%
13	石斛,麦门冬	43.33%	11	石斛,麦门冬,陈皮	36.67%
12	白术,枳壳	40.00%	11	石斛,麦门冬,陈皮,枳壳	36.67%
12	石斛,枳壳	40.00%	10	法半夏,枳壳	33.33%
12	麦门冬,枳壳	40.00%	10	陈皮,白术	33.33%
12	石斛,麦门冬,枳壳	40.00%	10	甘草,枳壳	33.33%
11	陈皮,甘草	36.67%	10	生地黄,茵陈	33.33%
11	石斛,陈皮	36.67%	10	陈皮,白术,枳壳	33.33%
11	麦门冬,陈皮	36.67%	10	陈皮,甘草,枳壳	33.33%

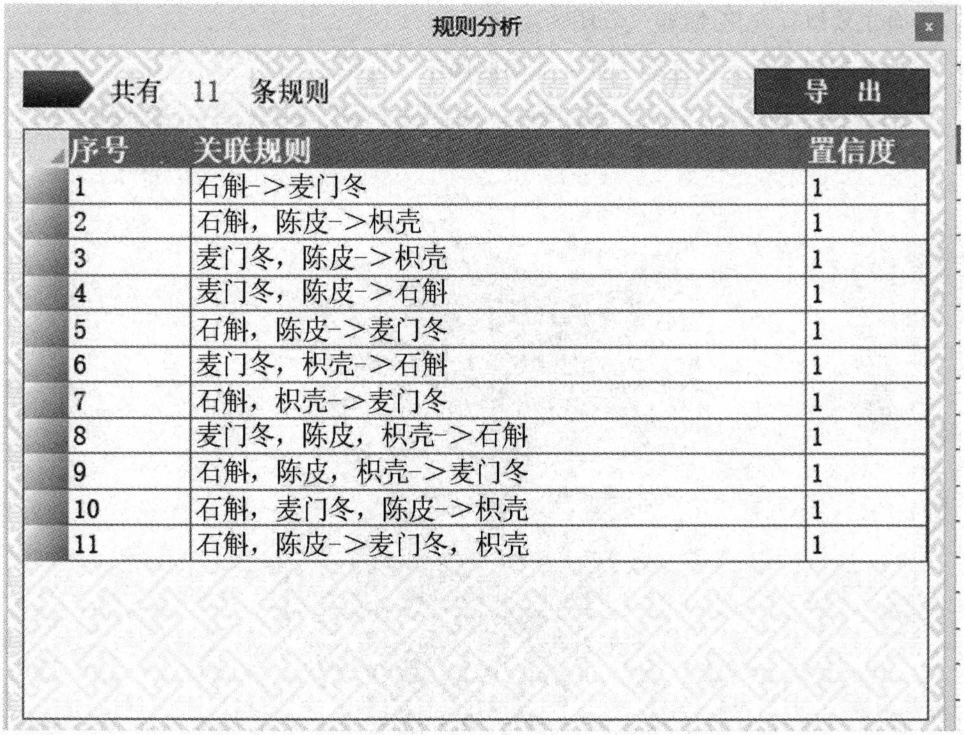

规则分析		☒
▶ 共有 11 条规则		导 出

序号	关联规则	置信度
1	石斛->麦门冬	1
2	石斛,陈皮->枳壳	1
3	麦门冬,陈皮->枳壳	1
4	麦门冬,陈皮->石斛	1
5	石斛,陈皮->麦门冬	1
6	麦门冬,枳壳->石斛	1
7	石斛,枳壳->麦门冬	1
8	麦门冬,陈皮,枳壳->石斛	1
9	石斛,陈皮,枳壳->麦门冬	1
10	石斛,麦门冬,陈皮->枳壳	1
11	石斛,陈皮->麦门冬,枳壳	1

图2-30 浊毒郁积气阴两伤证组方用药规则

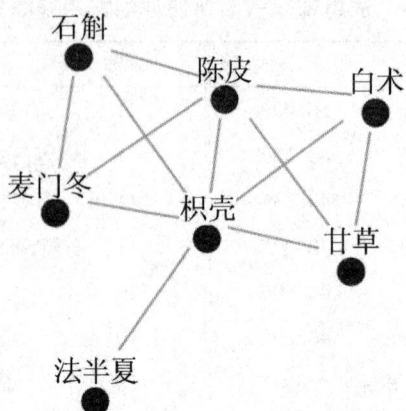

图 2 - 31　浊毒郁积气阴两伤证组方用药规律网络展示图

从统计结果看,吴老师在浊毒郁积气阴两伤证代谢综合征中的治疗,采用的药物组合主要以行气化浊、益气养阴为主。

浊毒郁积气阴两伤证药 - 证 - 症网络展示　见图 2 - 32。

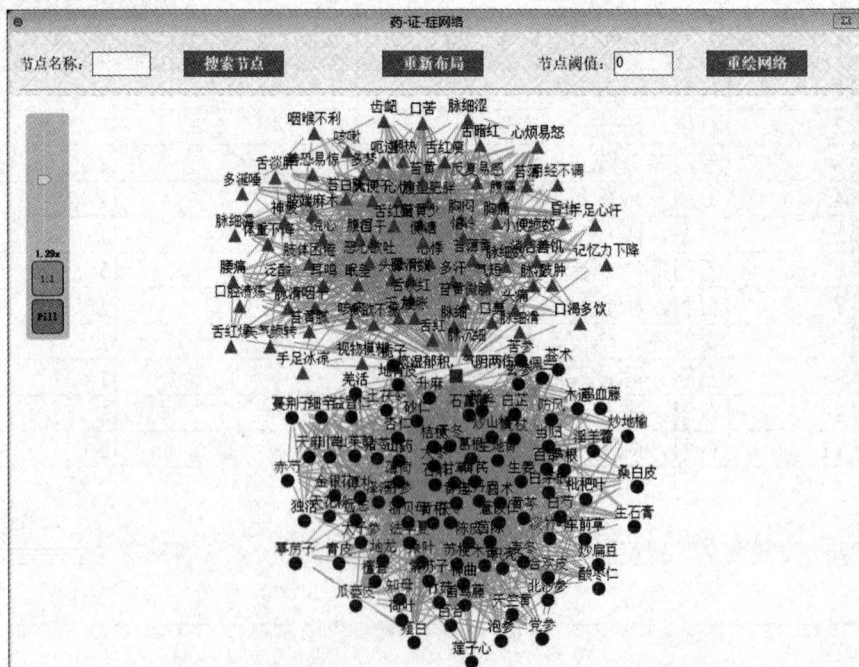

图 2 - 32　浊毒郁积气阴两伤证药 - 证 - 症网络展示

（4）升降失调湿浊中阻证

升降失调湿浊中阻证的中医症状频数统计 在 19 例升降失调湿浊中阻证代谢综合征患者中，涉及中医症状 60 种。频数在 4 以上的中医症状统计见表 2 - 72。

表 2 - 72 升降失调湿浊中阻证的中医症状频数情况

频数	症状名称	百分比	频数	症状名称	百分比
19	腹型肥胖	100.00%	6	头晕	31.58%
11	腹胀	57.89%	6	呃逆	31.58%
9	食欲不振	47.37%	5	胸闷	26.32%
9	舌淡胖	47.37%	5	脉细滑	26.32%
9	眠差	47.37%	4	苔白微腻	21.05%
9	脉滑	47.37%	4	齿痕舌	21.05%
8	乏力	42.11%	4	怕冷	21.05%
7	多汗	36.84%	4	心慌	21.05%
7	苔白腻	36.84%	4	大便干	21.05%
6	便溏	31.58%			

从统计结果看，排前 10 位的中医症状是：腹型肥胖、腹胀、食欲不振、舌淡胖、眠差、脉滑、乏力、多汗、苔白腻、便溏。

升降失调湿浊中阻证的中医症状规律分析 对 19 例升降失调湿浊中阻代谢综合征患者涉及的 60 种中医症状进行症状规律分析，将支持度个数设为 6，置信度设为 0.95，进行症状规律、规则分析、网络展示。见图 2 - 33 ~ 图 2 - 35。

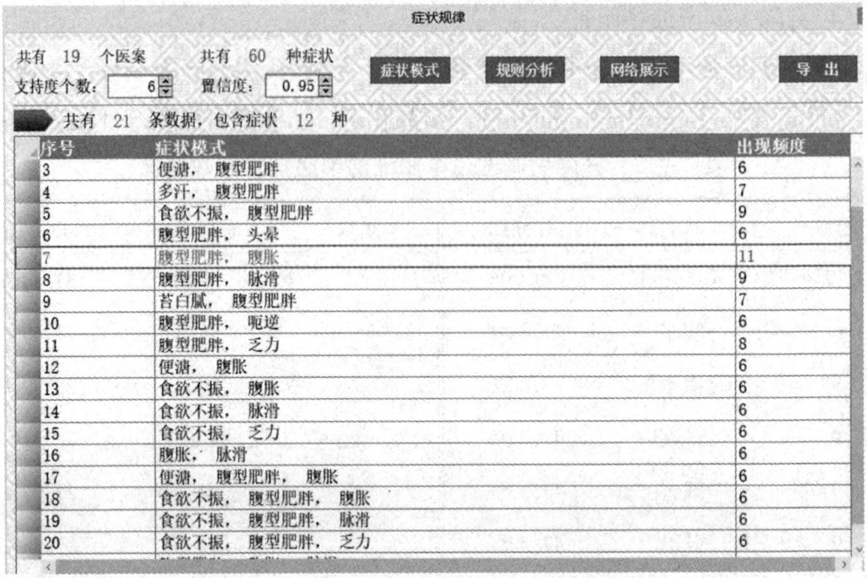

	症状规律					
共有 19 个医案	共有 60 种症状		症状模式	规则分析	网络展示	导 出
支持度个数: 6	置信度: 0.95					

共有 21 条数据，包含症状 12 种

序号	症状模式	出现频度
3	便溏，腹型肥胖	6
4	多汗，腹型肥胖	7
5	食欲不振，腹型肥胖	9
6	腹型肥胖，头晕	6
7	腹型肥胖，腹胀	11
8	腹型肥胖，脉滑	9
9	苔白腻，腹型肥胖	7
10	腹型肥胖，呃逆	6
11	腹型肥胖，乏力	8
12	便溏，腹胀	6
13	食欲不振，腹胀	6
14	食欲不振，脉滑	6
15	食欲不振，乏力	6
16	腹胀，脉滑	6
17	便溏，腹型肥胖，腹胀	6
18	食欲不振，腹型肥胖，腹胀	6
19	食欲不振，腹型肥胖，脉滑	6
20	食欲不振，腹型肥胖，乏力	6

图2-33　升降失调湿浊中阻证的中医症状规律

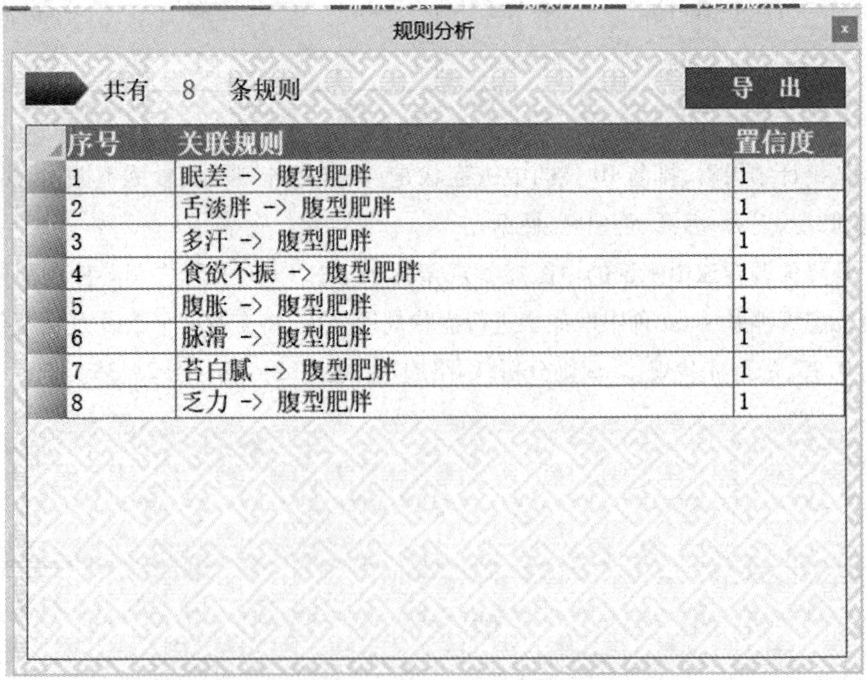

	规则分析	x
共有 8 条规则		导 出

序号	关联规则	置信度
1	眠差 -> 腹型肥胖	1
2	舌淡胖 -> 腹型肥胖	1
3	多汗 -> 腹型肥胖	1
4	食欲不振 -> 腹型肥胖	1
5	腹胀 -> 腹型肥胖	1
6	脉滑 -> 腹型肥胖	1
7	苔白腻 -> 腹型肥胖	1
8	乏力 -> 腹型肥胖	1

图2-34　升降失调湿浊中阻证的中医症状规则

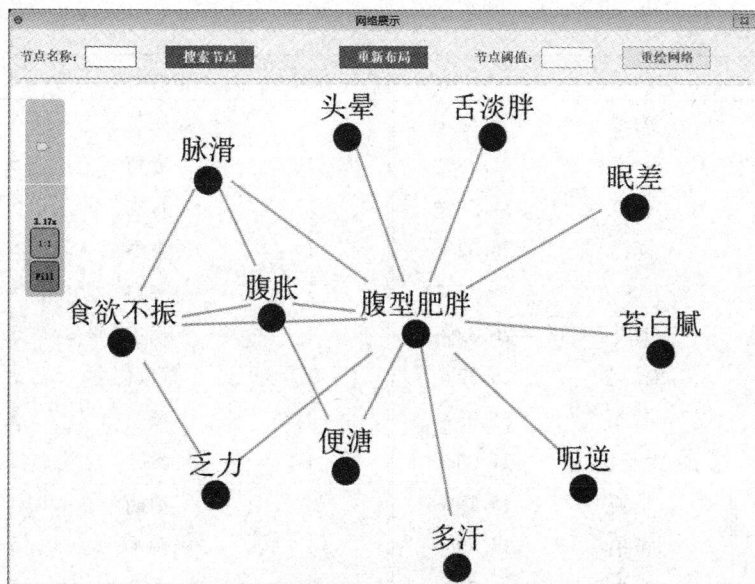

图 2-35 升降失调湿浊中阻证的中医症状规律网络展示图

从统计结果看,升降失调湿浊中阻代谢综合征患者临床主要以腹型肥胖、腹胀、食欲不振、便溏、脉滑为主。

升降失调湿浊中阻证所用中药频次百分比统计 在 19 例升降失调湿浊中阻代谢综合征患者中,涉及 74 味中药,具体频数、百分比统计见表 2-73。

表 2-73 升降失调湿浊中阻证所用中药频次百分比

频数	中药名称	百分比	频数	中药名称	百分比
18	甘草	94.74%	2	木通	10.53%
14	柴胡	73.68%	2	淡竹叶	10.53%
13	法半夏	68.42%	2	浙贝母	10.53%
12	黄芩	63.16%	2	苏梗	10.53%
11	白术	57.89%	1	柏子仁	5.26%
9	枳壳	47.37%	1	蒲公英	5.26%
9	神曲	47.37%	1	细辛	5.26%
8	陈皮	42.11%	1	赤小豆	5.26%
8	当归	42.11%	1	桃仁	5.26%
8	白芍	42.11%	1	炒山楂	5.26%

续表

频数	中药名称	百分比	频数	中药名称	百分比
7	酒军	36.84%	1	炒莱菔子	5.26%
6	苍术	31.58%	1	赤芍	5.26%
6	茯苓	31.58%	1	青皮	5.26%
5	泽泻	26.32%	1	大枣	5.26%
5	五味子	26.32%	1	薤白	5.26%
5	厚朴	26.32%	1	远志	5.26%
5	麦门冬	26.32%	1	薏苡仁	5.26%
4	黄连	21.05%	1	佩兰	5.26%
4	太子参	21.05%	1	桑叶	5.26%
3	桔梗	15.79%	1	前胡	5.26%
3	黄柏	15.79%	1	佛手	5.26%
3	党参	15.79%	1	炮姜	5.26%
3	虎杖	15.79%	1	生地黄	5.26%
3	郁金	15.79%	1	车前草	5.26%
3	石斛	15.79%	1	升麻	5.26%
3	杏仁	15.79%	1	槟榔	5.26%
3	猪苓	15.79%	1	木瓜	5.26%
3	黄芪	15.79%	1	首乌藤	5.26%
3	葛根	15.79%	1	桂枝	5.26%
2	炒扁豆	10.53%	1	石菖蒲	5.26%
2	生姜	10.53%	1	栀子	5.26%
2	瓜蒌皮	10.53%	1	合欢皮	5.26%
2	泡参	10.53%	1	芦根	5.26%
2	连翘	10.53%	1	紫苏子	5.26%
2	木香	10.53%	1	香橼	5.26%
2	知母	10.53%	1	附子	5.26%
2	酸枣仁	10.53%	1	荷叶	5.26%

从统计结果看,使用的前10味中药分别是:甘草、柴胡、法半夏、黄芩、白术、枳壳、神曲、陈皮、当归、白芍。提示治疗该证主要以升清降浊、调节气机为主。

升降失调湿浊中阻证组方规律分析 对19例升降失调湿浊中阻代谢综合征患者所涉及的74味中药进行组方规律分析,将支持度设为8个,置信度设为0.95进行分析。用药模式见表 2 - 74,组方规则及组方规律网络展示见图 2 - 36 ~ 图 2 - 37。

表 2 - 74　升降失调湿浊中阻证组方用药模式

频数	用药模式	百分比	频数	用药模式	百分比
13	甘草,柴胡	68.42%	8	法半夏,神曲	42.11%
12	法半夏,甘草	63.16%	8	黄芩,枳壳	42.11%
12	法半夏,柴胡	63.16%	8	黄芩,神曲	42.11%
12	黄芩,柴胡	63.16%	8	甘草,枳壳	42.11%
11	法半夏,黄芩	57.89%	8	陈皮,甘草	42.11%
11	黄芩,甘草	57.89%	8	甘草,神曲	42.11%
11	法半夏,黄芩,柴胡	57.89%	8	甘草,当归	42.11%
11	法半夏,甘草,柴胡	57.89%	8	柴胡,神曲	42.11%
11	黄芩,甘草,柴胡	57.89%	8	白术,柴胡	42.11%
10	白术,甘草	52.63%	8	黄芩,柴胡,枳壳	42.11%
10	法半夏,黄芩,甘草	52.63%	8	黄芩,柴胡,神曲	42.11%
10	法半夏,黄芩,甘草,柴胡	52.63%	8	甘草,柴胡,枳壳	42.11%
9	柴胡,枳壳	47.37%			

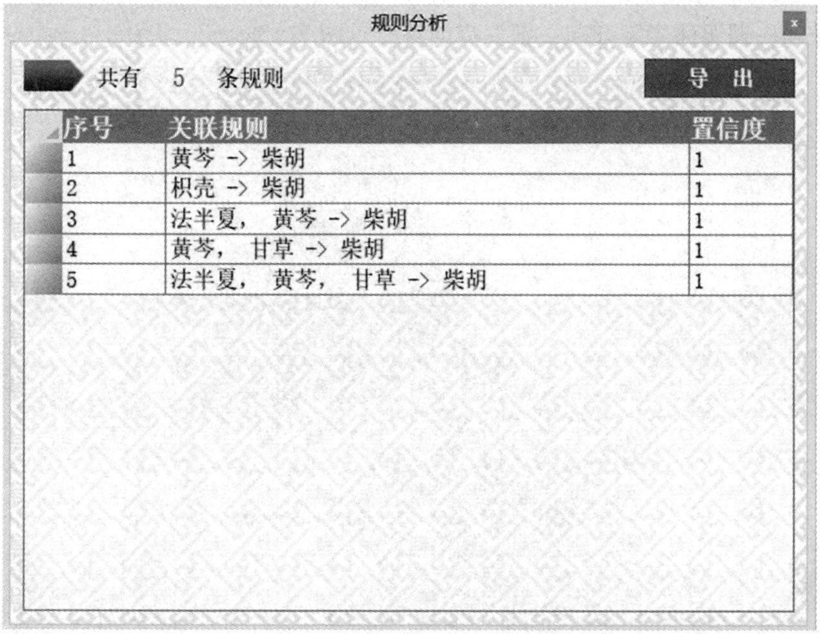

图 2 - 36　升降失调湿浊中阻证组方规则

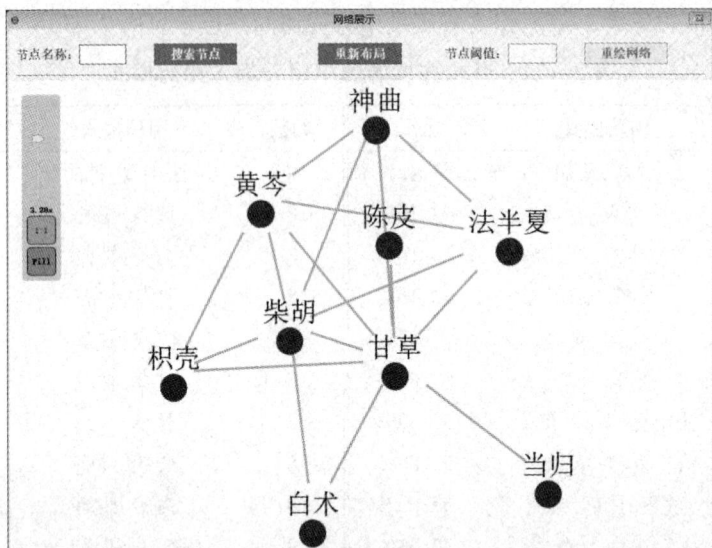

图 2 - 37　升降失调湿浊中阻证组方规律网络展示图

从统计结果看,吴老师治疗本证主要以柴胡、黄芩、法半夏、甘草等为主,常辅以健脾化痰、行气之品。

升降失调湿浊中阻证药 – 证 – 症网络　见图 2 – 38。

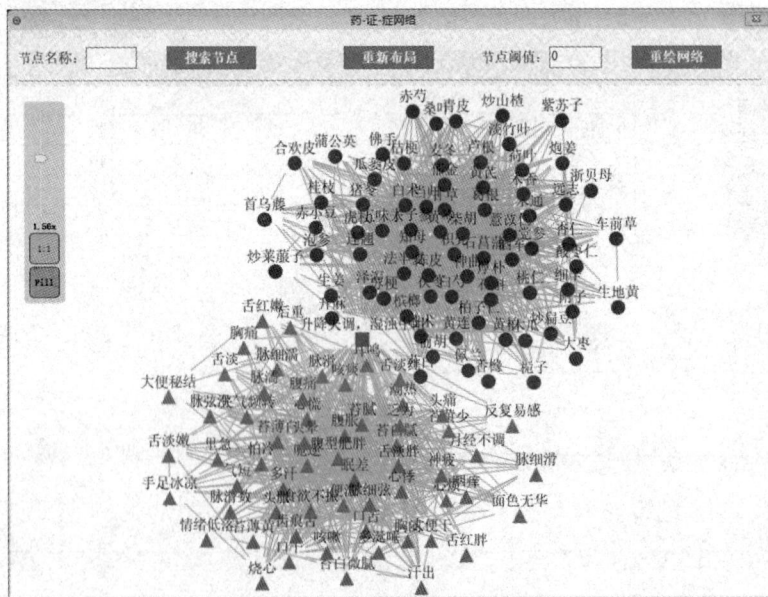

图 2 – 38　升降失调湿浊中阻证药 – 证 – 症网络展示

（5）脾虚失运气化不行证

脾虚失运气化不行证的中医症状频数统计　在 13 例脾虚失运气化不行证代谢综合征患者中,涉及中医症状 43 种,频数在 4 以上的中医症状统计如下:

表 2 - 75　脾虚失运气化不行证的中医症状频数情况

频率	症状名称	百分比	频率	症状名称	百分比
13	腹型肥胖	100.00%	6	苔薄白	46.15%
9	乏力	69.23%	5	舌淡红	38.46%
9	便溏	69.23%	5	舌淡	38.46%
8	头晕	61.54%	4	脉沉细	30.77%
7	眠差	53.85%	4	腹胀	30.77%

从统计结果看,排前 10 位的中医症状是:腹型肥胖、乏力、便溏、头晕、眠差、苔薄白、舌淡红、舌淡、脉沉细、腹胀。

脾虚失运气化不行证的中医症状规律分析　在 13 例脾虚失运气化不行证代谢综合征患者的 43 种中医症状中,将支持度设为 5 个,置信度设为 0.95,进行症状模式、规则分析、网络展示分析,结果见图 2 - 39 ~ 图 2 - 41。

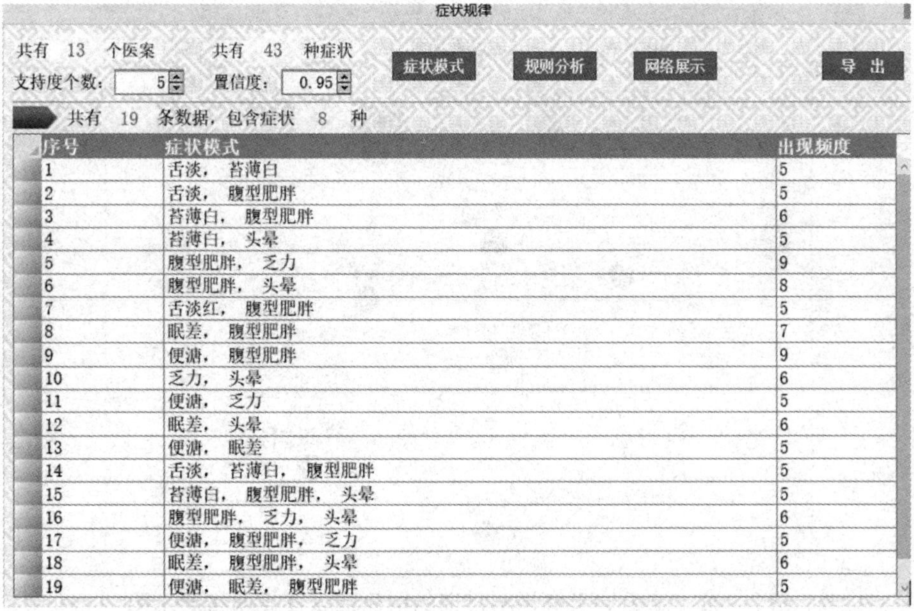

图 2 - 39　脾虚失运气化不行证的中医症状规律

规则分析			☒

◤ 共有 7 条规则		导 出

序号	关联规则	置信度
1	苔薄白 -> 腹型肥胖	1
2	乏力 -> 腹型肥胖	1
3	头晕 -> 腹型肥胖	1
4	眠差 -> 腹型肥胖	1
5	便溏 -> 腹型肥胖	1
6	乏力，头晕 -> 腹型肥胖	1
7	眠差，头晕 -> 腹型肥胖	1

图 2 - 40　脾虚失运气化不行证的中医症状规则

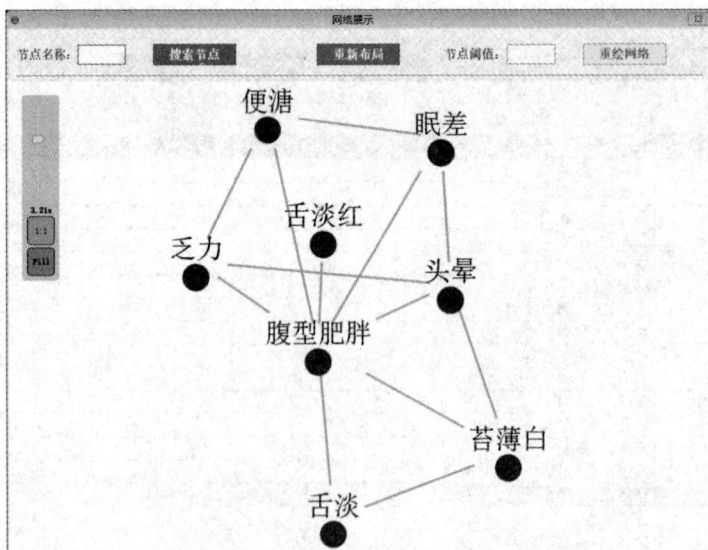

图 2 - 41　脾虚失运气化不行证的中医症状规律网络展示图

从统计结果看,脾虚失运气化不行证代谢综合征患者临床主要以腹型肥胖、乏力、便溏、舌淡红、苔薄白为主要表现。

脾虚失运气化不行证所用中药频次百分比统计 13例脾虚失运气化不行证代谢综合征病例,共涉及中药57味,具体频数、百分比统计如下:

表2-76 脾虚失运气化不行证所用中药频次百分比情况

频数	中药名称	百分比	频数	中药名称	百分比
11	甘草	84.62%	1	旋覆花	7.69%
9	白术	69.23%	1	紫苏子	7.69%
9	当归	69.23%	1	黄柏	7.69%
8	黄芪	61.54%	1	神曲	7.69%
8	白芍	61.54%	1	菊花	7.69%
7	茯苓	53.85%	1	炮姜	7.69%
6	太子参	46.15%	1	远志	7.69%
6	陈皮	46.15%	1	天竺黄	7.69%
5	酸枣仁	38.46%	1	蒲公英	7.69%
5	大枣	38.46%	1	茜草	7.69%
5	党参	38.46%	1	羌活	7.69%
4	生姜	30.77%	1	炒扁豆	7.69%
4	黄连	30.77%	1	柏子仁	7.69%
4	木香	30.77%	1	枳壳	7.69%
4	砂仁	30.77%	1	柴胡	7.69%
4	法半夏	30.77%	1	莲子心	7.69%
3	川芎	23.08%	1	广枝仁	7.69%
3	厚朴	23.08%	1	杜仲	7.69%
3	升麻	23.08%	1	炙甘草	7.69%
2	山药	15.38%	1	合欢皮	7.69%
2	薏苡仁	15.38%	1	丹参	7.69%
2	葛根	15.38%	1	麦门冬	7.69%
2	桔梗	15.38%	1	黄芩	7.69%

续表

频数	中药名称	百分比	频数	中药名称	百分比
2	蔓荆子	15.38%	1	酒军	7.69%
2	阿胶	15.38%	1	怀牛膝	7.69%
2	桂枝	15.38%	1	白前	7.69%
2	石斛	15.38%	1	赤小豆	7.69%
1	阿胶珠	7.69%	1	生地黄	7.69%
1	虎杖	7.69%			

从统计结果看，排前10位的中药分别是：甘草、白术、当归、黄芪、白芍、茯苓、太子参、陈皮、酸枣仁、大枣。提示吴老师治疗该证用药主要以健运脾胃为主。

脾虚失运气化不行证组方规律分析 对13例脾虚失运气化不行证代谢综合征病例中涉及的57味中药进行组方规律分析，将支持度设为6个，置信度设为0.95，进行用药模式、规则分析、网络展示，见图2－42～图2－44。

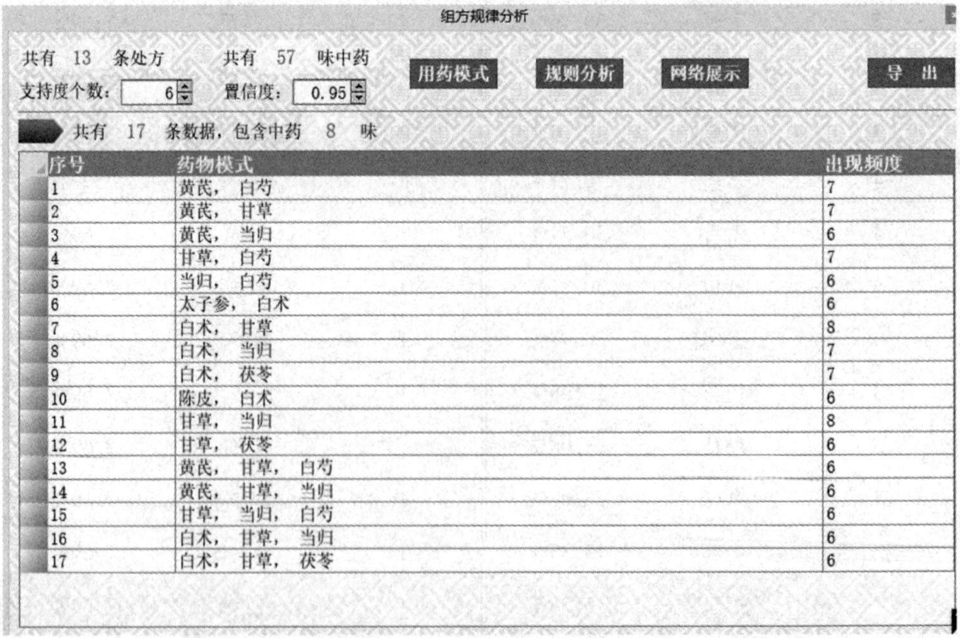

序号	药物模式	出现频度
1	黄芪， 白芍	7
2	黄芪， 甘草	7
3	黄芪， 当归	6
4	甘草， 白芍	7
5	当归， 白芍	6
6	太子参， 白术	6
7	白术， 甘草	8
8	白术， 当归	7
9	白术， 茯苓	7
10	陈皮， 白术	6
11	甘草， 当归	8
12	甘草， 茯苓	6
13	黄芪， 甘草， 白芍	6
14	黄芪， 甘草， 当归	6
15	甘草， 当归， 白芍	6
16	白术， 甘草， 当归	6
17	白术， 甘草， 茯苓	6

图2－42 脾虚失运气化不行证组方规律

图 2 – 43 脾虚失运气化不行证组方规则

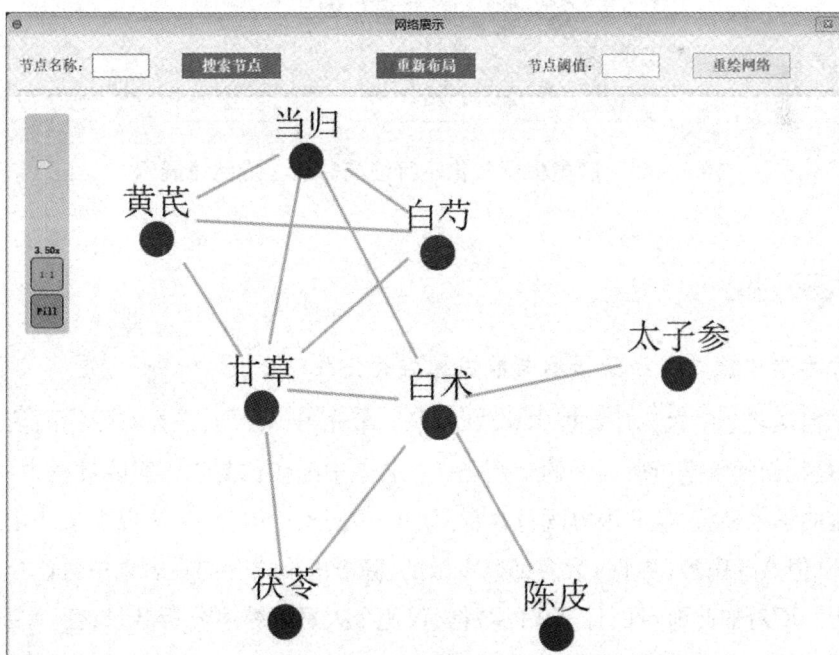

图 2 – 44 脾虚失运气化不行证组方规律网络展示图

从统计结果看,吴老师治疗本证主要以健运脾胃为主,辅以行气化痰除湿之品。

脾虚失运气化不行证药－证－症网络展示 见图2－45。

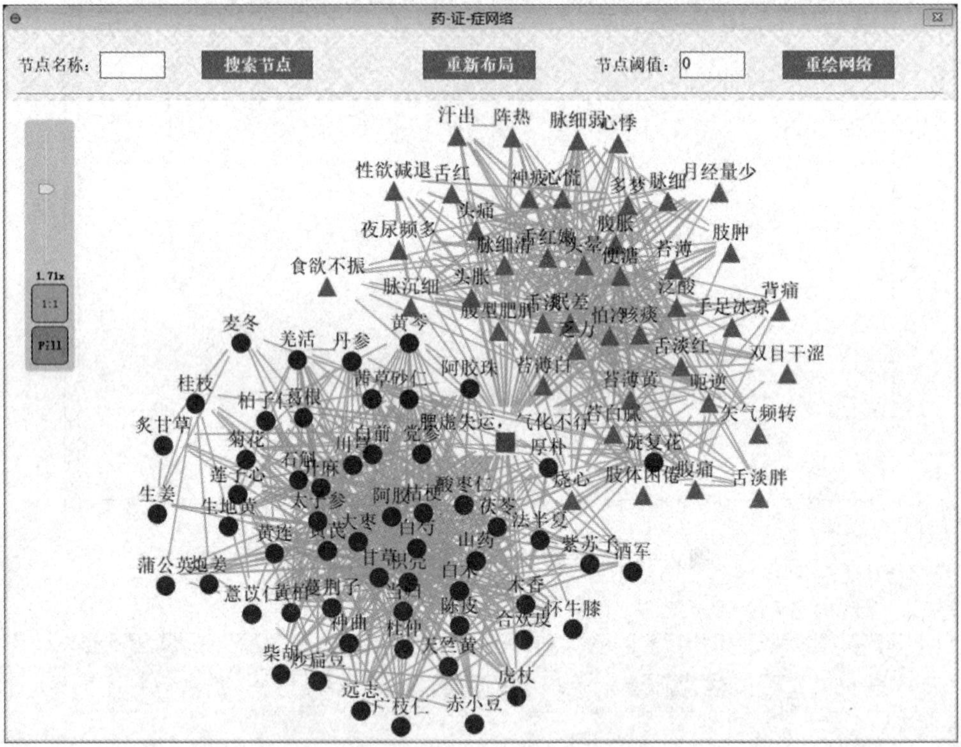

图2－45 脾虚失运气化不行证药－证－症网络展示

(三)讨论

1.名老中医学术经验传承与数据挖掘的关系

如何从名老中医诊疗数据中获取隐藏的、事先未预设的、潜在有规律的信息和知识,是我们师承学员所面临的难题之一。名老中医在长期临床实践过程中,积累了丰富的学术经验,这些内容既包含着深刻的中医理论内涵,又体现了个性化思维的特征,但这些内容(数据)大多都以零散的、隐匿的形式存储在名老中医诊疗思维活动中。面对如此海量而且无序的数据,仅凭个人思维综述分析结果,会受主观因素、认识水平、思维方式及其研究范围和研究方法的限制,而缺乏全面系统的总结。

名老中医学术思想的传承研究工作从 2005 年有学者谈到研究方法时提出,如王映辉、姜在旸等在名老中医临床诊疗经验研究思路中指出,既强调中医诊断病证的研究,也重视以方剂为线索的研究是名老中医继承工作的一种形式,并且提出中医临床诊疗个体化特性研究方法是非常缺乏的,因而将数据挖掘引入到名老中医学术经验传承工作中[28]。数据挖掘(Data Mining,DM)是一种有效的信息处理技术,即对大量的、不完全的、有噪声的、模糊的、随机的数据进行分析,从中发现事先未知的联系和规律[29]。数据挖掘技术已广泛应用于商务、金融、复杂性工程等方面,现已逐步应用于生物医学[30],其在中医药数据处理中展现出广阔的前景和旺盛的生命力。在整理研究名老中医学术经验中应用数据挖掘技术,是一个有着非常美好前景但又充满挑战性的研究方向。

2. 吴光炯老师从脾胃论治代谢综合征的依据

《素问·玉机真脏论》云:"五脏者,皆禀气于胃,胃者五脏之本也。"《六节藏象论》说:"五味入口,藏于肠胃,味有所藏,以养五气,气和而生,津液相成,神乃自生。"《藏气法时论》说:"脾病者,善肌肉痿,足不收,行善瘈;虚则腹满肠鸣,飧泄食不化。"脾与胃相为表里,一升一降;胃又包括大小肠,如《灵枢·本输》说:"大肠小肠,皆属于胃,是足阳明也。"所以《黄帝内经》论脾时也包括胃,论胃时也包括了脾和大小肠。《黄帝内经》论及脾胃生理病关于全身的条文很多,这里不一一列举,已足以说明脾胃为后天之本的重要性。李东垣《脾胃论》引用了《黄帝内经》里的大量文字,反复论证脾胃中元气不足的发病机理,甚至把人体诸气乃至天地之气都等同或统之于胃气,得出"内伤脾胃,百病由生"的结论。从脾胃诊治脏腑全身性疾病发端于《黄帝内经》,发扬于东垣,后世医家称李东垣法为"王道",盖出于此。

继东垣对脾胃的专题研究取得成就之后,明代医家对肾和命门进行了专题研究。为了突出先天之本——肾和命门的重要性,有人就片面地说补脾不如补肾。明代张介宾是研究肾和命门的重要医家之一,他辩证地分析了先后天的相互依存关系。在《景岳全书》脾胃病一节写道:"脾胃为水谷之海,得后天之气也。何也?盖人之始生,本乎精血之源,人之既生,由乎水谷之养,非精血无以立形体之基,非水谷无以成形体之壮。精血之司在命门,水谷之司在脾胃,故命门得先天之气,脾胃得后天之气也。是以水谷之海,本赖先天为之主,而精血之海又必赖后天为之资。人之自生至老,凡先天之有不足者,但得后天培养之力,则补天之功亦可居其强半,此脾胃之气所关于人生者不小。"在论东垣《脾胃论》一书中又写道:"人以水谷为本,故脾胃为养生之本。惟东垣独知其义,发为《脾胃论》曰:历观《黄帝内经》诸篇而参考之,则元气之充足,皆由脾胃之气无所伤,而后能滋养元气,若胃气之本弱,饮食自倍,则脾胃之气既伤,而元气亦不能充,此诸病之所由生也。"张介宾充分肯定李东垣脾胃学说的同时,也对李氏苦寒药提出批评,后者或有偏见之嫌,因为张氏是主张温补的医家。

吴老师师从我省著名的脾胃病专家王祖雄教授,潜心于脾胃病的研究,积累了丰富的经验。李东垣所说的脾胃中元气不足,"诸病之所由生",是说人体脾胃之元气受损之后,脾胃以外的其他系统也由此而罹患疾病,这为后世医家从脾胃论治治疗脾胃外的多种病症开辟了一条很有前景的思路。

吴老师从脾胃论治代谢综合征是有理论、临床依据的。首先,吴老师认为代谢综合征发病无非就是在个体特异体质(超重或肥胖)的基础上,饮食不节、劳逸过度等损伤脾胃,导致脾胃元气亏虚,脾虚不运,进而发生其他脏腑的病变。其次,无论是从代谢综合征关键症状肥胖,还是从其主要发病机制胰岛素抵抗看,都与中医脾胃密切相关。

3. 对代谢综合征辨证论治分析

(1)辨证分型及治则治法

吴老师把代谢综合征分为5个证型,即脾虚失运气化不行、升降失调湿浊中阻、胆热不降脾湿阻遏、痰阻气机血络瘀阻、浊毒郁积气阴两伤。可以说从病程的演变顺序看,是按以上排序的;但本研究的数量统计结果却并非按以上排序,单纯的脾虚不运气化不行证较少,痰阻气机血络瘀阻、胆热不降脾湿阻遏、浊毒郁积气阴两伤3个证型相对较多,是否可以理解为代谢综合征发病隐匿,患者多因过食肥甘厚味或嗜烟酒等致痰湿浊毒瘀等邪实内盛,或浊毒伤气阴引起身体不适才就诊,医者也才得以统计分析、实施干预其进一步进展的措施。

代谢综合征的中医辨证分型是基于其病因病机的。在代谢综合征病因病机上,吴老师认为脾虚失于纳运、升降是本,而次生的病理产物痰、湿、浊、毒、瘀是标,标本相因为患,任何原因导致的脾胃损伤可以说是代谢综合征发病的起始因素。对导致脾胃病变的病因病机,吴老师在全面深入地研究《黄帝内经》《伤寒杂病论》,金元四大家、温热病学等医籍中关于脾胃(肠)生理病理和病因病机的基础上,结合消化系统现代医学相关知识及自己的临床经验,在生物-社会-心理医学模式框架指导下,曾提出自己独特的见解,即认为脾胃纳运与气机运行、水湿运转失调是脾胃(肠)病证中相互关联的三个环节。《素问·刺禁论》说:"胃为之市。" "市"是市场、集市。李东垣说,"肠胃为市,无物不包,无物不入,寒热温凉皆有 之……"胃肠道像集市一样,人一日三餐、烟酒、药物、毒物、微生物,灼灼之热,沧沧 之寒,进出胃肠,川流不息,稍不慎即可损伤脾胃肠;又人欲无穷,所愿不遂,喜怒忧 思发不中节也每易干犯脾胃。脾胃肠损伤,从而导致脾胃升降、纳运等功能失调, 或酿痰浊,或生湿热,阻滞气机而成瘀血,诸病作矣。脾胃肠是多水湿的器官,24 h 有 9 L 体液进入肠道参与吸收、分泌和排泄。各种致病因素损伤脾胃肠,导致脾胃 失于运化,过多的水液流连胃肠久而酿成湿热或寒湿,湿为阴邪,也可化为痰浊;次 生的水湿痰浊在脾胃病病程中又起到阻滞气机的不良作用。脾胃是多气体的器 官,情志过与不及,逆乱气机,即情绪情感都会影响胃肠的升降出入运动。故脾失 健运、痰湿阻遏、气机郁滞是脾胃病机的关键环节,这三个环节相互关联、相互影 响、相因为患。事实上,脾胃病的虚、实、寒、热证或虚实寒热错杂证中都存在这三 个相互关联的环节,只是主次轻重不同而已。

根据"辨证论治"的原则,吴老师临证治疗代谢综合征常用的治则治法有健运 脾胃,升清降浊,利胆利尿,化痰消瘀,益气养阴、解毒化浊等五法。脾主运化、胃主 受纳,为气血生化之源;脾主升清、胃主和降,为气机升降之枢纽;脾胃病每多痰湿, 脾为生痰之源。基于代谢综合征以脾胃虚弱为本,痰湿浊毒瘀为标,治疗时紧抓 "本虚标实"这个病机关键,立足脾胃,从痰湿浊毒瘀论治,一方面通过健运脾胃以 正本源,使脾胃升降得司,气血调畅,杜绝痰湿浊毒瘀的产生;另一方面辅以化痰祛 湿、清热化湿、化痰祛瘀、利胆利尿等法以祛除多余的痰湿、水浊、热毒、瘀血等。临 床上,还有一个证型多见,因痰湿浊郁久化热或从阳化热,均可导致浊毒内盛,耗气 伤阴,从而出现浊毒内盛、气阴两伤之证。对此证,应以清热解毒、化湿泄浊为主, 同时,注重益气养阴。

(2)用药平正通达,轻清灵动,以"和"为贵

吴老师说,医家有"用药如用兵"之论,兵家有"兵在精不在多"之说,用药的原 则与用兵的原则是相同的,药物也应少而精,避免资源浪费及产生负效应。他还引 用莎士比亚的"良药试屡验,永志不敢忘;新剂未谙性,慎惕毋轻尝",告诫我们临床 用药一定要注意安全,不可滥用药物;在同等条件下,应选择药理药物化学为大家 熟知的药物。数据挖掘结果显示,吴老师治疗代谢综合征时,药味以 12 味居多,有绝 对优势,药物多为临床常见、价廉之品,无生僻药材,体现了他用药平正通达的一面。

另外,吴老师针对涉及多脏器功能失调、多系统症状的代谢综合征,在和合论的指导下,采用广义的和法来治疗,组方选药,在考虑安全、有效、减轻患者的经济负担的同时,又严格讲究七情和合配伍用药。"和"指的是什么呢?《黄帝内经》曰"凡阴阳之要,阳密乃固。两者不和,若春无秋,若冬无夏,因而和之,是谓圣度",可见中医治病总以调和为要,调和、调节阴阳所代表的对立事物的统一、五行生克制化所代表的杂多事物的统一,或因势利导,或补偏救弊,以促进机体的自稳调节能力,恢复其失调的"和合"关系。这里的"和"是广义的和,燥润相济是和,升降相依是和,辛开苦降是和,寒温并用是和,补泻宣通也是和。清代戴天章说:"寒热并用之谓和,补泻合剂之谓和,表里双解之谓和,平其亢厉之谓和。"清代周学海也说:"伤寒以柴胡为和解之方,后人不求和解之义,囫囵读过,随口称道,昧者更以果子药当之。窃思凡用和解之法者,必其邪气之极杂者也。寒者、热者、燥者、温者,结于一处而不得通,则宜开其结而解之;升者、降者、敛者、散者,积于一偏而不相治,则宜平其积而和之。故方中往往寒热并用,燥湿并用,升降敛散并用,非杂乱而无法也,正法之至妙也。"[31]

吴老师制方严谨,遣药得当,主次分明,轻清灵动,以"和"为贵,往往可见一方之中有多个药对,或方中某味药可以灵活地与其他药组成多个药对,共同达到调治的目的。如治疗升降失调、湿浊中阻证以便秘为主证的大柴胡汤,原方由柴胡、黄芩、大黄、枳实、半夏、白芍、大枣、生姜组成,吴老师常易枳实为枳壳,成四逆散以疏肝行气、调节脾胃气机升降,少用酒军以促进胃肠蠕动、泄浊祛瘀,一方面可避免因腹泻导致患者依从性差,另一方面可避免黑肠病的发生,而加入当归、桃仁、杏仁等以化瘀、润肠通便之品以保证大便通而不至于腹泻。再如健运脾胃的七味白术散,原方由四君子汤加藿香、葛根、木香等7味药组成。吴老师在辨病、辨人、辨证的基础上,在七情和合处方用药的指导下,临证对该方加减非常灵活,有表证者加苏叶,有参苏饮的含义;寒热不和者加黄连,有香连丸的含义;兼湿热者加黄连、黄芩,有葛根芩连汤的含义;兼食滞者加神曲、法半夏、炒山楂,有保和丸的含义;腹痛者加白芍,有芍药甘草汤的含义。体现了日本丹波元坚所说的"用方之妙妙在加减,用方之难也难在加减"。

(3)重视心理、行为调节

代谢综合征起病隐匿,早期患者几乎无特殊不适,社会功能(生活、学习、工作、社交)未受影响,更因传统观念认为肥胖是健康的象征,导致患者就诊率低;而治疗中见效慢、治疗周期相对长,满足不了多数患者"急于求成"的求治心态,外加长期形成的生活习惯和行为方式难以改变,导致患者依从性差。这些都给防治代谢综合征及其病情进展带来了很大的阻挠。吴老师指出,对于这一类患者,要从循证医学的角度纠正其错误的健康观,分析肥胖的危害及治疗的长期性,提高患者的就诊率、依从性。

(4)寓防于治、寓治于防、防重于治、防治结合

中医强调未病先防、既病防变的原则最适用于代谢综合征。在临床上,吴老师对肥胖或超重的病人通常都要询问家族史及生活习惯,按照代谢综合征诊断标准进行风险评估,必要时建议病人作相应的生化检测,以期早期发现、早期干预;即使病人是代谢综合征以外的病症来就诊,诊治当前疾病时也要辨病、辨人(体质)、辨证相结合,注重调治肥胖或超重。不管达官贵人,还是平头百姓都是渴望健康长寿的,吴老师特别重视通过交谈,给患者树立正确的健康观、疾病观,建议他们改变饮食谱,进食高热量低脂低盐食物,不吸烟,少饮酒或不饮酒;同时,还强调运动的重要性。常言道:生命在于运动。恩格斯曾说:"运动是物质存在的方式",华元化曰:"人体欲得劳动,但不当使极耳,动摇则谷气得消,血脉流通,病不得生",可见运动对人体健康的重要促进作用,故临床上常指导病人改变行为习惯,要求患者适当增加运动量来防治代谢综合征。

最后,吴光炯老师特别指出:数据挖掘发现用甘草的出现率高,但从用量上分析,除以甘草命名的方剂中用量重,是主药外,多数情况下是矫味药,甘草不是治疗代谢综合征的主药。

参考文献

[1] 陈家论.临床内分泌学[M].上海:上海科学技术出版社,2012:1024 - 1225.

[2] 匡调元.人体体质学——理论、应用和发展[M].上海:上海中医学院出版社,1991:3.

[3] 邓伟民,刘友章.中医脾本质的现代研究[M].北京:人民军医出版社,2010:105.

[4] 迈克尔·波兰尼.个人知识[M].许泽民,译.贵阳:贵州人民出版社,2000:101 - 156.

[5] 黄晓楠.第二种科学哲学[M].北京:人民卫生出版社,2009:108-120.

[6] 王新华.中医历代医论选[M].江苏:江苏科学技术出版社,1983:525.

[7] 祝之明.代谢综合征:病因探索与临床实践[M].北京:人民军医出版社,2005:275-413.

[8] C. Ronald Kahn. Joslin 糖尿病学[M].潘长玉,译.第14版.北京:人民卫生出版社,2007:438.

[9] 仝小林.糖络杂病论[M].第2版.北京:科学出版社,2014.

[10] 董尔丹,张幼怡.血管生物学[M].第2版.北京:北京大学医学出版社,2014.12:300-324.

[11] 范建高,曾民德.脂肪性肝病[M].第2版.北京:人民卫生出版社,2013:260.

[12] 王永怡,刘峰群,曲建慧,等.脂肪肝与代谢综合征——防治及用药指南[M].北京:人民军医出版社,2010.

[13] 刘玉兰.整合肝肠病学——肝肠对话[M].北京:人民卫生出版社,2014:148-158.

[14] 范建高,庄辉.中国脂肪肝防治指南[M].上海:上海科学技术出版社,2015.

[15] 季宇彬.中药多糖的化学与药理[M].北京:人民卫生出版社,2005.

[16] 张铁军,陈常青.调节免疫和保肝中药现代研究与应用[M].北京:人民卫生出版社,2007.

[17] 蔡定芳.中医与科学——姜春华医学全集[M].上海:上海科学技术出版社,2009:431.

[18] 谢鸣.中药方剂现代研究(上卷)[M].北京:学苑出版社,1997.

[19] Anderson PJ, Critchley JA, Chan JC, et al. Factor analysis of the metabolic syndrome:Obesity vs insulin resistance as the central abnormality[J]. International Journal of Obesity & Related Metabolic Disorders Journal of the International Association for the Study of Obesity,2001,25(12):1782-1788.

[20] Bonora E,Kiechl S,Willeit J,et al. Prevalence of insulin resistance in metabolic disorders:the Bruneck Study[J]. Diabetes, 1998,47(10):1643-1649.

[21] Nesto RW. The relation of insulin resistance syndromes to risk of cardiovascular disease[J]. Reviews in Cardiovascular Medicine,2003,4(suppl 6):11 – 18.

[22] Nakamura T,Tokunaga K,Shimomura I,et al. Contribution of visceral fat accumulation to the development of coronary artery disease in non – obese men [J]. Atherosclerosis,1994,107(2):239 –246.

[23] Carr DB,Utzschneider KM,Hull RL,et al. Intra – Abdominal Fat is a Major Determinant of the National Cholesterol Education Program Adult Treatment Panel III Criteria for the Metabolic Syndrome[J]. Diabetes. 2004,53(8): 2087 –2094.

[24] 马中书,冯晓路,朱萍.代谢综合征与相关疾病的临床研究进展[J].中国全科医学,2015,18(17):1991 –1995.

[25] 祝之明.代谢综合征病因探索与临床实践[M].北京:人民军医出版社,2005.

[26] 郑刚.代谢综合征药物干预的临床证据和思路[J].循证医学,2005,5(2):94 –98.

[27] 中华医学会糖尿病分会代谢综合征研究协作组.中华医学会糖尿病分会关于代谢综合征的建议[J].中华糖尿病杂志,2004,12(4):156 –161.

[28] 王映辉,姜在旸.基于信息和数据挖掘技术的名老中医临床诊疗经验研究思路[J].世界科学技术 – 中医药现代化,2005,7(1):98 –105.

[29] 龚著琳,陈瑛,苏赟,等.数据挖掘在生物医学数据分析中的应用[J].上海交通大学学报(医学版),2010,30(11):1420 –1423.

[30] 朱扬勇,熊赟.生物数据整合与挖掘[M].上海:复旦大学出版社,2009:1 –2.

[31] 周学海,沈洪瑞,梁秀清.中国历代名医医话大观下册[M].太原:山西科学技术出版社,2002.

第五节　吴光炯小儿肺与脾胃同治理论及临床运用经验

吴泽湘

　　我作为全国第四批中医师承学员,通过 3 年的跟师学习,比较全面系统地掌握了指导老师吴光炯教授的学术思想和临床经验。基于中医学的特点,如人文精神较浓厚,从整体出发的辨证论治等,使古今名老中医大多是知识广博、一专多能的全科医生。吴光炯老师也不例外。除内科外,他对儿科、妇科、皮肤科等病症也有丰富的经验。但由于我从事的专业是中医儿科,而且内科、儿科又有许多共同之处,为了学以致用,故本文主要总结整理吴老师儿科方面的学术经验。儿科方面,以呼吸系和消化系疾病为主,重点总结吴老师强调的肺胃同治、肺脾同治的理论与实践。

　　从婴幼儿到学龄前这个年龄段的小儿多发呼吸道和胃肠道疾病,而这两个系统的疾病又每多相互影响,相因为患。针对这一特点,吴老师在《黄帝内经》"从内之外者,调其内,从外之内者,治其外;从内之外而盛于外者,先调其内而后治其外,从外之内而盛于内者,先治其外而后调其内;中外不相及,则治主病"这一基本治疗原则的基础上,提出要肺与脾胃同治,实践证明肺与脾胃同治在儿科和内科临床都有重要意义。这里仅从儿科方面总结吴老师肺与脾胃同治的学术经验。

一、肺系疾病对脾胃的影响

　　中医说,五气入鼻,藏于肺脏;又说,肺气通于鼻,肺和则鼻能知香臭。肺系包括鼻、咽、喉、气管、支气管和肺。肺主气属卫,外合皮毛。故肺系的疾病常以外感六淫病和疫毒病为主。为了叙述方便,在不违背中医基本原理,又能体现出中西医融合点的前提下,我们将这类病症统称为感染性疾病,使用炎症的概念。

小儿脏腑娇嫩，形气未充，免疫功能还不完善，故每易患呼吸道感染，例如感冒或由感冒引起的鼻炎、鼻旁窦炎，特别是过敏性鼻炎，发病后的炎症反应每多涕、泪。其中鼻涕大多是炎症渗出物，含有致病微生物和许多有害因子。这些渗出物部分由鼻孔流出，其余部分从鼻后滴流到咽喉，从而又引起咽喉炎、喉炎、扁桃体炎。这些部位的炎症分泌物包括鼻后涕，中医称作"痰"。由于小儿特别是婴幼儿不会咯痰，更不会把痰吐出，这些痰进入到肺，可引起气道炎、支气管炎，但大多数是随意吞到胃里。中医认为痰是病理产物，作为次生病因可以阻遏气机，影响脾胃升降和运纳，从而出现恶心呕吐，或食欲不振，或腹胀腹痛等。

咳嗽是肺系疾病的常见症状，剧烈的咳嗽由于腹肌和横膈的突发性运动，也可影响胃的功能而致呕吐，在婴幼儿尤其常见，特别是从肺中咳出的痰，大多也是吞到胃里，从而影响脾胃的功能。

发热是小儿特别是婴幼儿外感和肺系感染性疾病的常见症状。发热，特别是时间较长的中、高热，对全身都有重要影响，但胃肠道表现得更明显。"温邪上受，首先犯肺"，现在一般已很少"逆传心包"，主要是流连气分，足阳明胃经包括大小肠，是气分最广的地域，热盛且流连不去，势必伤胃津耗肠液，出现白虎、承气汤证。吴老师特别指出，婴幼儿上呼吸道感染的病症中每伴有便秘或腹泻。婴幼儿肠道微生态比较脆弱，如果用药不当，特别是不合理使用抗生素，很容易破坏肠道微生态的平衡，轻者导致消化不和腹泻，称为抗生素相关性腹泻；重者可造成二重感染。

二、脾胃病对肺系的影响

不论中医西医，也不论儿科内科，如果说肺系病对胃肠道的影响显而易见的话，那么，胃肠病对肺系的影响就比较隐蔽难辨了。

在婴幼儿，反刍或呕吐不一定都是病理性的，但反刍或呕吐时，胃内容物易误吸到肺而引起较剧烈的咳嗽或哮喘，严重者若处理不及时还可能使呼吸道窒息而死亡。由于小儿一般都不乐于接受味道不佳的中药汤剂，故吴老师诊治小儿病处方时特别审慎，尤其讲究合理配伍，并根据患儿年龄、体质、病情规定每次口服量；还嘱咐患儿家属煎药不可过久过浓，必须经卫生纱布过滤，进食前服。吴老师解释说，一个技艺高超的中医生，辨证时要有福尔摩斯从蛛丝马迹中侦破疑难大案的侦察本领；下处方时要有大厨师既保证食物营养又有色、香、味的烹调技艺；甘草、大枣、生姜这三种药，什么情况下用于治病，什么情况下用于调味，能从配伍和用量上体现出来,要学张仲景;中药疗效不但取决于辨证论治是否正确,处方用药是否合理,还取决于效量关系,过量了药过病所,弊大于利,过少了杯水车薪,邪气不服;中药饮片的煎煮一般不宜太过,煎煮太过,有些有效成分可被破坏,有些有害成分可被煎出,如有些植物药中的苦味素被久煎煎煮出来,可使本就口感不佳的汤剂变得更苦,苦味素服后又特别影响食欲;小儿脏腑轻灵,随拨随应,处方用药本来以轻清灵活为好,煎煮得稠浓的汤液对婴幼儿来说,不但难喂难喝,服后还可阻遏胃气而致呕恶、食欲不振;婴幼儿口服给药通常是强制性灌喂,加之小儿强烈抗拒挣扎,很容易引起呕吐,汤液经过滤,空腹给药,即使呕吐,也不至于有胃内饮食物残渣误吸入肺从而导致咳嗽或哮喘。

在临床上,吴老师发现有不少以咳嗽和(或)哮喘来就诊的小儿,其咳或喘多在夜间睡觉时发作,白天缓解,查上、下呼吸道未见明显病变。追问饮食情况,原来这些患儿大多有临睡前进食(主要是乳酪、糕点)的习惯。吴老师分析道,小儿进食一般都重口味而不知饱足,晚间进食后没有活动即让其躺下睡觉,因腹部不舒又辗转反侧而离弃枕头。由于小儿特别是婴幼儿食管较短,食管下端括约肌功能不全,贲门关闭不好,如果进食过饱,胃排空时饮食物很容易反流到食管;平卧体位或高位反流时,胃内容物可误吸入肺而致咳喘。确属于这种情况者,吴老师嘱其家长,小儿晚上进食不要过多、过甜、过油腻,进食后要活动半小时以上才能躺下睡觉。需要用药者,常以《金匮要略》橘皮竹茹汤加枇杷叶、法半夏、白术、神曲等和胃降逆,不别专治咳喘而咳喘自平。

业已公认,随着我国经济的快速发展,人民生活普遍提高,都市人群的饮食谱和行为方式有了很大的变化,从而胃食管反流病的发病率也明显上升。但在这里,我们关注的还不是胃食管反流本身,而是胃食管反流与呼吸道疾病的关系。

2000多年前《黄帝内经》已观察到肺病咳嗽与其他脏腑的关系。如《素问·咳论》说:"肺之令人咳何也?……曰:五脏六腑皆令人咳,非独肺也。"谈到胃与肺咳的关系时说:"皮毛者肺之合也,皮毛先受邪气,邪气以从其合也;其寒饮食入胃,从肺脉上至于肺则肺寒,肺寒则外内合邪因而客之,则为肺咳";谈到脾咳、胃咳时说:"脾咳之状,咳则右胁下痛阴阴(隐隐)引肩背,甚则不可以动,动则咳剧……脾咳不已,则胃受之,胃咳之状,咳而呕,呕则长虫出"。从这段《黄帝内经》文本看,脾胃引起的肺病咳嗽是很重的,动则咳剧,剧烈的咳嗽还引起呕吐,甚至呕吐出蛔虫。关于胃食管反流引起的剧烈咳喘,吴老师给我们讲述了国内第一个关注胃食管反流与呼吸道疾病关系的中国科学院院士汪忠镐,如何以亲身的经历从血管外科专家跨学科研究胃食管反流病的离奇故事。用新的事实证明脾胃病对肺系疾病的关系确实存在,而且很有临床意义。

汪忠镐院士患严重的哮喘和咳嗽,反复发作经多次抢救,先后住院 5 次,呼吸科专家都认为是哮喘病。在一次国际性学术活动的席间发病,去洗手间咯痰后回座,一位印度专家提醒汪,"你是否患有 GERD(胃食管反流病)?"汪院士经过分析后诊断自己是胃食管反流病,是胃内容物被误吸入呼吸道引起的咳喘。于是,他毅然去美国接受了腹腔镜行胃底折叠术,治好了胃食管反流,喘咳就完全消失了。为此他撰写了《胃食管反流病不容忽视》的科普文章投某刊,竟不被录用。后经他原来的导师国内著名外科学家裘法祖院士的推荐才得以刊登(2006 年)。其后不久,汪院士便在京创建了举事第一个以治疗"哮喘"、耳鼻咽喉气道病变为主的"胃食管反流病诊治中心"。4 年之后,这个诊治中心的团队将其研究成果编著成《食管反流与呼吸道疾病:胃食管喉气管综合征》一书,由人民卫生出版社出版(2010 年)。汪院士指出,在胃食管反流的发病过程中,贲门为引起反流的首要部位;如果是少量的胃液反流,可以是反酸或吐苦水;如果是气体则是嗳气和呃逆。但如果是含气液体的反流物,其量不多和流速一般时,则反而会引起咽部喷射,在反流物通过时,产生了喷射现象。气液体反流物经咽时引起了不同程度的喷洒或喷雾,从而形成细微颗粒或雾状物,它们自下而上,直达上呼吸道,引起鼻腔、鼻窦、咽鼓管、鼻泪管等的疾病和相应症状;经咽反流或喷洒、喷雾,经喉到达气管、支气管以至肺,引起下呼吸道的病症,如咳喘、咳痰、憋气、胸闷等,甚至肺纤维化、支气管扩张、肺大泡、气胸,等等。

这里谈的胃食管反流虽然是指成人的,但对于小儿同样适用。通过这个事例,吴老师指出,与其说胃肠病对肺系的影响比较隐蔽难辨,不如说现在的医学临床学科分得过细使然。呼吸科专家对呼吸科的疾病可以认识到分子、原子、基因的层级,但对其他系统、专科疾病及其对呼吸科疾病的影响,就可能被忽略,或由于自己学科专业知识和经验的先入为主而导致误诊。

仅一个胃食管反流就对肺系疾病产生这么多严重的恶影响,那脾胃的其他病如何呢?营养不良的小儿每易反复上感,甚至于患肺炎。中医认为,这是以脾胃病为主的脾肺两虚,故李东垣有"肺之脾胃虚论"而设升阳益胃汤治之。这里只举一隅而已。

　　陈某,男,2岁4个月,2011年3月18日初诊,反复咳嗽1月余,咳嗽以夜间睡眠时多见,白天较少咳嗽,无发热、鼻塞、流涕、喷嚏等症,汗少,食欲可,有睡觉前进食习惯,大便正常,咽不红,舌红润,苔薄白。此为肺胃不和咳嗽,方选橘皮竹茹汤加味,处方:陈皮3 g,竹茹9 g,泡参15 g,甘草6 g,桔梗5 g,前胡5 g,枇杷叶6 g,黄芩4 g,大枣5 g。3剂,水煎服,每日1剂,每日3次,每次40～50 mL。嘱睡觉前1 h内不要进食。3月22日复诊时述服药后夜间咳嗽已明显减轻。仍有微咳,继以前方加减5剂善后。后以它病就诊时随访,服药后咳嗽已消失。

三、肺与脾胃同治的理论与实践

　　小儿不是成人的缩影,特别是新生儿、婴幼儿,在生理和病理上都有许多不同于成人的特殊性,如小儿脏腑气血成而未全,全而未壮,娇嫩脆弱,患病时易寒易热,易虚易实,等等。这些特点可以从呼吸道疾病和胃肠疾病及其相关影响中明显表现出来,这为小儿肺与脾胃同治提供了理论和事实依据。

　　五气不固关乎脾肺卫气失调不固,是小儿易罹患肺系疾病的重要因素,而卫气的生成和宣发与脾和肺密切相关。营出中焦,卫出下焦;也有说卫出中焦者(《太素》)。无论如何,脾胃为后天之本,非脾胃,无以成形体之壮。顾名思义,"营"是营养、营运,"卫"是保卫、防御。营行脉中,卫行脉外,并行不悖,但这里主要讨论卫气。

　　卫气生成后要由肺宣发。肺主气属卫,外合皮毛;肺宣发卫气以"熏肤、充身、泽毛,如雾露之溉",从而起到"卫外而为固"的作用。卫气是否充足还与脾有关,如《灵枢经》先后提到"脾者主为卫","脾为之卫"云云。

　　《黄帝内经》说,"阴在内,阳之守也;阳在外,阴之使也","阴者,藏精而起亟;阳者,卫外而为固"。气为阳血为阴,卫行脉外为阳,营行脉中为阴。故卫气又称卫阳。卫气是人体防御外邪入侵的重要正气。吴老师说,人体体表的皮毛和卫气相当于西医免疫系统中先天的和后天获得性的免疫功能,似乎就是指皮肤这道天然免疫防御屏障。皮毛、卫气这道天然屏障对于维持人体内环境的恒定性起到至关重要的作用。多汗又容易感冒,是小儿病中常见的。小儿为"纯阳之体",生机旺盛而好动,动多则汗出。襁褓中的新生儿、婴幼儿包裹厚重,每汗出过多,使宣发太过而损伤卫阳,这是小儿易患感冒引起上呼吸道疾病又不易治愈的重要原因(如鼻炎、扁桃体炎肿大难消)。汗出溱溱是谓津,胃为津液之府,汗出过多势必耗伤胃津肠液。也有因肺病宣发不及使热积于胸腹为病者,如《灵枢·卫气失常》说:"卫气之留于腹中,蓄积不行,菀蕴不得常所,使人支胁胃中满,喘呼逆息者……其气积于胸中者,上取之;积于腹中者,下取之;上下皆满者,旁取之……"可见肺宣发卫气不及或太过,均可使脾胃受病,这时就要肺胃同治了。

肺主宣肃与脾胃升降的关系 肺的宣发和肃降与脾胃的升降有相似性和关联性。肺宣发卫气是向上向外,也是升清,与脾的升清相似。李东垣正是根据肺与脾的这关联性立一首升阳益胃汤,实则补脾气以助肺宣发卫气,命之曰肺之脾胃虚病。肺又主肃降,肃降是向下向内,一是指吸入的清气到下焦肝与肾,二是通调水道,下输膀胱。这种运动方向与胃的和降也很接近。故肃降肺气的旋覆花、枇杷叶也能和降胃气。肺司呼吸主治节。吸入清气,呼出浊气,吐故纳新。其出入呼吸的气息调匀与否是由肺治节的,也即是治节全身的气机。脾胃是人体气机升降的枢纽,主管上下,关乎四旁,脾气升肺气也升,肺气肃降,胃气也和降。故肺的治节与脾胃的气机升降是相辅相成的,疾病时也相互影响,这在小儿肺与脾胃同病时充分体现出来,肺与脾胃同治有非常重要的意义。例如临床常见不少小儿因患呼吸道感染性疾病,经西医反复用抗生素治疗,却时轻时重,反复发病,吴老师常用《伤寒论》竹叶石膏汤加连翘、桔梗、枇杷叶、竹茹等治疗,疗效非常好。这里就应用了肺与脾胃同治。

脾为生痰之源,肺为贮痰之器 无论成人小儿,凡呼吸道和肺部急慢性疾病,痰涕是最为多见的症状,关键是小儿没有主动咯痰吐痰的能力或习惯,婴幼儿都是把从鼻部流到咽部的分泌物和咳出的痰吞进胃里。这种情况前文已论及。痰本身是病理产物,本身就直接影响肺胃的气机通畅而致咳喘、胸憋闷、恶心呕吐等;痰作为病因,还引起许多的病症,有痰致百病、怪病之说。

痰是人体水液代谢失调的产物之一 《黄帝内经》说:"饮入于胃,游溢精气,上输于脾,脾气散精,上归于肺,通调水道,下输膀胱。水精四布,五经并行"。是故人体水液代谢的正常运行有赖于脾胃和肺的功能。脾肺既病则水湿停聚,为痰为饮为肿,故有"脾为生痰之源,肺为贮痰之器"的说法。这也是小儿脾肺同治的依据之一。六君子汤系列方、参苏饮、杏仁散、升阳益胃汤等都是肺脾同治的常用代表方,这些方中的二陈汤既治脾所生之痰,也治肺所贮之痰。

肺与大肠相表里 肺外合皮毛和与大肠相表里,都与卫气的宣发和运行相关。卫气在十二经中运行顺序是从肺首先到大肠经,再到胃经、脾经……肺宣发卫气以温养于表。故肺外主皮毛,内主大肠。在临床上,肺系外感疾病有卫分证、气分证的同时也常出现腹泻或便秘。这种现象在婴幼儿颇为多见,特别是腹泻。喻嘉言制人参败毒散一方(又名仓廪散)称"逆流挽舟"法,就是肺与大肠同治。小儿外感伴腹泻的原因很多,其中很可能包括胃肠型感冒。

赵某,女,3岁6个月,2011年3月8日初诊,反复咳嗽2周,汗多,无发热,呕吐。纳差食少,大便溏,咽不红,舌淡红,苔薄白,脉细。诊为咳嗽,予肺脾同治,方选玉屏风散合麦门冬汤合方加减,处方:黄芪15 g,白术6 g,泡参15 g,麦门冬9 g,法半夏6 g,炒扁豆9 g,甘草6 g,五味子2 g,杏仁4 g,桔梗5 g。4剂,水煎服,每日1剂,每日3次,每次50~60 mL。嘱禁食生冷辛辣食物。3月15日复诊时述咳嗽已减轻,食欲好转,大便已正常,咽不红,舌淡红,苔薄白,脉细。继以前方加减5剂善后。

最后,吴老师谈到小儿脾肺虚证时特别指出,凡补脾气的方药也补肺气,凡养肺阴的方药也养脾胃之阴。前者如四君子汤、六君子汤、玉屏风散、参苓白术散;后者如麦门冬汤、千金苇茎汤、桑杏汤、沙参麦冬汤、百合固金汤、清燥救肺汤,等等。这些都是肺与脾胃同治的经验。

第六节　吴光炯教授治疗失眠的经验

吴泽湘

失眠是临床最常见的睡眠障碍,主要表现为入睡困难,睡眠维持困难,早醒后复不能入睡,或睡眠中多梦。由于睡眠过少,睡眠质量差,睡过之后精力不能恢复,影响生活、工作和学习。失眠症属于中医"不寐"范围。

《黄帝内经》从天人相应的原则出发,用阴阳、营卫、气血昼夜出入交会的理论来认识人的睡眠与觉醒(寤与寐)的生理和病理,与现代时间生物学关于光照与脑中松果体合成分泌的褪黑素调节人体昼夜睡眠节律的原理颇为相似。但在临床实践中观察到的失眠原因远比阴阳、营卫、气血昼夜出入交会或褪黑素的失调复杂多了。现代医学研究睡眠机制的理论很多,也很深入,但具体到治疗失眠的方法和药物时就显得很单薄,缺乏选择,更不能体现个体化治疗。相对而言,中医从阴阳脏腑营卫气血的整体互动观出发,应用辨证论治治疗失眠的方法很多,疗效稳定,停药后不产生药物依赖等副效应。

每个人的一生中都或多或少体验过失眠的烦恼。据吴老师说,在他青少年时期就经常失眠,严重影响了他的健康和学习。后来考进中医院校后,他就注意有关睡眠问题的中西医文献,从中医历代医家治疗失眠的论述和方药,到西医的巴甫洛夫学说和现代神经精神科学对睡眠机制的研究,收集的资料盈箱。早在 20 世纪 80年代,治疗睡眠障碍就是他擅长的专病之一。去年国庆长假中,他读到 H. Krygr 等主编的《睡眠医学:理论与实践》一书(钟南山主审、张秀华等主译)后,非常高兴。他在该书扉页上写道:"这是我期盼了几十年终于读到的一部全面、系统、深入论述睡眠医学的巨著,可惜它来得太迟了。要是早 10 年到来,我就会在医院建立一个贵阳睡眠障碍治疗中心。用中医中药治疗睡眠障碍我有比较丰富的经验,这部睡眠医学进一步完善我关于睡眠障碍的知识,给我的病人们带来福音。"

由于来自各方面的压力,城市化后人们生活行为的改变,老年人群增多,妇女更年期综合征发生率增高,等等,临床上失眠已成为常见病、多发病。因此,总结吴老师以中医为主,中西医结合诊治失眠的学术经验是很有现实意义的。

一、失眠总关乎神明之心

《黄帝内经》说,心者,君主之官,神明出焉;又说,心主血脉;还说心为五脏六腑之主,主明则下安,主不明则十二官危。明代医家李梴的《医学入门》把主血脉的心称作血肉之心,把心比作倒立的莲花,这显然是指解剖所见的泵血的心脏。神明之心是指人的精神、意识、思维活动的"心",即孟子说的"心之官则思"的心。《灵枢·本神》指出:"所以任物者谓之心;心有所忆谓之意;意之所存谓之志(记忆);因志而存变谓之思;因思而远慕谓之虑;因虑而处物谓之智。"虽然血肉之心和神明之心都关乎全身,但对于睡眠来说,神明之心更显得最关键、最直接。正如张介宾所说:"心者,君主之官,神明出焉。心为一身之君主,禀虚灵而含造化,见一理而应万机,脏腑百骸,唯命是听,聪明智慧,莫不由之,故曰神明出焉。"

《黄帝内经》讲人的精神、意识、思维活动的术语是神、魂、魄、志、意、思、谋虑、决断,等等,其中"神"是最高的。导致失眠的因素极多,也极复杂,但总是神明受扰,不得归藏于心使然。吴老师变通陈修园咳不止于肺而不离于肺的说法,认为失眠不止于心神而不离乎心神。他从所有治疗失眠的方中发现,养心血、滋心阴的药比补心气助阳的药用得多,重镇收敛的药比升散浮越的药用得多,阴药比阳药用得多。盖阴主静阳主动故也。我们从下面四个主要的养心安神方中就可以发现这些规律。

朱砂安神丸由黄连、生地、当归、甘草、朱砂五种药组成,生地、当归养心血,黄连、甘草泻心火,朱砂重镇安神;安神定志丸由人参、茯苓、远志、石菖蒲、龙齿五种药组成,人参养心气心阴,茯苓、远志、石菖蒲安神定志,龙齿重镇安神;柏子养心汤由柏子仁、枸杞、麦冬、当归、石菖蒲、茯神、玄参、生地、甘草等九味药组成,也没有一味温燥药;天王补心丹的十四种药中也以养心气心阴、安神定志、重镇安神为要,也没有一味阳刚之品。但这里必须指出,主血脉的血肉之心得病变也可以扰及神明之心而导致失眠,治疗时其选方用药不离乎此而又不拘于此,如心阳不振而兼失眠者,参附龙牡汤、苓桂术甘汤、四逆汤等同样可以使用。

二、余脏病气皆可干扰神明之心

人类在日出而作,日落而息的漫长生活过程中,一般都习得并遵守白天劳作,夜晚安睡以恢复精力的自然规则。但这种自然规则又易遭到种种因素的干扰甚至破坏,使人体营气、卫气,阴跷、阳跷不能按昼夜节律出入交会,从而发生睡眠紊乱。失眠是一个症状。长期的严重的失眠可引起许多疾病,许多疾病都可导致失眠。这里只讨论后者,即其他脏腑功能失调扰动神明之心导致的失眠。

(一)肝胆的病气扰心神

肝藏血、藏魂,为将军之官,出谋虑;其性易动难静。动之太过则扰心神而失眠。肝热太盛,肝阳化风、肝气化火、肝血亏虚,均扰动心神。肝藏血,心主血。故"血"是肝心同治的物质基础。曲运神机则伤心,尽心谋虑则伤肝。故情志致病的失眠症,首先会伤及心肝而导致失眠。因此,对于顽固的失眠症,或从肝论治,或从心肝同治是极为重要的法则。基于这种认识,吴老师从肝论治或从心肝同治论治失眠常选用以下成方,在辨病 - 辨人 - 辨证的基础上加减化裁施治,每多有效。这些成方是羚角钩藤汤、羚羊角汤、甲乙归藏汤、天麻钩藤饮、滋水清肝饮、珍珠母丸、丹栀逍遥散、柴胡加龙牡汤、大小定风珠等。

黄某某,女,42岁,浙江苍南人。5年前随丈夫来贵阳市西路商场经商。因长期失眠,精神委顿,注意力不集中,焦躁不安,食欲不振,经血短少。于2011年5月23日上午来贵阳中医学院第二附属医院专家门诊就诊。吴老师诊为焦虑型神经症,辨证为肝血亏虚,肝郁化热,扰动心神。用甲乙归藏汤加法半夏,连服15剂后,已能入睡,可维持5 h。继用滋水清肝饮加法半夏、广枝仁、合欢皮。调治1月后,月经也转正常。其后又带其弟来请吴老师治疗胆汁反流病,得以随访,3个月来睡眠能维持在6 h。

谢某,女,43岁,贵州龙酒店员工。因长期失眠,工作压力过大,不时服用"舒乐安定";面部黄褐斑,月经尚好。经该店老板介绍来贵阳中医学院第一附属医院请吴老师治疗。结合生活、工作情况和临床症状,诊断为慢性疲劳综合征。拟甲乙归藏汤加太子参、南五味子治疗。连服20剂后失眠治愈。随后拟当归饮子加减治疗黄褐斑,也明显改善。

甲乙归藏汤由珍珠母、龙齿、柴胡、薄荷、生地、归身、白芍、丹参、柏子仁、合欢花、沉香、红枣、夜交藤等13味中药组成。据费伯雄医案记载:"无锡孙左,身无他苦,饮食如常。唯彻夜不寐,间日轻重,如发疟然。一载未愈。……因思不寐之症,共13条,从无间日轻重之象,唯少阳受病,方有起伏,但少阳为半表半里之经,不进不退,安能久留,此实与厥阴同病,甲乙同源,互相胶结,故有起伏,而又延久也。为制甲乙归藏汤,连服数十剂而愈。"吴老师说,本方实由《普济本事方》珍珠母丸化裁而成,原本是心肝同治。费氏加减得法,认为是肝胆同治,于理不悖。但吴老师对从胆治失眠还有更深入的理解。

复习《黄帝内经》,胆主决断,与脑、髓、骨、脉、女子胞共为奇恒之腑,甚至说凡十二脏取决于胆。胆的生理功能是既可藏又可泻,既能降又能升,特别是肝与胆相为表里,肝主谋虑,胆主决断,相辅相成。若只有谋虑而犹豫不决,则"将军"也成就不了大事。故谋虑离不开决断果敢,"将军"才有胆有识。谋虑与决断也是神所主宰的,谋而不决、两难选择的矛盾冲突,反转来又扰动神明而导致失眠。故从胆论治失眠又是吴老师常用的一种法则,其病机拟定为"胆热扰心,心胆不宁",其代表方是温胆汤系列方。用温胆汤加减治疗失眠症屡屡有报道,这里不举实例,只总结吴老师用本方治疗失眠症的加减法。

对温胆汤方名中的"温"字,有学者认为是"清",有学者认为是"温"。吴老师认为,温胆汤是一首中性方,通过合理加减,可使之温,也可使之清。"清"字还有清除的意思,以方药测证,似可称作"清痰汤"更合理,但临床应用仍按约定俗成以尊重古人。因此,吴老师用此方加减治疗失眠症或胃肠病时仍沿用"胆"的概念,但必须加入胆经的药物,使之名副其实。吴老师用本方加减治疗失眠症是继承我院已故名医袁家玑教授的经验。吴老师年轻时常带一些失眠病人来请袁老诊治,大多数用的是温胆汤加味方,疗效很好。他总结出袁老加减化裁规律,拟订出一首"袁氏柴胡温胆汤",其方由柴胡、白芍、当归、丹参、枳实、竹茹、陈皮、茯苓、川芎、合欢花、夜交藤、酸枣仁、广枝仁、大枣、甘草等15味药组成。吴老师又从《冷庐医话》中夏枯草配半夏治失眠的记载里受到启发,在温胆汤中常加入夏枯草20~30 g;他认为,现用的法半夏炮制太过,安神镇静远不如清制半夏。古人说,萱草解忧,合欢蠲忿。吴老师从中悟出这两种药物可能有抗焦虑、抗抑郁的作用(失眠病人常伴有焦虑、抑郁)。因萱草(食用黄花的根块)毒性大,已不入药,改用夜交藤、钩藤、百合代之。此外,还常将温胆汤与甘麦大枣汤合用。原来《金匮要略》百合病条和妇人杂病条就有"意欲食而不能食,常默然,欲卧不能卧……如有神灵者""妇人藏躁,喜悲伤欲哭,像如神灵所作"等类似失眠病人症状的描述,"不仅影响我们的情绪、认知、记忆、沟通技巧,降低工作效率;严重者机体免疫力下降,还会导致多个靶器官损害,引发或加剧消化不良、食欲减退、心血管疾病……甚至精神恍惚引起意外事故等"(钟南山)的临床表现。

(二)胃热扰神或心脾同治

《黄帝内经》说,胃不和则卧不安;又说,二阳之病发心脾。可见脾胃的病气也可以扰动心神而导致失眠。吴老师长于诊治脾胃病,他在临床中发现许多患胃肠道病的人都伴随有轻重不同的睡眠障碍。那么,是失眠影响胃肠功能,还是胃肠病影响睡眠?答案是互为因果。不过,这里重点讨论的是后者。

《黄帝内经》说:"胃不和则卧不安。"这确实是有道理的。例如,临床常见不少患儿白天精神慧爽,唯夜间睡眠不宁,辗转反侧,甚至啼哭者,大多属于睡前进食过多,或本来就存在消化不良,腹部胀气,暂时干扰了睡眠。这种情况也常发生在成人,特别是老年人,这不属于失眠范围,只需按胃肠病消食导滞和胃,睡眠自然恢复。若以失眠为主诉,而且失眠时间较长,又无明显的腹胀、腹痛或反酸烧心,但见口干口苦,或口舌灼热甚或口舌糜烂,或伴心烦、心悸,口渴多饮,食欲不振,或大便燥结、小便黄少灼热者,此多属于胃热上扰心神导致的失眠。胃热扰心,心火也盛,故口干口苦,或口舌灼热疼痛,甚至溃烂;心遗热于小肠,故小便黄少灼热。吴老师常用清胃散合导赤散,或导赤泻心汤(《张氏医通》),或清心莲子饮合三才封髓丹等方加减治疗,效果很好。吴老师发现这种类型的失眠症多发生在中老年妇女,而且每伴有不同程度的焦虑和(或)抑郁症状,因此,常在运用上述成方时加入百合、知母、合欢皮、夜交藤等;口舌溃烂者,合用《金匮要略》当归贝母苦参汤。开始我们还以为用苦参不外乎清热解毒治口舌溃烂而已,后来从《中医杂志》上看到几则重用苦参治愈顽固性失眠的报道后,方知吴老师的用药经验弥足珍贵。

心脾两虚的失眠用归脾汤应该是方证对应的,但吴老师认为心脾两虚有多种症状,如果是以失眠为主,而且持续时间较长者,则不可执原方了。这是因为该方偏于温补,失眠病人服用后反而兴奋不已,加重失眠。应用该方时常易党参为太子参或西洋参,去原方中的桂圆肉、木香,加阿胶、黄连、百合等。他给我们回顾了十多年前治疗的一例顽固性失眠症的经验。

患者黄某,男,61岁,贵州某大学退休教师。因长期失眠,服中西药无效,于1994年5月14日来我院就诊。患者精神委顿,焦灼不安,形容憔悴,不善言谈,每易腹泻。细阅所携带的所有病历,其中有用归脾汤的记录。详审证、舌、脉,确系心脾两虚,仍用归脾汤去木香、桂圆肉,加阿胶珠15 g、黄连9 g、浮小麦30 g。患者接方后仔细地与原病历自己抄写的归脾汤方一一对照后,很尴尬地说,就是因为服用了归脾汤后反而胸闷气促,心中如火,彻夜不眠,大便溏而不畅。经耐心解释后嘱试用2剂,若服后仍加重症状,即停服,改日另处方。第4天患者果然来诊,述及服药后不但没有上述副效应,而且能睡3~4 h。后继用归脾汤加减,调治月余而愈。由于治疗过程中的耐心交谈和沟通,后来从医患关系转变为朋友关系。由于亲身的经历,以后他的一家都非常信仰中医。

通过吴老师这种经验,足以说明丹波元坚后来说的"盖用方之妙,莫如于加减;用方之难,亦莫如于加减"是中医用方的奥妙。为了让我们牢记住这句话,吴老师让我们买了丹波元坚《药治通义》这本小书。

(三)交通心肾治失眠

吴老师不认为《易经》(周易分为《易经》和《易传》,前者称周易古经,后者称周易大传;《易经》是占筮之书,《易传》是哲学之书)对现代中医有何意义,但他毕竟研读过《周易》,有时也给我们透露一点古代中医的易经痕迹。例如,除了引用"乾道变化,各正性命,保合太和,乃利贞"论和合思想外,就是以坎、离二卦论心肾相交的关系。

在八卦中,心为离卦,属火;肾为坎卦,属水。水火既济,在复卦中为泰卦;水火不济,在复卦中为否卦。在人体,阴阳水火交泰是正常生理状态,若阴阳水火不能相交相济则是病理状态。古方黄连与肉桂配伍命名为交泰丸盖出于此。吴老师认为心肾不交是失眠症的常见证型之一,其代表方是《伤寒论》黄连阿胶汤。考《伤寒论》注家对该方证的解释虽然都限于外感热病的范围,但都认为黄连阿胶汤能泻心火以除烦,滋肾阴以安眠。如柯韵伯说:"此少阴之泻心汤也。凡泻心必借芩连,而导引有阴阳之别……病在少阴而心中烦不得卧者,既不得用参、甘以助阳,也不得用大黄以伤胃也。故用芩连以直折心火,用阿胶以补肾阴;鸡子黄佐芩连于泻心中补心血,芍药佐阿胶于补阴中敛阴气,斯则心肾交合,水升火降,是以扶阴泻阳之方,而变为滋阴和阳之剂也。"周扬俊也说:"气并于阴则寐,故少阴多寐。今反不得寐,明是热邪入里劫阴,故使心烦遂不得卧也。"

柴某,女,50岁,贵阳市人。患炎症性肠炎(克罗恩病)10余年,经中西药治疗,病情不稳定,时轻时重。近半年来因情绪不良,口苦口干,心烦失眠,肠炎又加重,腹胀痛,泻脓血便,肛门灼热坠胀。于2009年11月3日来我院专家门诊求治。吴老师详阅所带病历资料后,结合病与证及舌脉分析,认为克罗恩病多因多果,缠绵难愈,病程既久,每虚实兼见,寒热交错,拟甘草泻心汤合当归贝母苦参汤加白芍进治。患者服5剂后,腹痛时作,腹泻次数减少,但仍是脓血便,口苦口干,心烦失眠无改善,又诉及小便灼热,夜间频少。遂于前方去法半夏,改干姜为炮姜,加百合、知母、酸枣仁。11月30日来诊,上方已服10剂,上述症状无明显改善。吴老师分析病情后,认为长期严重的失眠可影响病人的情绪,情绪不良又加重肠道症状;心烦口苦、小便灼热,乃心遗热于小肠。于是改拟黄连阿胶汤加蒲公英、百合、酸枣仁。患者服药后,口苦心烦失眠改善,大便已无脓血,情绪也明显改善。要求再服原方,还要求留处方底(处方第二联)并请抄正。半年后患者因外感咳嗽来诊,述及服黄连阿胶汤加味方30余剂后,睡眠明显改善,每夜能维持6 h左右,但仍多梦;大便时干时稀,但已不排脓血便。其间因方便在北京某医院经肠镜和相关检查,原克罗恩病已不明显,还怀疑原先误诊。

本方治疗失眠的同时脓血便也止住了。我们感到很惊奇。后来吴老师告诉我们,陆渊雷《伤寒论今释》和黄竹斋《伤寒论集注》都提到李中梓《医宗必读》说"黄连阿胶汤一名黄连鸡子黄汤,治湿毒下脓血,少阴烦躁不得卧";张璐玉《张氏医通》也说"黄连阿胶治热伤阴血便红";《类聚方广义》说"黄连阿胶汤治下痢,腹中热痛,心中烦而不得眠,或便脓血者"。本验案中,吴老师用黄连阿胶汤取得一举两得之效果,原来并非偶然。可见名中医的经验包含了直接经验和间接经验。

第七节　王祖雄教授内科学术经验探骊

吴光炯

具有丰富知识和经验的人,比只有一种知识和经验的人更易产生联想和独到的见解。

——泰勒

一、前言

《庄子》有一则寓言,说的是有个年轻人潜入深水中,探得骊龙口中的一颗宝珠。王祖雄教授从事中医临床和教学 50 余年,积累了丰富的经验,是我省著名的老中医,在国内也很知名,笔者有幸作为他学术经验继承人之一,通过 3 年跟师临证学习,受益匪浅,颇有探骊得珠之感。

王教授学识渊博,通晓四部经典以及各家各派的学说理论思想,又长期在高等中医院校主讲《中国医学史》《黄帝内经》《金匮要略》《各家学说》《中医内科学》等多门中医学科,且从未脱离临床实践,擅长治疗内、儿、妇科疾病,特别是在脾胃病方面造诣很深,堪称学验俱富,一篇 3 万字左右的论文,本来就不可能面面俱到地总结出他积几十年丰富的学术经验。王教授是治疗脾胃病的专家,但如果只总结他在脾胃病方面的专长,就显得挂一漏万了。因此,本文拟从内科范围,侧重在脾胃病方面探讨总结王教授的学术思想渊源、临证思路与方法、辨证用药的规律和新的学术论点,尽量避免以偏概全,使之有相对的广度和深度。对内科疾病,按五脏各举一二个有代表性的疾病来总结讨论,脾胃病则另设专章。

王氏很重视临证思路与方法。本文从识病辨证、谨守病机,审时度势、因势利导,缓缓图治、慎出奇兵,燮理阴阳、补偏救弊,用药轻灵、毋伤胃气,上下交损、先治其中,天人合一、治病法时等七个方面总结了王氏诊治疑难重症的思路与方法,有理论,有实践,颇有临床指导意义。医论、医话十则,言简意赅,每多经验之谈,发人深省。

笔者愚钝,才疏学浅,不敢说尽得王教授真传。总结有所不逮,或遗珠玑,谅有贤达竟我未竟。仓促草成,错误难免,敬望各位老师指正。

二、王祖雄教授小传

王祖雄,男,1918 年生,江苏省江阴县人。王氏从小聪颖好学,13 岁小学毕业后,拜江苏靖江一位晚清秀才王惠安为师,攻读《四书》《五经》《史记》等经史书籍凡四年,这段学历,为他后来学习中医打下了坚实的古文基础。王氏 17 岁时即遵其父训,立志做一名有真才实学的医生以济世活人。先是跟江苏无锡名老中医魏翔学医,一年后魏翔逝世,即就学于当时有名的私立上海中医学院,学至三年级,因抗日战争爆发,被迫停学而避难西南,在重庆继续自学,潜心研读《黄帝内经》《伤寒杂病论》等经典医籍。1941 年,又拜南京来渝的名医张简斋为师。张简斋系南京四大名医之一,擅治内科杂病及妇、儿科疾病,因其学验俱富而名重当时。王氏跟张师临证学习两年,尽得其传。学业既成,即在川黔等地行医。新中国成立后,曾任贵阳中医进修学校教师、贵州省卫生厅中医科科长(处级)、贵阳医学院中医系内科教研室主任、贵阳中医学院中医系副主任,现任贵阳中医学院中医系名誉系主任、教授,贵州省中医药学会理事长、贵州省政协常委、贵州省科学技术协会委员等职。

王氏从事中医临床及教学工作经五十载,积累了丰富的经验。曾主讲《中国医学史》《黄帝内经》《金匮要略》《中医内科学》《中医各家学说》等课;并编写《内经选释》一书,1980 年由贵州人民出版社出版;与任应秋等编写全国中医高等院校

《中医各家学说》四版教材,主编其中的易水学派部分,还在国内外中医刊物上发表《易水学派脏腑议病说的发展演变》等学术论文30余篇。

王氏的学术思想渊源于易水学派,对李东垣《脾胃论》"补元气,泻阴火"的理论研究尤深,并有自己的独到见解。他总结出以易水学派观点治疗内伤杂病的关键,是以脏腑辨证为核心,标本虚实为要领,并在此基础上有所创新,认为脾胃辨证又是脏腑辨证的核心;脾胃为后天之本,饮食要经过脾胃消化才能吸收,药物也必须经过脾胃运转才起作用,故治疗内伤杂病,特别是虚损证,不论伤及何脏,必须首先审察脾胃的虚实寒热状况,必要时应先从调理脾胃入手。故王氏特别擅长治疗脾胃病,对现代医学所称的浅表性胃炎、萎缩性胃炎、结肠炎、慢性腹泻等胃肠道疾病,有丰富的治疗经验。

善用温补而不避寒凉,用药轻灵而不避重剂,遣方用药因时、因地、因人、因病而制宜,是王氏临证特色。他善用成方,妙在加减和剂量调整。如香砂六君子汤、补中益气汤、归脾汤、参苓白术散、逍遥散、止嗽散、六味地黄丸、金匮肾气丸、左右归丸等方,运用时加减化裁,得心应手,疗效甚好。"老骥伏枥,志在千里,烈士暮年,壮心不已。"年逾古稀的王氏已桃李满天下,其中就有他指导的硕士研究生三人,已被中国中医研究院录取攻读博士研究生。现在王氏又积极响应国家号召,乐于把他积50年之临床经验和学术思想精华传授给他的两名继承人。他常对两名继承人说:"韩昌黎有言:弟子不必不如师,师不必贤于弟子;闻道有先后,术业有专攻,如是而已。"足见王氏的谦虚谨慎和科学态度。

三、学术精华

(一)学承易水法取各家

王氏早年曾师从南京名医张简斋学医。张氏宗易水之学,学验俱富,擅治内伤杂病,疗效很高,名重当时。王氏受到启发,遂潜心钻研易水学派的论著。以张元素为代表的易水学派,是以脏腑标本虚实辨证用药为研究课题,有力推动了内科学术的发展。张元素从脏腑辨证出发,按脏腑标本虚实,分别列出相对应的药物,成为脏腑补泻用药的基本模式。李东垣对脾胃进行专题研究,成为金元四大家中的补土派。张介宾不仅是研究《黄帝内经》的大家,而且是内科疾病证治的集大成者,对肾与命门也有深入的研究,与稍后的肾学专家赵献可,是最有影响的补肾派。李中梓的"乙癸同源论"又研究了肝与肾的关系。以上名家都是易水学派的中坚,他们的论著,成为内科学发展史上的一块块丰碑。易水学派的传人还有王好古、罗天益、薛立斋、张璐等,也都各有建树。王氏慧眼识真,看准了易水学派人才济济,理论渊博,著述宏富,每多高见,既有理论,又有实践,要从事内科临床或教学,必须熟读精研这一学派的论著。王氏古文功底很深,又熟读《黄帝内经》《难经》《伤寒杂病论》等经典医籍,很快就步入易水学派的殿堂,汲取其精华,指导自己的临床实践,发展自己的内科专长。

王氏十分推崇张元素的《医学启源》和《脏腑标本药式》这两本书,认为是内科辨证用药的基本规范。他发掘了张元素所制的当归拈痛汤,用于治疗湿热痹,疗效甚好,补充了目前一般中医内科学上还没有湿热痹这一证型和相应治疗处方的不足;在内科领域,王氏又以李东垣《脾胃论》为向导,重点研究脾胃病。他汲取了李东垣强调人以脾胃中元气为本,内伤脾胃则百病由生,生理上脾主升清,病理上多为脾的阳气不足,治疗上着重温运脾阳,升补脾气等观点,灵活运用李东垣升补脾气诸方治疗现代医学所诊断的多种病症,如内脏下垂、低血压、白细胞减少、消化性溃疡、慢性胃炎、消化吸收不良综合征,等等。

王氏是治疗脾胃病的专家,但不是所谓的"补土派",他不主张专搞什么派,而是要切合临床实用。他对张介宾、赵献可强调补肾阴肾阳的观点也很重视,六味地黄汤加味系列方、左右归、还少丹等补肾方也是他临证使用得较多的方剂。他说:"补脾补肾的确是易水学派两大特点,故有人就认为易水学派喜欢用温补。其实这是误解。张元素本来就强调脏腑标本虚实辨证,用药按补泻为纲分列两大类,并不是专主温补的,即使是李东垣、张介宾或有偏颇,也属于矫枉过正,而且应历史地分析。再说,喜用温补与善用温补也不是一回事。"王氏是属于善用温补而又不偏用温补的。所谓善用温补,就是用得恰当,切合实际,无温补之弊。

萎缩性胃炎每多胃酸缺乏,舌质红,少苔,若不按辨证,往往按胃阴虚论治,常用叶天士养胃汤(桑叶、北沙参、玉竹、麦门冬、扁豆)加白芍、乌梅治疗,有的疗效不太好,但又不敢改用温补。王氏常用参苓白术散、香砂六君子汤为主治疗,有效率很高。大量的病例说明,慢性萎缩性胃炎胃酸低不等于胃阴虚,温补脾胃远比养脾胃之阴疗效好。这绝非是王氏喜欢用温补的偶得,而是他抓住了慢性萎缩性胃炎在临床上多见有胃脘隐痛、胀闷、纳呆等反映脾胃气虚、气滞和(或)湿阻的主要证候,以香砂六君子汤健脾胃、理气和(或)化湿,很切合病机。

王氏在临证上的确体现出易水学派辨证用药的风格和特点,但又不囿于易水学派之门户。他主张博采各家之长,融会贯通,切合实用,当补脾则补脾,当补肾则补肾,当调肝则调肝,当攻则攻,当补则补,必须因病、因人而施用,不可偏执。王氏认为,中医各家学说积极的一面是通过争鸣,以促进学术经验交流,推动中医理论的发展,甚至带来突破和创新;但也有消极的一面,就是各派相互攻讦,矫枉过正,失之偏激。对于后一种情况,鉴于历史条件,不要苛求古人,但现在就不应有什么派别了。

王氏对刘完素把百病都归因于火的"泛火论"确实是持审慎的态度,但他从实际出发,也常使用刘完素的防风通圣散、凉膈散诸方。对河间学派朱丹溪的滋阴降火法,以及气、血、痰、湿、郁证论治内容也很重视。他认为,朱氏"阳常有余"的论点固不足信,但"阴虚难治"的体会确实是经验之谈;至于气血痰郁等的辨证用方,如越鞠丸等,组方合理,平正通达,可以效法。当然,作为已经接受易水学派思想的王氏,对张子和专主攻邪,以汗、吐、下三法兼赅八法,甚至取代八法施治百病的观点不会不持异议。然而,他对张子和治疗情志病的胆识和奇巧,还是很赞赏的。不过,一向主张平正通达的王氏还是主张采用陈自明"改易心志、用药扶持"的治疗原则,用语言开导,用柴胡疏肝散、逍遥散、补心丸疏肝理气达郁宁神。为了切合实用,他还采用各流派以外的各家名方,如程钟龄的止嗽散、喻嘉言的清燥救肺汤、胡光慈的天麻钩藤饮,等等。他特别推崇《太平惠民和剂局方》,在王氏常用的200余首方中,大多取自该书。

魏晋以降,中医各流派、各大名家,都是从《黄帝内经》《伤寒论》《金匮要略》中找根据,发展自己的学说。因此,都可以说渊源于岐黄、仲景。与其用一句套话抽象地说王氏的学术思想也渊源于岐黄、仲景,不如具体地看他在临床上是如何运用《黄帝内经》《伤寒论》的。

王氏不是研究《伤寒论》的专家,但他对《伤寒论》六经方证理解得很深透,并灵活运用于内科领域。严格说来,现代的中医内科学并没有把外感疾病与内伤疾病截然分开。因此,王氏赞同柯韵伯"伤寒之外皆杂病""伤寒之中最多杂病"的见解。他说,张仲景反复强调"观其脉证,知犯何逆,随证治之"的辨证论治思想,不仅适用于外感病,也适用于临床各科。运用《伤寒论》不在于搬用其中的几首方,关键是要掌握辨证论治的这个"法"。温病学羽翼伤寒而又相对独立,是论治温热病的专著。王氏对温病学家善用益气滋阴凉血散血,芳香化湿药也很重视,并运用到内科病。他不反对《伤寒论》《金匮要略》之分,他认为《金匮要略》论治杂病,实质上就是按脏腑标本虚实辨证。例如,该书开篇第一章第一条就指出:"见肝之病,知肝传脾,当先实脾,四季脾王不受邪,即勿补之。夫肝之病,补用酸,助用焦苦,益用甘味之药调之。肝虚则用此法,实则不在用之。《经》曰:'虚虚实实补不足,损有余'是其义也。余脏准此。"这是《金匮要略》按脏腑标本虚实辨证的基本原则,"余脏准此"是强调将这一原则贯穿于全书的点睛之句。因此,可以说以张元素为代表的易水学派研究内科疾病的思路与方法即渊源于此。王氏也不例外。

(二)审于脾胃辨证精于脾胃用药

在"补肾不如补脾"与"补脾不如补肾"之争的推动下,易水学派的大师们对脾肾的生理病理及临床治疗进行了深入研究,并做出了卓越的贡献。实践证明,调理脾胃在临床各科都占有十分重要的地位。就连以补肾称著的名家张介宾,也不得不承认王节斋关于"人之一身以脾胃为主……故(张)洁古制枳术之丸,(李)东垣发脾胃之论,使人常以调脾为主,后人称为医中王道,厥有旨哉"的结论,甚至还提出"人之自生至老,凡先天之有不足者,但得后天培养之力,则补天之功,亦可居其强半,此脾胃之气关于人生者不小"的论点。就历代文献资料和现代研究脾胃实质的结果来看,都说明脾胃病发生率高,且脾胃所辖的范围广,从唇口、食管、胃、小肠、大肠至肛门的疾病都属于脾胃病,甚至九窍不和,都为脾胃病;外感风寒湿、情志变动、饮食劳倦、寄生虫等,均可导致脾胃病;其他脏腑病变都可直接或间接(如用药不当)引起脾胃病,而其他脏腑的疾病又都可以通过治脾胃得到治疗。

王氏在脾胃方面的成就,是进一步发掘古代文献和运用现代脾胃实质研究成果,对脾胃的生理、病理、病机和治疗提出新的见解,认为脾胃气虚－气滞－湿阻是脾胃病变的三个相互关联的环节,治疗脾胃病要根据标本虚实,同时,要抓住健运脾胃、理气导滞、清除湿浊、痰饮、宿食。王氏对现代医学诊断的浅表性胃炎、慢性萎缩性胃炎、消化性溃疡、胃下垂、消化吸收不良综合征、慢性结肠炎等多种胃肠疾病的治疗经验丰富,筛选摸索了一整套治疗脾胃病的方药,颇有特色。现分别总结于后。

1.对脾胃生理病理的认识

(1)先天禀赋与脾胃病

这个问题易被忽略。《灵枢·师传》说:"六腑者,胃为之海。广骸、大颈、张胸,五谷乃容,鼻隧以长,以候大肠;唇厚,人中长,以候小肠。"《灵枢·通天》又说:"少阴之人,多阴少阳,小胃而大肠,六腑不调……其血易脱,其气易败。"《灵枢·五变》还说:"皮肤薄而不泽,肉不坚而淖泽,如此则肠恶,恶则邪气留止,积聚乃伤,脾胃之间,寒温不次,邪气稍至,蓄积留止,大聚乃起。"说明不同体质禀赋的人,可能容易罹患某些脾胃疾病。例如瘦削之人,易罹患溃疡病;高瘦之人,易发生胃下垂。瘦人多火,患脾胃病则多为气阴两虚,挟痰热、湿热;肥胖之人多阳虚气虚,患脾胃病则多为气虚阳虚,挟寒湿、痰浊。故辨证时应考虑具体病人的体质禀赋,用药宜忌,因人制宜。

(2)脾胃有防御功能

《灵枢·五癃津液别》在论及五脏六腑各有各的作用时说"脾为之卫"。"卫"即卫气的防御功能。卫气从肺经出发,循行五脏六腑一周又周而复始,起防卫外邪的作用。《素问·疟论》说:"卫气之所在,与邪气相结合,则病作。"《素问·风论》也说:"风气与太阳俱入,行诸脉俞,散于分肉之间,与卫气相干,其道不利,故使肌肉愤䐜而有疡。"卫气与邪气之间的这种斗争,同机体的非特异性免疫反应极为相似。现代中药药理学研究证明,许多补气健脾的中药如黄芪、人参、党参、白术、甘草及四君子汤等,具有增强人体非特异性免疫的作用,还可调节体液免疫和细胞免疫。以黄芪、白术为主的玉屏风散就能提高卫气虚易感冒病人的抵抗力。因此,健脾补气不但是治疗脾胃病的重要方法,还可通过健脾补气来治疗某些自身免疫性疾病,从而扩大中医脾胃理论的应用范围。

(3)土得木而达

由于肝气在脾胃病的发生和演变过程中起着十分重要的作用,因而在临床上往往只重视肝气犯胃乘脾的有害方面,而忽略了肝木疏土的有益方面。《素问·宝命全形论》说:"土得木而达。"这说明木土所代表的肝脾之间的关系是肝的正常疏泄对脾胃的受纳运化是有益的,特别是脾胃有病,只要肝气条达,正常疏泄,不但不会损害脾胃,反而可使脾胃的升降通调畅达,有利于脾胃病的治疗和康复,"土得木而达""木疏土而脾滞以行"。所谓"肝病传脾"的前提条件是"肝病",即只有当肝病失于条达,疏泄不及或疏泄太过,才会影响脾胃,导致脾胃病或加重原有的脾胃病。

易水学派肾学专家赵献可说:"人皆曰木克土,予独升木以培土。盖木者春生之气也,与胃气同出异名,当遂其发生之性。木气升发,即胃气升发也……焉有伐之之理,此东垣《脾胃论》用升、柴以升木气,谆谆言之详也。"李东垣身处战乱年代,人民颠沛流离,动乱、劳役、饥饿、情志(肝气、郁火)皆损脾胃中气,故所创补中益气汤、升阳益胃汤、升阳散火汤、益气聪明汤等名方,每以参、芪、术、甘草健脾胃、补神气,以柴胡、升麻、葛根升举清阳,以芩、连、知、柏降阴火,羌活、独活、防风散郁火。在"胆气春升,余脏从之"的学术思想指导下,其制方确实有"升木以培土"之意,但不能概括全部。肝病引起脾胃病,或脾胃自病而兼肝病成分,培土以制木或升木以培土确实是治疗脾胃病的两大法门,但须知"土得木而达";如果是脾胃自病,或由其他脏腑所致,而与肝气无涉者(肝本身不病),则不能盲目使用疏肝理气法,诛伐无过,使本来无病的肝木疏泄失调。疏肝可以理气,但理气不等于也不止于疏肝。健脾胃的主方参苓白术散、香砂六君子汤均含有理气法,但不是疏肝理气,而是健脾理气,使补而不滞,是脾胃本身气滞,与肝无涉。

(4)邪在胆,逆在胃

《灵枢·四时气》说:"善呕,呕有苦,长太息,心中憺憺,恐人将捕之,邪在胆,逆在胃,胆液泄则口苦,胃气逆则呕苦,故曰呕胆。"肝病易犯胃乘脾,人所共知;胆病也可干犯脾胃,则每被忽略。胆附丽于肝,胆汁为肝之余气,均有助于脾胃消化。肝与胆的这种关系和功能作用,与现代医学上的肝胆几乎一致。临床常见的胆囊疾病(炎症和结石等)的病人,多表现为上腹部(胁、脘)疼痛,口苦、呕吐苦水、不思饮食,厌油腻、皮肤发黄、尿黄等胃气上逆、兼挟湿热气滞证候,这是典型的"邪在胆,逆在胃",是胆病导致的脾胃病,与肝气犯胃乘脾在病因、病机和治法上都有所不同,或者说同中有异。《黄帝内经》谓"凡十一脏,取决于胆",李东垣谓"胆者,少阳春升之气,春气升则万化安。故胆气春升,则余脏从之。胆气不升,则飧泄、肠澼不一而起矣",并指出这是"病从脾胃生"的原因之一。可见胆在脾胃中的地位。不过,李东垣强调的是胆气不升的一面,《黄帝内经》"邪在胆、逆在胃"是强调胆气升之太过的一面,后者指邪实,前者指正虚。但都从不同的角度强调胆的功能正常与否,在脾胃疾病的发生和演变中起着十分重要的作用。临床上,外感少阳病小柴胡汤证的"喜呕,嘿嘿不欲饮食",温胆汤常用于痰热、湿热阻遏气机、胃气上逆的呕恶、嗳气,脾胃病兼挟湿热者常用茵陈、黄芩、山栀清热利胆,蒿芩清胆汤治湿热阻滞气机胸痞闷、泛吐、不知饥,等等,都是"邪在胆、逆在胃"的治法。根据这一原理,现代医学诊断的十二指肠炎、反流性胃食管炎,都可从胆、胃论治。

（5）胃喜温暖

《灵枢·师传》说："食饮者，热无灼灼，寒无沧沧。寒温中适，故气将持，乃不致邪僻也。"《灵枢·本脏》也说："寒温和，则六腑化谷。"食物直接入于胃，凡灼热的或寒凉的都会损伤食管、胃肠，故强调"热无灼灼，寒无沧沧"，以温暖适中为宜。这对于脾胃病的药治和饮食调理都具有极其重要的意义。

灼热的饮食，刚燥辛热的药物，损伤脾胃之阴液，湿盛之人，从化为湿热；生冷食物，苦寒的药物，损伤脾胃之阳气，湿盛之人，从化为寒湿，均可导致脾不运化，胃不受纳，气滞湿阻、胀满泄泻。临床上，要根据胃喜温暖的生理特点，当温者，不可过用温热之剂；当清者，不可过用寒凉之品。《灵枢经》反复强调"阴阳俱不足，补阳则阴竭，泻阴则阳脱。如是者，可将以甘药，不可饮以至剂""阴阳形气俱不足，勿取以针，而调以甘药也"。甘入脾胃，故脾胃气虚、阴虚，最喜甘温、甘凉而畏苦寒。

脾恶湿喜燥，湿为阴邪，固宜阳运；而胃能腐熟水谷，全借胃脘之阳，胃不唯喜柔润，亦喜温暖。有实验研究观察到，甘温健脾补气和温中理气的药物能促进消化液的分泌和胃肠排空运动，提高食欲，减轻腹胀；苦寒的药物小剂量时可反射性地使胃液分泌增加，起苦味健胃作用，而大剂量时反而抑制这些活动，降低食欲，反映出"苦寒败胃"。这提示久病脾胃虚弱，或老年人胃气不足者，要慎用苦寒药，需要者，亦宜少用暂用。

（6）脾为使，胃肠为市

胃肠有病，药物入胃能直达病所，只要药物对证，止痛、止血、消胀、泻下很快见效。故通常情况下，脾胃病疗效好，取效快，临床治愈率亦高。但脾胃病又每因劳倦、饮食不慎而最易复发，这也是脾胃的生理功能特点决定的。

《内经·刺禁论》说："脾为之使，胃为之市。"姚止庵注曰："趋走不息谓之使，脾运化水谷以养夫一身，其使之为乎；百物聚集谓之市，胃为水谷之海，以变化夫五味，其市之为乎。"就是说，胃肠是对外开放的系统，每日三餐，食物川流不息，不断消磨运输，更虚更实，进进出出，即使生病也得不到休息，劳役不已；况又生冷瓜果、辛辣醇酒、炙煿肥甘，凡灼灼之热，沧沧之寒，又直接不断损害脾胃，无有宁日，故《黄帝内经》说"饮食自倍，肠胃乃伤"，《难经》也说"饮食劳倦则伤脾"。所以，调其饮食，适其寒温对脾胃病的治疗、康复及疗效的巩固，都具有特别的意义。

以上是王氏对脾胃生理病理特点的见解，并贯彻在他的整个医疗经验中，从本文各章节所举的病例中均可体现出来。

2.对脾胃病病机的认识

由于王氏对脾胃生理病理特点有深刻的理解,从而对脾胃病的病机也有新的认识。他从研究常见的几种脾胃疾病所共有的几组症状出发,审证求因,审因论证,深入分析邪正关系,认为脾胃病很少是纯虚证,多是在脾胃气虚的基础上,每兼挟气滞、食滞、湿浊、寒湿、痰饮、血瘀等。正气的一面,是以脾胃气虚不纳、不化、不运为主,邪气的一面,是以气滞、湿阻为主,提出脾胃病的病机是脾胃气虚、气滞、湿阻,这三个环节相互关联、相互影响。

脾胃病变最常见的主要症候是倦怠乏力、食欲差、进食少、呕吐、嗳气、脘腹饱胀或胀痛,大便不调,舌象改变等。所有这些证候都与脾胃气虚不纳、不化、不运有关,其中脘腹饱胀、胀闷、疼痛是气滞的表现。气滞则不通,不通则胀则痛。引起气滞的原因很多。胃肠本身就是多气的管腔器官,嗳气、矢气就是证明。胃肠道的积气由吞咽饮食以及在胃肠道细菌作用下食物发酵产生,特别是胃肠道有病变时,产生的气体更多。脾胃气虚,枢纽不能运转,当升不升,当降不降,甚至升降反作;清气不升,在下而生泄泻;浊气不降,在上而生䐜胀、呕吐、嗳气;气滞不通而作痛。故脾胃气虚本身就可导致气滞,其他如肝胆犯胃乘脾、饮食积滞、寒邪湿滞,均可导致或加重气滞。脾恶湿;诸湿肿满,皆属于脾;湿胜则濡泄。脾胃本身又是多水湿的器官,胃为水谷之海,津液之府,呕吐清水、水样便就是证明。脾胃气虚,胃不能腐熟水谷,脾不能运化水湿,行其津液,水湿停聚;脾胃气虚,清阳不升,浊阴不降,水湿与浊气相混而为湿浊,或从化为湿热、寒湿;脾为生痰之源,肺为贮痰之器。脾不运化,痰饮留于胃中,亦湿浊之类;舌苔为胃中浊气所化生,湿浊既盛,反映在舌上为苔厚腻。湿浊以脾胃为中心,又加重气滞,阻遏气机,以碍脾运胃纳。气滞湿阻相因为患,又加重脾胃疾病。这就是脾胃病的基本病机。

根据王氏对脾胃疾病病机的分析,结合临床观察,脾胃的疾病只有挟气滞抑或挟湿的轻重,而极少有纯粹的虚证。故古方四君、六君、香砂六君、七味白术散、参苓白术散这些健脾补气的名方,都或多或少地考虑了理气、除湿(包括淡渗、芳化、祛痰)问题;李东垣治脾胃病的几首名方也是这样考虑的;即使是脾胃气阴两虚,或偏于脾胃阴虚者,也不例外。

3.脾胃病治法与方药

王氏治脾胃病的方法与方药有几种,有些治法与方药很少单独使用,如承气法,多半是与其他方法合用,或在其他治法中体现出来。为整理总结方便,对其做了相对的分类,相应的常用药物附录在每条之后。因篇幅有限,除健脾补益、理气、除湿类药外,其余药物不作解释。

补气健脾法 以脾胃气虚为主,或兼挟气滞痰浊,倦怠乏力,纳呆,脘腹胀痛但不重,大便不成形,或慢性腹泻者,常用方药为四君、异功、六君、香砂六君、参苓白术散。

这类方中,补气健脾的药依次为人参、白术、山药、甘草、莲米、扁豆、薏苡仁。方中人参可根据具体情况选用党参、泡参、太子参、北沙参(王氏常用的是泡参或太子参);理气的药物有陈皮、木香、砂仁、桔梗;淡渗、芳化、除痰的药物有茯苓、薏苡仁、白术、法半夏、桔梗、砂仁。

益气升阳法 以脾胃气虚,中气不足,甚至下陷为主,或兼头昏、气短乏力,耳目不聪明,脘腹有坠胀感,内脏下垂等,常用方为补中益气汤、升阳益胃汤、益气聪明汤等。

这类方中,在四君汤基础上加用黄芪升补中气,用柴胡、升麻、葛根升举清阳,使结滞甚至下陷之气能升,实所以理气;白术、二陈、独活、羌活除湿。

养阴增液法 脾胃阴液亏耗,多见于久病大病,如癌肿病人经放疗、化疗后,食欲差,口易干,大便正常或干,舌绛少苔甚或无苔。常用方为《温病条辨》之益胃汤、增液汤、沙参麦门冬汤。

气阴双补法 脾胃气阴两虚,以气虚为主,少气乏力,头晕目眩,耳鸣,食少,口渴,大便正常或溏泄,舌质嫩,苔少或花剥苔。常用方为参苓白术散,益气聪明汤加增液汤或天门冬、麦门冬、玉竹、石斛。

疏肝理气法 凡肝胆郁滞,乘犯脾胃,作胀作痛,或呕或泻,当辨其标本虚实、轻重缓急,分别选用柴胡疏肝散、化肝煎、逍遥散、越鞠丸、四逆散、金铃子散、痛泻要方等系列方,可与后面肝气论治节互参。治土虚木贼的培土疏木法,当与本节第一条补气健脾法互参。王氏常用的疏肝理气药为柴胡、香附、苏梗、川芎、川楝子、延胡索、佛手片、香橼皮等。

理气除湿法 脾胃素多湿邪,复感外湿(包括伤于生冷蔬菜瓜果等),内外相合,湿浊更盛,阻滞气机,闭郁阳气,总是以脾胃为中心,呕恶、不知饥或饥不欲食、胸脘腹痞闷胀痛、泄泻等。舌苔最有诊断价值,多为厚腻苔,或黄或白或黄白相间,视湿浊从化而定。当辨其寒热表里标本虚实,分别选用平胃散、藿朴夏苓汤、藿香正气散、三仁汤、温胆汤、茵陈五苓散、连朴饮、蒿芩清胆汤等,总不离宣上、畅中、渗下、分消。王氏常用的除湿药物是藿香、佩兰、砂仁、白蔻、苍术、厚朴、郁金以芳化；茯苓、薏苡仁、猪苓以淡渗；除痰湿多用二陈、白术；利湿热用茵陈。

理气导滞法 多用于食滞不化，作胀作痛，嗳腐、泄泻，常用方为枳术丸、保和丸、木香槟榔丸等。王氏常用的消导药物为枳壳、陈皮、木香、焦三仙、鸡内金、炒莱菔子。

温中散寒法 脾胃气虚，寒湿阻滞者，脘腹冷痛作胀，善唾，脉沉细，舌苔白略腻等，方用理中汤、良附丸；寒热错杂用半夏泻心汤。

温肾扶理法 肾阳虚衰，火不暖土，五更泄泻，或脾胃虚寒，下利清谷者，方用四神丸、附桂理中汤。

益气建中法 脾胃久病，中阳受损，形寒自汗，脘胁虚痛喜暖，夜间尤甚，进食稍减，大便或溏，方用黄芪建中汤。

化饮和胃法 久病咳逆上气，损伤脾胃阳气，饮留胃中，心下动悸，呕恶，多痰涎，形瘦食少，便溏，方用苓桂术甘汤合香砂六君子汤。

润肠通便法 年高体弱，或大病久病，发烧后肠液不足，无水舟停，大便秘结，腹胀腹痛，方用麻仁丸、增液汤、新加黄龙汤。

逆流挽舟法 初春秋末，气寒秋爽，感受"寒疫"之邪，恶寒身痛，腹痛泄泻，或注下如水，表邪尚在者，方用荆防败毒散。

白虎承气法 伤寒、温病中求之（从略）。

按：我对脾胃病治法与方药的这种分类法在答辩时被专家组评为该出师论文的创新点之一。

4.治疗胃脘痛的经验

（1）从脾、胃、肝三脏辨证

王氏认为，胃脘痛虽然定位在胃脘，但胃与肝脾的关系甚为密切，治疗胃脘痛应抓住这三个脏器的功能变化。脾主运化而升清，胃主受纳而降浊，肝主疏畅气机，推动脾胃的运纳和升降，并资助脾胃化生气血津液。如果此三脏之间的功能相互失调，就会产生诸如肝胃不和、肝郁脾虚、脾胃虚弱等与这三脏腑相互关联的胃脘痛病证。首先，胃脘痛是脾胃病的一个重要见证，每多表现为脾胃同病，故应当脾胃同治。王氏说："脾胃既虚，胃气也不足；胃阴既虚，脾阴也不足，故六君汤、参苓白术散既补脾气，也补胃气；益胃汤、增液汤既养胃阴，也益脾阴。"在强调脾胃同病同治的同时，王氏还指出，脾胃毕竟各有分工，喜恶也不同，故升补脾气要不碍胃的和降,滋养胃阴要不碍脾的升运,用药要轻灵不滞,刚柔相济。其次,肝气每易乘犯脾胃。古人早就认识到"见肝之病,知肝传脾,当先实脾"。临床上胃脘痛每多因情志变动过度或持久所引起,又每因情志变动诱发或加重。因此,王氏强调治胃脘痛必须考虑有没有肝(胆)的因素。

李某某,女,31岁,干部。患慢性胃炎5年,经常腹泻,面色㿠白,神疲乏力。近月来因情志不遂和劳累而发胃脘疼痛,脘痛胀闷,食少,嗳气,大便稀,每日2～3次,脉弦细,舌质淡红,苔薄白。他医辨证为脾胃弱兼气滞,拟健脾理气和胃,用香砂六君子汤、平胃散合方,服药3剂后大便转佳,胃脘及脘腹胀闷略有缓解,继用原方加焦三仙、鸡内金,又进了3剂。三诊时述及胃脘胀痛反而加重,大便虽稀,但不通畅。第二天患者来院请王氏诊治。王氏细阅病历后指出,"见患者有嗳气、呃逆、泛酸,应考虑是肝气犯胃,胃气不和",遂拟香砂六君子汤、柴胡疏肝散合方进治,服药3剂后,果然脘腹明显缓解,继用前方加金铃子散调治而愈,随访3个月未见复发。

(2)察饮食、胀满、大便、舌苔的变化

王氏认为:"诊治胃脘痛这类脾胃病,要重点审察饮食如何、胀满与否、大便干稀、苔腻不腻,再结合脉象、病史、疼痛性质和全身情况,才能分辨标本虚实。"临床所见,胃脘痛患者每多伴有这四个方面的证候变化,而且这四个方面的证候变化反应敏感、客观可靠,既是辨证论治的指征,也是判断疗效的标准。因此,王氏认为,胃脘痛有一组证候,疼痛只是标,故即使用药后疼痛控制了,但如果饮食未增加,进食则胀满,大便仍不调,舌苔未改变,疼痛缓解也是暂时的,很容易复发,应继续调理。

张某某,男,40岁,干部。长期便溏,近3个月胃脘隐痛,时有胀闷,日渐消瘦。曾住某医院检查治疗,诊为"慢性胃肠炎",服中、西药疗效不佳,于1992年7月10日来求王氏诊治。患者胃脘隐隐作痛,脘腹闷胀,不思饮食,稍多食则胀闷益甚,大便不成形10余年,近3个月来泄泻较重(每日3～5次),量不多;神疲乏力,思睡;舌质黯,舌苔长期黄腻。辨证属脾胃虚弱,气滞湿阻,治以健脾和胃,理气除湿,拟香砂六君子汤、平胃散、藿朴夏苓汤合方加减,前后三诊,服药10剂后,胃脘胀痛控制,饮食增加,大便也转好,唯舌苔仍黄厚腻。又拟异功散、温胆汤等方加藿香、佩兰、薏苡仁调理,诸证悉平,但舌苔仍厚腻。王氏指出,舌苔未变,湿浊仍未尽,胃虽不痛,当继续健脾化湿。但患者以为舌苔长期如此,既然胃已不痛,不再服药。一个月余后,正值夏暑,因饮食不节,果然病发如前。仍以香砂六君子汤、藿朴夏苓汤、葛根芩连汤等合方,调治一月而安,待舌苔转薄方停药。

按:胃肠湿浊每反映在舌苔上。该患者嗜烟酒,近几月来因病重戒断,但内湿既成,复感外湿,内外相合,缠绵难愈,治之不易,如抽丝剥茧,宜缓缓图治;而舌苔的变化,确实是判断胃肠湿热的重要指征。

(3)重脾(胃)虚、气滞、湿阻三个环节

王氏从丰富的临床经验中总结出脾(胃)虚-气滞-湿阻是胃脘痛发病的三个相互关联的重要环节,提出"补虚无忘理气,理气无忘除湿"的治疗原则。既然是"痛",就是不通;无论虚实寒热,其不通者,总是与气有关;气虚也痛,气滞也痛,气逆、气陷也痛,血瘀疼痛也多起于气滞,故气滞不通是主要的。气滞的原因很多,易被忽略的是湿浊阻遏气机。阳虚多挟寒湿,阴虚多挟湿热,饮食不节、过食辛辣、嗜好烟酒多挟痰湿秽浊。故除湿是理气的一个重要方面。

胃脘痛一证,属纯虚、纯实的都比较少,多数是虚实并见、寒热错杂。王氏的经验认为,治疗胃脘痛的脾胃虚弱(气虚)型和胃阴不足型,若不适当佐以理气化湿之品,一派呆补,弊多利少,必不取效,这也是常被忽略的问题。益气补脾,无非参、芪、术、草;滋阴养胃,无非玄、麦、地黄,均有甘缓满中之弊。

陈某某,女,43岁,工人。上腹隐痛3年,食少,脘腹胀闷不畅,大便不调。经胃镜检查,诊为"萎缩性胃炎"。患者神疲乏力,面色萎黄,胃脘持续隐痛闷胀,不思饮食,大便尚可,脉细无力,舌苔略黄腻。辨证属脾胃虚弱、气滞挟湿,治以健脾理气化湿,拟香砂六君子汤、参苓白术散加藿香、佩兰叶、焦三仙进治。服药3剂后胃脘胀缓解。因王氏开会,由他医诊治,辨为心脾两虚证,投归脾汤加枸杞、麦冬、白芍。三诊时述及服上药后不但无效,反而胃脘胀痛加重,大便干,口渴不饮。王氏仍用香砂六君子汤、参苓白术散合方加白蔻、佩兰、焦三仙、鸡内金等健脾开胃、理气化湿,连服10剂后胃脘胀痛缓解,饮食增加;继以异功散、一贯煎合方加佛手片、香橼皮、鸡内金等,调治半月而愈,随访3月未复发。

按:王氏每用香砂六君子汤、参苓白术散加藿香、佩兰、白蔻等治疗脾胃虚弱型胃脘痛,方中木香、砂仁、白蔻、陈皮、法半夏、桔梗、藿香、佩兰等辛香理气不伤气,芳香醒脾而又化湿,他认为健脾益气以泡参为好,避免人参、党参之补气横中。

(4)审有无瘀血指征

王氏还善用活血通络治疗胃脘痛。他认为叶天士的久痛入络很有道理,用之得当,止痛甚捷;但久病入络也只是从病史长短上来分析的,临证时如果找到诊断瘀血的任何一个指征,如曾有出血史(包括手术后),或痛如针刺刀割、面色黧黑、口唇青紫、舌上有瘀斑瘀点、脉涩不畅等其中的一个来佐证,判断久痛入络就更有依据。有是证,即用是药。因为久痛久病毕竟以虚证为主,如果没有瘀血指征佐证者,就不一定使用活血通络之剂。如确有瘀血指征,即可在主方中酌加金铃子散、丹参饮、旋覆花汤或当归、川芎、橘络、鸡血藤、乳香、没药之类。

张某某,女,57 岁,原系农村妇女,后迁入某煤矿。患者因多子女,其丈夫在外工作,故中年时劳累太过,常不能按时进食,40 岁以后即时发胃痛,未作诊治。近10 年来逐渐加重,每因生气后胃脘部胀满隐痛,自服"陈香露白露、去痛片"等药,时痛时止。1 年前因食生冷致腹泻,自服"土霉素"后泻止,但胃脘痛频发,饮食减少,夜间痛甚,大便尚可。经钡餐透视,提示"胃、十二指肠球部溃疡"。辨证按脾胃虚寒,投黄芪建中汤、理中汤、逍遥散、温胆汤等方进治,均不见效。1992 年 4 月 8日请王氏诊治,辨证为脾胃虚弱挟气滞,以香砂六君子汤合四七汤加减,服药 3 剂后不见效。经详问病史,原来患者 1 年前腹泻时曾见黑便,因当时痔疮也痛,以为又是痔疮出血,未予重视。患者胃脘胀痛,面黄肌瘦,神疲乏力,脉虚缓无力,舌淡红,苔略黄,辨证属脾虚气滞血瘀,以香砂六君子汤、金铃子散合方加当归、丹参、桂枝、鸡血藤、焦三仙、鸡内金等,服药 5 剂后果然疼痛缓解;继按原方加藿香、法半夏,又进 5 剂后疼痛消失;再拟香砂六君子汤、小建中汤调治以巩固疗效,随访 3 个月疼痛未发。

按:本例患者久病久痛,正气亏耗,脾胃虚弱。但用温中散寒、健脾理气均不见效。王氏在参考过去用药情况的基础上,二诊时找到久痛血瘀在络的佐证,即曾有黑便史,在健脾理气方中加入活血通络之品而痛止。患者 1 年前腹泻,见黑便,以后疼痛加重,估计当时是胃或十二指肠溃疡出血,以此判断瘀血阻络是可靠的。

5. 泄泻诊治经验

腹泻是胃肠病的常见症状,中医按"泄泻""痢疾"分为两个病,但痢疾也可转化为泄泻。王氏对泄泻病除按常规辨证论治外,主要有以下独特经验。

(1)脾与胃肠是一家,各有分工,脾为主导

《素问·六节藏象论》把心、肺、肝、肾单独论述后,特别将脾与胃肠等五腑合论,"脾胃大肠小肠三焦膀胱者,仓廪之本,营之居也,名曰器,能化糟粕,转味而入出者",明白点出脾与胃肠是一家,共同完成食物的受纳、消化吸收、糟粕排泄。脾

与胃肠又各有分工,脾起主导作用。

胃主脘部,主管范围有局部性,其功能主受纳、腐熟水谷,有阶段性,故食少、纳呆,主要是胃的病变。大小肠处于腹中,主泌别清浊,传导糟粕(消化、吸收、排泄糟粕),故泄泻的病位在肠。脾主大腹,统辖胃肠领地,推动胃肠的功能活动,转输胃肠受纳、别泌的水谷之精华至全身,故胃肠病无不与脾有关。凡消化吸收不良、清浊相混、湿邪内盛、肝气乘犯等所致之泄泻,无不从健脾、运脾、升脾、燥脾等着手。

董某某,女,61 岁,住贵阳市某老干所。1993 年 5 月 5 日初诊。患慢性腹泻 6 年余,经纤结镜检查为"慢性结肠炎"。长期消化不良,进食油腻过大或刺激性食物则腹泻加重。一周前因饮食不慎,又感外邪后,腹泻加重,每日 2~3 次,伴腹痛,排便不畅,胃脘中有灼热感,不思食,进食则脘腹饱胀,嗳气,大便或带少量黏液和血丝,舌淡红,苔腻略黄,脉濡细。辨证为胃肠湿热气滞,方药用藿香、佩兰、陈皮、薏苡仁、山栀、腹皮、厚朴、苍术、黄柏、知母、茯苓、炒地榆、炒槐花、砂仁、木香、黄连、甘草。连服 5 剂后,饱胀、烧心缓解,大便已无黏液和血,但泄泻未减,饮食仍差。5 月 14 日二诊,按脾虚、气滞挟湿论治,方用香砂六君子汤、平胃散加连翘、藿香、大腹皮、焦三仙、鸡内金。6 月 18 日来诊,前方已服 14 剂,不但泄泻已止,反而大便干,诸证已平,唯饮食尚差。遂投健脾理气、润肠通便之剂,方药用香砂六君子汤合麻仁丸加焦三仙、鸡内金,调理两个半月后大便正常。

按:本例初诊按急则治标,先清湿热、理气凉血,湿热既去,但泄泻未平;缓则治本,仍以健脾为主而收功。因久泻,肠液不足,又在健脾滋其化源的同时用麻仁丸润肠通便,方中大黄用量未超过 6 g,取其因势利导。

(2)重视慢性腹泻的治疗和饮食调理

泄泻包括急性腹泻和慢性腹泻。急性腹泻多为胃肠实邪,或风寒湿热客于胃肠,或饮食停滞胃中,或肝气肆横干犯脾胃,正气未损,容易治疗,邪去则泻止。

慢性腹泻病程较长,脾胃受损,病因很复杂,有的是"上损过胃",或"下损过脾",是全身性疾病在胃肠道的反映;有的是胃肠有器质性病变,如"残胃""短肠";甚至是恶性病变,如癌肿等。其泄泻虽然不会有暴注泄水之急,有的甚至是便溏与便秘交替出现,但治疗相当困难,而且每因饮食不慎诱发或加重。因此,应当重点研究解决慢性腹泻的诊断和治疗以及饮食调理。

对于原因未明的慢性腹泻,王氏主张用西医检查手段明确诊断,可以为中医辨证用药提供有益的参考,若系肿瘤之类的特殊病变,及时中西医结合治疗,才不致贻误病情。

慢性腹泻本质上是脾胃之气受损,或兼挟气滞、湿阻、血瘀,治疗上扶正祛邪特别要掌握分寸,要坚持治疗,缓缓图治,切莫急功近利。慢性腹泻病人的饮食调理十分重要。《黄帝内经》说:"损其脾者,调其饮食,适其寒温。"这对慢性腹泻病人的治疗用药和饮食起居都有指导意义。豆类硬食,生、冷饮食和奶制品都宜少进。这类食物不易消化,又因经细菌发酵后产气多而加重气滞腹胀,饮料宜温,腹部保持温暖,不得受凉。对于胃肠疾病,饮食调理、精神愉快、起居规律有时比药治还重要。下举病例较冗长,但最有实际意义。

王某某,女,42岁,住贵阳市耐火材料厂宿舍。1993年12月3日初诊。慢性腹泻10余年,大便时稀时干,每因饮食不慎而腹泻加重,每日3~6次不等,粪便中时有黏液,脘腹隐痛,时有灼热感。4年前经某医院胃镜检查,提示有慢性浅表性胃炎,胃下垂9 cm,幽门痉挛;后又经纤结镜检查,提示有慢性结肠炎。患者初诊时形体消瘦、神疲乏力。面容憔悴、食少、脘部闷胀、肠鸣、脉弦细、舌红苔少,诊为泄泻,证属脾胃虚弱,脾气不升,肝气乘脾,方用参苓白术散、痛泻要方合方加升麻、葛根、焦三仙、鸡内金、煨诃子。至12月22日三诊,服上方8剂后,泄泻减轻,其余诸证也有好转,继用前方。1994年1月5日四诊,因过食油腻,又致腹泻,便中多黏液(可能将脂肪滴误以为是黏液),舌红苔略黄,遂改用保和丸、平胃散、香连丸合方加白术、茯苓等,以消食导滞、和胃健脾。针对病人述及常因饮食稍有不慎遂致泄泻的情况,特别嘱患者,生冷寒热皆可致腹泻,故宜少进,还要忌豆类硬食。1月7日五诊,腹泻已平,仍用保和丸、平胃散、枳术丸加山药、莲肉等。1月28日六诊,腹泻又作,继用保和丸合参苓白术散。2月16日七诊,腹泻又减,因短气乏力较重,口苦,食少,改用升阳益胃汤,加焦三仙、鸡内金。2月26日八诊,肠鸣腹泻又作,胃脘灼痛如针扎,但又喜温怕冷饮。详问饮食情况,患者因食少,怕营养不足,每晚加用鲜牛奶。遂嘱暂停牛奶,并用半夏泻心汤合香砂六君子汤加佛手片、香橼皮、丹参、赤芍、香附、郁金等。1994年3月18日十诊,大便已成形,诸证悉减,先后用香砂六君子汤、参苓白术散调治半年后,大便正常,饮食倍增,体重增加,精神很好(半年后因妇科病来诊,幸能随访)。

(3)治疗泄泻抓三个环节、四个要点

泄泻有缓有急。急性腹泻,暴注泄水,多伴腹痛,或痛随利减,便泻不畅,或边泻边排气。故治疗急性腹泻,仍然要抓脾胃气虚、湿盛、气滞三个环节,少数慢性腹泻也有这种情况,只是轻重不同而已。其道理已在脾胃病病机详论。

治疗泄泻的方法很多,李中梓有治泄泻九法,亦未包括全部。但最重要的是恰当使用这些治法,程杏轩《医述》引《见闻录》治泄泻四个要点很有实践意义。其云:"治泻,补虚不可纯用甘温,太甘则生湿;清热不可纯用苦寒,太苦则伤脾;兜涩不可太早,恐留滞余邪;淡渗不可太多,恐津枯阳陷。"这四个要点中,"津枯"指肠液亏耗,"阳陷"指肾阳不足。津枯阳陷,不唯因淡渗过多,久泻既伤肠液,又伤肾阳;清热、利湿、燥脾无不使津枯阳陷。故脾肾阳虚之久泄,附、桂不可过量或久用,宜温润之品,如补骨脂、淫羊藿、巴戟天、菟丝子等,既能温暖脾肾,又不伤肠液。

王某某,女,23岁,工人。1993年3月10日初诊。慢性腹泻,伴少腹痛3年。3年来大便不成形,每因进食辛辣、生冷食物而腹泻加重,每日2～4次,右下腹隐隐作痛,有时左下腹也痛。1992年8月22日在某医院经纤结镜检查,诊为"慢性结肠炎""乙状结肠水肿"。今春过节,饮食不慎,令腹泻加重,肠鸣腹胀,隐隐作痛,时有嗳气,脉弦舌红,苔黄腻。诊断为泄泻,辨证为脾胃虚弱,湿阻气滞,方用参苓白术散健脾益气,平胃散理气化湿,金铃子散疏肝理气,加藿香、焦三仙、鸡内金芳化消导。3月19日复诊,服药3剂后症状明显减轻,前方加大腹皮。3月24日三诊,共服药8剂后,诸证悉减,唯大便尚不成形。前方去平胃散等理气消导之品,调治2个月,大便完全正常,嘱患者注意饮食调理。

按:慢性结肠炎中西医治疗均感棘手,王氏辨证,总是以脾胃气虚为本,但或多或少总兼挟湿邪和气滞,故不宜纯用一派甘药健脾补气,要适当适时加以芳化、行气之品,以助脾运。本例临床治愈,但该病易复发,故"调其饮食,适其寒温",尽量减少诱发因素,有十分重要的意义。

本节重点总结了王氏在脾胃病方面的学术经验,特别是他对脾胃病病机的认识,具有普遍意义。胃脘痛和泄泻是脾胃病中两个主要病证,几乎可以囊括现代医学上的各种胃肠疾病。故详细总结了这两个病症,结合了各章相关内容,即可反映王氏脾胃病学术经验的全貌。

四、临证特色

(一)临证思路显特色,善调脾胃见专长——诊治疑难重症的思路与方法

任何一位有造诣的医家,都有他自己的一套思路与方法,从而体现他的临证特

色与专长。因此,王氏指出,继承名老中医的学术经验,不能停留在只是为了得到他们的几首经验方,学会治疗几种病上。应该在全面继承的基础上,重点学习他们的专长,领会他们临证时的思路与方法、遣方用药的风格和韵味。当然,最能体现王氏临证特色与专长的,无疑是他诊治疑难重症的思路与方法了。

恩格斯指出:"每一时代的理论思维,从而我们时代的理论思维,都是一种历史的产物,在不同的时代具有非常不同的形式,并因而具有非常不同的内容。"要界定疑难重症的范围,当然必须考虑我们的时代是中医、西医、中西医结合并行,并以传统医学与现代医学相互影响、相互补充为特征的时代。因此,从中医临床上看,大多数疑难重症首先是经西医检查诊断治疗,或因病因不清,或因诊断未明,或因治疗困难,或因不易康复等,转由中医治疗的急、慢性病症,也包括失治、误治造成的所谓"坏病"等。这类疑难重症,往往具有虚实夹杂、寒热互见、疑似难辨,或久病五内俱衰,阴阳易倾,不胜攻补等特点,诊治相当棘手。王氏诊治这类疑难重症的思路与方法较多,也很灵活,可归纳为以下几个方面来讨论。

1. 识病辨证,谨守病机

鉴于中医接诊的疑难重症大多数是经西医检查诊断治疗过的,故询问病史时,病人每多首先述及在某医院经某种理化检查,诊断为某种病,如"疣状胃炎""结肠多发性息肉""乙肝",等等。王氏指出:"西医诊断疾病,有各种理化检查手段,能明确病因,系统、器官的机能状况,病理形态,等等,中医也可以参考,甚至可作为中医药治疗某些疾病判断疗效的指标,但不能代替中医辨证,即使是中医的病名诊断,也离不开辨证。同病异治,异病同治,同在哪里,异在哪里? 就在病机上。"

一陈姓患者,男,51 岁,某铁路设计院干部。因慢性腹泻 3 年余,脘腹胀闷、隐痛,进行性消瘦,在某医院经纤结镜检查,见乙状结肠、降结肠约 30 cm 交界处附近及乙状结肠距肛门 25 cm 处各有大小不等 5 个以上息肉,电灼治疗困难。遂请王氏诊治。辨证属脾虚,气滞血瘀,兼挟湿热,坚持用健脾、理气化瘀、除湿法治疗半年后,临床症状显著改善,经纤结镜复查,多发性息肉只见有 2 个(直径分别为 0.8 cm、1.3 cm),其余的消失了。王氏说:"像这种疑难病,西医诊断是明确的,但如果不按辨证,中医就不知该从何入手治疗。所以,《内经·至真要大论》列出病机十九条,强调要'谨守病机,无失气宜'。不辨证就抓不住病机,也就不能指导立法施治。"王氏同时指出,对于某些疑难重症,明确西医诊断是完全必要的,特别是危重病,还需要中西医结合治疗。即使是一般疑难病症,明确西医诊断,对中医用药也有启发。例如,胃的疾病大多有食欲差、饱胀、疼痛、大便不调等共同的证候,按西医检查诊断,有的是慢性胃炎,有的是胃溃疡,有的是胃下垂,等等,这就找到了差异,中医治疗时在辨证的基础上,可针对这三种病的某些差异,例如萎缩性胃炎胃酸偏低,胃溃疡胃酸偏高,胃下垂贲门韧带松弛等,在使用制酸药、滋阴药、补气药上各有侧重,可以提高疗效。

为了开阔中医辨证用药的思路,对于某些疑难重症,王氏要求病人先从西医上明确诊断,治疗时,仍以中医辨证为依据立法遣方,再结合中医中药的现代研究成果和个人经验,酌加某些针对某种病的专药,例如,肿瘤可加黄药子、山慈菇、白花蛇舌草等有一定抗癌作用的药物,冠心病心绞痛可加丹参、三七、郁金等可改善冠状动脉血液循环的药品,从而提高了治疗效果。

2. 审时度势,因势利导

所谓审时度势,是指审度疾病过程中某一阶段、某一时相上的"证"以及由"证"所反映的病变趋势。王氏认为,中医治疗急性病、危重症,必须把握时机,分析病变趋势,才能因势利导,重病轻取。他指出,《伤寒论》《温热论》《温病条辨》是研究外感热病的专著,外感热病本身就是急性病,其中还有很多危重症,在辨证论治时都特别强调审时度势。《伤寒论》第4条说:"伤寒一日,太阳受之,脉若静者,为不传;颇欲吐,若躁烦,脉数急者,为传也。"第103条运用得更为具体:"太阳病,经过十余日,反二三下之,后四五日,柴胡证仍在者,先与小柴胡;呕不止,心下急,郁郁微烦者,为未解也,与大柴胡汤下之则愈。"先与小柴胡汤和,后与大柴胡汤小试承气法清下,都是把握时机和病变趋势,治疗上因势利导。或谓太阳为开、阳明为阖、少阳为枢,其病有当从汗解、和解、清下之不同,其实质也就是顺应三阳经的生理特点与其病变趋势,因势利导。又如温病学家叶天士论卫气营血证治时规定"在卫汗之可也,到气才可清气,入营犹可透热转气,入血犹恐耗血动血,直须凉血散血",以及吴鞠通说的"治上焦如羽,非轻不举,治中焦如衡,非平不安,治下焦如权,非重不沉"等治疗原则,也是根据外感热病发展变化过程中某一阶段、时相上的病变趋势,治疗时因势利导,就其近而逐之。现代中西医结合采用攻下法治疗急性胰腺炎、阑尾炎、肠梗阻、胆石症等多种急腹症取得显著疗效,就是根据"六腑以通降为顺"的特点,因势利导。许多感染性疾病,如肺炎、菌痢、流行性脑脊髓膜炎、流行性出血热等,在发热过程中大多可出现阳明腑实证。阳明包括胃肠,胃肠以通降为顺,采用因势利导,异病同治,以承气汤攻下后,不但消除了痞满燥实等腹部症状,还可使热随粪下而退烧,原发病也得到缓解。

王氏辨证论治时很重视疾病的时间性。他说,《伤寒论》中有不少描述时间的大约之词,发汗、利尿、催吐、攻下是驱除邪气的重要手段,但要把握好时机。时机未到不可下,时机已过不可吐;伤寒下不嫌迟,温病下不嫌早,就是强调时间概念。疾病是一个过程,证是疾病过程中某一阶段、时相上机体的反应状态。机体某一特定的反应状态就反映出疾病在某一特定时间上发展变化的趋势。因此,治疗疑难重症,不管是外感还是内伤,都要审时度势,因势利导,顺水推舟。这也就是《黄帝内经》所谓"因其轻而扬之,因其重而减之,因其衰而彰之;其高者,因而越之;其下者,引而竭之;中满者泻之于内,其有邪者,渍形以为汗,其在皮者,汗而发之"的精神实质。

3.缓缓图治,慎出奇兵

许多疑难病症,例如经西医确诊的慢性肝炎、慢性肾炎、慢性胃炎、贫血、癌症、乳腺增生,等等,本身病程较长,或易反复,甚至很难康复,中、西药疗效均不很满意,病人体质都很差,又几经更医,中、西药迭进,攻补杂投,往往造成脏腑功能严重失调,气血亏虚,阴阳易倾难复,治疗不易立见效果。对于这类疑难病症,王氏主张缓缓图治,慎出奇兵。他指出:这类病人本虚为主,或本虚标实,常至虚有盛候,大实有羸状的情形,辨证用药,差之毫厘,失之千里。这类病人愈病心切,每每要求医生把药下重点,甚至希望有什么妙药灵丹,能药到病除,若见服药三五剂不效,易丧失信心。因此,医生要给病人耐心解释,以利配合治疗,还要胸有定见,方随证变,更要有方守方,缓缓图治,原则上补虚宜缓,祛邪务速。但要慎出奇兵,不要无把握地凭侥幸,以冀出奇制胜。古人说,用药如用兵,兵者凶器也,不得已而用之。如果不掌握这类病症的特殊性,欲速则必不达。其结果是"粗工凶凶,以为可攻,旧病未已,新病复起"。补之亦然。临床上每见到不少慢性疑难病症坚持治疗半年左右,服药100剂后,不但治愈了患了十余年的病,而且体质健旺,精力充沛。女性患者刘某某,22岁,某商店营业员,7年前不慎从2 m高处摔下地,头部及腰部受伤(诊断不详),经治后伤愈,又自觉阴道排气,颇有响声,如转矢气然,劳累或咳嗽则加重,于1992年7月30日由其母偕同来请王氏诊治。患者形体消瘦,面色萎黄,精神不振,食少,易感冒,有慢性咳嗽,痰少,月经不规则,量少,腰酸软乏力,咳嗽或平卧则阴道排气益甚,响声大作,脉弱,舌淡红,诊断为"阴吹",属肺、脾、肾交虚(气阴两亏),先用生脉散、补中益气汤、增液汤合方治疗,后用参苓白术散合六味地黄汤加杜仲、桑寄生、枸杞子、菟丝子等调治半年后,"阴吹"不再犯,体力与精神显著改善。

慢性肾炎每因外感、劳累、饮食不节而复发。缓解期间,除化验小便有尿蛋白、少量管型外,从宏观上看,往往有无证可辨的情形。王氏认为,该病复发时既是以尿少、浮肿为主证,也就反映出肺、脾、肾三脏不足,既无证可辨,就可从理肺、健脾、补肾着手,使肺能宣发而敷布卫气,肃降而通调水道;使脾气升则精气(指尿中蛋白)不下泄,脾健运则水湿不致停聚;使肾氤氲气化,则水液能出而不蓄留膀胱。这是慢性肾炎缓解期缓缓图治之大法。他指出:"所谓无证可辨,只是着眼在邪气而言。其实,蛋白从尿中丢失,中医上就是脾气不升,肾气不固,精气下泄;病人易感外邪而复发,就是肺不主气,卫气不固。这些都可作为辨证的依据。"鉴于王氏的这一思路,即使慢性肾炎急性复发,尿少、水肿较重,他也主张健脾理肺、温运淡渗、缓缓图治,不轻易使用逐水利尿峻剂。他指出,慢性肾炎急性发作是本虚标实,扶正祛邪之方以和缓为好。若不知扶正固本,妄投峻猛逐水利尿剂,即使能一时消肿,水肿很快又会产生。

4. 燮理阴阳,补偏救弊

王氏指出,疑难病症以其"疑难"而数更其医,中西药迭进;或失治误治,使病程迁延;或药物的毒副作用,如西医的放疗、化疗、激素,中药的过于温燥、苦寒、滋腻,等等,往往造成患者气血亏虚,阴阳偏颇。故对久病不愈或难于康复的疑难病症,治疗上应以扶正固本为主,调补气血、燮理阴阳、补偏救弊。

《黄帝内经》说"生之本本于阴阳";又说"阴平阳秘,精神乃治;阴阳离决,精气乃绝",疾病就是阴阳失调,"阳盛则热,阴盛则寒,阴胜则阳病,阳胜则阴病",等等。诊治上要"谨察阴阳所在而调之,以平为期"。中医中药治病,就是以药之偏纠病之偏。"实则泻之,虚则补之""寒者热之,热者寒之"。若标本不相得,则邪气不服,"寒之不寒,热之不热"怎么办?王冰说:"寒之不寒,是无水也,壮水之主以制阳光;热之不热,是无火也,益火之源以消阴翳。"可见,燮理阴阳、补偏救弊,确实是治疗疑难重症的重要手段。

青某某,男,67岁,某大学教师。患鼻咽癌3年,经两个疗程化疗、放疗后,白细胞降至2.0×10^{12}/L左右,抵抗力极低,动则汗出,易感冒,不思饮食,形体消瘦,倦怠乏力,咽干口燥,心悸难眠,于1992年7月17日来诊。王氏询问病史后,分析病机时指出:"西医采用化疗、放疗治疗某些癌肿,确实为中医中药所不及,但这种攻邪办法有利也有弊,就是敌我不分,在杀伤癌细胞的同时,也杀伤正常细胞,并从整体上破坏阴阳平衡,削弱正气,特别是损伤脾胃元气,绝其化源,祸莫大于此。其结果大多是邪正两败俱伤,同归于尽。若在化疗、放疗的同时,即辅以中医中药补偏救弊,转归就好一些;如果已经治到两败俱伤才求助于中医中药,就恐鞭长莫及了。"遂用生脉散、百合地黄汤、参苓白术散、六味地黄丸等益气养阴、健运脾胃、补益肝肾等调治半年后,虽临床症状得以改善,白细胞一度上升至 $4.0 \times 10^{12}/L$ 左右,终因癌细胞转移至肝脏而死亡。在王氏的启发下,适逢本院一女性患鼻咽癌,在某院作放化疗,笔者同时辅以益气养阴清热剂(生脉散、百合地黄汤、一贯煎、玄麦柑橘汤、参苓白术散合方或交替使用,酌加山栀、银花、连翘、蒲公英、白花蛇舌草等)补偏救弊,患者虽然先后经过了 3 个疗程的放化疗,但因为所造成的阴阳偏颇能得到随时纠正,故身体恢复得较快,一年后已能坚持上班。

临床上,常见有些肾病综合征的病例,对激素治疗不很敏感,如尿蛋白不易降,水肿也不易消,若辅以中药五苓散、真武汤温阳化气行水,可加快尿蛋白和水肿消退。即使不再用中药,随着强的松的大量、长期使用,也可造成阴阳之偏,病人往往出现气阴两虚,或阴虚火旺,这时并用益气养阴、滋阴降火的中药,可纠正强的松的不良反应造成的阴阳之偏颇。可见,王氏治疗疑难重症要补偏求弊、燮理阴阳的思路与方法是很有临床意义的。

5. 用药轻灵, 毋伤胃气

《黄帝内经》反复强调人以胃气为本,得谷者昌,失谷者亡;有胃气则生,无胃气则死。以胃气之有无来判断病情,推测预后,为历代医家所重视。李东垣将人之元气与胃气等同起来,以示胃气之重要;张介宾在《类经》《景岳全书》中论之甚详;治疗伤寒、温病也以顾护胃气为要务。

王氏指出,疑难危重病症有许多特殊性,治疗用药有许多宜忌,但重要的一个方面就是用药要轻清灵动,毋伤胃气。他说:"人以胃气为本,这个道理人人皆知,但在具体临证用药时又每每不知轻重缓急。饮食要经脾胃消化吸收,才能化生气血津液,药物也要经脾胃吸收,才能发挥治疗作用。大多治病药物,都或多或少有些毒副作用,有些毒副作用直接损伤胃肠。疑难危重病人大多伴有胃肠功能衰减,甚至连正常饮食都不能运化,更何况性味有偏的药物?故对这类病人的用药,在配伍和用量上都要时时考虑扶持胃气,更不可损伤胃气。即如张介宾在理论上说得头头是道,但具体制方用药,也难免失之呆滞,陈修园大有异议。"王氏总结的经验是:凡性味过偏,有损胃气的药物,不可久用重用时;金石、贝壳、某些虫类药物最损胃气,不得已而用之时,要配用护胃之品,如参、术、山药、粳米、焦三仙等;栀子、芩、连等苦寒类药物,多用、久用则伤脾胃,少量则苦味健胃;消化道出血之属寒者,宜用姜、附、丁、萸、肉桂,但应避用桂枝,后者可加重或诱发出血;味厚气烈者,用量宜小;滋腻者,配以辛香醒脾之品,如砂仁、白蔻、陈皮之类;刚燥者,济之以柔润;即使是补气健脾的人参、党参,也要虑其有助热、横中之弊,通常可选用泡参、太子参、西洋参。

关于如何判断胃气的有无,王氏认为,切脉是否不徐不疾,从容和缓,只是一个方面,观察舌苔之多少、有无也很重要。年老久病,或病情危重,或癌肿经手术、放疗、化疗后,若舌苔花剥或极少,是胃气已伤,亟宜扶持胃气;舌苔从无到有,从少到多,是胃气来复,预后较好;若舌苔从少到无,甚至舌光如镜面,或如去膜猪腰子色,是胃气将绝,预后很差。还要观察饮食和大便,若原发病不在胃肠却出现持久的食少、纳呆,或大便稀溏,即可判断胃气受伤,宜先扶脾胃。

6.上下交损,先治其中

任何病因、任何疾病所造成的脏腑虚衰难复,中医称作"虚损"。现代医学所谓的"五衰"(心、肺、肾、肝、脑)以及再障、癌症、肺结核等病,多属于虚损。这类疑难危重症往往是上损及下,下损及上,阳损及阴,阴损及阳,精亏、气少、神衰,经久不愈,甚至预后极差,中西医都很棘手。王氏指出,虚损病本身难治,如果脾胃虚极,不纳不化,就更难治了,古人有上损过胃不治,下损过脾不治的说法。因此,诊治虚损病症,首当诊察胃气,顾护胃气,必要时先从治疗脾胃入手,正如叶天士所说的"上下交损,当治其中"。其实,这并非叶天士的发明,《灵枢·终始》就指出:"阴阳俱不足,补阳则阴竭,泻阴则阳脱。如是者,可将以甘药,不可以饮至剂。"这段文字大意是说,虚损病的特点是阴阳两方面都很虚弱,平衡关系易倾难复,实不任攻、虚不受补,这种情况,只能以味甘性平的药物先调理脾胃,不可用性偏、味厚或峻猛之剂。甘药入脾胃,如甘温的参、术、芪、草;甘润的北沙参、太子参、玉竹、石斛、麦门冬;甘平的山药、薏苡仁、莲米、大枣。甘药性温和,有助于脾胃。

当然,王氏主张的治疗疑难症必要时先从治脾胃入手,并不是只限于用上述甘药调养脾胃。他认为,凡能使脾胃健运的各种治法均在此例。他说:"虚损病多半不是纯粹的虚证,每兼挟外邪或痰饮、湿浊、气滞、瘀血、食滞等。先调脾胃,滋其化源,以生气血,即是补虚;待脾胃运转正常后,能行药力,实为攻邪补虚创造条件。"

中药剂型虽多,但大多数是口服,而且未经提纯,成分复杂,必须经过胃肠的消化和吸收,才能发挥治疗作用。胃肠道有病变,诸多因素都可直接影响药物的消化和吸收,故中医强调借胃气以行药力,这符合中药治病的实际情况。中药的毒副作用多直接损伤胃肠,王氏强调毋伤胃气,先治脾胃是科学的。

严某某,男,30岁,某塑料厂工人。患慢性肾功能不全,严重水肿,病情危重,因无钱住院治疗,经熟人介绍于1993年11月9日来门诊请笔者诊治。患者全身浮肿,腹胀,有移动性浊音,提示有腹水,尿少(500~800 mL/24h),恶心欲吐,食少,渴不思饮,头昏,表情淡漠,动则心悸,时有咳嗽;舌淡,苔少而滑,脉沉细。实验室检查示尿蛋白(+++),红细胞1~3,白细胞(+),颗粒管型0~2;总蛋白46 g/L,白蛋白16 g/L,球蛋白30 g/L,肌肝400 μmol/L,尿素11 nmol/L;血红蛋白80 g/L。辨证属脾肾阳虚,水湿泛滥,用真武汤合五皮饮温阳化气行水,并加用西药速尿,予氯化钾片,嘱尿量增至1500 mL/24h左右,患者感到软弱乏力,腹胀时服用。第3天,病人提前复诊,因恶心呕吐,不能受药,颇感棘手。分析病机,先从脾胃入手,以香砂六君子汤加竹茹、生姜,继服速尿。服3剂后恶心呕吐大减,尿量增至1000 mL/24h左右,腹中雷鸣,大便溏泻,每日2~3次,矢气频频,腹胀减轻。因水肿仍重,以香砂六君子汤合五苓五皮加丹参、川芎,服4剂后水肿开始消退,连服16剂,水肿全消,形瘦骨立,畏寒肢冷,口中有冷气,遂用香砂六君子汤合真武汤加补骨脂、桂枝、黄芪进治。又予人体白蛋白氨基酸等,调治近2月,饮食增加,体质明显改善。复查总蛋白提高到55 g/L,白蛋白21 g/L,肌酐、尿素分别降到300 μmol/L、19 nmol/L,半年后随访,病情稳定。

7. 天人合一,治病法时

王氏根据《黄帝内经》"天人合一"的思想,强调治病用药要按四时寒暑昼夜变化规律,因时而异,因时制宜,谓之"治病法时"。《黄帝内经》说"人与天地相参,与日月相应""人以天地之气生,四时之法成"。人生活在天地之间,气交之中,与自然界浑然一体,息息相通。自然界四时寒暑往复、昼夜光照变化,必然会影响到人体。这就是为什么有些疾病春夏缓解、秋冬加重,有些疾病昼轻夜重,有些疾病在"二分""二至"加重或死亡的原因。故《素问·四气调神大论》在讨论人体应如何顺应四时气候变化时指出:"夫四时阴阳者,万物之根本也,所以圣人春夏养阳,秋冬养阴,以从其根……逆之则灾害生,从之则苛疾不起。"

现代时间生物学的研究表明,人类在亿万年的进化过程中,对自然界的季节、昼夜的节律性变化产生了某些适应性功能,人体的各种机能活动,生长、繁殖乃至某些细微的形态结构都随着季节更替、昼夜变化而表现出某些周期性改变。时间药理学就是研究人体的这种有规律的周期性变化对某些药物的感受性和药物效应的影响,从而考虑给药时间和调整用量。这说明王氏根据《黄帝内经》"合人形以法四时五行而治"的天人合一思想,主张治病用药法时的思路与方法是很有实际意义的,正如朱丹溪所说:"治病若能参以岁气时令用药,则万举万当。"

按照王氏的经验,初春阳气初升,余寒未尽,解表剂过轻或偏凉效果较差,以荆防败毒散、参苏饮为宜;春三月阳气升而未隆,以花、叶类辛凉剂如银翘散、桑菊饮为好;春三月主陈布,"生而勿杀、予而勿夺、赏而勿罚",若逆之则伤肝,故易发情志病,当注意疏肝达郁。夏三月阳气隆盛,腠理疏松,气液易泄,勿过用发汗药;治病不忘益气阴,且暑必挟湿,须佐以芳化、淡渗,特别是夏秋之交,胃肠病多,藿朴夏苓汤、藿香正气散每多效验。深秋季节,秋高风急,暑消湿尽,代之以燥,用药凉润或温润,并辅之以梨、蔗、柑、橘。霜降以后,阳消殆尽,阴寒较盛,慎用清凉之品,比如痰饮咳喘痼疾,止嗽散、杏苏饮已嫌力薄不任,宜小青龙汤或桂枝加厚朴、杏仁汤之类。冬三月主闭藏,寒气虽盛,其病每多外寒里热,解表固宜辛温开泄,若有内热,亦宜清宜滋。王氏指出,用药治病法时这一原则,对外感、内伤、轻病、重病皆适用,但也必须结合具体的疾病以及病人的体质而施用,正如缪希雍说的,"假令阴虚之人,虽当隆冬,阴精亏竭,水既不足,不能制火,则阳无所依,外泄为热,或反汗出,药宜益阴……设从时令,误用辛温,势必立毙;假令阳虚之人,虽当盛夏,阳气不足,不能外卫其表,表虚不任风寒,洒淅战栗,思得热食及御重裘,是虽天令之热,亦不足以敌其真阳之虚,病属虚寒、药宜温补……设从时令,误用苦寒,亦必立毙"。冬至一阳生,夏至阳气盛极而一阴生。有些危重病人,特别是老年病人,因阳气虚衰,不能应之而生,反而随之衰减,故往往病情加重,甚至死亡。王氏主张这类病人在冬至、夏至、春分、秋分节气前后适当服用红参以助阳气。

王氏指出,疾病的昼夜变化在临床上颇为多见,通常情况是"旦慧昼安,夕加夜甚",也有夜轻昼甚者,由此可以判断病人阴阳的盛衰,李东垣在《医学发明》一书中论之甚详。唯阳气虚弱的危重病人往往在日暮黄昏,半夜凌晨加重或死亡,应特别小心。总之,《黄帝内经》十分重视天人合一,强调"合有形以法四时五行而治""顺天之时而病可与期"。

传说一妇人难产数夜,业经他医立方治疗不效。其夫持方请教叶天士,其于方中加一片梧桐叶,后产立下。后来有人也这样做,却不见效。叶天士笑着说:"我前次加梧桐叶,是因为天正好是立秋节,过此还有何用?"加一片梧桐叶就产立下,固不足信,但名医治病法时的思路与方法是值得学习的。

以上是王氏诊治疑难重症的思路与方法的初步总结,还很不全面。例如,王氏还提出"独处藏奸,祛邪务尽""体质不同,药有宜忌""改易心志,用药扶持",等等,因限于篇幅,只好割爱了。恩格斯说"一个民族要想站在科学的最高峰,就一刻也不能没有理论思维",蔑视理论思维是要受惩罚的,"无论对一切理论思维多么轻视,可是没有理论思维,就会连两件自然的事实也联系不起来,或者连二者之间所存在的联系都无法了解"。这样的医生还少吗? 一位名老中医的临证思路与方法,并不单纯是一个理论的问题,同时也是一个实践经验的问题。本章总结的命题,当然不都是王氏提出来的,问题是他从丰富的实践经验中证明了自己临证思路与方法的真理性,并且"鸳鸯绣出从君看,还把金针度与人",毫无保留地传递给他的学生,难道我们不应该继承整理,再传递下去吗?

(二)明辨脏腑标本虚实,巧用方药补泻宣通——杂病证治举隅

王氏指出,易水学派的主要成就是对脏腑生理、病理、病机作了深入的研究,重视脏腑标本虚实辨证用药,偏重于扶正补虚,创制了不少名方,以治疗内科疾病见长。实际上,王氏的学术经验也就体现在这些方面,但这里只总结他治疗内科疾病的经验。

王氏将他治疗内科疾病的经验概括为"理法方药,辨证论治,平正通达,切合实用"十六个字,简称"十六字诀"。从字面上看,这十六个字平淡无奇,但要透彻分析,却有其深刻的内容。从理论上讲理法方药的完整性并不难,但要与个体性很强的辨证论治结合起来,就不是那么容易了。准确的辨证,是提高中医治疗效果的关键。这句话原则上是正确的。但在王氏看来,能准确辨证本身就不容易,而能准确辨证是一回事,采用何种治法,选用方药是否正确又是一回事。一个知识面窄,又缺乏经验的医生与一个知识广博、经验丰富的医生对同一个病人的治疗差距很大。古人说"标本不得,邪气不服;标本相得,邪气乃服",这不仅是要求辨证准确,还要求治疗得当。

中医各家学术之争,各在自己研究的领域做出了卓越的贡献,但又往往把个别的相对真理当成普遍真理、绝对真理。王氏提出的"平正通达,切合实用",正是他

学承易水,法取各家的具体体现,既有具体问题具体分析的辩证法思想,又有"白猫黑猫,逮住老鼠就是好猫"的实用主义观点。他说:"与搞理论研究不同,临床医生要平正通达,切合实用,当攻则攻,当补则补,当治脾则治脾,当治肾则治肾,只能汲取各家之长,不能囿于门户之见。"

以上浅析了王氏治疗内科十六字诀的实际意义,这对于加深理解他的学术经验是十分重要的。大内科是一个较为宽广的领域,又与其他科的疾病密切相关(《金匮要略》还包括妇产科疾病);加之王氏长期从事内科临床工作,具有丰富的经验,名望很重,不少患妇、儿科等疾病的患者也来求治,疗效很好,也多独到见解。为了概括这方面的一些好经验,本文拟采用概念本身不够明确但又习惯使用的"杂病"一词,仍遴选最能反映王氏内科学术经验,又是临床多见的几种病证加以总结,故曰"杂病证治举隅"。

1. 止咳三步法

外感、内伤均可引起咳嗽,不及时治疗或治疗不当,每易反复发作;病程既久,逐渐发展为咳逆上气,本虚标实,缠绵难愈,多属于现代医学的"慢性支气管炎""肺气肿""肺源性心脏病",严重危害健康,甚至威胁生命。王氏强调,咳嗽并非小病,必须在发病早期积极治疗,不使损伤肺气。陈修园说:"咳不止乎肺而亦不离乎肺。"故王氏认为,治咳首先还是要从治肺入手,根据标本虚实,辨证论治,分别采用宣肺祛邪、肃肺化痰、敛肺止咳三步,可取得满意的效果,现简要分析总结于后。

第一步:宣肺祛邪止咳法此法。

适用于外感初期的咳嗽,或素有咳嗽宿疾复因外感急性发作,表邪尚在者,先以祛表邪为主,邪去则正安。常见为风寒、风热、风燥三个证型。风寒外束,肺气不宣,可选用麻黄汤、三拗汤解表宣肺;若素有痰饮水气宿疾,新感风寒咳嗽发作者,选用小青龙汤较好。外感风热咳嗽,选用桑菊饮加味,必要时与银翘散合用,以辛凉解表宣肺止咳。风燥当分温燥、凉燥。温燥用桑杏汤,凉燥选杏苏散,注意高寒地区凉燥多而温燥少。另外,王氏的经验认为,程钟龄《医学心悟》止嗽散一方,为祛邪宣肺轻剂,加减得法,寒温皆可,止咳效果很好。上述各种类型之外感咳嗽较重者,均可在相应的解表祛邪中合用止嗽散;若表邪解而未尽,以咳嗽为主者,可单独用之。

患者翁某某,女,61岁。素有咳喘宿疾,西医诊断为慢性支气管炎,轻度肺气肿。近因外感后加重,咳嗽喘促,恶寒发热,体温38.7 ℃,查周围血常规示白细胞

9×10^9/L,中性粒细胞78%。胸片提示"慢性支气管炎并感染",经中、西药治疗后体温已正常,血常规不高,但咳嗽未能控制,遂于1993年3月24日来门诊求治。症见微恶寒热,口渴喜饮,大便干燥,已3日未解;手心热,脉细数,舌质黯红,苔薄黄。辨证为肺阴虚,外感风热,肺热不宣,拟养阴清热,解表宣肺,方用桑菊饮、止嗽散、生脉散去五味子加贝母。服3剂后表邪解而咳嗽也随之减轻;继用生脉、止嗽散合方加大贝母、枇杷叶、全瓜蒌,连进5剂而咳嗽平。

第二步:肃肺化痰止咳法。

肺主治节一身之气,肺气有升有降,即:既有向上向外宣发的一面,又有向下向内肃降的一面。邪气犯肺,使肺气壅遏,不得宣发,也不能肃降。故王氏认为,当宣肺祛邪仍不能止咳时,就应宣肃并用,使宣发和肃降相辅相成,以顺应肺气之升降,可提高疗效,增强止咳效果。常用的肃肺之品为枇杷叶、杏仁、全瓜蒌、旋覆花等。

王氏说:痰与咳嗽互为因果,咳嗽每多有痰,痰阻遏肺气又可加重咳嗽,故前人说"咳逆上气,多是痰湿",特别对痰饮宿疾,力主温药和之。化痰除湿的常用方为苓桂术甘汤、二陈汤、苏子降气汤、三子养亲汤等。

患者郭某某,男,58岁,退休工人。因外感咳嗽4月余,痰多,伴恶心,时有呃逆,胸闷,脉弦滑,舌苔黄,于1992年7月17日来诊。详阅病历所记方药,宣肺化痰止咳剂均用过,但效果不佳,根据脉证,辨为痰气交阻,肺胃失于和降,治以肃肺化痰,和胃理气,方用二陈汤、四七汤、平胃散合方加全瓜蒌、枇杷叶、紫菀、冬花、前胡、杏仁,3剂后证减,连服9剂咳止。

第三步:敛肺止咳法。

王氏指出:"治疗咳嗽,宣散与收敛时或并用,起到相反相成的作用。特别是病人久咳不已,反复发作,多伤正气;况久服辛散宣肺之剂,走泄正气,故不收敛肺气,则咳嗽必不能止。"仲景制小青龙汤,是治咳嗽上气的名方,方中五味子与姜、辛配伍;其真武汤证条下加减法又云"若咳者,加五味子半升,细辛一两,干姜一两",都是宣散收敛相结合的止咳法。据王氏的经验,凡久咳不已,无表邪、郁热、痰火者,均可在主方中酌加敛肺之品,如五味子、煨诃子、罂粟壳,选用一二味,可增强止咳效果。

患者吕某,女,25岁,重庆某大学教师。6个多月前因外感后,恶寒发热,咳痰,在医务室按急性支气管炎用抗生素(具体用药不详)治疗后,又服中成药,感冒似愈,但咳嗽未止,曾在重庆市某中医院就诊,服中药数帖也未见效。趁返家过春节,于 1993 年 1 月 29 日由其母亲偕同来请王氏诊治。症见咳嗽，痰黏而黄，喉中痒则咳，微恶寒，手凉，时有胸闷，脉弦，舌红苔少；辨证属肺之气阴两虚，寒邪痰浊郁肺；治以益气养阴，散寒宣肺化痰；方用生脉散、止嗽散、二陈汤加干姜、细辛、麻绒、煨诃子。患者连服 6 剂后，咳嗽明显减轻，后用生脉散、香砂六君子汤、二陈汤合方调整而愈。因假期已到，前来向王氏道别而得以随访。

止咳三步法即宣肺、肃肺、敛肺，是王氏从前人丰富的医疗经验中总结提炼出来的，并经他长期临床实践检验，是行之有效的。他指出：宣、肃、敛三步法，特别是敛肺法，一般都不单独使用，每根据辨证，配合在主方中；宣、肃、敛三步法可以分步使用，也可以合并使用。敛肺之品每多酸涩，故前人强调有外邪未尽，或属痰火郁热者，不可轻用。据王氏的经验，若用于敛肺止咳，除痰多不可用罂粟壳外，其余如五味子、诃子、冬花等，只要辨证准确，配伍得宜，完全可以使用。

2. 治疗痰饮的经验

慢性支气管炎、支气管哮喘是临床常见病、多发病，因其反复发作，缠绵难愈，其结果多导致弥漫性阻塞性肺气肿、肺源性心脏病，严重影响劳动力，甚至每因感染不易控制而死亡。整个病程表现为痰多、咳逆倚息，甚则心下悸等，属于中医痰饮范畴。因此，提高中医中药治疗痰饮的效果，有极其重要的意义。

王氏治疗痰饮（这里指狭义的痰饮）的经验可总结为四个方面：一是主张咳嗽、哮喘最宜早期治疗；二是缓解期重保养、防治，减少复发，延缓痰饮的形成；三是痰饮既成，本虚标实，当遵循"当以温药和之"的原则，即使因感染而复发期间，也慎用苦寒清热剂治标；四是有一套治疗痰饮的系列方药，运用灵活，得心应手。

王氏指出，痰饮的形成有一个较长的过程，痰饮形成过程中或形成后，自始至终与咳喘紧密相连。《金匮要略》把痰饮与咳嗽合篇讨论，说明古人早已观察到这一特点。

咳嗽、哮喘总是有痰，但早期的咳喘即使痰多，也还不是痰饮。长期反复发作咳嗽、哮喘，损伤肺、脾、肾是形成痰饮的根本原因。痰饮一经形成，作为病理产物留伏在体内，又加重咳喘，进一步损伤正气。可见痰饮与咳喘互为因果，形成恶性循环。古人早就认识到咳嗽不是小病，必须早期根治。但是，肺司呼吸，与外界环境直接相通，风寒暑湿燥火随时都可能侵袭肺脏，使咳喘反复发作，不易根除。因此，缓解期重视保养，积极治疗新感，减少咳喘复发的机会，对于延缓痰饮的形成和发展，具有十分重要的意义。

痰饮既形成,就是本虚标实。咳喘长期、反复发作,或失治误治(包括西医药),势必损伤正气。初则伤肺,次损脾胃,穷必及肾,上下交虚,肺不主气,肾不镇纳,中阳不运,于是,水湿停聚为痰为饮,留伏不去,缠绵难愈。痰饮为水湿之类阴邪,最易阻遏气机,损伤阳气;阳气益虚,阴邪益盛,又互为因果,形成另一种恶性循环。痰饮发展到严重阶段,肾阳虚衰,不能气化,则水气凌心,咳逆倚息,心下动悸,身振瞤动。所谓本虚,包括气虚、阴虚、阳虚,但其中阳虚不运、不化、不纳是最关键的。因此,王氏强调,治疗痰饮必须遵循张仲景创立的"当以温药和之"这一根本原则,即使因感邪急性复发期,虽见标热,也慎用苦寒清热剂祛邪,避免误伤阳气。西医用抗生素积极控制感染的方案是正确的。但如果不恰当地用西医理论来指导中医用药,把清热与抗炎等同起来,用治于痰饮,就会犯绝大的错误。

王氏临证运用"病痰饮者,当以温药和之"这一治疗原则时,常简称做"温和痰饮"。既然痰饮是本虚为主,何不曰温药补之,而曰"温药和之"?王氏指出,"温"字是定性,规定当用温药,不得轻易施以寒凉;"和"字是定法,较灵活,痰饮病本虚标实,怕后人轻易施以温补而不作明确的规定,当然也包括温补在内。魏荔彤《金匮要略方论本义》用"行、消、开、导"四个字来阐释这个"和"字,深得仲景心法。

王氏治疗早期咳嗽的经验,已详述于"止咳三步法"中,这里只总结他治疗痰饮常用的方药。王氏根据急则治标、缓则治本、标本兼顾的原则,痰饮病人在春夏阳气主事,病情缓解期抓住治本,常用生脉散理肺,香砂六君子汤健脾,肾气丸补肾,苓桂术甘汤温化痰饮,根据具体情况,或分而治之,或合而治之。外感风寒,表邪尚在,以小青龙汤为主,合苓桂术甘汤或生脉散解表寒、化痰饮、扶正气。病人因外感引发痰饮,无表证者,则以苓桂术甘汤、苏子降气汤、三子养亲汤、瓜蒌薤白半夏汤、香砂六君子汤等温化痰饮,根据具体情况,或分而用之,或合而用之。这类方药具有行、消、开、导的作用。具体地说,厚朴、陈皮行其气;白芥子、法半夏消其痰;桂枝、薤白开其阳;茯苓、泽泻导其水。从王氏的选方中还体现出他"上下交损,当治其中"的思路与方法。不论是缓解期还是发作期,有表邪还是无表邪,都可使用苓桂术甘汤温通胃阳,香砂六君子汤健运脾气。气阴两虚明显者,常于上述主方中加入生脉散、增液汤、玉竹、石斛、北沙参等等;咳甚者,常配用止嗽散。由于痰饮病多伴新感咳嗽,故本节又可与前面"止咳三步法"互参。痰饮又有肾不纳气,呼多吸少,常选用温润的补骨脂、淫羊藿、巴戟天、菟丝子等补肾纳气。

患者张某某,男,60岁,中学教师,咳嗽20余年,心悸气促3年,确诊为"慢性支气管炎、肺气肿""轻度肺源性心脏病"。目前因外感急性发作,经某医院输给抗生素治疗后,发烧退,唯咳喘不已,心悸气促,活动则加剧,不能平卧,背心冷,于1992年8月5日来求诊治。患者神疲倦乏,稍见浮肿,口唇黯紫,舌淡黯,苔滑腻,脉弦。辨证属痰饮阻肺,宣降失司,治以温化痰饮,宣肺止咳,用苓桂术甘汤、二陈汤、止嗽散合方加杏仁、厚朴,两诊连服6剂后咳喘平,浮肿消。同年11月13日又因外感咳喘心悸加重,痰饮壅盛,时或恶寒,足底湿冷,舌苔黄而滑润,脉沉弱,辨证属痰饮兼外感风寒,治以解表化饮,用小青龙汤、苓桂术甘汤加紫菀、冬花,服3剂后咳喘缓解。缓则治本,继用苓桂术甘汤、苏子降气汤加补骨脂、巴戟天,连服10余剂,诸证平息。这年冬天比往年发病轻,能适当活动。

按:第一次来诊是痰饮兼挟外感,用止嗽散宣肺解表;第二次发作来诊是在白露、霜降后,用小青龙汤解表宣肺,体现王氏用药法时,因时制宜。王氏诊治的痰饮病比较多,他最强调的是不犯寒凉,上实下虚,苏子降气汤加温肾纳气药。

3.肝气论治

仲景四逆散、半夏厚朴汤是疏肝理气达郁的祖方,其后有《太平惠民和剂局方》逍遥散、丹溪越鞠丸、景岳柴胡疏肝散;肝火、肝阳、肝风,有龙胆泻肝汤、当归龙荟丸、天麻钩藤饮、羚角钩藤汤、镇肝熄风汤等。王旭高治肝三十法,巨细靡遗,甚为全面,在诸多治肝法中,王氏最重视治肝气。他认为,情志致病,郁怒为甚,首先动肝;肝为刚脏,体阴用阳,其气易动;肝气一动,横逆肆虐,诸病由生;肝气郁结,五志化火,肝火、肝阳、肝风遂成。王氏概括地指出了治肝气的重要性,具有十分重要的现实意义和临床意义。现分析于后。

(1)情志致病

郁怒为甚强烈、持久的精神刺激,可产生多种心身疾病。所谓"郁怒",正是指情志变动的持久性和强烈性。喜怒哀乐忧思,人皆有之,荀子谓之"天情"。得失面前,当喜则喜,当怒则怒,当忧则忧,发而中节,通常不会致病,甚至有益。唯未事而先意将迎,事过而尚多留恋,无时不处在喜怒思忧之境中,或压抑不宣,或发泄太过,皆不中节。这就是"郁怒"。郁则气结,怒由气上,皆动肝气。

情志致病,与心、肝关系最为密切。《黄帝内经》谓喜怒忧愁则伤心,心动则五脏六腑皆摇;又谓肝主谋虑(思),怒则伤肝,肝虚则善恐如人将捕之(忧、惊、恐)。可见,情志之发是否中节,决定于心的主宰,若不中节(太过或不及)而致病,则喜怒忧思恐均可伤肝而动肝气。

（2）肝为刚脏，其气易动

肝主疏泄，调节气机；又主藏血，以养其条达之性。疏泄与藏血的功能是相辅相成的，故谓其体阴而用阳。唯其以阳气用事，刚毅果决，故又谓肝为刚脏，易动难静，其气易动。肝的这些功能和特点，与现代生理学上的神经-体液调节系统极为相似，"肝为刚脏，其气易动"类似神经调节的性质和特点。所谓"肝气易动"，就是指肝主疏泄、调节气机这一功能易发生紊乱。

（3）肝气一动，诸病由生

《金匮要略》指出："见肝之病，知肝传脾。"肝气变动，每易延及他脏，肝气横肆，乘脾犯胃，作痛作胀，作呕作泻；上而冲心，心悸不宁；挟火刑金，呛咳不已；气与血逆于上，或为大厥；肝郁气滞，血瘀痰阻，或为癫痫狂乱，或生癥瘕积聚；妇女闭经、痛经，或崩或漏，乳房痈肿、包块，也无不与肝气相关。

（4）肝气久郁，五邪内生

王旭高说"肝气、肝风、肝火，三者同出异名"。他认识到了三者之间关系密切，但还未揭示出肝气是肝火、肝热、肝阳、肝风的始动因素和先导。盖阳气旺盛之人，肝气一动则启动肝火，火随气逆，则为肝阳上亢；阴精素亏之人，阳气偏亢；多愁善感之人，肝气郁久则化火生热，阴精暗耗，肝阳也易偏亢。肝阳既亢，火盛生风，风火相煽，即是肝风。此肝火、肝热、肝阳、肝风为内生五邪，多由肝郁化火而来。

王氏临证治肝气的基本原则是开导病人以旷达乐观的态度对待疾病，正视现实；结合辨证，调其虚实。此即陈自明所说的"改易心志，用药扶持"。《黄帝内经》说："且夫王公大人，血食之君，骄恣纵欲轻人，而无能禁之，禁之则逆其志，顺之则加其病，使之奈何？治之何先？曰：人之情，莫不恶死而乐生，告之以其败，语之以其善，导之以其所便，开之以其所苦，虽有无道之人，恶有不听者乎？"这是世界最早，至今仍在应用并行之有效的领悟疗法。王氏对肝郁气滞的病人，或患了某些与肝郁气滞有关的疑难重症病人，总是耐心地讲解情志致病的原理、特点及将息保养，常谓此类病人不要完全依赖药物，若不改易心志，药逍遥人不逍遥，治之奈何！

王氏很重视肝气的药物治疗，他甚至认为，对肝气郁滞引起的诸多病症的治疗，中医中药不但有效，而且有特色。肝气的诊断不难，详问病史即可判断，但虚实标本有时不易辨认。根据肝气致病的不同证型，可将王氏治肝气的方法分为四类：

疏肝理气法 肝郁气滞肆虐，作痛作胀较甚，或呕恶泄泻，属实证者，用柴胡疏肝散、金铃子散合方加减，亦可合用丹参饮。

疏肝逍遥法 肝郁气滞,情怀不畅,木郁土壅,痛胀不甚,呕恶泄泻较轻,月经不调者用逍遥散加佛手片、香橼皮;土虚木贼者,可合用香砂六君子汤,亦可选用痛泻要方合香砂六君子汤。

理气达郁法 肝郁气滞较久,或化热,或挟痰,或兼湿,或食滞者,丹溪越鞠丸合保和丸。

理气行痰法 肝郁气滞既久,痰气交阻,喉中若有异物感,胸闷不舒,用《金匮要略》半夏厚朴汤加味,也可与导痰汤、温胆汤合用。

如果肝气易动是由于肝本身的阴阳水火气血失调所致,那么当补则补,当泻则泻,此不治肝气实所以治肝气也。张介宾说:"肝血虚,则肝火旺;肝火旺者,肝气逆也;肝气逆,则气实,为有余;有余则泻之……肝气有余不可补,补则气滞而不舒,非云血之不可补也。"陆以湉的《冷庐医话》甚至认为"心痛、胃痛、胁痛,无非肝气为患,此有虚实之分,大率实者十之二,虚者十之八",力推高鼓峰滋水清肝饮、魏玉璜一贯煎治肝气之属虚者。王氏常用的间接治肝气法有以下几种:

养血柔肝法 肝主藏血,其性喜条达而恶郁遏。血不养肝,肝失其条达,则肝气恣横,当用养血柔肝法,四物汤合二至丸加制首乌,亦可合用丹参饮。

养阴柔肝法 肝病既久,郁热伤阴,郁火食气,肝之气阴两虚,阴虚为主,而致肝气偏胜者,当用养阴柔肝法,一贯煎合丹参饮。

滋水涵木法 乙癸同源,水能涵木。若肾水亏虚,水不涵木,而致肝气易动者,当用滋水涵木法,杞菊地黄汤或滋水清肝饮。

清肝泻火法 阳气素盛,易动肝火,火旺则气逆,一触即发,当用清肝泻火法,龙胆泻肝汤或当归龙荟丸。

至于肝阳上亢、肝风内动,虽然与肝气上逆有关,肝气甚至是肝阳上亢、肝风内动的始动因素和先导,《黄帝内经》说"阳气者,大怒则形气绝,而血菀于上,使人薄厥""血之与气并走于上,则大厥,厥则暴死,气复反则生,不反则死"。又说:"肝气当治而未得,故善怒,善怒者名曰煎厥。"近代医家张山雷、张锡纯、胡光慈等,正是根据《黄帝内经》的这些论述,提出平肝潜阳、镇肝熄风法治疗肝阳上亢、肝风内动,其中就体现出疏肝理气,引气引血下行。王氏在临床使用天麻钩藤饮、镇肝熄风汤时,常根据实际情况酌加苏梗、陈皮、川芎、香附、合欢皮、白蒺藜之类疏肝理气之品。他认为,张锡纯、胡光慈是中西汇通思想,所立之天麻钩藤饮、镇肝熄风汤是针对高血压脑病的(包括脑溢血"中风"),但是中医所说的肝阳、肝风包括高血压脑病又不止于高血压脑病,故原方治肝气还体现得不够,根据不同的病情,酌加上述疏肝理气之品,不仅可以提高疗效,还可以扩大原方的使用范围。

总之,在诸多治肝法中,都是直接或间接地治肝气;而治肝气,无论对于肝本身的肝火、肝阳、肝风,还是对于因肝气恣肆延及他脏气血所产生的诸种病症,都具有积极意义。故前人说"五脏之病,肝气居多,而妇人尤甚;治病能治肝气,则思过半矣",是很有道理的。

4. 心悸诊治指要

明李梴《医学入门》将心分为"血肉之心"和"神明之心",谓血肉之心形如未开莲花,居肺下膈上;神明之心即神,不著色象,为气血所化生(《黄帝内经》:"血气者,人之神也"),主宰万事万物,虚灵不昧。李氏所指的血肉之心,即主血脉的心,与循环系统的心脏无异;神明之心相似于大脑的功能。王氏认为,心悸是心脏病变的一个极为常见的症状,中医上是个病名。主神明之心的心悸多是功能性病变,病情较轻,治疗不难;但主血脉之心的器质性病变出现心悸,则病情较重,治疗不易,两者宜明辨;辨之之法,在脉诊上。脉的至数是快是慢,脉搏有力无力,可笼统地辨心悸的虚实寒热,唯脉的节律是否调匀,是辨别心悸轻重的关键,若心悸而伴有脉结、代、促者,往往是心脏病变较重,应以西医的各种检查明确诊断,这样有利于治疗,还可判断预后。

现代脉学研究证明,脉搏起源于心脏的射血活动,通常情况下,每一次心搏必定相应地在寸口产生一次脉搏,所以,心脏搏动的快慢、有力无力、节律是否调匀等,都可以从脉搏上反映出来。而心脏的搏动除心脏本身的自律性搏动外,还受植物神经的支配。心脏本身的病变或神经功能紊乱均可出现心悸,前者较重,后者较轻。因此,王氏诊治心悸重脉诊,脉证合参,有时甚至舍证从脉来判断心悸的轻重,要求做出明确诊断,这是很有实际意义的。他还指出,《伤寒论》讨论心悸的内容虽不多,但关于惊悸、怵惕、心愦愦的内容不少,治疗经验也很丰富,应深入研究。

《伤寒论》将心悸分心动悸、心下悸、脐下悸三类,大多与阳气虚和水邪盛(小便不利)联系起来,特别是炙甘草汤证条把心悸与脉结代联系起来,这提示《伤寒论》讨论的心悸属于现代医学的心肌劳损、心力衰竭、心律不齐等伴发心源性水肿(不排除其他原因的水肿)。汉代许慎《说文解字》训"悸"为"心动也",又训"怵"为"恐","惕"为"敬","愦"为"乱"。可见,"悸"是指病人自觉心脏跳动(正常人通常感觉不到心脏搏动),"怵惕""愦愦"可能是病人自觉心脏跳动时感到的不舒适。作了这样界定，就可以只讨论与心悸有关的"心动悸""心下悸""脐下悸"了。

仲景所说的"心动悸，脉结代"，无疑指的是心脏病变，包括心衰、心律失常，故病情较重。"心下悸"通常指的是胃，但心脏也可以表现为心下悸；"脐下悸"按中医来说，是肾阳虚，水邪为患，但也可能是心脏病患者自觉腹腔动脉搏动。心阳虚不能推动血液运行，肾阳虚不能气化水液，常伴小便不利，水肿。这一类心悸病比较严重，如果出现结、代、促脉，治疗很难，预后很差，必要时应采用中西医结合的治疗方法。其他脏腑的病变，如不寐、郁证、外感病发烧等，都可能出现心悸，病人甚至可能以心悸、心烦为主要症状来就诊，但通常不严重，绝少有心中憺憺大动之感，也很少出现结代脉，发烧病人可能见促脉。如《伤寒论》265条"少阳不可发汗，发汗则谵语，此属胃；胃和则愈，胃不和，烦而悸"，本条可理解为少阳病发热，胃中不和，发汗不当反而加重；胃不和则夜寐不安，睡眠不好，故心中烦而悸。这是临床上颇为常见的，并不像有些注家所说的那样复杂，失之平正通达。因此，王氏认为，这一类的心悸不必专门治疗，其他脏腑的病治愈后，心悸也随之消失，最多是在治疗主病主证的方中适当给予养心安神之品，而重点应该讨论心脏病变出现的心悸的治疗。王氏善用成方，故本节采用以方辨证的方式总结他治疗后一类心悸的经验。

（1）炙甘草汤证

凡出现心动悸，脉结代，属于心气（阳）心血（阴）亏虚的各种心脏病变，包括心律失常、病窦综合征、病毒性心肌炎、冠心病心绞痛等，均可辨为炙甘草汤证。炙甘草汤以炙甘草益气缓急，人参、大枣补益心脾，阿胶、生地、麦冬、火麻仁补心血、滋心液，桂枝助心阳，通血脉，生姜温中散寒。

王氏运用本方的经验是炙甘草和滋阴补血药宜重用，益气通阳药宜轻用，本方可与酸枣仁汤合用，如伴有心血瘀阻者，可与丹参饮或金铃子散合用。

杨某某，女，55岁，住贵阳市团坡桥讲师团宿舍。患房性早搏1年余，经心电图检查未发现明显器质性病变，血压偏高213/12 kPa（160/90 mmHg），因睡眠差，心悸加重，于1993年6月16日来门诊求治。自觉心慌心跳，不能自主，气短，时有胸憋闷，头晕，汗出，夜眠不实，多梦，舌淡红，苔少，脉促（数而时一止复来）。辨证为心气（阳）虚，心血不足，用炙甘草汤、酸枣仁汤合方加珍珠母、柏子仁。服3剂后，于6月23日复诊，心慌心悸减轻，清晨稍重，唯觉口干，仍见脉促，以炙甘草汤合补心丸加减，服5剂后，于6月30日来诊，心悸明显缓解，唯睡眠仍差，脉细数，偶一止复来。继用炙甘草汤、补心丸合方加生龙牡，调治1月，心悸基本消失。随访半年未加重。

按:该患者以阴血亏虚为主,但如果忽视心阳虚的一面,纯用益气、补血、滋阴药,则心阳不振,心脉不通,可能会使心悸、胸憋闷加重。炙甘草汤证与补心丸证大体上都可称为气阴两虚,实则有根本的区别,就在于炙甘草汤在益气补血滋阴药中有桂、姜温通心阳心脉,柔中寓刚,而补心丸则以阴柔取胜。

(2)补心丸证

以心悸为主,常伴有失眠多梦等心肾不交证,脉细,或见结、代、促脉。凡属气阴两虚,以心阴虚为主的心脏功能性或器质性病变,包括心脏神经官能症、心衰、各种原因的心肌劳损、心律失常等,均可按补心丸证论治。天王补心丸中的生脉散能强心复脉,当归、丹参养心血,生地、玄参、二冬滋心阴,远志、柏子仁、茯苓、酸枣仁养心安神,五味子、人参收敛补益气阴。

王氏临床运用本方的经验是,可适当加入芳香醒脾之品,如砂仁、蔻仁、陈皮等,以防阴柔滋腻碍脾运;若见结、代、促脉,可加炙甘草;心肾不交,夜眠不实,心悸益甚者,可加珍珠母、龙骨、牡蛎之类潜镇安神;原方中人参可用太子参,必要时用西洋参;五味子不宜超过 9 g;炙甘草汤证可合用本方,但补心丸不可合用炙甘草汤。

患者罗某某,女,52 岁,贵阳市中山西路银行职工。因外感发烧,咳嗽 1 月,于 1992 年 11 月 18 日来诊。曾患"预激综合征",心律不齐,又感染带状疱疹,1 月前外感发烧,经用抗生素后,烧退而咳嗽不已,心慌心悸也加重。急则治其标,王氏先治咳嗽后,继治心悸。11 月 21 日复诊,咳嗽渐平,但心慌心悸尤甚,午后潮热,上肢发麻,气短神疲,烦渴,大便秘结,睡眠易惊醒,舌质红,苔黄少,脉细数,律不齐。按心气阴两虚论治,用补心丸加砂仁、火麻仁、龙骨、牡蛎等,疗效不佳,1992 年 12 月 2 日第四诊,证如前未减,遂于补心丸方中加入瓜蒌、薤白、枳实、炙甘草,连服 14 剂后心慌心悸缓解,睡眠也改善。1993 年 3 月 26 日因外感咳嗽 3 日来诊,心悸未复发。

按:本例为心气两虚,但单用补心丸加一般重镇安神药效果不显著,加入行气通阳的瓜蒌、薤白、枳实,又用炙甘草 9 g,效果明显有提高。薤白行气通阳,与桂枝温经通阳不同,又重用炙甘草,似取炙甘草汤法而不用炙甘草汤;枳实宽中下气,药理研究有强心、提高心输出量、升血压等作用,是否在方中也起积极作用,有待研究。

（3）苓桂术甘汤证

凡心动悸，或心下悸，脉或结代或不结代，有长期痰饮咳喘病史者，包括慢性肺源性心脏病等，属于苓桂术甘汤及其类方证。

长期患痰饮咳逆上气，损伤心阳，穷必及肾，心肾阳虚，水气凌心，故心动悸或心下悸。慢性肺源性心脏病心脏顺钟向转位，右心房室肥大，剑突下心脏搏动很明显，病人感到心下筑筑动悸。王氏治疗这类心悸，本着"病痰饮者，当以温药和之"的原则，以苓桂术甘汤为代表方，或加苏子降气汤、二陈汤、三子养亲汤、瓜蒌薤白半夏汤等，常酌加生脉散、补骨脂、淫羊藿等理肺温肾，当于前面痰饮病中求之。因篇幅有限，不再附典型病例。

关于脐下悸，《伤寒论》苓桂甘枣汤证条谓"脐下悸者，欲作奔豚"，苓桂甘枣汤实际上是苓桂术甘汤类方，故在此提及。临床很少见到属于"脐下悸者，欲作奔豚"的病例。唯有一男性患者刘某某，自觉脐下动悸，经 CT 扫描为"腹腔动脉血管夹层瘤"，于 1993 年 7 月 30 日来求治。王氏按气滞血瘀而致癥瘕，治以理气活血化瘀、软坚散结，方用桃红四物汤、金铃子散、丹参饮合方，加香附、郁金、鳖甲、牡蛎、海螵蛸等。但未见病人来复诊，疗效不详。特志之，以供研究脐下悸参考。

5. 痹证治疗经验

王氏治疗痹证的经验可扼要总结为四个方面：一是强调风、寒、湿三邪合而为痹；二是治痹要补气血、和营卫；三是善用祛风通络活血法；四是对湿热痹的治疗。

（1）三邪杂至，各有偏重

《内经·痹论》说："风寒湿三邪杂至，合而为痹也。其风气胜者为行痹，寒气胜者为痛痹，湿气胜者为著痹也。"王氏认为，这是论治痹症的提纲，三气杂至合而为痹是绝对的，行痹、痛痹、著痹之分是相对的，其中以湿邪最为重要，临床常见的风湿痹、寒湿痹、湿热痹、缠绵难愈，肢体沉重，屈伸不利，都是湿邪致病的特点；痹证既成，因风而发，因寒而甚，因热而肿；若论痛甚为寒，红肿热痛为热痹，湿热痹疼痛亦甚，故痛甚为寒没有特异性。王氏治痹证常用的《备急千金要方》独活寄生汤、《妇人良方》三痹汤、《医学心悟》蠲痹汤、《医学启源》当归拈痛汤，其制方原则都体现了"三气杂至合而为痹"的普遍性。程钟龄制蠲痹汤"通治风寒湿三气，合而为痹"，其加减法才突出"然即曰胜，则受病有偏重矣""风气胜者，更加秦艽、防风；寒气胜者，加附子；湿气胜者，加防己、萆薢、苡仁米；痛在上者，去独活，加荆芥；痛在下者加牛膝；间有湿热者……去肉桂，加黄柏"。王氏说，治疗风寒湿痹的方药很多,经长期的临证筛选,以上几首方制方严谨,考虑全面,颇为实用;关键在于明辨标本虚实,随证补泻宣通,活法圆机,运用之妙,在乎一心。

(2)治痹要补气血,调营卫

由于痹证多发生在皮肉、筋骨、关节等部位,王氏根据《黄帝内经》"肝藏血,主筋;筋者,约束关节,肾藏精主骨;脾为气血化源,主肌肉"等原理,认为痹证的发病多与精血亏虚、阳气不足有关,治痹证要根据标本虚实调补气血。《内经·痹论》又指出:"营卫之气亦令人痹乎?曰:荣(营)者,水谷之精气也,和调于五脏,洒陈于六腑,乃能入于脉也,故循脉上下,贯五脏,络六腑也;卫者,水谷之悍气也,其气慓疾滑利,不能入于脉也,故循皮肤之中,分肉之间,熏于肓膜,散于胸腹。逆其气则病,从其气则愈,不与风寒湿气合,故不为痹。"据此,王氏认为治痹证必须调营卫。邪之所凑,其气必虚。有实验研究证明,单纯的物理性风寒湿因素并不能导致临床上所见的痹证——关节炎,只作为痹证发生中的一个重要诱因。因此,王氏筛选出来并经常使用的上述几首治痹方都寓有补益气血(方中寓有八珍汤、十全大补汤)、调和营卫(方中寓有桂枝汤、建中汤)之意。

(3)善用祛风活血通络

王氏认为,古人唯叶天士善用通络活血祛风法。前有《太平惠民和剂局方》小活络丹,后有徐大椿大活络丹,叶氏承先启后,在初病在经,久痛入络的观点指导下,施用于一切痛证,颇有独见。在《临证指南医案》痹证门鲍某案中指出:"风湿客邪,留于经络,上下四肢流走……且数十年之久,岂区区汤散可效?凡新邪宜急散,宿邪宜缓攻。"所处的方药为蜣螂虫、全蝎、地龙、穿山甲、蜂房、川乌、麝香、乳香等8味,但徐大椿评此案时说"方不切缓攻"。王氏也不主张纯用一派通络活血祛风药,既言久痛宿邪,似应当补泻宣通兼用。实际上,王氏筛选使用上述几首治痹方,都包含这一原则。

王氏常用的通络活血祛风药为桂枝、桑枝、桑寄生、当归、鸡血藤、秦艽、灵仙、海风藤、络石藤、石楠藤、丝瓜络、路路通、王不留行、甲珠、地龙等;而使用蜈蚣、全蝎、蜣螂、土鳖虫等比较审慎,认为虫类走蹿通络活血祛风药易损胃气,除体质壮盛,脾胃强健者,一般不用或少用。

患者王某某,女,62岁,1992年6月10日初诊,腰背及膝关节疼痛十余年,遇寒尤甚,其时正值盛夏多雨,气候潮湿,疼痛加剧,腰痛为重,不能转侧屈伸,几经中、西药治疗无明显缓解,由他人扶持来就诊。细问病情,详阅病历,见其他医生已用过独活寄生汤,诊其脉证,遂于独活寄生汤加红花、桃仁、鸡血藤、丹参、灵仙、地龙、海风藤、络石藤等通络活血祛风之品,先后四诊,用10余剂而疼痛控制,临床治愈。

(4)发掘古方,治疗湿热痹

王氏说,临床上热痹少见,湿热痹比较多,吴鞠通宣痹汤可选用,但疗效不如张元素当归拈痛汤。用当归拈痛汤治疗湿热痹,是王氏的独特经验,疗效卓著。笔者查阅各种内科学教科书,甚至最新最全的《中国痹病大全》,都未见有当归拈痛汤治疗湿热痹的记载。本方被淹没在浩瀚的中医文献中,被王氏发掘出来,用于治疗湿热痹,有功于易水学派的开山祖师张元素。

当归拈痛汤是张元素代表作《医学启源》一书中"五行制方生克法"的第一首代表方(共两首,第二首是天麻半夏汤),由羌活、防风、升麻、葛根、白术、苍术、当归、人参、甘草、苦参、黄芩、知母、茵陈、猪苓、泽泻等15味药组成。该方药味较多,初看似乎杂乱无章,故很不引人注目,更不知其妙用。但只要细读张元素自注,就会对其疗效深信不疑了。

"治湿热为病,肢节烦痛,肩背沉重,胸膈不利,遍身疼,下注于胫,肿痛不可忍。《经》云:'湿淫于内,治以苦温'。羌活苦辛,透关利节而胜湿,防风甘辛温,散经络中留湿,故以为君;水性润下,升麻、葛根苦辛平,味之薄者,阴中之阳,引而上行,以苦发之也;白术苦甘温,和中除湿,苍术体轻浮,气力雄壮,能去腠理之湿,故以为臣;血壅而不流则痛,当归身辛温以散之,使气血各有所归;人参、甘草甘温、补脾养正气,使苦药不能伤胃。仲景云:'湿热相合,肢节烦痛'。苦参、黄芩、知母、茵陈者,乃苦以泄之也。凡酒制药,以为因用,治湿不利小便,非其治也。猪苓甘温平,泽泻咸平,淡以渗之,又能导其留饮,故以为佐。气味相合,上下分消,其湿气得宣通矣。"王氏运用本方的经验是原方中的知母可视热之轻重,在肝胆抑或在脾胃,可易为山栀,还可加各类通络活血祛风药,如鸡血藤、怀牛膝、海风藤等,也常与四妙丸合用。

刘某,男,44岁,某中学教师。腰腿、背部、关节、肌肉疼痛5年,查抗"O"、类风湿因子均为(-),按风湿性肌纤维炎治疗,曾服用"强筋松""雷公藤片"及封闭治疗,时轻时重。近因工作劳累,疼痛加重,于1993年6月23日来就诊。除上述部位疼痛外,伴失眠、头晕、口苦、口渴、尿黄,脉弦滑,舌红,苔黄腻。辨证为湿热痹,治以清热除湿通痹,方用当归拈痛汤、四妙丸合方加桑寄生、鸡血藤、威灵仙等,服用8剂后,疼痛明显缓解。第三次复诊,因外感微恶风寒,遂改用蠲痹汤合四妙丸加味,服 3 剂后疼痛继续好转,惟口苦、口干、尿黄、心烦、睡眠不实、舌红、苔黄、脉弦,于 9 月 4 日复诊,复用当归拈痛汤加鸡血藤、海风藤、怀牛膝,连服 5 剂后疼痛消失,随访半年未复发。

按:笔者治一女性患者,本院职工,多关节红肿热痛,呈游走性,中、西药治疗无明显改善,本次发作较重,右腕关节红肿热痛,触压痛甚,舌红,苔黄腻,脉细弦。辨证属湿热痹,按王氏的经验,治以当归拈痛汤合四妙丸,取怀牛膝引热下行,薏仁米、黄柏清热利湿。服药 3 剂后红肿热痛明显减轻,又于原方加银花、连翘,服 5 剂后疼痛完全消失。

6.按青年、中年、老年论治功血病

妇女非行经期阴道不规则流血,来势急、出血量大为崩,来势缓、出血量少、淋漓不尽为漏。功能性子宫出血属于中医"崩漏"范畴。功血病发病率较高,发病机理复杂,月经周期紊乱,出血淋漓不尽,缠绵难愈,易复发,严重者需作子宫切除,中西医治疗都比较棘手。王氏根据妇女生理、生活特点,结合临床经验,提出中医中药治疗功能性子宫出血应在辨证的基础上,青少年重在补肾,中年人重在治肝,老年人重在健脾胃。

(1)青少年重在补肾的原理及治法

《黄帝内经》谓女子"二七天癸至,任脉通,太冲脉盛,月事以时下,故有子"。女子青春发育期月经是否有规律按时而至,受"天癸"的调节,而天癸形成的先决条件是"肾气盛",即肾阴、肾阳的充盛和相对平衡。肾阴、肾阳任何一方偏胜偏衰,均可影响天癸的形成;天癸不按期形成和消退,或天癸不足等,直接影响月经的周期性,从而使月经紊乱。肾又为封藏之本,主二阴,肾气不固或是肾阴亏虚、相火妄动,又直接影响月经的量、色、质。精血同源,肾阴亏虚,水不涵木,肝不藏血,也可导致崩漏。因此,对青少年功血重在补肾确实是十分重要的,即使中老年的功血,在调肝健脾的基础上,也应考虑兼以补肾。王氏常用的几种补肾法及其代表方是:

滋补肾阴法　多用于肾阴亏虚,六味地黄汤、二至丸、增液汤。

滋阴降火法　青少年功血多见阴虚火旺,知柏地黄汤、大补阴丸。

滋补肝肾法　肝肾阴虚比较多见,杞菊地黄汤、二至丸。

温补肾气法　肾气不固,肾阳偏虚,青少年比较少见,左右归(丸)、肾气丸。

阴阳双补法　禀赋不足,肾阴、肾阳均虚,但各有偏重,二仙汤、左、右归丸(饮)。张介宾创制左、右归丸(饮)是本着"善补阳者,必于阴中求阳,则阳得阴助

而生化无穷;善补阴者,必于阳中求阴,则阴得阳升而泉源不竭"的原则,故其方实有阴阳双补之妙,特别是方中血肉有情之品,为补精血、调阴阳的要药,至于附、桂之温而刚燥,可根据病情取舍。

(2)中年人重调肝的原理及治法

肝主疏泄,藏血;冲为血海,任主胞胎,二脉起于胞中,联系肝肾。古人谓女子以肝为先天,故肝与冲任参与调节月经。35 岁左右的中年妇女,每多操劳,稍有不遂,情怀不开;或有隐私,难言于口;房劳太过,生育哺乳,人流手术等,均可损伤冲任,肾精亏虚,水不涵木,等等。故中年妇女的功血病与肝的关系最为密切,特别是肝不藏血,肝郁气滞致瘀、化火最多。具体治法,当于前面肝气论治节中求之。

(3)老年人重健脾胃的原理及治法

脾胃为后天之本,气血之化源,能统摄血液。《黄帝内经》谓"女子五七、六七,阳明脉衰少,面焦发白,继而(七七)任脉虚,太冲脉衰少,天癸竭,地道不通,故形坏而无子";又谓"人年四十,阴气自半",当然,阳气亦自半,与现代医学上认为人从 39 岁开始,生物学上开始退化衰老是一致的。女子 40 岁以后在生殖上是"老年"期,月经周期有所变化,经血稀少,逐渐过渡到更年期(近十多年来,妇女更年期有普遍提前的趋势)。《黄帝内经》谓阳明脉衰,就是指脾胃已虚弱,气血化源不足。中年妇女既多肝气病,则首先是乘脾犯胃。临床上 40 岁以后的妇女脾胃病比同一年龄阶段的男性发病率高。脾胃虚损,化源不足,则气不能摄血,肝不能藏血,心无所养,肾无所济,势必影响月经以时下,导致崩漏。因此,老年人(指生殖年龄的后期至更年期)功血重在治脾胃也是很重要的。

王氏治疗老年功血病最常用的是归脾汤、补中益气汤,其他治脾胃法,在治脾胃病经验中求之。

王氏指出,青少年重治肾、中年重治肝、老年重治脾是基本原则,有时需要肾肝、肝脾、脾肾同治;同时,要急则治标,来势急,出血量大者,止血为要,不管什么年龄,当治肾则治肾,当治肝则治肝;缓则治本,可运用上述治疗原则。

蒋某某,女 17 岁,中学生,住化工机械厂宿舍。患"功能性子宫出血"4 年余,历经使用黄体酮、睾酮及止血剂治疗,能控制出血,但不巩固,15 ~ 20 天又出血,开始量多,以后淋漓不尽,导致严重贫血(血红蛋白 60 g/L)。笔者按心脾两虚用归脾汤合二仙汤,兼顾脾肾,止血补虚疗效颇好,服 20 余剂后,血红蛋白上升到 90 g/L,唯不能建立正常月经周期,行经时间 5 ~ 15 天不等,量不多,但时止时来,淋漓不尽。改为补肾为主,用左、右归丸方去肉桂加细辛,在不出血时每月服 5 剂,出血时仍用归脾汤、二仙汤、胶艾四物汤、生化汤等。调治 4 个月后,月经周期建立(26～35 天不等),经量偏少,有腰痛。考虑贫血尚未纠正,可能经量偏少是一种代偿机制,故未予处理。1 年后患者已工作,身体健康。

五、名案评析

1. 湿热发烧

叶某某,男,60 岁,贵阳工具厂退休工人。

主诉:低烧 20 余天。

现病史:20 多天前先感到头昏、乏力、不思饮食,继则微恶寒,午后潮热,在厂医务室查体温 38 ℃左右,按"感冒"治疗(用药不详),低烧不退,又在某医院查血常规,提示白细胞计数 4.1×10^9/L,中性粒细胞百分比 70%,淋巴细胞百分比 29%,诊为"沙感",用"氨苄青霉素""氟哌酸"治疗 1 周,低烧时退时进,并见咳嗽、胸闷。遂于 1993 年 7 月 23 日来本院门诊求中医治疗。症见头昏重痛,微恶寒,午后潮热,汗少,手脚心热,咳嗽痰多,咯痰不爽,胸闷,不思饮食,精神倦怠,尿黄少,大便稍干,脉细弱,舌淡红,苔黄腻。

辨证分析:气阴两虚体质,又嗜烟酒,内生湿热;复感于盛夏暑湿之邪,暑伤气液,湿与热合,阻遏气机,阳气不宣,郁而发低热。

诊断:湿热病(湿热阻遏气机)。

治法:化湿、清肺胃。

方药:三仁汤合泻白散加藿香、佩兰。3 剂煎服。忌油腻、生冷饮食。

1993 年 7 月 28 日二诊:服药 3 剂后低烧渐退,咳嗽、胸闷减轻,舌苔转白腻,脘腹胀,不思饮食。辨证为湿阻气机,脾虚不运,改用藿朴夏苓汤加扁豆、砂仁、连翘、石菖蒲芳化醒脾为治。

1993 年 8 月 4 日三诊:服药 3 剂,低烧不再发,唯仍感倦怠乏力,脘腹胀气,不思食,脉弱,舌淡红,苔白略腻。辨证为湿邪未尽,脾胃已虚,从健脾理气化湿论治,方用香砂六君子汤合平胃散加山药、扁豆、焦三仙、鸡内金、藿香、大腹皮。

[评析]时值盛夏,暑气主事;热蒸湿动,故暑必挟湿;患者素有内湿,内外相合,阻遏气机。初诊用三仁汤后,舌苔转白腻,是湿胜于热,并显示脾胃本虚。改用藿朴夏苓汤后,湿去而低热退,显露脾胃虚弱的征象,遂用香砂六君子汤、平胃散合方

加味治其本。方随证变,丝丝入扣。

2.产后发热

吴某某,女,26 岁。

主诉:低烧 1 周。

现病史:产后 45 天,多汗,畏寒,食少,且恶露未尽。1 周前因洗冷水受凉,先恶寒,继而往来寒热,多汗而皮肤湿冷,于 1993 年 7 月 14 日来诊。查体温 38.5℃,血常规:白细胞计数 5.5×10^9/L,中性粒细胞百分比 80%,淋巴细胞百分比 20%。症见往来寒热,少腹坠胀隐痛,不思饮食,动则汗出,舌淡,苔薄白,脉弱。

辨证分析:产后气虚血少,营卫不调,腠理不固,复感受寒邪,本恶露未尽,邪高痛下,是正虚邪实。

诊断:产后发热(表卫不固,寒客太少)。

治法:益气固表,和解太阳少阳。

方药:玉屏风散、桂枝汤、小柴胡汤合方。3 剂煎服。忌生冷饮食。

1993 年 7 月 16 日二诊:服药后冷汗明显减少,往来寒热减轻,但口干,便秘。继用前方加玄麦柑橘。3 剂煎服。

1993 年 7 月 21 日三诊:已不发热(体温正常),自汗而不湿冷,但仍怕风,少腹仍坠胀。方用补中益气汤、生脉饮合方加桃仁、红花、川芎、赤白芍。服 5 剂后,不再发烧,恶露尽,少腹坠痛也消失。

[评析]产后气血亏虚,腠理开泄,汗出湿冷而易感外邪。今寒邪客于太、少两经,营卫失调,枢机不利。故用玉屏风散益气固表,托邪外出;柴胡桂枝汤两解太、少之邪,方中寓黄芪建中汤意,亦甘温除热法。服药后口干、便秘,乃甘温剂的通常反应,不可以为病属实热,犯苦寒清下之误,王氏用玄、麦以监制其温燥,很得法度。少腹坠胀隐痛,是中气不足,兼挟血瘀,补中益气汤甘温除热,宜于虚人外感;合桃红四物汤养血祛瘀,配伍得当,切中病机。

3.胃脘痛

高某某,女,35 岁,贵阳建筑设计院技术员。

主诉:胃脘疼痛 8 年,加重 2 年。

现病史:因工作流动性大,生活不安定,饮食不规则,反复胃脘疼痛 8 年,加重 2 年。经胃镜检查,先后诊为“肥厚性胃炎”“慢性萎缩性胃炎”“反流性食管炎”“胃下垂”。常用“胃仙优”“三九胃泰”“猴菇菌片”“陈香露白露”等,效果不佳,且每因劳累,或外感,或饮食不慎而加重。近来情志不畅,胸脘痞闷灼痛,甚或呕吐,于1993 年 6 月 18 日来本院门诊求治。症见胃脘及胸骨后隐隐灼痛,时或如针刺,嗳气频频,吞酸泛恶,脘腹饱胀,进食则胀甚,食少喜温暖,大便稀,神疲乏力,脉弦细,舌淡,苔黄腻。

辨证分析:饮食不调,劳累太过,情志不畅等综合因素损伤脾胃,胃气虚则纳少,失于和降;脾气虚则失运,故食则胀;水湿不化,便溏或泻;湿阻气机,升降反作,气滞血瘀。

诊断:胃脘痛(脾胃气虚,湿阻气滞挟血瘀)。

治法:健脾和胃化湿,理气行瘀。

方药:香砂六君子汤、平胃散合方。木香 9 g,砂仁 6 g,泡参 9 g,白术 9 g,茯苓 15 g,法半夏 9 g,陈皮 9 g,厚朴 9 g,苍术 9 g,佛手片 9 g,香橼皮 9 g,藿香 9 g,川芎 9 g,丹参 15 g,白蔻仁 6 g,大腹皮 9 g。共 3 剂,水煎服,嘱注意饮食规律,忌食生冷瓜果、辛辣和豆类。

6 月 23 日二诊:服药 3 剂后呕吐止,嗳气减少,仍有脘腹饱胀灼痛,食欲差。守前方加金铃子散、白芍,4 剂煎服。

7 月 14 日三诊:疼痛已显著缓解,但脘腹饱胀又加重,嗳气,口渴烧心。舌质转红,苔黄略腻,脉细弦。辨证为脾胃气阴两虚、胆胃不和,兼挟湿热气滞,拟益气阴,和降胃气,理气化湿。方用参苓白术散合黄连温胆汤加石斛、玉竹、玄参、麦门冬。连服 14 剂后,全部症状消失。随访半年,胃脘痛未复发,体重增加 5 kg。

[评析]本例患者病程较长,病情复杂,因胃脘痛反复发作,影响工作和生活,情绪低落。初诊用香砂六君汤、平胃散合方加味,疗效不够满意,第三诊辨证为气阴两虚,改用参苓白术散加石斛、玉竹、麦门冬、玄参气阴双补,以黄连温胆汤清胆和胃,效不更方,取得满意效果。王氏学宗易水学派,善用甘温调补阳气,但也从实际出发,必要时也使用甘凉柔润养阴。王氏认为,脾喜燥胃喜柔润是相对的,脾气虚,胃气也常不足;胃阴虚,脾阴也常不足,脾阴胃阴不宜截然分开。

凡脾胃气阴两虚,常用参苓白术散合增液汤,或加石斛、玉竹、麦门冬等味,疗效很好。王氏还认为,胃气上逆的原因很多,胆热不降是其中之一,常用黄连温胆汤清胆和胃。反流性食管炎多表现为胆热上逆,使胃失和降,即《黄帝内经》所谓"邪在胆,逆在胃"。黄连温胆汤适当加减,对反流性食管炎有较好的疗效。

4. 湿热痹

雷某某,男,47 岁,织金县北门外村民。

主诉:四肢关节、肌肉疼痛3年,加重1月。

现病史:因4年前搬进新盖住房,居处潮湿,一年后四肢关节、肌肉发麻酸痛,以下肢为甚。常服"安乃近""去痛片"和"风湿药酒",可暂时缓解。发作严重时双侧膝关节红肿跳痛,不能屈伸。于1993年6月4日来贵阳求治。

查抗"O"低于500 U,类风湿因子(-),红细胞沉降率58 mm/h;血常规:白细胞计数$5.5×10^9$/L,中性粒细胞百分比75%,淋巴细胞百分比25%;尿常规(-)。症见双膝关节红肿发亮,扪之发热,微恶风,肌肉酸痛,四肢皮肤未见红斑、结节,舌红苔黄腻,脉弦数。

辨证分析:中年体盛,久处卑湿之地,湿从下受,流连不去,阻于关节肌肉,郁而化热,又误以寒湿痹服中草药酒,益增湿热。

诊断:湿热痹。

治法:清热除湿,通络宣痹。

方药:当归拈痛汤加鸡血藤、络石藤、地龙、桑枝。10剂煎服;停服酒药。

1993年6月25日二诊:服药10剂后关节红肿疼痛及肌肉发麻酸痛基本缓解,能行走十余千米。舌质红,苔略黄腻,脉弦细。红细胞沉降率降至38 mm/h。继按湿热痹证论治,当归拈痛汤合四妙散,再进10剂。

1993年7月18日三诊:症状全部消失。患者专程来询问是否需再服药。本来可以停药,因念其远道而来,遂结合病史和体质特点,投以养血通络剂,方用四物汤加鸡血藤、桑枝、秦艽、石斛、玉竹、丹参调理。

[评析]湿热痹在临床上并不少见,但有效治疗方药报道很少。王氏运用当归拈痛汤加减治疗湿热痹效果很好。张元素《医学启源》自注本方时说:"治湿热为病,肢节烦痛,肩背沉重……遍身疼,下注于胫,肿痛不可忍"。这段文字描述很符合湿热痹的临床表现,通常还有口渴、尿黄,舌红、苔黄腻。当归拈痛汤清热、除湿、祛风、通络,对湿热痹关节、肌肉红肿热痛确有疗效。王氏应用本方的经验是病位在腰膝合四妙散,病位在四肢、肌肉加藤类祛风通络药。

这与薛生白《湿热病篇》谓"湿热证……四肢牵引拘急,甚则角弓反张,此湿热侵入经络脉隧中,宜鲜地龙、秦艽、威灵仙、滑石、苍耳子、丝瓜藤、海风藤、酒炒黄连等味"的经验是一致的。

5.剖腹产后肠粘连便秘

吴某某,女,43岁。

主诉:便秘 10 余年。

现病史:10 多年前剖腹产,术后肠粘连,以后常有腹痛便秘,大便 3~7 天一次,干燥如羊粪,必须服番泻叶、牛黄解毒片、大黄或用开塞露才能排便,伴腹胀、腰痛、饮食少,神疲乏力,脉弱,舌红淡,少津,苔薄略黄,于 1994 年 4 月 1 日来诊。

辨证分析:剖腹产后,伤气伤血,气滞血瘀,肠液不足,无水舟停;久服泻下药复伤脾胃,使推动无力,均致糟粕不能及时排出而便秘。

诊断:便秘(脾虚气滞、肠液不足)。

治法:健脾理气,润肠通便。

方药:香砂六君子汤合麻子仁丸加味。木香 9 g,砂仁 6 g,泡参 9 g,白术 9 g,茯苓 15 g,陈皮 9 g,法半夏 9 g,甘草 9 g,厚朴 9 g,枳壳 9 g,大黄 6 g(后下),白芍 15 g,杏仁 9 g,炒莱菔子 9 g,连翘 15 g,生地 15 g,玄参 15 g,大腹皮 9 g。4 剂煎服。忌食辛辣,多食水果。

4 月 20 日二诊:服药 3 剂后已排大便 2 次,秽臭色黑,仍不畅快,矢气多,腹胀、腰痛有缓解。继服原方 4 剂。

5 月 6 日三诊:因饮食不慎致令胃脘饱胀疼痛,嗳腐、口苦、便秘又加重。证属脾虚,食滞、气滞,仍按前方去生地,加焦三仙、槟榔,寓保和丸于其中。

7 月 1 日四诊:前方服 4 剂后胃脘痛已止,大便较通畅,又在当地药店购 6 剂服完。大便基本通畅,1~3 天一次,已不觉腹胀。仍按香砂六君子汤、增液汤合方加当归、肉苁蓉、火麻仁调理。

[评析]剖腹产后肠粘连便秘的诊断依据尚嫌不足。第一步,中医辨证抓住剖腹产后气血损伤,肠液不足。气虚推动无力,液亏不能濡润,使粪便不能按时排出,在肠中停留过久,水分被吸收,化燥伤津,形成恶性循环,遂成习惯性便秘。第二步是抓住病人久服泻下通便药,进一步损伤脾胃,脾胃虚弱而运化传导失职,糟粕停聚,必阻遏气机而致腹胀、腹痛、腰胀痛。第三部是治疗上抓住脾虚气滞,香砂六君汤健脾理气;郁结化燥,肠液不足,火麻仁丸润肠通便,易火麻仁为炒莱菔子以消食滞;无水舟停,增液汤增液润肠。辨证论治,理法方药,丝丝入扣;有方守方,缓缓图治,调理两月而愈。服药时间要稍长,既是"习惯性"便秘,要养成习惯性规律排便,也要一个过程才能形成。这确实是中医治疗习惯性便秘的关键。

六、医论医话

医论、医话是医家个人学习心得、学术批评、医药趣闻、诊治偶得等的点滴记录,相当于杂记、散文、小品之类,短小精悍,要言不烦,每多独到见解。如徐大椿的《医学源流论》、陆以湉的《冷庐医话》、王孟英的《潜斋医话》,等等,是中医文献中的一颗明珠,很有学术价值。王氏在医疗教学中也有不少言简意赅的医论、医话,现择要整理出十则,积腋可以成裘,何逊于鸿篇巨制。

1. 几种参的不同用法

古方中的人参,大多数是党参。以小柴胡汤为例,不论从病情还是从用量上分析,方中的人参应该是党参。汉代许慎《说文解字》说:"参,人参;药草,出上党。"可见汉代称产自上党的党参为人参。而现在所用的人参,是产自我国东北或朝鲜的吉林参或高丽参,当然也包括各地人工培植的人参。人参的炮制不同,常分生晒参、红参、糖参。人参是驰名中外的强壮药,单用人参一味即可救治某些危重病,如失血性休克。古人谓有形之血不能骤生,无形之气所当急固。可见人参的强壮补虚之力之大。小柴胡汤证显然还不需要用到人参,就从本方的配伍及用量上分析,原方参与黄芩、甘草、生姜都是 3 两,即使相当于现今的 9 g 左右,也只能是党参的用量标准,而不可能是人参。现代研究发现,人参对机体各个系统都有很强的药理效应,也有毒副作用。有人观察到内服 3% 人参酊剂 10 mL 后,即可有轻度的不安和兴奋,服 200 mL,可出现全身玫瑰疹、瘙痒、眩晕、头痛、体温升高、出血等中毒现象;曾有内服人参根酊剂 500 mL 而导致死亡的报道。如果小柴胡汤用 9 g 左右的人参,可能毒副作用不小。古人有"人参杀人无过"的告诫,当时不明药理,但也知道大剂量或久服人参的后果。

因此,《伤寒论》中除少阴病的回阳救逆方外,其他如桂枝新加汤、吴茱萸汤等,其中的人参均以党参为宜,即使特殊情形下要用人参,也要减量;白虎加参汤最好用西洋参或太子参。王孟英清暑益气汤用西洋参,很有经验。西洋参不温不凉,益气作用强,气阴两虚最宜。

党参以潞党参为好,温润和缓,凡中气不足,清阳不升,与黄芪、白术、甘草配伍,有升举阳气的作用,如补中益气汤、升阳益胃汤类。若脾胃虚弱,本来容易气滞不运,党参则有益气横中之虑,故参苓白术散、六君子汤宜用泡参。气阴两虚者,泡参、太子参、北沙参较好,不要嫌其力薄。魏玉璜一贯煎、吴鞠通益胃汤、桑杏汤都选用北沙参,很恰当。生脉散中的参,作为救急用的生脉针,非用人参或西洋参不可;若为汤剂使用,则以党参、泡参、太子参为宜。

2. 脾胃病重舌诊

舌诊和脉诊是中医诊病辨证的重要手段。对于脾胃病来说,舌诊具有特殊意义。《黄帝内经》讨论舌诊的内容不多,但在生理病理上,舌与脾胃的关系甚为密切。例如:"脾者,主为卫,使之迎粮,视唇舌好恶,以知凶吉""上焦出于胃上口,并咽以上……循太阴之分而行,还注阳明,上舌,下注足阳明""脾足太阴之脉……入腹属脾络胃,上膈,夹咽,连舌本,散舌下;其支者复从胃,别上膈,注心中。是动则病舌本强,食则呕,胃脘痛,腹胀善噫,得后与气(大便和矢气)则快然如衰(腹中通畅而空),身体皆重,是主脾所生病者,舌本痛,伴不能动摇(舌强),食不下,心烦。心下痛(胃痛),泄",这些都是脾胃病重舌诊的理论依据。

宋代以前,都重视脉诊,对舌诊研究较少,元代才有杜清碧、史介生专门研究舌诊的专著《伤寒金镜录》,以后才开始重视舌诊。自清代到现代,中外对舌诊的研究达到热点,可以说方兴未艾。

《黄帝内经》以脉象推测胃气,以胃气判断疾病预后:有胃气则生,无胃气则死。脉可测胃气,判断预后;舌也可以测胃气,判断预后。例如,舌卷、舌强、舌纵、舌萎软、舌震颤、舌偏瘫……都是危重症,舌光无苔如去膜猪腰子也是危重症。从某种意义上讲,舌诊比脉诊更客观、更易掌握。当然,少阴病,心慌心悸,甚至厥脱,脉诊又很重要。

《黄帝内经》说:"足太阴气绝,则脉不荣肌肉,唇舌者,肌肉之本也,脉不荣则肌肉软,肌肉软则舌萎,人中满……"这说明,舌体、舌质是人体肌肉的一个重要部分,舌的变化,可测知脾的病变。如舌质淡胖,是脾阳脾气虚,湿邪盛;舌质红瘦,是脾胃阴虚,或有热;舌纵萎软,是脾胃化源匮乏,肌肉失养。舌苔为胃中浊气所化,可判断胃中湿浊的性质和多少。《黄帝内经》说"十二经脉,三百六十五络,其血气皆上于面而走空窍……其浊气出于胃,走唇舌而为味",说明舌苔与胃中浊气有密切关系。脾主升清,胃主降浊。当然,胃中浊气是相对清气而言的,不一定全都是糟粕,但其中也包括湿浊、痰饮、宿食、瘀血这类浊气,而这些浊气都可以反映在舌苔上。如果舌上光而无苔,甚至如镜面、如去膜猪腰子,是胃气将绝。古人比做不毛之地,毫无生机;舌苔从无到有,是胃气渐复,如土得雨露滋润,地苔生长。胃肠疾病,舌苔变化最为敏感,而且客观。苔的多少,或腐或腻,或润或燥,或老或嫩,或黄或白,或灰或黑,或两色相兼,等等,是辨脾胃病是否挟湿浊、湿浊是多是少、属寒属热,是否挟食滞、痰瘀等的重要依据。

舌本身是消化系统的一个部分,故有人说舌是胃肠的一面镜子和寒暑表,我们也可以说舌苔还是脾胃病的湿度表,此不为过誉。具体诊法和染色的辨别,当于舌诊专著中求之。这里只谈脾胃病重视舌诊的理论根据和个人体会。

3.脾阴刍议

关于"脾阴"的问题,古医籍有零星记载,但未予重视。近些年来,又对这个问题进行讨论,还有人作专题研究。这无疑是有益的。

最早提出"脾阴"的是明代医家缪希雍。他说:"胃气弱则不能纳,脾阴亏则不能消,世人徒知香燥温补为治脾虚之法,而不知甘凉滋润益阴之有益于脾也。"自清代至民国时期,对脾阴的讨论才多起来,分析其背景,一是温病学说形成期间,特别重视温热病伤阴津的特点,当然首先考虑脾胃之阴;二是唐容川、张锡纯等中西汇通派从现代胃肠生理学知识中得到启发。不论出于何种考虑,从生理上认识脾胃阴阳是对的。

《易传》说:"一阴一阳谓之道。"张介宾说:"道者,阴阳之理也;阴阳者,一分为二也。"道即法则、规律。不论是用阴阳来定义法则、规律,还是用法则、规律来定义阴阳,阴阳的对立统一既是绝对又是相对的。缩小到五脏来讲,每一脏都可分阴阳,如心阴、心阳,肾阴、肾阳……;相对而论,肺分肺气、肺阴,肝分肝气、肝血,也是阴阳。当然,脾也可以分脾阴、脾阳。六腑中,胃可分胃阴、胃阳,而其他五腑则习惯上不提胆阴、胆阳,膀胱也不分阴阳,肠也不分阴阳。但与五脏相配,就赋予六腑为阳的概念了。这就是习惯上很少称"脾阴"的道理。

脾与胃的关系比较特殊。古人非常明白,脾在食物的消化吸收上占主导地位,但脾的概念比较抽象,不像其余四脏在抽象概念中各有一个相对的实物。胃也是消化的器官,虽然从属于脾,但胃确实有形有物可见。因此,《黄帝内经》在确定了脾与胃各自的功能后,又往往将脾与胃相提并论,甚至当互词使用。这也是脾与胃常常同治的道理,既然脾与胃关系密切,共同完成饮食物的消化吸收,故脾气既虚,胃气也不足;胃阴既虚,脾阴也不足;补脾气之药,也可补胃气,滋胃阴之药,也可滋脾阴。临床上,有脾胃气阴两虚者,而很少有脾阳虚与胃阴虚同时存在,也很少有脾阴虚与胃阳虚同时存在的情形。叶天士时或提及脾阴,实际上也是胃阴的互词。原则上,"纳食主胃,运化主脾;脾宜升则健,胃以降则和;太阴湿土,得阳始运;阳明阳土,得阴自安,以脾喜刚燥,胃喜柔润"是正确的,脾胃同治也是对的,要把四君子汤理解为补胃气,把益胃汤理解为滋脾阴,又未尝不可,因为目前还没有公认的鉴别脾阴虚还是胃阴虚的可靠指标。脾实质的现代研究,目前多是从口腔、胃肠分泌液中找指标,脾胃同治,更有依据,也许脾阴、胃阴也就是同一个问题的两种提法。

4.年高胃强不可恃

陆以湉《冷庐医话》谓"年高胃强不足恃",见解深刻,但未分析其所以然。老年人胃口好本来是好事,但如果恃其胃口好而忽略饮食宜忌,甚至暴饮暴食,反而是坏事。通常情况下,老年牙齿大多松动或脱落,虽镶假牙,但总是很难细嚼慢咽,全凭唾液将食团送到胃里,易伤食道,也加重胃消磨负担。老年人胃口就算尚可,但脾的运化能力实际有限,运动量又少,消耗也小,过多的食物反而是负担,消化吸收不好,便为湿浊。老年人精血不足,水液减少,肠液亏虚,胃肠排空力较差,不能按时排出大便,多见便秘。种种因素说明,老年人胃口差,饮食相对较少是正常的,是符合生理需要的,正因为胃口差,很自然地喜欢暖、软、少、精的食物,更不至于暴饮暴食,这可能是老年人自稳调节的自然表现形式,不至于暴饮暴食,不但保护了脾胃,而且不至于诱发老年人易发的疾病,如中风。年高而胃口好,如果掌握饮食宜忌,也能长寿;倘若仗恃其胃口好而不知节制,营养过剩,过于肥胖,气不胜肉,精神外露,五内空虚,反而有害。正因为胃口好,易暴饮暴食,轻则损伤脾胃,重则诱发潜在的某些老年多发病、易发病。有不少老人中风或冠心病心肌梗死都发病在筵席上。故老年人即使胃口好,也要懂得节制。

5.慎用金石、贝壳、昆虫类药物

中医治病,每选用一味药物都要考虑对脾胃的影响,特别是脾胃功能不好,要慎用金石、贝壳、昆虫类药物。因为这类药使用不当,易损胃气,特别是小儿、老年人和肠胃本身有病的人,反应比较明显。

金石类药物,多为成分复杂的矿物,质地较重,不易煎煮出药性,多打成粉末,用少了药力不够,用多又损胃气。这类无机物每有毒性,如朱砂含汞,自然铜含铜,代赭石含铁,对于人体,汞、铜、铁等均属微量元素,目前还不能准确掌握其吸收控制机制,大量或长期服用这类药物,潜在的、远期的毒副作用还不能预料,古医籍每多帝王久服含金石长寿药殒命的记载。有机植物药不如血肉有情之品,无机物又不如有机植物药(有毒者除外)。张仲景用石膏、代赭石都配以粳米、人参护胃,是很有道理的。

贝壳类药物,如龙骨、牡蛎、瓦楞子等,毕竟是动物的"骨头",比起金石类药物来,毒副作用又小得多,但也不利于胃气。乌贼骨、瓦楞子可以制胃酸,若辨证不准,对胃酸本身缺乏者,也是有害的。

昆虫类药物,虽然是生物有机体的"尸体",但昆虫类有一种自我保护的本能,其中包括能分泌某些毒素,例如蜈蚣、蝎子、蟾蜍。昆虫死了,毒素并不死,对人体有利也有害。服蜈蚣致胃痛的报道不少,服斑蝥致死的也有;蚂蚁、蜂蛹、蚕蛹都含有大量激素,没经验盲目使用,孰能无害?古人说:"医者,意也。"以上看法,一是凭经验,二是凭推测,是否有科学道理,以正高明。

6.消导健胃药的应用

神曲、山楂、谷麦芽、鸡内金是很温和的消导健胃药,常炒至焦苦健胃,故前三种合称焦三仙。古人有神曲消谷食积、山楂消肉食积、谷麦芽消面食积之分。实际上不用分这么绝对,三味合用效果更好。鸡内金是鸡胃的黏膜部分,属脏器疗法。现代研究证明,这四味药含有多种消化酶,能刺激胃泌素分泌,提高食欲,有助消化。前人谓虚证忌用,其实也可以用,老人、小儿尤宜。

人不管生什么病,大多影响食欲;胃肠功能本身不好,或小儿、老人,稍多饮食,即停滞不行。因此,在主方中稍加些消导健胃之品,有益无害。

张锡纯谓生麦芽能借其升发之机而疏达肝气,现代研究认为山楂能降脂、活血,可以参考,但主要还是用于消导健胃。

7."良药苦口"与"恨病吃药"之我见

"良药苦口利病""恨病吃药"是劝慰、鼓励病人服药的两句常用语。但医生不能认为开给病人难服的药都是合理的。

中药大多数是苦的。良药可能苦,但苦口的就不一定都是良药;不唯苦口的药难服,酸、甘辛、咸太过也令人难服;阿魏、乳香、没药更令人难服。人总是喜欢听顺耳的话、吃可口的食。药物太苦太臭太腥,总是厌恶,即使恨病吃药,胃不受纳,也易吐出。人生病了,连香甜的食物都吞不下,何况苦恶的汤药。故临证处方,既要重视对证治病,也要懂得调味。中药配伍讲君、臣、佐、使。"佐"是辅佐,也可以比作烹调食物用的"佐料"。佐料用得恰当,就是调味;用不得法,则主菜难吃。甘草、大枣、生姜,可以比喻为中药方中的"佐料",适当配用,可以使气味不佳的方药味道改善,病人容易接受,能长期服用,配合治疗。治疗黄疸的茵陈蒿汤,配用30 g大枣,不影响该方疗效,大枣还能降转氨酶,使药味变得香甜微苦易服(茵陈味苦气香)。

植物药大多含有苦味素,久煎则苦味素被煎出,不但难服,还可败胃,降低食欲。故即使滋补药也不宜久煎。

难服的药物,如乳香、没药、阿魏等,宜在饭后 1 h 左右服用;若空胃或饭后即服,易引起恶心呕吐。由此可见,"良药苦口""恨病吃药"只是对病人的要求,却忽略了医生的责任。

8.藿朴夏苓汤治口舌糜烂

唇、舌、口腔为脾胃辖区。过食辛辣肥甘醇酒,必然米、面、蔬、果少进,既生湿毒积热痰火,又缺乏必需的营养。脾运不及,胃浊不降,湿毒、积热、痰火上犯,遂致口舌糜烂生疮。墨守口舌生疮从心火论治,或可治标,但不久又发。余常用藿朴夏苓汤加减治疗,每多获效。一武警战士王某某,嗜烟酒厚味,患口舌糜烂(多发性的口舌溃疡)经年不愈,口苦热痛,进食困难,脘腹闷胀,便干不畅,舌苔黄白相间,略腻,投藿朴夏苓汤去淡豆豉加石斛、玉竹、焦三仙,服 3 剂后证减,原方又加连翘、苦参 4 剂而愈,1 年未复发。若属脾气虚弱或胃阴不足者,又当补其虚。虚证病程长、治疗慢,要详辨有无心火脾湿,以法论治。治疗期间,总要注意饮食宜忌,否则影响疗效。

9.鳖甲、牡蛎、海螵蛸配伍软坚散结

鳖甲、牡蛎、海螵蛸配伍能软坚散结,是已故南京名医张简斋的经验用法,余常在相应的方中配伍此三味软坚散结药,治疗乳癖、瘿瘤确有良效。花溪一小学教师林某某患甲状腺瘤,因不愿接受手术治疗,于 1994 年 2 月 18 日来求余诊治,根据辨证,先后投以柴胡疏肝散、桃红四物汤、桂枝汤等,配伍鳖甲、牡蛎、海螵蛸、大贝母、连翘、夏枯草、王不留行,服药 3 月余,结节性甲状腺瘤逐渐变软变小,基本消散。又治一女性患者敬某某子宫肌瘤,小腹胀痛,阴道出血淋漓。用桃红四物汤、四君子汤合方加鳖甲、牡蛎、海螵蛸、丹参、郁金等治疗,服药 10 剂后腹胀痛显著减轻,很少出血。

10.博采强记名医名方

张仲景"勤求古训、博采众方",为他著《伤寒卒病论》打下坚实的基础。中医学术经验是以师带徒的形式传递下来的。老师首先要求弟子必须强记方药后才能随师临证。现在从学校教育出来的中医生,或者只记教科书上的部分代表方,或只记得某方其中的几味,甚至只记方名。临证时不能按法遣方,本来记不得某方,便以某方"加减"为名,加入不该加的药,减去记不得的药,掩饰其短;或者来个"自拟方"。

李士材说："方者，定而不可易者也；法者，活而不可拘者也，非法无以善其方，非方无以疗其病。"因此，对好的成方(包括经方、时方)要博采强记。

中医讲各家学说。某位医学家的学术经验就体现在他的几首代表方中。李东垣强调升阳气、降阴火，其代表方就是补中益气汤、升阳益胃汤、升阳除湿汤、升阳散火汤；张介宾重肾阴肾阳，其代表方就是左右归饮；朱丹溪强调阴常不足，又善治六郁，其代表方就是大补阴丸、越鞠丸；清代余师愚一生只著了一本《疫疹一得》的小册子，代表方就是一个清瘟败毒饮。这样的例子太多了，不胜枚举。但是，现在的情形是收集方的多，真正记方的少，近十年来，出版的方书太多，收集的方成千上万，不断重复，又良莠不分，像《成方切用》《医方集解》《成方便读》《太平惠民和剂局方》之类的实用方书反而很难买到。余以为，方不在多，而在少而精，有实效；方不在偏，而在平正通达，切合实用，名家的代表方就具备这些特点。这些方是业经长期临床使用证明是行之有效的，现行的许多新方，实际上就是常用方加减化裁而成。不记现成的有效方，盲目相信偏方、秘方、自拟方，就像西医生第一线的药物都还未用过，就急急忙忙推出第二线、第三线药一样，都是不合理的。当然，我们也反对执古方而治今病。但没有基本功，就谈不上创新。

七、经验方

1. 和养疏化汤

组成：羌活 5 g，炒干地黄 15 g，防风 6 g，桑枝 9 g，桑寄生 15 g，独活 5 g，细辛 3 g，淡姜 5 g，法半夏 9 g，陈皮 9 g，茯苓 15 g，炙甘草 3 g。煎服，每日 1 剂。

功能：和养肾气，疏解风寒之邪。

主治：男子房事不节，感受风寒，症见头作昏眩而痛，后脑尤甚，肢体酸楚，腰脊为甚，腿膝酸软无力，寒热不扬，略有烦躁少寐，口淡，舌质淡嫩，苔白，脉虚浮，两尺无力。

加减运用：如兼见腰背痛者，加杜仲 15 g，熟附片 9 g(先煎 30 min)。

按语：本方系从张洁古九味羌活汤化裁而成。方用炒干地黄、桑寄生和养肾气而不滋腻，独活、细辛祛足少阴肾经之风寒，羌活、防风、桑枝、淡姜疏足太阳膀胱经之表邪，佐以二陈汤和胃。对男子房事不慎外感风寒者，颇有效验。

2. 小儿慢性腹泻方

组成：北沙参 6 g，炒白术 6 g，茯苓 9 g，炙甘草 3 g，陈皮 6 g，砂仁 3 g，炒谷麦芽各 6 g,鸡内金 5 g,荷叶 3 g,煨诃子 5 g。煎服,每日 1 剂;3 岁以下 2 日 1 剂。

功能:健脾益气升清,消导积滞。

主治:3~7 岁小儿,每因饮食不节辄患消化不良腹泻,泻出粪便多为未消化的食物残渣,若不及时治疗,可演变成慢性腹泻,造成营养不良,厌食,腹胀如鼓,形体消瘦,面色不华,舌淡,苔少,指纹淡黄或脉细弱。

加减运用:兼见呕吐、嗳气、腹胀甚者,加法半夏 6 g、厚朴 5 g,和胃除湿消胀。

按语:方中北沙参、炒白术、炙甘草健脾益气;茯苓、陈皮渗湿理气;砂仁醒脾开胃;炒谷麦芽、鸡内金消食导滞;荷叶、煨诃子升清止泻。对小儿慢性腹泻疗效很好。

3.健脾和胃汤

组成:太子参 10 g,苍术、白术各 9 g,茯苓 15 g,炙甘草 3 g,法半夏 9 g,陈皮 9 g,木香 6 g,砂仁 6 g,白蔻 6 g,厚朴 6 g,佛手片 9 g,香橼皮 9 g,川芎 6 g,丹参 15 g。煎服。

功能:健脾和胃,理气除湿化瘀。

主治:西医诊断的慢性浅表性胃炎,症见食少纳呆,食后胸脘胀闷或疼痛,兼见呃逆,脉缓弱,舌淡苔白腻者。

加减运用:如患者舌红、口干、便结者,去苍术,加玉竹、石斛、生白芍、火麻仁;舌苔厚腻、口黏、便溏者,加藿香、佩兰、薏苡仁、煨诃子;兼食滞嗳气、腹胀者,加神曲、山楂、麦芽、大腹皮。

按语:本方系从古方香砂六君子汤、平胃散化裁而成。方中香砂六君子汤健运脾土,平胃散加白蔻和胃降逆除湿,佛手片、香橼皮理气宽胸,川芎、丹参活血化瘀。

4.软坚散结化症汤

组成:鳖甲 15 g,牡蛎 30 g,海螵蛸 30 g,丹参 30 g,川芎 9 g,贝母 12 g,法半夏 9 g,三棱 10 g,莪术 10 g,连翘 15 g,黄药子 20 g,甘草 6 克,煎服。

功能:软坚散结,行气活血化症。

主治:乳腺包块、结节性甲状腺瘤、腹部包块、子宫肌瘤等。

加减运用:气虚者加黄芪、党参、白术、黄精;血虚者加当归、熟地、制首乌;阳虚自汗者合桂枝汤;肝郁气滞者合四逆散。

按语:方中鳖甲、牡蛎、海螵蛸能软坚散结,系已故名医张简斋的经验用药;丹参、川芎行气养血化瘀;贝母、法半夏消痰散结;三棱、莪术行气活血化症;连翘、黄药子清热、解毒、消肿。本方作用温和,宜于久服,对某些原因不明的肿块或肿瘤有较好的效果。

　　按　本文作者是全国首批师承学员,曾跟我省著名老中医王祖雄教授临床学习三年,其出师论文原来的标题为《王祖雄教授内科学术经验探骊》,三万余字,为了统一邱德文等主编的《中国名老中医药专家学术经验集》这套书的体例,经作者修改补充为六万余字改名为《易水学派的继承者和创新者王祖雄》在贵州科技出版社出版(该套书的第二卷)。为了体现传承关系,现恢复为作者出师论文的原名,并将其原来的前言也刊出,或于后学有益。(此次选入有删节)

第三章

医案举隅

按 本章收集我们跟师学习期间吴光炯老师诊治的极少部分零散案例,只能反映他用方之多而广、加减化裁之工巧与灵活及和合组方的经验。至于吴老师的复杂性临床思维模式,是在他耐心与病人交谈时反映在他头脑的默会认知中,我们很难捉摸并具体地描述出来;只有到了跟师学习的后期遇到某些特殊病例,他才在具体论治时问我们如何出方,当师生的思路有差距时,他才解释为什么要采取这样或那样的进路,而不用我们的方案。基于默会知识的特殊性,这些病案确实未反映吴老师复杂性临床诊疗思维模式。关于默会知识的相关内容,在本书其他章节有所陈述。

第一节 内科医案

感 冒

患者王某,女,32 岁。工人。

初诊:2013 年 4 月 8 日。患者平素体健。就诊前 1⁺周,因受凉后出现咽干、咽痛,伴咳嗽,无咯痰。自服"快克"后,咽部症状稍缓。就诊时诉咽部有梗塞感,无疼痛及咳嗽、咯痰。伴腹部胀满不适,大便干结,5 日未解。饮食、小便可。无恶寒发热、汗出、胸闷、胸痛等症。诊查:咽部红,无扁桃体肿大。舌质红,苔黄、脉数。中医辨证:肺胃积热。治则:宣肺清胃泄热。方剂:加味凉膈散。拟方:薄荷 6 g(后下),连翘 15 g,黄芩 9 g,栀子 9 g,甘草 9 g,桔梗 10 g,大黄 6 g,芒硝 6 g(冲服),僵蚕 10 g,玄参 15 g,麦门冬 15 g,芦根 20 g。共 5 剂,水煎内服,每次 300 mL,每日 3 次。

患者服用 2 剂后大便已下,每日 2～4 次,嘱其继续服用,5 剂服完,电话告知咽部梗塞感消失,腹部胀满缓解,大便稍软通畅。

按 患者青年女性,平素体健,感受外邪后发病,病程短,病情急,属于实证。感受外邪肺卫首当其冲,卫表失和,故咽痛。外邪未及时祛除,入里传入阳明,故有腹部胀满不舒,大便干结不下。方用本方所治之证,属上、中二焦积热所致,病位在肺胃。方中重用连翘清心肺,解热毒,是为主药。配黄芩清心胸郁热。山栀子泻三焦之火,引火下行。薄荷、僵蚕解表透热。用朴硝、大黄荡涤胸膈积热,是借阳明为出路,以泻下而清澈其火热。玄参、麦冬、芦根增液以补阴,使下不伤正。甘草,既能缓消大黄峻泻之力,又可调和脾胃。全方使积热上从肺得以宣发,下从大肠得以泻出。吴老强调临床辨证,应思路清晰,凉膈散给我们提供了临床用清泻二法治疗实火的一个思路。

患者:刘某,男,42 岁。

初诊:2013 年 2 月 28 日。受凉后出现咽喉干涩不适、咳嗽、咯痰、喷嚏、少汗。无恶寒发热、鼻塞、流涕、身痛、腹痛、腹泻等症。既往体健,否认其他疾病史。诊查:形体壮实,舌质红,苔少,脉浮数。辨证:感冒(肺胃郁热)。治则:解表清里。方剂:葛根芩连汤合银翘马勃散。拟方:葛根 15 g,黄芩 9 g,黄连 9 g,银花 15 g,连翘 15 g,马勃(包煎)15 g,射干 12 g,甘草 9 g,蝉蜕 10 g,僵蚕 10 g,桔梗 10 g。共 5 剂,水煎内服,每次 300 mL,每日 3 次。1 周后遇患者,就诊症状已愈。

按 葛根芩连汤为《伤寒论》经方,出自《伤寒论》太阳病上篇。原文为:"太阳病,桂枝证,医反下之,利遂不止。脉促者,表未解也;喘而汗出者,葛根黄连黄芩汤主之。"主要为治疗协热下利之方。银翘马勃散为《温病条辨》具有清热利咽作用。该患者无感冒后腹泻症状,吴老师为什么把葛根芩连汤与银翘马勃散合用,并能取得这么好的疗效,实在令人费解。吴老师解释道:"那是因为你们对《伤寒论》葛根芩连汤原文理解不到位所致。葛根芩连汤实际为清热和胃之剂,可将在里之热邪下之,并祛除病邪于体外,且葛根疗肌解表优于柴胡,有表里双解之效。该患者体壮,舌质红,苔少,脉浮数,具有里热之证,故即使无下利症状,也可使用。银翘马勃散则通过辛凉解表,清热利咽,使在表之邪得解。两方合用,使病邪上从表解、里从下解。使邪去正安。"吴老师擅长合方,但常常是将具协同作用的方合用。有经方合经方,如小柴胡汤合小陷胸汤;也有经方合时方,该患者就是经方合时方的典范。

患者:罗某,女,32 岁。

初诊:2013 年 3 月 15 日。受凉后出现鼻塞、流清涕、流泪、喷嚏、咽痛、少咳、多痰、怕冷、多汗症状。无发热、身痛、咯血、潮热、盗汗、心慌、水肿、腹痛、腹泻等症。既往有血糖升高史,目前血糖控制可,否认其他疾病史。诊查:形体偏胖,舌质红,苔黄少,脉浮数。辨证:感冒(风热犯肺)。治则:疏风清热,宣肺化痰。方剂:麻连赤小豆汤。拟方:麻黄 6 g,连翘 15 g,赤小豆 30 g,桑皮 15 g,杏仁 12 g,僵蚕 10 g,蝉蜕 10 g,黄芩 10 g,甘草 9 g,桔梗 10 g,前胡 12 g,大贝母 15 g,生姜 5 片,鱼腥草 50 g。共 5 剂,水煎内服,每次 300 mL,每日 3 次。因患者带家人就诊得知,服用上方后病愈。

按 麻连赤小豆汤出自《伤寒论》第 262 条,曰:"伤寒,热瘀在里,身必黄。麻黄连翘赤小豆汤主之。"为治疗瘀热在里之黄疸病变。吴老抓住瘀热在里之病机,将麻连赤小豆汤扩展到治疗感冒、咳嗽、哮喘、水肿、皮肤瘙痒等疾病。

吴老用麻连赤小豆汤辨证要点:首先是伤寒,就是感受外邪后,有外邪束肺、卫表不宣症状,如发热、恶寒、鼻塞、喷嚏、流涕、咽痛、咳嗽等症。其次是有瘀热在里之症,或是新发瘀热在里,或是宿疾瘀热在里,如有过敏性体质或鼻炎、哮喘、慢性支气管炎、糖尿病、肾病、肝胆疾病等。该患者有糖尿病病史,瘀症是宿疾,又有肺卫失宣的表现。符合老师用该方的要点。

治疗感冒方药较多,《伤寒论》中,未提及可治疗伤寒表证,临床老师用麻连赤小豆汤治疗感冒很多,疗效高于其他治疗感冒的解表方剂。吴老师常把此方与升降散合用,疗效远比银翘散、桑菊饮好,特别对感冒、变异性鼻炎有过敏反应者最为适宜。

患者:李某,女,67 岁。

初诊:2013 年 3 月 20 日。患者受凉后出现怕冷、咳嗽、无汗、心慌、口干、恶心欲吐、夜间头痛,饮食欠佳,二便正常。无发热、咯痰、胸痛、腹痛、腹泻、泛酸、呃逆等症。既往体健。诊查:形体偏瘦,舌质红、苔黄腻,脉浮数。辨证:感冒(邪犯三阳)。治则:解表清里。方剂:柴葛解肌汤加减。拟方:竹柴胡 12 g,葛根 15 g,羌活 15 g,防风 12 g,当归 15 g,白芷 15 g,苍术 15 g,生石膏 30 g,黄芩 10 g,川芎 15 g,甘草 6 g。共 4 剂,水煎内服,每次 300 mL,每日 3 次。

二诊:2013 年 3 月 27 日。就诊症状:患者已无咳嗽、无汗、口干、恶心欲吐、夜间头痛症状。目前诉头昏、耳鸣、怕冷、饮食改善,二便正常。无发热、视物旋转、咯痰、胸痛、腹痛、腹泻、泛酸、呃逆等症。诊查:形体适中,舌质红、苔薄黄,脉浮数。辨证:感冒(邪热上扰)。治则:清解邪热。方剂:翘荷汤合九味羌活汤加减。拟方:连翘15 g,薄荷9 g(后下),黄芩10 g,生地20 g,羌活15 g,白芷15 g,苍术12 g,防风12 g,细辛5 g,栀子9 g,甘草9 g,麦门冬15 g,生姜5 片 g。共4 剂,水煎内服,每次300 mL,每日3 次。患者复诊时上症尽除。

按 根据患者病史、症状考虑伤寒病,可从六经辨证,患者年老,腠理不固,感受寒邪后,未能及时得到祛邪,使寒邪部分流连在表,因正不胜邪,部分邪气传入阳明、少阳,并郁而化热。故出现太阳、阳明、少阳同病。怕冷、咳嗽、无汗为邪在太阳之症。心慌、口干、恶心欲吐、夜间头痛,饮食欠佳为邪在少阳阳明之症。应患者年老体弱,又有心慌,为避选麻黄,故吴老选用葛根、羌活、防风、白芷、川芎辛温解表,选用柴胡、黄芩清少阳之邪,石膏清阳明之热,当归防止年老营血不足有扶正之意,甘草防胃气受损。全方表里同治,使在表之邪从上解,在里之邪从下出,半表半里之邪从表里双解。

复诊时患者遗留头昏、耳鸣、怕冷,考虑余邪未清,上扰清窍。患者口干、舌质红、苔黄、脉浮数考虑热邪上犯,故予翘荷汤清解余热,九味羌活汤辛温通窍,寒温并用,各司其职,加麦冬防辛温损伤津液。吴老辨证论治强调体质因素。如该例患者素体偏瘦,体质偏于阴虚体质,麻黄辛温伤阴,老年患者应慎用。若因病情需要使用辛温之剂,应酌情加用养阴之药,防治药物损失正气。柴葛解肌汤应与柴胡葛根汤相鉴别,但临床运用时通过加减,两方常出现交叉。吴老师强调柴葛解肌汤重在解三阳之郁热,柴胡葛根汤重在解表清里。

患者:黄某,女,59 岁。

初诊:2014 年5 月19 日。因受凉后出现咳嗽、咯痰,伴头痛、鼻塞、流清涕、有汗,饮食欠佳,睡眠差,大便不成形,小便可。既往体健。诊查:咽红,扁桃体不大,双肺未闻及干湿啰音。舌质红、苔薄、脉浮。辨证:感冒(风热外感)。治则:解表清热,化痰止咳。方剂:麻连赤小豆汤加味。拟方:麻黄6 g,连翘15 g,赤小豆30 g,杏仁10 g,黄芩10 g,桑白皮15 g,僵蚕10 g,蝉蜕10 g,大贝母15 g,桔梗10 g,甘草9 g,苏梗9 g。共4 剂,水煎内服,每次300 mL,每日1 剂。服完上方4 剂就诊症状即愈。

按 吴老擅长博采众方,并擅长研究和创新,大大扩大了一些经方或时方的适用范围。中医治疗感冒,治疗原则是解表祛邪,对于风热感冒,内科学中予银翘散或桑菊饮加减治疗。而在临床实践中,辨证为风热感冒者予银翘散或桑菊饮治疗,收效甚微。麻连赤小豆汤出自《伤寒论》,用于治疗伤寒瘀热内郁患者,吴老指出:麻黄连翘赤小豆汤是表里双解方,方中包含有三拗汤,能解表止咳平喘,赤小豆、生梓白皮(现用桑白皮代)、连翘清热解毒。因受温病学派视麻、桂为鸩毒的影响,本方因有一味麻黄而不敢用于温热病。但实践反复证明,本方用于上、下呼吸道急性感染性疾病的发热、咳嗽、哮喘非常有效,还有良好的抗过敏及缓解气管、支气管平滑肌痉挛的作用。因此,吴老将其用于感冒表寒里热证,症见喷嚏、流泪、鼻塞、流涕,或见发热、口渴等有过敏症状的患者,疗效大大提高。该患者4剂,就诊症状即消失,充分体现了中医中药的魅力。

周某,女,50岁。

初诊:2015年6月12日。外感半月,干咳夜甚,咽痒,咽部异物感,胸闷、乏力,多汗,自觉发热(体温不高),口干苦,身酸痛,大便偏干。近期工作忙、压力大,停经2月。诊查:精神委顿,舌嫩红胖,苔黄,脉细。辨证:气虚外感。治则:扶正祛邪,益气解表。处方:参苏饮。拟方:苏叶12 g,泡参30 g,炒苏子10 g,杏仁12 g,葛根15 g,茯苓20 g,前胡12 g,桔梗10 g,黄芩10 g,银花20 g,大贝15 g,枇杷叶15 g,甘草9 g。共5剂,水煎服,每日1剂,分3次温服。后因更年期综合征就诊于吴老师诊室,经追问服药4剂诸症缓解。

按 参苏饮出自《太平惠民和剂局方》,由人参、紫苏、陈皮、枳壳、前胡、半夏、干葛、木香、甘草、桔梗、茯苓等组成,具有益气解表,理气化痰之功效,主治虚人外感风寒,内有痰湿证。方中苏叶辛温,归肺脾经,功擅发散表邪,又能宣肺止咳,行气宽中,故用为君药。臣以葛根解肌发汗,人参益气健脾,苏叶、葛根得人参相助,发散而不伤正。半夏、前胡、桔梗止咳化痰,宣降肺气;木香、枳壳、陈皮理气宽胸,醒脾畅中;茯苓健脾渗湿以助消痰。如此化痰与理气兼顾,既寓"治痰先治气"之意,又使升降复常,有助于表邪之宣散、肺气之开合,七药俱为佐药。甘草补气安中,兼和诸药,为佐使。诸药配伍,共成益气解表、理气化痰之功。本方有两个特点:一是散补并行,则散不伤正,补不留邪;二是气津并调,使气行痰消,津行气畅。吴老师临证使用该方常不拘于是否为风寒外感,主要抓住肺脾两虚基础上外感,或外感挟痰湿,故常用于气虚外感者,或兼挟痰湿者。吴老在应用参苏饮时,常易党参为泡参,益气不碍邪;因有些木香含马兜铃酸,除非病情需要,否则一般不用;常加炒苏子合苏叶以降气;如脾虚明显,加白术有四君子之意以健脾益气;如痰湿重,加炒苏子、杏仁以宣肺利气化痰;如有炎症,加黄芩、银花以清热解毒消炎;如有饮食停滞,加连翘、神曲等。临床上应用广泛,加减灵活,真正体现了丹波元简所说的"盖用方之妙,莫如于加减;用方之难;亦莫如于加减"。

咳　嗽

患者:陈某,男,69岁。

初诊:2013年10月26日。因反复咳嗽、咯痰半年,伴口干、口臭、多饮、多尿,时有进食后饱胀感而就诊。患者自半年前受凉即出现咳嗽、咯痰,就诊于中西医医院数十次,口服多种药物及输液治疗均无好转,倍感困惑。曾多次照片排除结核及占位性病变。食欲可,大便正常。既往有高血压、高血脂、高尿酸病史。尿酸目前为678.20 μmol/L,甲状腺球蛋白8.08 mmol/L,胆固醇5.37 mmol/L,血糖6.35 mmol/L。诊查:患者形体肥胖,舌质红、苔黄厚微腻,脉濡数。辨证:咳嗽(痰浊内郁)。治则:健脾除湿,化痰止咳。方剂:茵陈胃苓汤。拟方:茵陈15 g,厚朴12 g,猪苓20 g,泽泻20 g,白术20 g,陈皮12 g,丹参15 g,大贝母20 g,法半夏10 g,苍术20 g,大枣15 g,豨莶草20 g,滑石40 g(包煎)。共5剂,水煎内服,每次300 mL,每日3次。

二诊:2013年10月31日。患者咳嗽、咯痰明显好转,口干、口臭、多饮、多尿明显改善。诊查:患者形体肥胖,舌质红、苔薄黄微腻,脉滑。辨证治则同前。继用茵陈胃苓汤5剂治疗。

1周后三诊时,患者咳嗽、咯痰症状已经完全消失。因口干、口臭、进食后腹胀而继续就诊。

按　肺为娇脏,外合皮毛,内为五脏之华盖,主气司呼吸,易受内外之邪侵袭,肺脏功能失调是咳嗽发生的关键所在。《医学三字经·咳嗽》说:"肺为脏腑之华盖,呼之则虚,吸之则满,只受得本然之正气,受不得外来之客气,客气干之则呛而咳矣,只受得脏腑之清气,受不得脏腑之病气,病气干之亦呛而咳矣。"吴老是真正抓住了辨证论治的精髓。通过四诊及现代的检测手段,明确了患者为代谢综合征,中医辨证为痰浊阻肺。痰浊水饮不去,则咳嗽不止。并采用了使痰浊水饮从小便而走的方法,使肺脾功能得到恢复。达到了"不为止咳而止咳"的目的。

患者:周某,女,50岁。

初诊:2013年2月10日。目前有头昏,咽喉部有异物感,间歇性咳嗽,咯少许黏痰,偶有胸闷,饮食、二便正常。无恶寒发热、胸闷腹痛、腹胀、泛酸、呃逆等症。患者既往有反复白细胞下降病史,已停经1年。诊查:体瘦,舌质红,苔薄黄少,脉细数。辅助检查:1月前因体重下降,做胃镜检查提示慢性非萎缩性胃炎,食管增生,胆汁反流。辨证:咳嗽(痰热阻胃)。治则:清热化痰和胃。方剂:小陷胸汤合桔梗、甘草。拟方:黄连6 g,法半夏12 g,瓜蒌皮15 g,大贝母15 g,桔梗10 g,甘草10 g,薏苡仁30 g,土茯苓30 g,生姜4片。共5剂,水煎内服,每次300 mL,每日3次。调理:嘱患者进食宜"暖、软、缓"。

二诊:2013年2月16日。就诊症状:自觉头昏、胸闷明显改善,咽部异物感、咳嗽、咯痰均有减轻。饮食、二便无异常。诊查:体瘦,舌质红,苔薄白,脉细。辨证:痰热气逆。治则:清热化痰,健脾和胃。方剂:小陷胸汤合桔梗、甘草、枳术丸。拟方:黄连6 g,法半夏12 g,瓜蒌皮15 g,枳壳12 g,桔梗10 g,甘草10 g,白术20 g,蒲公英15 g,生姜6片,当归15。共5剂,水煎内服,每次300 mL,每日3次。

三诊:2013年2月26日。自觉头昏、胸闷、咽部异物感、咳嗽、咯痰症状完全消失。因为该病人是胃食管反流、喉咽反流所致的咳嗽,故嘱患者进食注意"暖、软、缓",以保护食道,定期复查。

按　吴老很早就注意到一些肺系疾病,单纯从肺或从与肺系疾病相关性大的脾、肾、肝论治,疗效不尽满意,尤其是胃食管反流性疾病引起的咽、喉、气管的病变,应考虑另寻蹊径。因此,老师想到了《伤寒论》的结胸证和大小陷胸汤,这个"胸"字提示我们应该了解胸中有哪些主要的器官和疾病;如果按上焦心与肺来认识,虽然从总体上来看是正确的,但忽略了胸中的食管、胸膜、心包这些重要的器官。通过中西医比较研究发现,陷胸汤类方可以心胃同治、肺胃同治,同时,体现了中医同病异治,异病同治的特点。小陷胸汤出自《伤寒论》辨太阳病脉证并治太阳病变证篇,由黄连、法半夏、瓜蒌组成,具有清热化痰、宽胸散结的功能。合桔梗、甘草宣降肺气,法半夏、茯苓、薏苡仁健脾利湿,化痰开结,故能使痰热得泻。二诊小陷胸汤合枳术丸,加强了行气健脾之功效,即增加了胃肠动力,改善胃食管反流,使咳嗽自止。吴老师运用中西药汇通思维,扩大了小陷胸汤的使用范围,为治疗咳嗽增强了新的思路和方法。

患者:李某,女,67岁。

初诊:2013年3月2日。受凉后出现咳嗽,咯白色泡沫痰,偶有黄稠痰,伴胸闷、头昏胀痛、背心冷、大便不畅,少汗。无恶寒发热、鼻塞、流涕、身痛、咯血、潮热、盗汗、心慌、水肿、腹痛、腹泻等症。既往有慢性支气管炎病史,否认其他疾病史。诊查:形体适中,舌质红,苔白腻,脉滑数。辨证:咳嗽(痰浊郁肺)。治则:清肺泻热,祛痰止咳。方剂:当归、大贝、苦参汤合千金苇茎汤。拟方:当归15 g,大贝母20 g,苦参15 g,甘草9 g,芦根20 g,薏苡仁30 g,冬瓜仁30 g,桔梗10 g,前胡12 g,瓜蒌皮12 g,炒苏子9 g,白芥子9 g,生姜5片,鱼腥草50 g。共5剂,水煎内服,每次300 mL,每日3次。

二诊:2013年3月9日。就诊症状:服用上方后咳嗽、咯痰均明显改善,已无头昏胀痛、大便不畅等症,背心冷、胸闷稍有缓解。诊查:形体适中,舌质红,苔薄少,脉滑数。辨证:咳嗽(肺胃郁热)。治则:清肺和胃,宣肺止咳。方剂:当归、大贝、苦参汤合小陷胸汤。拟方:当归15 g,大贝母20 g,苦参15 g,甘草10 g,瓜蒌皮15 g,法半夏12 g,黄芩10 g,薤白9 g,桔梗10 g,大枣10 g,前胡12 g,银花20 g。共5剂,水煎内服,每次300 mL,每日3次。

按 当归、大贝、苦参汤为《金匮要略·妇人病脉症并治》方。原文为:"妊娠,小便难,饮食如故,当归贝母苦参丸主之。"主要治疗妇女妊娠,血虚热郁小便不利。吴老认为该方搭配合理,药少而精,苦参清热结、利湿热,当归补血活血润燥,贝母化痰散结,清解热郁。方中苦参具有抗炎、抗菌、抗病毒作用,应为主药。老师将之推广至治疗多种急慢性炎症,均有良效。

千金苇茎汤,又名苇茎汤,最早见于《金匮要略·肺痿肺痈咳嗽上气篇·附方》,具有清肺化痰,逐瘀排脓之功效,为治肺痈名方。方中苇茎甘寒轻浮,清肺泻热为君;瓜瓣化痰排脓为臣;桃仁活血祛瘀,薏苡仁清肺破毒肿,共为佐使。四药合用,共成清肺化痰,逐瘀排脓之功。肺痈未成或已成者均可使用。现用于肺脓疡、肺炎、急慢性支气管炎、支气管扩张合并感染、百日咳等属于肺热者。吴老将两经方合用增强了清肺泻热之功效,故使肺热得泻。复诊时患者咳嗽、咯痰得缓,仍背心冷、胸闷,舌质红,苔薄少,脉滑数,考虑为肺胃郁热,故予当归贝母苦参汤合小陷胸汤,取得满意疗效。对该患者的治疗,充分体现了吴老经方合经方,合方治疗的特点,也体现了老师灵活思辨的特点。

患者:张某,女,57岁。

初诊:2014年6月13日。因受凉后再发间歇性咳嗽10天,伴咯黄色稠痰,痰难咯,并胸闷、纳差,二便正常。翻阅患者病历已于1周前服用中药"止嗽散加味"治疗,但无效。既往有慢性支气管炎病史。诊查:双肺呼吸音粗,舌质红,苔黄腻,脉滑数。辨证:咳嗽(痰热脾湿)。治则:辛凉解表,清肺化痰。方剂:黄连温胆汤加味。拟方:黄连6 g,瓜蒌皮15 g,法半夏12 g,陈皮10 g,天竺黄10 g,枳壳10 g,茯苓20 g,炒苏子10 g,旋覆花12 g(包煎),甘草9 g,胆南星10 g,太子参20 g,大贝母15 g,石菖蒲15 g。共5剂,水煎内服,每次300 mL,每日1剂。

按　对有宿疾的患者,新感与宿疾同在,病情相对复杂,从肺论治已不效。《黄帝内经》说脾为卫,是卫气,有防御外邪入侵的作用;而卫气是由肺宣发的,即所谓"上焦开发,宣五谷味,熏肤充身泽毛,如雾露之溉"。如果脾胃元气亏虚,则肺无卫气可以宣发,卫外的功能不足,外邪就易入侵。有肺系宿痰的病人每易外感而引发或加重咳嗽,显然与脾肺之气不足密切相关。吴老从肺脾论治,重视杜痰湿之源,用黄连温胆汤分消上下之势,使气机舒展,脾得健运,肺复宣降,咳嗽得治。

患者:杨某,女,75岁。

初诊:2013年11月5日,既往有反复咳嗽、咯痰,活动后胸闷、气喘10年病史,10天前因受凉后咳嗽、咯痰、胸闷、气喘加重,服"头孢呋辛酯、快克"后症状缓解不显而就诊,就诊时诉干咳少痰、口干、咽部不适,二便可,饮食可。查体:咽稍红,双肺呼吸音粗,舌质红、苔黄干,脉沉细。中医辨证:咳嗽,肺肾气阴不足,外感风热,为本虚标实之证。方剂:生脉桑菊饮。拟方:太子参15 g,麦门冬15 g,五味子9 g,桑叶15 g,菊花15 g,连翘15 g,杏仁12 g,桔梗10 g,芦根20 g,冬瓜仁30 g,炒苏子9 g,甘草6 g,苏叶12 g。共5剂,水煎内服,每日1剂。

二诊:患者咳嗽、咯痰、胸闷、气喘症状明显改善,口干、咽部不适症状消失。体查:舌质淡红,苔薄黄,舌根微黄腻,脉细弱。辨证:肺肾气阴不足,痰热郁肺。治则:益气养阴,清热化痰。方剂:麦门冬汤合千金苇茎汤加减。拟方:太子参15 g,麦门冬15 g,法半夏12 g,芦根20 g,炒扁豆15 g,薏苡仁30 g,冬瓜仁30 g,甘草9 g,桔梗10 g,大贝母15 g,杏仁10 g,炒苏子9 g。共5剂,患者症状得以缓解。

按　《素问·咳论》:"肺之令人咳何也……曰:五脏六腑皆令人咳,非独肺也""肾咳之状,咳则腰背相引而痛,甚则咳涎",提出咳喘之疾与肾密切相关。《景岳全书·喘促论证》说"肺为气之主,肾为气之根",充分体现了肺肾在呼吸运动的协同依存关系。吴老认为,肺肾与呼吸相关,久咳、久喘患者,大都肺肾气阴两虚,可能与肺的顺应性下降有关。宿疾新感时,单纯祛邪多不能奏效,应标本同治,需肺脾同治或补肺纳肾益气以祛邪外出。生脉饮联合桑菊饮、麦门冬汤联合千金苇茎汤,均肺肾同治、标本同治,以益气养阴祛邪外出,使疗效明显提高。

患者:林某,男,80 岁。

初诊:2012 年 9 月 7 日。主诉及病史:气累,乏力,咳嗽,痰多易咯出,呈白色黏痰,胸闷,口渴,食欲一般,大便 3 ~ 4 次/日,夜尿多,汗不多。诊查:舌嫩有裂纹,苔少,脉细滑。辨证:肺肾不足。治则:补益肺肾。方剂:金水六君煎。拟方:当归 10 g,熟地 20 g,党参 15 g,白术 15 g,陈皮 10 g,茯苓 30 g,半夏 10 g,甘草 9 g,山药 20 g,薏苡仁 30 g,蛇床子 15 g。共 5 剂,水煎服,每日 1 剂,分 3 次温服。

二诊:2012 年 9 月 14 日。自觉气累、乏力、胸闷好转,痰量减少,咳嗽有轻微改善,仍感口渴。诊查:舌嫩有裂纹,苔少,脉细滑。辨证同前,继予金水六君煎加减,拟方:当归 15 g,熟地 20 g,太子参 15 g,白术 10 g,陈皮 9 g,茯苓 20 g,法半夏 9 g,甘草 9 g,麦门冬 15 g,石斛 20 g。共 5 剂,水煎服,每日 1 剂,分 3 次温服。

三诊:2012 年 9 月 21 日。已无明显气累、乏力、胸闷,痰较前减少,大便欠调,口渴。舌淡红嫩,苔腻,脉细滑。辨证肺脾肾不足,继予金水六君煎加减,拟方:当归 15 g,熟地 20 g,太子参 15 g,白术 12 g,陈皮 9 g,茯苓 30 g,半夏 10 g,甘草 6 g,麦门冬 15 g,薏苡仁 30 g,山药 20 g。共 5 剂,水煎服,每日 1 剂,分 3 次温服。

3 月后因其他疾病就诊,告知服药后至今已无明显咳嗽、咯痰,大便通畅。

按 金水六君煎出自《景岳全书》,由当归、熟地、陈皮、半夏、茯苓、甘草、生姜组成。虽景岳云,本方可"治肺肾虚寒,水泛为痰,及年迈阴虚、气血不足外受风寒,咳嗽呕恶多痰,喘急等证",但方中仅熟地、当归是补益肺肾精血之品,未见补阳药物,故对于肺肾虚寒之证是否有效有待考证。本方当以二陈汤健脾化痰,以熟地、当归滋补肺肾,如此则脾气健运,湿痰不生,肺肾复原,咳喘自止。适宜于肺肾阴虚,水泛为痰者。景岳论及金水六君煎时还说,"阴气不足,多痰兼燥而咳者,金水六君煎""凡属阴虚血少,或脾肺虚寒之辈,则最易感邪。但察其脉体稍弱,胸膈无滞,或肾气不足,水泛为痰,或心嘈呕恶,饥不欲食,或年及中衰,血气虚弱而咳嗽不能愈者,悉宜金水六君煎加减主之""若虚在阴分水泛为痰而呕吐者,宜金水六君煎",从此几处看,金水六君煎仍以肺肾阴虚,水泛为痰,或年迈阴虚,血气不足,外受风寒,咳嗽呕恶,多痰喘急等证为宜。焦树德老师亦称该方创既滋阴又化痰,又是治痰盛咳呕而肺肾不伤之法,临床用之确有良效。吴老师临证将该方用于肺脾肾气阴两虚挟痰湿之证,首诊加入蛇床子温肾化痰,有"病痰饮者,当以温药和之"之意。二诊、三诊患者痰量减少,守原方易党参为太子参,加入麦门冬、石斛。

患者:张某某,男,48岁。

初诊:2014年1月7日。主诉及病史:咽痛,咽痒,伴咳嗽、咯痰,无恶寒发热、多汗,纳食可,睡眠可,小便调畅,大便正常。有"慢性咽炎"病史。诊查:舌红,苔黄,脉滑。诊断:咽喉炎。辨证:温毒上感。治则:清热解毒利咽。方剂:清化汤。拟方:龙胆草10 g,银花15 g,蝉蜕12 g,僵蚕10 g,栀子10 g,夏枯草20 g,制白附子6 g,黄芩10 g,玄参15 g,牛蒡子10 g,桔梗10 g,甘草9 g,陈皮10 g。共5剂,水煎服,每日1剂,分3次温服。

二诊:2014年1月14日。自觉咽痛明显好转,咽微痒,微咳,痰量减少,饮食可,大便不稀溏。诊查:舌红,苔黄,脉滑。辨证同前,继予清化汤加减,拟方:龙胆草9 g,银花15 g,蝉蜕10 g,僵蚕10 g,栀子9 g,夏枯草20 g,制白附子6 g,黄芩9 g,玄参15 g,牛蒡子10 g,桔梗10 g,甘草9 g,前胡12 g,大贝母15 g。共5剂,水煎服,每日1剂,分3次温服。

后因其他疾病就诊,告知服药后咽痛、咳嗽缓解。

按 清化汤来源于清代医家杨栗山的《伤寒瘟疫条辨》,方名清化者,以清邪中于上焦,而能化之以散其毒也。原方由僵蚕、蝉蜕、金银花、泽兰、陈皮、黄芩、黄连、炒栀子、连翘、龙胆草、玄参、桔梗、白附子、甘草等组成,主治温病壮热憎寒,体重,舌燥口干,上气喘吸,咽喉不利,头面卒肿,目不能开者。方中芩、连、栀、翘清心肺之火;玄参、橘、甘清气分之火;胆草清肝胆之火,而且沉阴下行,以泻下焦之湿热;僵蚕、蝉蜕散肿消毒,定喘出音,能使清阳上升;银花清热解毒;泽兰行气消毒;白附散头面风毒;桔梗清咽利膈,为药之舟楫;其中君明臣良,佐使同心,引导协力,故诸症悉平。吴老师用此方主要治疗急性咽喉炎中医辨证属温毒上感者,方中苦寒清热解毒之品较多,需视患者体质情况酌情选用。白附子有毒,需采用炮制之品,用量在6~9 g之间,有温而行之之功效。较少使用泽兰,多加入夏枯草,如咽痛剧烈者,加牛蒡子或板蓝根;如伴便秘者,加入酒制大黄。

患者:朱某,女,50岁。

初诊:2012年8月29日。主诉及病史:咳嗽6月余,晨起尤甚,痰不多,经服多种抗生素、止咳化痰药效果不明显,伴咽痒,阵热、汗多,易外感,鼻通气,不打嚏,咽部无异物感,停经半年,睡眠差,大便干,小便调畅。诊查:舌暗红,苔薄黄,脉细。

辨证:气阴不足,邪热未尽。治则:益气养阴,宣肺止咳。方剂:生脉桑菊饮。拟方:北沙参30 g,麦门冬15 g,五味子9 g,桑叶15 g,连翘15 g,桔梗10 g,杏仁10 g,枇杷叶15 g,大贝母15 g,菊花12 g,芦根20 g,甘草9 g。共5剂,水煎服,每日1剂,分3次温服。

服药后咳嗽缓解,后续服中药调理阵热、汗多、睡眠差。

按 患者久咳导致肺顺应性下降,故咳嗽难解,治疗应注重恢复肺的顺应性,吴老师说中医认为久咳必致气阴损伤,恢复肺的顺应性应从养气阴入手。生脉桑菊汤为生脉饮合桑菊饮合方化裁而成,主治久咳气阴两伤,余邪未尽,症见干咳或咳嗽痰不多者。生脉饮益气,养阴生津;桑菊饮疏风清热,宣肺止咳;加大贝母以化痰湿;枇杷叶清肺降逆止咳,诸药合用益气养阴、宣肺止咳,切中病机而奏效。

喘 证

患者:李某,男,70岁。

初诊:2013年9月20日。咳嗽,咯黄稠痰,难咯,动则胸闷、气喘,喉间可闻及痰鸣,大便干,饮食可。查体:患者双下肺可闻及湿啰音,可闻及散在哮鸣音,双下肢无水肿。舌质暗红、苔黄腻,脉滑数。既往史:患者既往有喘息型支气管炎病史,无肺源性心脏病、冠心病史,2天前因受凉再发。患者因家贫不愿住院,故寻求中医治疗。辨证:喘证(痰热郁肺)。治则:宣肺降气,清热化痰。方剂:定喘汤合小陷胸汤加味。拟方:麻黄9 g,杏仁12 g,桑白皮15 g,黄芩12 g,败酱草30 g,地龙15 g,半夏10 g,炒苏子15 g,款冬花15 g,白果10 g,甘草6 g,厚朴10 g,枳实10 g,瓜蒌壳15 g。共5剂,水煎内服,每日1剂,每日3次。

二诊:服完上方后患者胸闷、气喘、哮喘明显改善,大便通畅,仍咳嗽,咯黄痰,仍考虑痰热郁肺,予千金苇茎汤合小陷胸汤加味治疗。拟方:薏苡仁30 g,冬瓜仁30 g,芦根20 g,石苇15 g,桃仁12 g,黄连6 g,枳壳12 g,瓜蒌壳15 g,桔梗15 g,甘草6 g,生姜5片。共5剂,水煎内服,每日1剂,每日3次。

二诊时患者咳嗽,咯黄痰,胸闷、气喘缓解,肺部干湿啰音消失。仍有微咳,饮食欠好,舌质淡暗红、苔少,脉细数,考虑肺胃气阴两虚,予麦门冬汤合生脉饮善后。

按 患者咳、哮、喘兼见,临床治疗时难以明确按哮病治还是按喘证治,因此,治疗应哮喘兼顾。外感诱发宿疾,应遵循急则治标,缓则治本的治疗原则。吴老师指出,患者就诊时咳、哮、喘并作,不能自持,予定喘汤合小陷胸汤宣肺平喘,清肺化痰,宽胸理气以治标,使哮喘平息;再予千金苇茎汤合小陷胸汤清肺化痰,宣肺平喘,标本兼顾;最后予麦门冬汤合生脉饮益气养阴,从肺胃肾论治以治本。可见,临床辨证论治一定要根据病情、病程、病势采取不同方案,也充分体现了中医的个体化治疗原则。

患者:牟某,男,52岁。

初诊:2013年11月26日。因"反复咳、痰、喘12年"就诊,就诊时咳喘频作,气急胸闷,痰多而稠,咯吐不利,面色晦暗,小溲清长,恶寒怕冷,饮食如常,大便可。查体:舌体胖,苔白微腻,脉沉细而弱。中医辨证:肺肾气虚。方剂:阳和汤加味。主治:宣肺化痰,温肾纳气。拟方:熟地30 g,鹿角胶10 g(烊化),麻黄6 g,白芥子15 g,干姜9 g,肉桂6 g,陈皮10 g,茯苓20 g,法半夏10 g,甘草6 g,砂仁6 g(后下),五味子6 g,苏子10 g,黄柏9 g。共5剂,水煎内服后,咳嗽、咯痰、胸闷、气喘明显改善,后予金匮肾气丸巩固。

按 本病因久病咳喘,肺失宣降,脾失健运,肾阳亏虚,津液不化,凝聚成痰,成为宿疾之根,根据仲景有"病痰饮者,当以温药和之"之说,吴老将阳和汤用于治阳虚顽痰咳喘,方中用熟地、鹿角胶养血温阳,肉桂、干姜、麻黄温通表里,二陈、苏子、白芥子祛顽痰,砂仁行气使方药灵动不滞,黄柏防温燥伤阴,五味子酸收,摄纳肾气以平喘,全方使阳气得升,阴霾四散,咳喘自平。

患者:姜某,男,77岁。

初诊:2013年4月21日。咳嗽、咯黄稠痰、难咯,伴活动后胸闷、气短、心慌,饮食欠佳,大便干,3日未解。既往有慢性阻塞性肺疾病20年、慢性肺源性心脏病史10年病史。此次受凉后再发。查体:形体偏瘦,桶状胸,双下肺可闻及湿啰音,可闻及散在哮鸣音,双下肢无水肿。舌质红、苔黄腻,脉滑数。辨证:喘证(痰浊阻肺)。治则:除湿化痰,宣肺止咳。方剂:三子养亲汤合小陷胸汤加味。拟方:法半夏10 g,黄连6 g,瓜蒌皮12 g,瓜蒌仁12 g,竹茹15 g,大贝母15 g,白芥子15 g,炒苏子10 g,杏仁12 g,陈皮10 g,泡参30 g,大枣10 g,炒莱菔子9 g。共10剂,水煎内服,每日1剂,每日3次。服后,患者觉咳嗽、咯痰、胸闷、气喘症状明显改善,大便、饮食改善。

复诊时，自述较既往病情复发时，只服抗生素治疗，症状改善更快。目前偶有阵发性心慌、汗出、心烦、失眠，大便偏干。查体：舌质红、苔黄，脉滑数。辨证：肺肾气阴虚挟痰郁。治则：益气养阴，宣肺化痰。方剂：固本汤加减。拟方：二冬各15 g，生地20 g，熟地20 g，太子参30 g，黄芪30 g，当归15 g，白术20 g，柏子仁12 g，茯苓20 g，大贝母15 g，瓜蒌皮15 g，白芥子9 g，甘草6 g。共10剂，水煎服，每日1剂，每日3次。

按 喘证病机为肺失宣降、肾失摄纳所致呼吸功能失常。新感引发宿疾，出现虚实夹杂，病情相对复杂。吴老遵循急则治标的原则予三子养亲汤，降气消食，温化痰饮；予小陷胸汤开胸豁痰，使气机升降有常，出入有序，痰浊得除。喘证除有肺、脾、肾三脏受损外，后期可影响至心。故该病缓解期予固本汤补养心肺，温肾健脾平喘，遵循"缓则治本"扶正为主的治疗原则。

患者：陈某，男，76岁。

初诊：2014年4月8日。咳嗽，夜间尤甚，咯少量白黏痰，痰不易咯出，气喘，动则气累，时感心慌、胸闷，头昏，多汗，大便通畅。有慢性阻塞性肺疾病病史，1周前因发热曾住院治疗，现无发热。诊查：舌嫩红有裂纹，苔黄，脉细滑。辨证：痰郁气滞。治则：宣肺化痰，降气平喘。方剂：千金苇茎汤合小陷胸汤。拟方：芦根20 g，薏苡仁30 g，冬瓜仁30 g，杏仁10 g，瓜蒌皮15 g，黄连6 g，法半夏10 g，炒苏子9 g，百部15 g，大贝15 g，枇杷叶15 g，甘草6 g，生姜4片。共4剂，水煎服，每日1剂，分3次温服。

二诊：2014年4月16日。咳嗽明显好转，喘促好转，仍胸闷、汗多、口渴，大便不干，小便正常。辨证肺阴亏虚，予沙参麦门冬汤加减，拟方：桑叶15 g，北沙参30 g，麦门冬15 g，石斛20 g，炒扁豆12 g，杏仁10 g，天花粉10 g，五味子6 g，甘草6 g，芦根20 g，玉竹15 g。共5剂，水煎服，每日1剂，分3次温服。服药后无明显多汗、口渴、胸闷，偶有干咳，动则气累较前改善，予百合固金汤、沙参麦门冬汤交替服用约10剂后上述症状基本缓解。

按 本患者舌嫩红有裂纹，从舌质辨体质，其为阴虚火旺之人。这一类人感染难控制，使用中药抗感染时，应使用活性较高的药物，避免使用惰性成分较高的药物。初诊时考虑患者感染未完全控制，予千金苇茎汤合小陷胸汤抗感染。《伤寒论·辨太阳病脉证并治》："小结胸病，正在心下，按之则痛，脉浮滑者，小陷胸汤主之。"小陷胸汤为治疗痰热结胸的常用方。《金匮要略》附方："《千金》苇茎汤，治咳有微热,烦满,胸中甲错,是为肺痈",本条重在咳有微热,烦满,不论是否为肺痈均可用之。《千金》苇茎汤由苇茎、瓜瓣、薏苡仁、桃仁组成,现多用芦根代替苇茎,瓜瓣即冬瓜仁,全方具有清肺化痰,逐瘀排脓之功效。两方组合加味治疗凡属痰热壅滞之气管、肺部感染效果较好。首诊患者无明显瘀滞,故易桃仁为杏仁以止咳平喘;加炒苏子降气,百部止咳,大贝化痰,枇杷叶降肺气。二诊考虑感染基本控制,予沙参麦门冬汤以培土生金、养肺阴止咳化痰,加桑叶与北沙参合用治疗多汗,加五味子成生脉饮形式以敛肺,改善肺的顺应性。可见吴老师临床活用经方及对加减用药的精妙。

哮 证

患者:黄某,女,53岁。

初诊:2014年6月15日。就诊症状:微咳,咯少量黄痰,易咯,口苦、泛酸、胸闷、气喘,夜间气喘加重,偶可闻及哮鸣音,吸入"沙丁胺醇"后稍缓解。饮食欠好、二便可。既往有支气管哮喘病史5年,常常在冬春季节受凉后加重,长期吸入沙美特罗替卡松治疗,疗效不显,近2年每到冬春即由贵阳南迁海南居住,以减少哮喘发作次数。追述患者48岁绝经,已有5年,有慢性胃炎10年,常常进食后出现胸闷梗塞感,口苦泛酸,时伴烧心,自服"胃康宁、雷尼替丁"后好转。查体:双肺呼吸音稍粗,未闻及干湿啰音,舌质红,苔黄,脉弦。辅助检查:胃镜。检查回示:慢性非萎缩性胃炎、胆汁反流。辨证:哮病(肝郁气滞,痰热内阻)。治则:宣肺解表,清肺化痰。方剂:予左金温胆汤加味治疗。拟方:黄连9 g,吴茱萸6 g,竹茹12 g,枳壳12 g,桔梗15 g,郁金10 g,虎杖15 g,陈皮10 g,茯苓20 g,法半夏10 g,甘草6 g,蒲公英10 g,大贝15 g。共5剂,水煎内服,每次300 mL,每日3次。

服用上方后,患者就诊症状明显改善。之后患者多次就诊,先后服用陷胸温胆汤、黄连温胆汤、柴胡温胆汤加减治疗,患者就诊半年,哮喘未发。

按 吴老不但擅长诊治内科疾病,同时,也精通外科、妇科、儿科疾病,对更年期综合征认识颇深。该患者5年前发病,正处于绝经期,本来有慢性胃炎基础疾病,更年期由于卵巢功能下降,植物神经功能失调导致胃肠功能紊乱加重,胃食管反流物刺激食道而诱发哮喘。每当感冒受凉,胃肠功能紊乱加重,则哮喘反复。吴老抓住病因,因而解决了困扰患者多年的难题。吴老诊治疾病重视性别、年龄阶段的特殊性,问诊全面、仔细,因此,能找到病因,针对性治疗,取得疗效。同时,也体现了中医重视个体化医疗的治疗原则。

患者:侯某,男,82岁。

初诊:2013年8月22日。间歇性咳嗽、咯白色泡沫痰、易咯,胸闷、气喘动则加剧,纳差、进食后腹胀,二便尚可。既往有反复咳嗽、咯痰20年,气喘10年病史。冬春季节病情易反复加重、发作时患者本人及家人可闻及喉间哮鸣音。查体:形体消瘦,舌质暗淡、苔少,脉沉细。中医辨证:肺肾不足,脾虚不运。方剂:金水六君子汤加味。拟方:当归15 g,熟地20 g,陈皮12 g,茯苓20 g,法半夏10 g,甘草6 g,太子参15 g,白术15 g,山药15 g,砂仁6 g,木香6 g。共5剂,水煎内服。

患者服用5剂后,腹胀、纳差明显改善,原方继续服用5剂,患者活动较前轻松,饮食良好,咳嗽、咯痰、胸闷气喘均好转。嘱其定期间断服用上方巩固。

按 肺、胃肠道均与外界相通,因此,肺系疾病与胃肠疾病都多发,而这两个系统的疾病又每多相互影响,相因为患。针对这一特点,吴老师提出要肺与脾胃同治。该患者属于哮病缓解期,肺脾肾俱虚,以脾虚症状明显,无明显外邪,故以补肺脾为主,兼以补肾以杜生痰之源。该患者以六君子汤健脾补肺为主,重用熟地、当归补肺肾,木香、砂仁行气畅中,补而不滞。

患者:董某,男,55岁。

初诊:2013年7月20日。胸闷、气喘、刺咳、少痰,动则闻及哮鸣音,伴纳差、怕冷,动则多汗,进食后腹胀,二便可。既往有反复支气管哮喘10年,平素饮食欠好,进食后饱胀,动则多汗,常常因受凉或气候变冷,则哮喘反复发作,冬春季节发作频繁,多者5~6次/月。每次均需输"激素、氨茶碱"后缓解。就诊前1天因受凉再发,因畏惧输液而慕名前来请吴老调治。查体:双肺呼吸音稍粗,双肺可闻及少许散在哮鸣音,舌质红、苔黄,脉弦。辅助检查:胸部X片正侧位片正常。辨证:哮病(气虚痰湿内阻)。治则:健脾除湿,益气宣肺化痰。方剂:东垣升阳益胃汤。拟方:黄芪20 g,泡参30 g,羌活15 g,柴胡10 g,陈皮15 g,茯苓20 g,法半夏10 g,甘草6 g,防风15 g,白术15 g,苏叶10 g,黄连6 g,射干10 g,地龙15 g。共5剂,水煎内服,每次300 mL,每日3次。

5剂患者服完后,发作症状缓解,纳差、怕冷、多汗均得到改善。从此拒绝西医,每月必诊。后经吴老推荐作胃镜回示:胆汁反流性胃炎。吴老辩证患者为肺脾气虚,以补肺健脾,除湿化痰为治疗原则。方以六君子汤合二陈汤、玉屏风散合二陈汤加减治疗,当遇到外感发作时予东垣升阳益胃汤、参苏饮加减治疗。经治1年多来,患者仅发作3次,且发作症状较前明显减轻。

按 吴老主张中医师也必须学习西医,能用西医明确诊断的疾病,对我们科学合理地运用中医中药治疗具有指导作用。该患者不管是胃食管反流所致的哮喘,还是哮喘影响的胃肠道功能,双管齐下,确实能取得单一治疗哮喘更好的疗效,且避免了长期使用抗生素、激素的不良反应。中医学认为"脾为生痰之源,肺为贮痰之器",故治咳痰还应从脾胃这个源头上治起。因脾主运化水湿,脾虚不运,水湿不化而成痰浊。痰为浊阴,清阳不升,浊阴在上,痰贮于肺,当其过多而阻遏肺的治节和宣肃,咳嗽乃作。因此,健运脾胃,使清者升,浊者降,是从脾胃论治哮病的重要途径。吴老认为,东垣升阳益胃汤,具有解表升阳益胃、健脾化痰之功效,不管是在哮病急性发作期还是缓解期,只要适当加减,都适用,临床疗效确切。

患者:杜某,女,76岁。

初诊:2014年3月20日。细咳、少痰,动则胸闷、气短、乏力、心慌,双下肢轻微水肿,伴心烦、口渴、纳差,大便干,小便黄。既往有20年支气管哮喘病史,近年出现活动后胸闷、气喘、心慌、乏力,时有双下肢水肿。每年住院3~5次,每次需输激素方能缓解。就诊前刚出院,口服甲泼尼龙8 mg每日2次治疗。查体:双肺未闻及干湿啰音,舌质暗、苔少,脉细。辨证:哮病(肺肾亏虚)。治则:健脾除湿,益气宣肺化痰。方剂:加减地黄汤。拟方:山药30 g,仙灵脾15 g,盐炒黄柏10 g,熟地20 g,丹皮10 g,泽泻15 g,茯苓20 g,知母15 g,百合20 g,巴戟肉15 g,麦门冬15 g,甘草10 g,砂仁6 g(后下)。共10剂,水煎内服,每日1剂,每日3次。

服用上方后患者胸闷、气短、乏力、心烦、口渴、纳差、尿黄均有改善,大便通畅。查双肺未闻及哮鸣音。故予患者减甲泼尼龙4 mg每日2次治疗。继续内服上方10剂,再减甲泼尼龙4 mg每日1次治疗。患者自觉气喘、乏力无加重,饮食、睡眠改善,双下肢无水肿,口渴、心烦消失。舌质暗红改善,苔少,脉细数,故上方去丹皮,知母减为10 g,继续内服15剂,停甲泼尼龙口服治疗。患者哮喘未复发,水肿消失,自觉精神纳眠可,嘱其继续口服六味地黄丸治疗。定期复诊。

按 通过对"肺病之伤,穷必及肾"的理论以及对近现代对肾与命门的研究的认识,认为肾虚与下丘脑-垂体-肾上腺轴功能具有会通之处,为中医久哮用补肾。

法治疗提供了理论依据。不但提高了疗效,也减少了激素的用量,避免了激素的不良反应。同时,又强调了补肾治疗需界定补肾阴肾阳的主次,或于阴中求阳,或于阳中求阴,适当加减,体现个体化治疗。吴老师指出,肾气包括肾阴、肾阳,肾阴阳亏损,淫羊藿、巴戟天、补骨脂、枸杞子、菟丝子等温润之品为宜,不可盲目重用、久用桂、附等刚燥之剂。

患者:陈某,女,32岁。

初诊:2014年6月20日。气怯声低、精神萎靡、细咳、少痰、头昏耳鸣、怕冷、纳差、大便通畅。既往有哮喘5年,常感冒后复发,平素神倦乏力、头晕目眩、腰膝酸软、怕冷,夜尿1~3次/晚,小便清长,月经经期5~7天,色淡、量少,伴纳差,无心工作。查体:双肺未闻及哮鸣音,舌质淡、苔白而少,脉沉细。辨证:哮病(脾肾阳虚)。治则:温补脾肾。方剂:右归丸加减。拟方:熟地20 g,山药20 g,当归15 g,茯苓20 g,补骨脂10 g,菟丝子12 g,党参15 g,巴戟天15 g,山萸肉10 g,肉桂6 g,丹皮10 g,砂仁6 g(后下),枸杞15 g。共15剂,水煎内服,每日1剂,每日3次。

患者服用上方后自觉症状明显好转,间断服用上方30剂,患者精神转好、咳嗽、咯痰、头晕目眩、腰膝酸软、怕冷消失,月经量增加、色红,已无夜尿,饮食改善,已正常上班。随诊半年哮喘未发。

按 哮病是发作性疾病,经中西药治疗,发作每可以得到控制,称为缓解期。由于哮病反复发作,势必损伤肺脾肾,故许多患者缓解期也有症状,如咳喘、多痰、胸闷、气短、困倦乏力、食欲不振等,吴老师把这类患者的哮病缓解期称为慢性哮病,以便抓住缓解期大多没有表邪的机会,从脾肾论治。吴老提倡补肾治疗,实际包括肺肾同治、脾肾同治、肺脾肾同治,临床应根据患者具体情况,辩明主要病变脏腑,有侧重的选择治疗方案。同时,强调补肾药物大多滋腻碍脾,故应适当加减使方灵活机动,才不顾此失彼。上方于温补中加丹皮,有阳中求阴之意,予砂仁行气理脾,使全方灵动而不呆滞。

肺 胀

患者:李某某,女,70岁。

初诊时间:2013年3月20日。有多年晨起咳嗽、咯少许黏痰病史,目前胸闷、气短、多汗,双下肢轻度水肿。无恶寒发热、头昏、头痛、咯血、潮热、盗汗、腹痛、腹泻等症。既往有高血压、冠心病、慢性阻塞性肺疾病病史。诊查:形体偏瘦,舌质暗红,苔少,脉缓。辨证:肺胀(宗气不足)。治则:补中健脾,除湿化痰。方剂:升陷汤加减。拟方:黄芪40 g,柴胡6 g,桔梗9 g,知母15 g,当归15 g,泽泻20 g,白术15 g,茯苓20 g,大贝母15 g。共5剂,水煎内服,每次300 mL,每日3次。

二诊:2013年3月29日。就诊症状:偶有晨起咳嗽、咯少许年痰病史,胸闷、气短、多汗症状明显改善,双下肢已无水肿。目前诉口干,舌周边疼痛,偶有心慌,大便偏干,睡眠欠佳,饮食尚可。诊查:形体偏瘦,舌质红,苔少,脉细。辨证:肺胀(气阴两虚)。治则:益气养阴。方剂:复脉汤加减。拟方:生地20 g,白芍15 g,麦门冬15 g,阿胶15 g,火麻仁10 g,炙甘草9 g,酸枣仁20 g,大枣10 g,桂枝6 g,当归15 g,茯苓20 g,北沙参20 g。共5剂,水煎内服,每次300 mL,每日3次。

按 肺胀为慢性肺系疾病长期迁延不愈所致,疾病后期,多肺、脾、肾气阴两虚,后期可影响至心,故有多脏腑受损。宗气的形成与运化也与肺、脾、肾、心密切相关。著名中西汇通医家张锡纯认为:胸中呼吸之气谓之"大气"。大气升则呼吸调匀,人体安和;大气陷则呼吸迫促,变证蜂起。由此组"升陷汤"治疗。本方由生黄芪、柴胡、知母、桔梗、升麻5种药物组成。方中黄芪为君,补气升提,并以凉润之知母缓其热;柴胡、升麻能引下陷之大气上升;桔梗为药中之舟楫,能载诸药之力上达胸中以为向导。故服用本方可使下陷之大气得以升复,气短之证从而治愈。因该患者有高血压病史,故去升麻以防血压升高,加白术、泽泻、茯苓以健脾利湿,减轻水肿。二诊时患者,胸闷、气短、咳嗽、咯痰症状均有好转。但有明显气阴两虚之证。吴老选用了复脉汤加减治疗,使患者症状得以缓解。复脉汤由炙甘草汤转变而来,二者区别是什么?为什么不用炙甘草汤而选用复脉汤?比较后得知,复脉汤较炙甘草汤阴药量大,阳药量少,故根据患者的实际情况应辨证选用复脉汤。治疗肺胀后期气阴两虚的方剂较多,该病例可见老师擅长集各家之长,灵活处方的特点。

患者:李某某,男,77岁。

初诊:2013年4月3日。患者受凉后再发咳嗽、咯黄稠痰、难咯,伴活动后胸闷、气短、心慌,饮食欠佳,大便干,3日未解。无恶寒发热、胸痛、水肿、腹痛、腹泻、泛酸、呃逆等症。既往有慢性阻塞性肺疾病30年、慢性肺源性心脏病史10年病史。诊查：形体偏瘦，舌质红、苔黄腻，脉滑数。辨证：肺胀（痰浊阻肺）。治则：除湿化痰，宣肺止咳。方剂：三子养亲汤合小陷胸汤。拟方：法半夏 10 g，黄连 6 g，瓜蒌皮 12 g，瓜蒌仁 12 g，竹茹 15 g，大贝母 15 g，白芥子 15 g，炒苏子 10 g，杏仁 12 g，陈皮 10 g，泡参 30 g，大枣 10 g，炒莱菔子 9 g。共 5 剂，水煎内服，每次 300 mL，每日 3 次。

二诊：2013 年 4 月 10 日。就诊症状：患者觉咳嗽、咯痰、胸闷、气喘症状明显改善，大便、饮食改善。较既往病情复发，只服抗生素治疗，症状改善更快。目前偶有阵发性心慌、汗出、心烦，失眠，大便偏干。诊查：形体偏瘦，舌质红、苔黄，脉滑数。辨证：肺胀（肺肾气阴虚挟痰郁）。治则：益气养阴，宣肺化痰。方剂：固本汤加减。拟方：二冬各 15 g，生地 20 g，熟地 20 g，太子参 30 g，黄芪 30 g，当归 15 g，白术 20 g，柏子仁 12 g，茯苓 20 g，大贝母 15 g，瓜蒌皮 15 g，白芥子 9 g，甘草 6 g。共 5 剂，水煎内服，每次 300 mL，每日 3 次。

按 肺胀由于"痰、饮、瘀"的形成，导致病情反复迁延缠绵不愈，常因新病引发宿疾，发生"咳、痰、喘、满、闷"的症状。病情反复最主要的病因是"痰"，因此，治痰是治疗该病的关键。"病痰饮者，当以温药和之"语出《金匮要略·痰饮咳嗽病脉证治第十二》，是张仲景提出的一个重要治疗原则。痰饮的形成多因内外合邪，脾运失司，上不能输精以养肺，下不能助肾以化水，故肺失通调，肾之气化不利，三焦水道通调失职，从而造成饮邪停聚。痰饮为阴邪，"得温则行，得寒则聚"。故吴老予三子养亲汤，降气消食，温化痰饮，予小陷胸汤开胸豁痰，使气机升降有常，出入有序。

肺胀除有肺、脾、肾三脏受损外，后期可影响至心。故该病缓解期当以扶正为主。固本汤具有补养心肺，温肾健脾平喘之功。适合肺胀病缓解期用药原则。当然临证需根据患者情况辨证加减。因"肺与大肠相表里"，故吴老治疗肺系疾病，很强调大便通畅的重要性；他同时还指出，大凡久病之人，往往寒热错杂、虚实并见、阴阳俱损，辨证用药要重视标本缓急，主次分明。

患者：张某，女，74 岁。

初诊：2015 年 2 月 10 日。咳嗽、咯痰、胸闷、气喘，夜间尤甚，痰难咯，动则喉间痰鸣、汗出。饮食尚可，大便偏干，小便可。既往有反复咳嗽、咯痰、气喘 20 年，再发 7 天就诊，曾经明确诊断为支气管哮喘、阻塞性肺气肿。查体：双肺可闻及干湿啰音，舌质暗红、苔黄，脉滑数。辨证：肺胀（痰热壅肺，肺肾气虚）。治则：清肺泄热,降气平喘。方剂:千金苇茎汤加宽中利痰之品。拟方:薏苡仁 30 g,冬瓜仁 30 g,芦根 20 g,石苇 12 g,败酱草 50 g,杏仁 12 g,前胡 15 g,法半夏 10 g,厚朴 10 g,枳壳 10 g,桔梗 15 g,大贝 15 g,甘草 6 g。共 5 剂,水煎内服,每次 300 mL,每日 3 次。

二诊:2015 年 2 月 10 日。症状:患者咳嗽、胸闷、气喘、痰鸣明显改善,痰易咯,动则汗出减少,大便通畅。查体:舌质暗,苔黄微腻,脉滑,双肺哮鸣音消失,双下肺可闻及少许湿啰音。辨证:肺胀(痰郁气滞)。治则:宣肺化痰,宽胸理气。方剂:陷胸温胆汤加减。拟方:竹茹 12 g,陈皮 10 g,茯苓 20 g,黄连 6 g,法半夏 10 g,瓜蒌皮 15 g,枳壳 12 g,桔梗 15 g,甘草 6 g,炒苏子 15 g,薤白 9 g。共 5 剂,水煎内服,每次 300 mL,每日 3 次。5 剂后患者诸症自平。

按 《金匮要略》提出了"治痰饮当以温药和之",这是一般原则,临床一定要根据情况,治痰或以温化,或以清化,或以攻逐。哮病发作,外因多为外邪诱发,内因为痰饮作祟,内外因最终是使气道痉挛,痰随气升,气道阻塞,肺失宣降所致。同时,气机不畅还是形成痰的罪魁祸首,因此,强调气机不畅既是病因,又是诱因。故治疗关键是调畅气机,这既是针对病因治疗,也是针对病机治疗。前方用杏仁、前胡、法夏、厚朴、枳壳、桔梗,后方予陈皮、瓜蒌皮、枳壳、桔梗、炒苏子均为调畅气机,使气机升降出入有序,以杜痰源。

患者:曾某,男,82 岁。

初诊:2015 年 3 月 15 日。微咳、少痰、气短、口渴、倦怠无力,食欲不振,烦热、口渴,二便尚正常。查体:双肺未闻及哮鸣音,舌质淡、苔白而少,脉沉细。既往有慢性阻塞性肺疾病、慢性肺源性心脏病、冠心病史,1 周前刚从呼吸科出院,因查出肺病合并真菌感染,院外继续口服氟康唑 1 片治疗。辨证:肺胀(肺胃气阴两虚)。治则:益气养阴。方剂:橘皮竹茹汤合益胃汤加减。拟方:橘皮 12 g,竹茹 12 g,太子参 15 g,法半夏 10 g,玉竹 15 g,麦门冬 15 g,生地 15 g,葛根 15 g,石斛 15 g,炒扁豆 15 g,甘草 6 g,生姜 4 片,大枣 10 g。共 5 剂,水煎内服,每日 1 剂,每日 3 次。

服用上方后,患者饮食改善、口渴、烦热好转。继予橘皮竹茹汤合生脉饮加石斛、麦门冬,5 剂,水煎内服。复诊时患者气短乏力明显好转,食欲增加,余症消失。

按 患者久病,肺脾肾受损,脾胃乃后天之本,气血生化之源,故东垣有:"脾胃内伤,百病由生"之说。上下交损,先治其中,只有先调脾胃,滋其化源,以生气血,才能恢复正气。吴老师在补土生金法基础上进一步认识到补脾胃之气的参、芪、术、甘也可以补肺气,如玉屏风散、升阳益胃汤;养肺阴的沙参、麦门冬、百合、玉竹等也可以养脾胃之阴,如麦门冬汤、沙参麦门冬汤、养胃汤。在这里,从脾论治,同时,也体现了脾肺同治。橘皮竹茹汤、益胃汤、生脉饮益气养阴、健脾和胃,乃肺脾同治,扶正固本之法。

患者:杜某,女,76岁。

初诊:2015年5月18日。间歇性咳嗽、少痰,动则气喘,气短乏力,汗出,伴腹胀、纳差、大便偏稀。查体:双肺未闻及干湿啰音,舌质暗淡、苔薄白,脉细弱。既往有慢性支气管炎病史、2型糖尿病史、高血压病史。近3年出现活动后胸闷、气喘、气短、心慌、乏力,常伴纳差、腹胀、水肿,动则多汗,常易感冒。辨证:肺胀(肺脾气虚)。治则:益气解表,参苏饮加味。拟方:党参15 g,苏叶12 g,陈皮10 g,茯苓20 g,法半夏10 g,甘草6 g,前胡15 g,木香6 g,葛根15 g,枳壳12 g,桔梗15 g,枇杷叶15 g。共10剂,水煎内服,每日1剂,每日3次。

服用上方后患者咳嗽、咯痰消失,腹胀、纳差、气短明显改善。之后间断予升阳益胃汤加减调理。患者2月后复诊,近期未感冒,自觉气喘较前减轻。

按 肺气与脾胃之气密切相关,肾为先天之本,人之生,秉受父母的先天之精,藏于肾中,其中一部分化为人身之元气,可谓先天之气;中焦脾为后天之本,为气血生化之源,饮食水谷之气在这里化为人身之营气卫气;肺主气,司呼吸,自然界的清气依赖肺的呼吸功能进入人体,从而化为人身之宗气。肺脾在气的生成方面可谓真正的后天之本,脾气虚则肺气必虚。因此,吴老师认为凡补脾气的方药也补肺气,如四君子汤、六君子汤、玉屏风散、参苓白术散等。喘证多为肺系疾病久病迁延而致,因此,为本虚之病变。外感时虚实夹杂,平素虚多邪少。肺脾为母子关系,外邪犯肺,子病犯母,最先受损的是脾脏,因此,常常肺脾同病。

患者:廖某,男,79岁。

初诊:2015年7月22日。气短,气喘,动则喘甚而汗出,呼多吸少,面虚浮、小便清长、大便尚可。查体:双肺可闻及少许哮鸣音,舌质暗淡、苔薄白,脉细无力。既往有反复咳嗽、咯痰、气喘、乏力10年,曾明确诊断:肺源性心脏病。肺功能检查:混合型通气功能障碍(FEV_1 55%,FEV_1/FVC 43.5%)。辨证:肺胀(肺肾气虚)。治则:益气补肺纳肾。方剂:七味都气丸加味。拟方:熟地20 g,五味子9 g,山药20 g,山萸肉20 g,茯苓20 g,泽泻20 g,丹皮12 g,白果10 g,蛤蚧1对(雌雄头尾全者,不得有蛀虫,水洗净,焙干,汤药冲服)。共5剂,水煎内服,每日1剂,每日 3 次。

复诊时患者自觉气短、汗出而喘、小便清长稍好转。嘱其继续间断服用上方，半年后复诊自诉上述症状明显改善，未感冒，复查肺功能提示 FEV$_1$ 65%，FEV$_1$/FVC 50%，较前改善。

按 久病咳喘，肺虚及肾，耗伤肾气，肾气虚衰，气不归元，肾不纳气，动则加重，故以补肾为主。方中三补三泻，泻中寓补；五味子、白果补肾纳气，蛤蚧用于肺虚咳嗽，肾虚作喘疗效尤甚。诸药共奏补肾纳气之功。该患者疗效显著，为喘证缓解期补肾治疗提供了实践经验。

患者：杨某，女，68 岁。

初诊：2014 年 3 月 10 日。微咳、晨起咯少量白色泡沫痰、易咯，动则气促，畏风多汗，易感冒，饮食欠好，二便尚正常。既往有反复咳嗽、咯痰、气喘 10 年病史，患者每到冬春季节，即反复发作上症，每病均需输液治疗方能好转，近年活动耐力逐年下降，生活质量严重下降。查体：肺气肿征，双肺未闻及干湿啰音，舌质淡、苔薄白，脉细滑。辨证：肺胀（肺脾气虚）。治则：益气补肺，健脾化痰。方剂：玉屏风散合二陈汤加味。拟方：防风 10 g，白术 15 g，黄芪 30 g，陈皮 12 g，茯苓 20 g，法半夏 10 g，甘草 6 g，炒苏子 12 g，山药 15 g，山萸肉 15 g。共 10 剂，水煎内服，每日 1 剂，每日 3 次。

复诊时，自觉饮食改善、精神好转，咯痰减轻，嘱其间断（间隔 3 天，服 5 剂）服用上方 20 剂。此时正值三伏天，因此，建议患者到本院呼吸科行穴位贴敷（止喘膏：具体方药省略）以冬病夏治。3 月后复诊，患者未感冒，畏风多汗明显改善，咯痰减少。患者因惧怕内服中药汤剂，故嘱其继续内服玉屏风散颗粒治疗，每年三伏天，继续穴位贴敷治疗。近日为提醒患者三伏贴，电话随访，患者自诉就诊 2 年来，就诊症状改善，活动后气喘减轻，较少感冒，即使感冒，症状轻微，自服药物可愈。疗效显著。嘱其继续三伏贴治疗。

按 《黄帝内经》"春夏养阳，秋冬养阴"的理论，是中医防病治病的原则。对于久病虚症者尤其适合。吴老对于喘证缓解期，以治本为主。除了内服中药，吴老也重视中医的"内病外治"原则，主张夏天阳气旺盛、毛孔大开、汗液易泻，阳气易损。故此时应顾护人体的阳气，防止秋冬时因阳气不足，阴阳失调，百病乃生。予该患者内服玉屏风散合二陈汤以益气补肺，健脾化痰，标本兼顾；外予止喘膏穴位贴敷，以健脾益气纳肾以治本，内外结合，使正气得复，邪不可干。

癌症并发症

患者:张某某,女,66 岁。

初诊:2013 年 3 月 16 日。进食后腹胀、疲乏、纳差,伴头痛、全身酸痛。情绪欠良,无恶寒发热、咯血、潮热、盗汗、腹痛、泛酸、腹泻等症。既往有右肺小细胞肺癌(T2N3MOⅢA 期),原发性高血压病 2 级,2 型糖尿病病史。诊查:形体瘦,舌体瘦小,舌质淡,苔黄、有裂纹,脉细。辨证:肺癌(肺胃气阴两虚)。治则:肺胃同治。方剂:麦门冬汤合橘皮竹茹汤。拟方:太子参 20 g,麦门冬 15 g,半夏 10 g,竹茹12 g,陈皮 9 g,玉竹 20 g,石斛 20 g,地骨皮 15 g,黄连 6 g,乌梅 9 g,甘草 6 g。共5 剂,水煎内服,每次 300 mL,每日 3 次。

复诊时,上述就诊症状明显改善,情绪好转,继续守方 5 剂治疗。

按 麦门冬汤源自张仲景《金匮要略》,由麦门冬、半夏、人参、甘草、粳米、大枣6 味药物组成,具有益胃生津,降逆下气的功能。传统用于胃有虚热,津液不足,火气上逆所致的肺痿症。近年来,人们对其药效学及临床运用进行了探讨和研究,研究证明麦门冬汤能明显改善慢性萎缩性胃炎病理状态,可用于慢性萎缩性胃炎的治疗;有明显加速胃排空、改善胃肠功能紊乱的作用,能治疗胃排空延迟性疾病;有抗炎、改善呼吸道过敏、气道清除和抑制其分泌作用,能用于多种因素促发的咳嗽、阻塞性肺疾病及肺间质纤维化等的治疗。另外,麦门冬汤对肿瘤化疗药物有明显的增效作用,提示在应用抗癌药物的同时,加用本方能强化抑瘤和降低副作用。目前,麦门冬汤所治病证主要在消化、呼吸和肿瘤系统,对中医学辨证津亏燥热所致的某些杂症亦有良好的治疗效果;橘皮竹茹汤出自《金匮要略·呕吐哕下利病脉证治》"哕逆者,橘皮竹茹汤主之",主治胃虚有热之呃逆、干呕之证。

该患者有肺癌、2 型糖尿病病史,久病肺胃气阴两伤,肺胃失养,经络失利,则头痛、全身酸痛。胃气不和、脾失健运则进食后腹胀、疲乏、纳差。形体瘦,舌体瘦小,舌质淡,苔黄、有裂纹,脉细均为一派阴虚失养之征。故吴老予橘皮竹茹汤降逆止呃,益气清热,加麦门冬汤,共奏和胃益气养阴之功。麦门冬汤合橘皮竹茹汤为吴老经方合经方,起增效作用的典范。吴老强调,由于西医的发展,现在留给中医治疗的疾病多为慢性病、疑难杂病。中医杂病辩证治疗源于《伤寒论》《金匮要略》。因此,立足于经典的学习和研究,多临床、多思考,方能掌握中医的治病思路。同时,也需及时学习对中医的一些新研究、新进展,以扩展思维,为自己的遣方用药提供依据。

患者:蒋某某,女,58 岁。

初诊:2013 年 3 月 16 日。饮食不调、腹胀、大便溏而不畅。无恶寒、发热、胸痛、腹痛、泛酸、呃逆等症。既往有乳腺癌术后,化疗 2 年。诊查:形体适中,舌红胖、苔黄,脉细弦。辨证:乳腺癌症(寒热夹杂)。治则:补虚和中,泄热消痞。方剂:甘草泻心汤加减。拟方:甘草 10 g,半夏 12 g,黄连 6 g,干姜 9 g,黄芩 9 g,白芍 15 g,防风 12 g,薏苡仁 30 g,神曲 10 g,山楂 10 g,山药 20 g。共 5 剂,水煎内服,每次 300 mL,每日 3 次。

二诊:2013 年 3 月 26 日。就诊症状:大便溏而不畅改善,大便成形,仍饮食欠好,腹胀,怕冷。无发热、胸痛、腹痛、泛酸、呃逆等症。诊查:形体适中,舌红胖、苔黄少,脉细。辨证:乳腺癌症(寒热夹杂)。治则:健脾理气,消痞和中。方剂:黄连理中汤加减。拟方:黄连 6 g,党参 15 g,炮姜 9 g,白术 15 g,甘草 9 g,薏苡仁 30 g,藿香 9 g,木香 6 g,枇杷叶 15 g。共 5 剂,水煎内服,每次 300 mL,每日 3 次。

复诊时腹胀、怕冷、饮食均有好转,继续服用上方 5 剂治疗,就诊症状缓解。

按 患者因乳腺癌术后,化疗 2 年,脾胃肠受损,肠生态失衡,而出现胃肠功能失调,故出现腹胀、纳差、便溏、倦怠等症状。因这类患者病症虚实夹杂,虚不受补、实不受攻,老师对这类疾病的调理,讲究用药精当,中正平和。故用仲景泻心汤、理中汤加减调理。甘草泻心汤主治伤寒,医反下之,并自利,心下痞硬,干呕,心烦不安。方中甘草以补中益脾胃,使脾胃之气复职,既生化气血,又主持其功能。黄连、黄芩清热燥湿,使脾胃不为湿热所肆虐。半夏、干姜以宣畅中焦气机,使湿热之邪无内居之机。大枣以补中益气,与甘草相用,以治病扶正祛邪,正气得复,不为邪虐,然则诸症罢,诸药相合,以达苦寒泻邪而不峻,辛温温通而不散正气,甘药补而有序以和中固本。后方理中汤有补益受损之脾阳之意,但仍考虑到湿邪困阻是病因,故补中寓行气除湿之药。谨守补中、行气、除湿的病机用药,深得治疗脾胃病之要领。

患者:黄某,女,86 岁。

初诊:2013 年 5 月 26 日。刻诊:疲软乏力、口渴、恶心、纳差,轮椅推往就诊,睡眠差、二便尚可。查体:慢性病容,形体消瘦,舌质淡红,苔干少,脉沉细。既往身患肺癌、食道癌、肝硬化、脑梗死等多种疾病,明确诊断已 2 年。辨证:胃阴不足。治则:益胃养阴。方剂:养胃汤加味。拟方:北沙参 15 g,麦冬 15 g,玉竹 15 g,橘皮 10 g,竹茹 12 g,石斛 15 g,太子参 15 g,法半夏 10 g,生姜 4 片,大枣 10 g,甘草 6 g。共 5 剂,水煎内服,每日 1 剂,每日3 次。

予养胃汤加味治疗 5 剂后,饮食改善,口渴、恶心、乏力等症均明显好转。复诊予橘皮竹茹汤加味治疗,患者症状基本改善,精神好转,生活质量明显提高。之后 1 年多长期于吴老处调养,与就诊时判若两人。

按 《黄帝内经》有"阴阳俱不足,补阳则阴竭,泻阴则阳脱。如是者,可将以甘药,不可以饮以至剂"。这段文字说明了虚损病,阴阳不能平衡,实不任攻,虚不受补,此时不可用性偏、味厚、峻猛之剂,只能用味甘平和的药物先调理脾胃。当然这里不限于只用甘药调理脾胃,应包括各种使脾胃健运的治法,如清热养阴、行气除湿、健脾益气等。《黄帝内经》"有胃气则生,无胃气则死",王节斋"人之一身以脾胃为主",李东垣"脾胃内伤,百病由生"等说,均说明了脾胃对人体生理活动的重要性。吴老强调:"疑难病症,久病必虚,虚证多挟外邪或痰饮、湿浊、气滞、瘀血、食滞等,先调脾胃,滋其化源,以生气血,即是补虚;待脾胃运转正常后,能行药力,实为攻邪补虚创造条件。"且中医大多为口服,需经胃肠道消化吸收,才能发挥治疗作用。因此,先调脾胃实属必要,正如叶天士所说"上下交损,先治其中"。吴老分析:该患者年老体弱,身患多种癌症,上损及下,下损及上,阳损及阴,阴损及阳,病情虚实夹杂,不胜攻补,唯有先治其中,使患者精血得充,脾胃得运,方有生生之源。

患者:王某某,男,81 岁。

初诊:2013 年 10 月 30 日。主诉"结肠癌术后肝、胰转移",现感上腹胀,打嗝,不反酸,食欲一般,睡眠可,大便无黏液,小便调畅。查体:形体适中,舌嫩红,苔黄,脉细滑。腹平,无腹壁静脉曲张,全腹无压痛、反跳痛、肌紧张,双下肢无水肿。辨证:气阴不足挟痰湿。治则:益气养阴、化痰除湿。方剂:加参温胆汤。拟方:太子参 30 g,白术 15 g,枳壳 10 g,竹茹 12 g,茯苓 30 g,陈皮 10 g,法半夏 10 g,甘草 6 g,枇杷叶 15 g,葛根 15 g,藿香 9 g。共 5 剂,水煎服,每日 1 剂,分 3 次温服。

二诊:2013 年 11 月 13 日。述脐周胀、痛,打嗝无改善,食欲欠好,二便调,舌嫩红,苔黄少津,脉细。辨证同上,继予加参温胆汤加减,拟方:太子参 15 g,白术

15 g,枳壳 10 g,竹茹 12 g,茯苓 20 g,陈皮 9 g,法半夏 10 g,甘草 6 g,芦根 20 g。共 5 剂,水煎服,每日 1 剂,分 3 次温服。

三诊:2013 年 12 月 04 日。服药后脐周胀痛、打嗝缓解,近几日感上腹隐痛,打嗝、口咸、矢气频,大便不畅,无烧心、反酸,舌嫩红,苔黄微腻,脉细滑。辨证:湿热食滞,予三仁保和丸加减,拟方:杏仁 10 g,薏苡仁 30 g,白蔻仁 6 g后下,法半夏 10 g,陈皮 10 g,连翘 15 g,茯苓 20 g,滑石 30 g(包煎),芦根 20 g,通草 6 g,炒山楂 10 g,神曲 10 g,甘草 6 g。共 5 剂,水煎服,日 1 剂,分 3 次温服。

四诊:2013 年 12 月 18 日。打嗝未平,腹胀痛明显好转,腰痛,大便正常。舌嫩红,苔黄少津,脉细滑。辨证:肾虚湿滞。予加味四妙丸加减,拟方:杜仲 20 g,怀牛膝 15 g,苍术 12 g,白术 12 g,续断 15 g,当归 20 g,土鳖虫 15 g,鳖甲(先煎)15 g,龙骨 30 g,知母 15 g,枳壳 10 g,薏苡仁 30 g,川草薢 12 g,甘草 6 g,黄柏 9 g,狗脊 20 g。共 5 剂,水煎服,每日 1 剂,分 3 次温服。

按 结肠癌是发生于结肠部位的常见的消化道恶性肿瘤,占胃肠道肿瘤的第 3 位。西医认为其发病原因与高脂低渣饮食习惯、家族性腺瘤息肉病、肠道腺瘤、肠道慢性炎症、部分化学致癌物及饮酒、肥胖、精神压抑、接受盆腔放射治疗、大便习惯不良等因素有关。但结肠癌的确切发病原因和机理,同其他肿瘤一样,仍然不完全清楚。中医对结肠癌的认识可追溯到《黄帝内经》。《素问·气厥论》说:"小肠热移于大肠,为瘕痕,为沉。"该病在中医文献中属于"积聚""脏毒""肠澼""肠蕈"等范畴。其病因主要有内外两方面,正气虚弱、脾肾不足是内因;饮食不节、情志失调、外邪侵袭为外因。病理属虚实夹杂,正虚在于脾胃虚弱、气血亏虚、肝肾阴亏、脾肾阳虚,其邪实可归纳为湿热内蕴、瘀毒内结。发病部位在大肠,但与脾肾密切相关。湿热、瘀毒和脾肾两虚是病机关键。吴老师认为癌症往往上损及下,下损及上,阳损及阴,阴损及阳,精亏、气少、神衰为主要表现,可归属于虚损病范畴。虚损病本身难治,如果脾胃虚极,不纳不化就更难治。经谓下损过胃,上损过脾,皆在难治之例。因此,诊治虚损病症,首先诊查胃气,顾护胃气,先从治疗脾胃入手,正如叶天士所说"上下交损,当治其中"。本例患者年老脾肾本虚,加之久病、金石所伤,致脾肾两虚更甚、气阴两伤挟痰湿,此时应从脾论治,健脾益气以补气血、调气机、化痰湿。一诊用加参温胆汤加减,加入葛根、藿香成七味白术散之意,健脾的同时,调节肠生态;二诊津伤较前加重,前方去枇杷叶、葛根、藿香,加芦根清热生津;三诊患者夹食滞,予三仁汤分消湿热、保和丸以健脾消食化滞;四诊患者腹胀已缓解,以腰痛为主要表现,结合年龄及旧病,考虑肾虚湿滞,予加味四妙丸加减以补肾化湿,加狗脊补肾强腰而不伤胃气,在对症治疗的同时,总以顾护脾胃为要。

患者:周某某,女,60岁,已退休。

初诊:2012年11月3日。患者就诊前5年,因患输卵管癌,做子宫、输卵管、卵巢切除术,术后做放化疗治疗(具体方案不祥)。之后患者反复出现口腔疼痛,西医诊断为口腔溃疡。予维生素B_2口服治疗及服"清火"中药后,效果不理想,患者情绪不良。就诊时诉口腔再发疼痛,进食辛辣等刺激性食物后可加重,食欲正常,大小便正常,活动后有汗。无恶寒发热、鼻塞流涕、咽痛、口干、口渴等症。诊查:口腔内3个大小不等溃疡,溃疡面红肿不甚。舌质嫩红、苔少,脉细。中医辨证:阴阳不调,虚火上炎。治则:调和阴阳,清心泄热。方剂:当归大贝苦参汤合泻心汤加减。拟方:当归20 g,大贝母20 g,苦参15 g,甘草9 g,黄连9 g,太子参20 g,炮姜9 g,法半夏12 g,薏苡仁30 g,炒地榆15 g,大枣15 g,石斛20 g,山药30 g。共5剂,水煎内服,每次250 mL,每日3次。

二诊:2012年11月15日。患者服用上方后,口腔疼痛已经明显改善,大便较前稀溏,小便正常,饮食正常,偶有上腹饱胀,活动后缓解,情绪大愉。诊查:舌质嫩红,苔少,脉细。中医辨证:阴阳不和。治则同上。继续以上方去山药、石斛。继服5剂。

3月后患者因他症再次就诊时诉患者口腔溃疡已痊愈,已无反复发作。

按 患者女性,因大手术创伤及放化疗后,已阴阳亏虚,气血津液不足,阴虚,虚火上炎,则口舌生疮。气血不养,则口疮反复发作。患者久用清热之剂,使阴阳更虚,久而不愈。故选用泻心汤调和阴阳,方中黄连合苦参、薏苡仁、地榆以清泻虚火,太子参、甘草、大枣、炮姜补气温阳,山药、石斛养阴,大贝母化结,法夏使阴阳互根互用,得以调和。全方阴阳双补,使虚火得泻,气血调和,口疮得愈。二诊时患者症状明显改善,口腔将愈,因上方苦寒稍重,而出现大便稀溏,故二诊时黄连减量,以减轻症状,去山药、石斛以防碍脾。前方疗效显著,故继续守方治疗而愈。吴老治疗该患者时提示:临床不能因见口疮疼痛即认为为实火,大量苦寒清泻药物反而导致病情迁延不愈,要重视调整口腔菌群失衡,思路要开阔。当归大贝苦参汤来源于《金匮要略》之狐惑病,大量现代研究表明,该方治疗口腔疾病能改善口腔菌群失衡,而该例患者肿瘤化疗后菌群失衡导致口腔溃疡反复不愈,治疗选用当归大贝苦参汤恰当,疗效肯定。

痹　证

患者:周某某,女 40 岁,会计工作,未婚。

初诊:2012 年 10 月 28 日。患者就诊前 10 天因受凉后出现咽痛、乏力,自服"感冒药"后,症状稍缓,但逐渐出现四肢大小关节肿痛,关节活动逐渐出现不利,并有晨僵现象,伴口渴、口苦、多饮,恶寒无汗,饮食如常,小便热,大便可。其母有类风湿性关节炎,长期行药物治疗,病情缠绵不愈。因恐其患同病而就诊。诊查:患者四肢大小关节红肿热痛,扪之灼热,关节屈伸不利。舌质红,苔黄腻,脉滑数。查红细胞沉降率 72 mm/h,抗"O"阳性,抗核抗体阳性。根据患者病史、症状、体征及实验室检查,西医诊断为类风湿性关节炎。取得患者同意后予中西医结合治疗。西医予强的松 10 mg 每日顿服。中医辨证为湿热痹。治则:清热除湿止痛。方剂:当归拈痛汤加味治疗。拟方:当归 15 g,桑枝 15 g,泡参 15 g,羌活 12 g,木防己 12 g,白术 30 g,葛根 15 g,苍术 12 g,泽泻 20 g,茵陈 15 g,黄芩 10 g,银花 15 g,制川乌 9 g(先煎),甘草 10 g,薏苡仁 30 g,防风 12 g。共 5 剂,水煎内服,每次 300 mL,每日 3 次。

二诊:2013 年 12 月 5 日。患者服用上方后四肢大小关节红肿热痛明显减轻,关节屈伸较就诊前灵活,仍有晨僵情况,乏力,仍有口苦、口渴、多饮,怕冷减轻,活动后有汗。饮食可,舌质红,苔黄腻,脉滑数。中医辨证仍为湿热痹。治则:清热除湿止痛。方剂继予当归拈痛汤加味(前方加黄芪 40 g,去泡参,加苦参 15g)治疗。拟方:黄芪 40 g,当归 15 g,苦参 15 g,羌活 12 g,木防己 12 g,白术 30 g,葛根 15 g,苍术 12 g,泽泻 20 g,茵陈 15 g,黄芩 10 g,银花 15 g,制川乌 9 g(先煎),甘草 10 g,薏苡仁 30 g,桑枝 15 g,防风 12 g。共 5 剂,水煎内服,每次 300 mL,每日 3 次。服用上方症状缓解,守方继服 5 剂后就诊。

三诊:2013 年 12 月 25 日。患者经上述治疗后,四肢大小关节红肿疼痛基本消失,关节活动恢复正常,偶有晨僵现象,口渴、口苦、多饮症状改善。已无怕冷、乏力等症状。复查红细胞沉降率为 20 mm/h。诊查:四肢大小关节恢复正常,扪之皮温正常,活动自如。嘱咐其强的松可遵西医隔周逐渐减量,直至病情稳定。

按 患者为感受风湿之邪所致,湿与热合,湿热交织,留滞筋脉肌肉,气血不畅,经脉不通,不通则痛。湿热为病,瘀血阻滞故关节红肿,扪之灼手,关节活动不利。瘀血留滞,入阴尤胜,故有晨僵。湿热内郁,耗伤津液,故口苦、口渴。犯病初期,风湿犯卫,卫表不和,故有恶寒无汗。当归拈痛汤由风药胜湿,淡渗利湿,苦温燥湿,甘温养正四组药物组成,充分体现了分利湿热之治疗原则。在上由羌活、防风、桑枝、制川乌、葛根、银花解表祛风除湿通络止痛,在下由木防己、泽泻、茵陈、薏苡仁淡渗利湿,在中由苍术、白术、黄芩苦温健脾燥湿。当归、甘草、泡参补气养血,使气血充盛,行气活血止痛,其中泡参还有益气解表之功。全方共奏祛风除湿化热通络止痛之功。由于中西药结合的协同作用,减少了强的松的用量,症状控制很好。二诊时,患者湿热仍甚,病久耗气,故加黄芪以补气,予苦参加强苦寒燥湿之功。同时,据黄芪的现代药理研究,大量黄芪具有调节免疫之功效,此为吴老选用该药之意。吴老强调,我们学习中医应继承不泥古,发挥不离宗。当归拈痛汤为治疗湿热痹之圣方,临床可根据患者实际情况,适当调整用药。中西医各有优劣,当权衡利弊,择优使用,避免耽误病情。

患者:陈某某,女,34 岁,贵阳中医学院教师。

初诊:2013 年 12 月 4 日。述四肢多关节肿痛 3⁺年,此起彼伏,痛处固定,曾为对称性,伴晨僵大于 1 h,活动受限,夜间疼痛较明显,天气变化时加重,口干,情绪可,食欲可,睡眠因疼痛受影响,经前乳房胀,月经量偏少,白带不多,二便正常。曾多次检查类风湿因子偏高,抗环瓜氨酸肽抗体正常,抗核抗体谱阴性,院外诊断"类风湿关节炎",间断服止痛药、中药治疗,服药期间,疼痛可减轻,停药加重。诊查:精神委顿,形体适中,舌嫩红,苔黄,脉细,关节无畸形,双手第二、三指近端指间关节及腕关节肿胀,皮温不高,有压痛。诊断:痹证(风寒湿痹)。辨证:气血不足。治则:益气活血,祛风除湿。方剂:三痹汤加减。拟方:黄芪 30 g,独活 15 g,秦艽 15 g,当归 20 g,白芍 15 g,党参 15 g,杜仲 20 g,怀牛膝 15 g,川芎 12 g,豨莶草 20 g,防风 12 g,续断 15 g,薏苡仁 30 g,细辛 6 g,甘草 9 g,桑枝 15 g,姜黄 9 g。共 5 剂,水煎服,每日 1 剂,分 3 次温服。

本患者服药后自觉关节疼痛明显好转,遂自续服上方 10 剂,关节疼痛缓解。

按 痹证乃由风寒湿三气杂至,痹阻经络,气血凝滞所致。本患者关节疼痛日久损伤正气致气血不足,为虚实夹杂之证,故治疗应扶正祛邪,选用三痹汤。明代喻嘉言曰:"此方用参芪四物,一派补药内,加防风、秦艽以胜风湿,桂心以胜寒,细辛、独活以通肾气。凡治三气袭虚而成痹症者,宜准诸此。"三痹汤主治肝肾气血不足,风寒湿痹之虚实夹杂者。吴老师说三痹汤与《医学心悟》蠲痹汤相比,蠲痹汤主治上半身痹证,无补虚作用;与独活寄生汤相比,二者皆治虚实夹杂痹证,独活寄生汤主治肝肾不足风寒湿邪痹阻于下半身的痹证,三痹汤在独活寄生汤基础上去补肾的桑寄生,易熟地为生地,故补肾作用减弱,加入黄芪、大枣、生姜等从而增强了补气作用。辨证选方重要,而加减药物也非常重要,本患者寒象不明显,故去桂枝,同时,加薏苡仁、姜黄以化湿,豨莶草、桑枝以通络止痛。

患者:吴某,女,57 岁。

初诊:2012 年 11 月 7 日。述腰痛、下肢疼痛不适,身转侧痛甚,眼干涩、胀,易外感,有汗,怕冷,大便欠调。有"强直性脊柱炎、葡萄膜炎、糖尿病"病史。舌淡红,苔黄,脉滑。红细胞沉降率 75 mm/h。诊断:风湿热痹。方剂:当归拈痛汤合防己黄芪汤。拟方:当归 15 g,黄芪 30 g,木防己 12 g,苦参 15 g,防风 15 g,独活 12 g,苍术 12 g,薏苡仁 30 g,泡参 30 g,猪苓 20 g,泽泻 15 g,川萆薢 12 g,白术 15 g,甘草 6 g,生姜 4 片。5 剂,水煎服,每日 1 剂,分 3 次温服。

二诊:2012 年 11 月 20 日。上症明显好转,身转侧也无腰部及下肢痛,下肢有酸胀感,舌淡红,苔黄,脉滑。红细胞沉降率 23 mm/h。诊断:湿热痹。方剂:继用当归拈痛汤合防己黄芪汤。拟方:当归 15 g,黄芪 30 g,党参 15 g,苦参 15 g,薏苡仁 30 g,木防己 12 g,玄参 20 g,防风 15 g,葛根 15 g,白术 12 g,猪苓 20 g,泽泻 15 g,川萆薢 12 g,甘草 6 g,茵陈 15 g,大枣 10。共 5 剂,水煎服,每日 1 剂,分 3 次温服。

三诊:2012 年 12 月 5 日。腰骶部时痛,余关节已无疼痛,视野内有光圈、亮点,汗不多,大便可,舌淡红,苔黄少,脉滑。红细胞沉降率 19 mm/h。诊断:湿痹。方剂:防己黄芪汤合四妙丸。拟方:木防己 12 g,黄芪 30 g,泽泻 20 g,白术 15 g,茯苓 20 g,怀牛膝 15 g,薏苡仁 30 g,黄柏 10 g,甘草 9 g,当归 15 g,威灵仙 15 g,鸡血藤 20 g。共 5 剂,水煎服,每日 1 剂,分 3 次温服。

按 防己黄芪汤是出自《金匮要略》"痉湿暍病脉证治"篇第 22 条:"风湿,脉浮身重、汗出恶风者,防己黄芪汤主之。"该方由防己、黄芪、生姜、大枣、甘草、白术构成。黄芪益气固表;白术、防己益气、除风湿;甘草、生姜、大枣调和营卫。组方配伍具有三大特点:攻补兼施、标本兼顾和培土生金,本方配伍严谨、精当,疗效确切。在临床运用时,应抓住脾肺气虚,卫表不固,外受风邪,水湿泛溢肌肤之病机。本患者以关节疼痛、转侧不利为主要表现，属中医"痹证"范畴，《素问·痹论》曰"风寒湿三邪杂至，合而为痹"，指出风寒湿邪乃痹证的主要病因，其中以湿为主。但"正气存内，邪不可干"，本病多在本虚基础上感受外邪而致。本患者平素易感冒，提示肺脾两虚，卫表不固。根据"标本兼治"原则，予防己黄芪汤益气固表、祛风除湿止痛。患者初诊时有湿热内盛表现，考虑湿郁久化热，致湿热内盛，故合用当归拈痛汤以清热利湿、祛风通络、活血祛瘀、通经止痛。待湿热之邪退后，单予防己黄芪汤巩固疗效。吴老师将二方合用，直切病机，患者关节疼痛逐渐缓解，且代表关节炎症的指标红细胞沉降率也逐渐降至正常。

反流性食管炎

患者：张某某，女，52 岁。

初诊：2012 年 12 月 14 日。因"烧心、口苦、胸闷半月"就诊，就诊前做胃镜提示：反流性食道炎。伴食欲差，大便偏干，偶有打嗝、泛酸、睡眠欠佳。诊查：全腹无压痛，舌质红、苔黄，脉细。中医辨证：胆胃不和。治则：清胆益胃。方剂：竹茹温胆汤加减。拟方：竹茹 10 g，当归 15 g，石斛 20 g，麦门冬 15 g，枳壳 10 g，法半夏 12 g，茯苓 20 g，陈皮 12 g，酸枣仁 20 g，苏梗 10 g，炒苏子 10 g，甘草 6 g，生姜 4 片（自加）。共 5 剂，水煎内服，每次 200 mL，每日 3 次。

二诊：2012 年 12 月 24 日。患者服用上方后胸闷、烧心、泛酸、打嗝症状明显缓解，饮食较前改善，仍有口苦，目前因受凉后出现咽痛、怕冷、少汗。无发热、腹痛等症。诊查：舌质红、苔薄黄，脉浮。中医辨证：胆胃不和。方剂：柴胡陷胸汤。拟方：竹柴胡 9 g，黄芩 9 g，法半夏 12 g，陈皮 9 g，瓜蒌皮 15 g，大贝母 15 g，苏梗 10 g，甘草 6 g，桔梗 10 g，枳壳 10 g，白术 15 g，泡参 30 g，石斛 20 g，神曲 10 g，生姜 4 片。共 5 剂，水煎内服，每次 200 mL，每日 3 次。

服完上方患者就诊症状完全消失。

按 患者因饮食不节，致脾胃虚弱，痰热内生，脾失健运，胆失疏泄，胆热郁积，气机失调，而致胃气上逆。故出现胸闷、烧心、口苦、不欲饮食等症。方予竹茹温胆汤治之。理气化痰，清胆和胃。方中以竹茹清热化痰，法半夏降逆和胃，燥湿化痰，枳壳苏梗、炒苏子行气消痰,使痰随气下。佐以陈皮理气燥湿;茯苓健脾渗湿,俾湿去痰消;生姜益脾和胃;当归、石斛、麦门冬养阴清热和胃,甘草调和诸药。综合全方,共奏理气化痰,清胆和胃之效。患者二诊时因感受外邪出现卫表失和、胆胃不和。故予小柴胡汤调和表里,泡参柴胡解表使邪从外解,温胆汤、小陷胸汤共奏健脾消食理气降浊之功。吴老治疗功能性食管病,强调气机阻滞是该类疾病的主要病机,要善用升清降浊法使气机通畅。该例患者用竹茹温胆汤,是吴老强调竹茹清热化痰之功之意。

患者:黄某某,男,42 岁。

初诊:2015 年 3 月 20 日。述反酸,打嗝,烧心,胸骨后梗阻感,胸闷,口苦,大便溏,腹胀,多矢气,近日外感后伴腹泻,口中发酸,食欲差,无饥饿感。胃镜:胆汁反流性胃炎,十二指肠炎。诊查:神情焦虑,舌淡红胖,苔黄,脉弦滑。辨证:肝脾不和。治则:疏肝理脾,和胃降逆。方剂:柴胡温胆汤。拟方:柴胡 9 g,枳壳 10 g,白芍 15 g,甘草 9 g,法半夏 10 g,陈皮 10 g,郁金 15 g,黄连 6 g,木香 6 g,茯苓 20 g,苏叶 12 g,葛根 15 g,泡参 30 g,大贝母 15 g,生姜 4 片。共 6 剂,水煎服,每日 1 剂,分 3 次温服。

二诊:2015 年 4 月 1 日。已无腹泻,反酸、打嗝、胸骨后梗阻感等症缓解,时烧心,腹胀,多矢气,大便溏,夹黏液、血丝,口有酸咸感,睡眠差。肠镜:所见结肠、直肠未见器质性病变。舌淡红胖,苔黄,脉弦滑。辨证同前,继予柴胡温胆汤加减,拟方:柴胡 9 g,枳壳 10 g,白芍 15 g,甘草 9 g,法半夏 12 g,陈皮 10 g,太子参 15 g,黄连 6 g,吴茱萸 4 g,竹茹 12 g,茯苓 20 g,酸枣仁 30 g,夜交藤 30 g,知母 15 g,川芎 10 g,苏叶 12 g,甘草 6 g,生姜 4 片。共 7 剂,水煎服,每日 1 剂,分 3 次温服。继予柴胡温胆汤加减调治约 1 个月,诸症缓解。

按 肝主谋虑、胆主决断相当于神经系统中大脑和植物神经的功能,对胃肠系统影响较大。肝失疏泄,气机逆乱,或乘脾或犯胃,就会出现腹胀、腹泻、腹痛、嗳气、反胃、吐酸、烧心等胃肠动力失调症状;胆病时对胃的运动也产生影响。如《灵枢·四时气》说:"善呕,呕有苦,长太息,心中憺憺,恐人将捕之。邪在胆,逆在胃,胆液泄则口苦,胃气逆则呕苦,故曰呕胆。"本患者长期处于焦虑状态,肝气不舒,故予四逆散以疏肝、温胆汤以健脾和胃降逆,二方合用命名为柴胡温胆汤。首诊加香连丸以和肝脾、调大便,郁金以疏肝,苏叶、泡参等有参苏饮形式以益气解表和胃。二诊患者外感已缓解,伴睡眠差,合用酸枣仁汤、夜交藤以养肝安神,烧心仍重,合用左金丸以疏肝和胃降火。整个治疗过程抓住肝脾不和这个关键,疏肝理气和中贯穿于始终,足见吴老在胃肠动力病辨治中重肝胆对胃肠动力的影响。

患者:孙某某,男,58岁。

初诊:2013年10月11日。述烧心、打嗝、上腹胀,凌晨3~4点时感上腹痛,睡眠差,梦多,耳鸣,心悸,大便欠调,情绪欠好(因为胃病)。有几十年的"慢性胃炎"病史。诊查:面容焦虑,舌黯红胖,苔黄,脉弦滑。胃镜:胆汁反流性胃炎。辨证:胆胃气逆(胆汁反流性胃炎)。方剂:陷胸代赭旋覆汤。拟方:黄连9 g,瓜蒌皮15 g,法半夏10 g,太子参20 g,代赭石20 g(包煎),旋覆花12 g(包煎),甘草9 g,生姜6片,蒲公英20 g,大贝15 g,苏梗12 g,大枣10 g。共5剂,水煎内服,每日1剂,分3次温服。

二诊:2013年10月16日。服药后烧心、打嗝、上腹不适明显改善,耳鸣、心悸稍有好转,睡眠仍差,多梦,大便一般,舌红胖,苔黄,脉弦滑。辨证:胆胃不和。方剂:陷胸代赭旋覆汤。拟方:黄连9 g,瓜蒌皮15 g,法半夏10 g,党参15 g,代赭石20 g(包煎),旋覆花12 g(包煎),蒲公英15 g,苏梗10 g,酸枣仁15 g,夜交藤30 g,合欢皮15 g,甘草6 g。共4剂,水煎内服,每日1剂,分3次温服。

按 胆汁反流性胃炎也称碱性反流性胃炎,是指由幽门括约肌功能失调或行降低幽门功能的手术等原因造成含有胆汁、胰液等十二指肠内容物反流入胃,破坏胃黏膜屏障,引起氢离子弥散增加而导致的胃黏膜慢性炎症。主要表现为腹胀、烧心、打嗝、恶心呕吐等。吴老师从中西医会通的角度,对反流性疾病治疗多以和降为主,常单用或合用小陷胸汤、旋覆代赭汤、黄连温胆汤等方治疗。就本患者主要表现为胆胃气逆,但结合患胃病多年,久病损伤正气,需考虑本虚的一面,故采用陷胸代赭旋覆汤(即小陷胸汤合旋覆代赭汤)以降逆化痰、益气和胃。旋覆代赭汤出自张仲景《伤寒论》166条"伤寒发汗,若吐若下,解后,心下痞硬,噫气不除者,旋覆代赭汤主之"。主治胃虚痰阻气逆证。症见胃脘痞闷或胀满,按之不痛,频频嗳气,或见纳差、呃逆、恶心,甚或呕吐,舌苔白腻,脉缓或滑。方中旋覆花下气消痰,降逆止嗳,是为君药。代赭石质重而沉降,善镇冲逆,为臣药。生姜一为和胃降逆以增止呕之效,二为宣散水气以助祛痰之功,三可制约代赭石的寒凉之性,使其镇降气逆而不伐胃;法半夏祛痰散结,降逆和胃,并为臣药。人参、炙甘草、大枣益脾胃,补气虚,扶助已伤之中气,为佐使之用。诸药配合,共成降逆化痰,益气和胃之剂。现代药理研究该方具有松弛胃肠道平滑肌,减少胃酸分泌,镇咳、祛痰、止呕、抗炎等作用。另外,旋覆花、代赭石、法半夏对心脏有抑制作用,使心跳减慢。本患者痰热内盛,故加用小陷胸汤以清热化痰、降气。二诊时患者胆胃气逆的症状已明显好转,但睡眠仍差,续用陷胸代赭旋覆汤,并加酸枣仁、夜交藤、合欢皮等安神定志。

患者:吴某某,男,57岁。

初诊:2013年11月5日。述反酸、打嗝、早醒,食欲可,汗不多,胸不闷,情绪一般,大便时溏,小便调畅。有"贲门口炎、幽门螺杆菌阳性"病史。诊查:形体适中,面色潮红,舌黯红,苔黄,脉滑。辨证:肝胃不和。方剂:左金温胆汤。拟方:黄连9 g,吴茱萸4 g,竹茹12 g,法半夏12 g,枳壳10 g,陈皮10 g,茯苓30 g,甘草6 g,蒲公英15 g,生姜6片。共5剂,水煎服,每日1剂。

二诊:2013年11月12日。服中药后患者睡眠明显改善,反酸、打嗝有不同程度好转,现烧心,口苦,大便稀溏,舌黯红,苔黄,脉滑。辨证:胃热上逆。方剂:左金陷胸汤合枳术丸。拟方:黄连9 g,吴茱萸4 g,法半夏12 g,瓜蒌皮15 g,枳壳12 g,白术15 g,蒲公英20 g,甘草6 g,枇杷叶15 g,生姜4片。服5剂后上症缓解。

按 贲门口炎一般按反流性食管炎治疗。左金温胆汤为左金丸与温胆汤合方。左金丸出自《丹溪心法》,由黄连、吴茱萸组成,原方黄连与吴茱萸用量之比为6:1,吴老师一般为9:4,如大便稀,调整比例为9:6,功能清肝泻火、降逆止呕,主要用于肝火犯胃之证。肝火清则胆热自除,故也用于胆热犯胃证。温胆汤由法半夏、竹茹、陈皮、枳实、茯苓、甘草、生姜组成,具有清胆和胃、除痰止呕作用。两方合用,相得益彰,使胆热清、胃气和而病自愈。现代药理研究表明,左金温胆汤中的部分药物具有增强胃肠运动节律、减少胆汁反流、减轻炎症反应,保护胃黏膜等作用。二诊时考虑胃气上逆时肺气也上逆,故予枇杷叶降肺气的同时降胃气。予小陷胸汤保护食管。在调护上,对于这类患者常嘱其忌甜食,禁烟酒,清淡饮食多喝水,避免暴饮暴食和食辛辣刺激性的食物,多活动,避免熬夜,注意有个好心情。

患者:杨某某,女,50岁。

初诊:2013年12月4日。述胸骨后灼热1[+]年,体重下降10[+] kg,外院胃镜曾提示反流性食道炎,现胸骨后灼热,口腔溃疡,口甜,胸闷,背部、双耳阵热,饥饿感明显,情绪一般,睡眠一般,大便欠调,小便调畅,停经8[+]月。诊查:形体消瘦,舌黯红,苔黄,脉细。血糖:正常;甲状腺功能:正常。诊断:反流性食道炎。辨证:气阴两伤,胃气上逆。治则:益气养阴、和胃降逆。方剂:枳术陷胸汤加味。拟方:枳壳

10 g,白术15 g,瓜蒌皮15 g,黄连9 g,法半夏10 g,蒲公英20 g,丹参15 g,砂仁6 g(后下),檀香9 g,石斛20 g,合欢皮15 g,百合20 g。共5剂,水煎服,每日1剂,分3次温服。

二诊:2013年12月10日。服2剂药后胸骨后灼热、口腔溃疡、潮热明显好转,但近2日病情反复,伴时打嗝,大便溏,舌暗红胖,苔黄,脉细。辨证肝胃不和,予柴胡陷胸汤加减,拟方:柴胡6 g,陈皮10 g,桔梗10 g,黄芩9 g,黄连6 g,法半夏10 g,瓜蒌皮15 g,白术15 g,枳壳9 g,苏梗10 g,合欢皮15 g,首乌藤30 g,竹茹12 g,甘草6 g,生姜4片。共5剂,水煎服,每日1剂,分3次温服。

按 反流性食管炎是由胃、十二指肠内容物反流入食管引起的食管炎症性病变,以胸骨后烧灼感(烧心)、反流和胸痛为主要表现,内镜下表现为食管黏膜的破损,即食管糜烂和(或)食管溃疡。反流性食管炎可发生于任何年龄的人群,成人发病率随年龄增长而升高。中老年人、肥胖者、吸烟者、饮酒者及精神压力大的人是反流性食管炎的高发人群。导师通过辨证采用枳术陷胸汤加味治疗,该方由枳术丸合小陷胸汤合方;枳术丸源于《金匮要略》枳术汤,原治"心下坚,大如盘,边如旋盘",因"水饮所作"的证候,枳实、白术用量比为2:1,行气健脾,消痰逐水,用作汤剂,以取其见效迅速。张元素将此方枳实、白术用量比例变为1:2,并改汤剂为丸剂,用于饮食所伤而致之痞证,称为枳术丸。李东垣将此方收于《脾胃论》,注明该方可"治痞,消食,强胃"。小陷胸汤出自《伤寒论》,以黄连、半夏、栝楼入药,主治小结胸病。《医宗金鉴》载:"黄连涤热,半夏导饮,栝楼润燥下行,合之以涤胸膈痰热,开胸膈气结;攻虽不峻,亦能突围而入,故名小陷胸汤。"方中黄连清热泻火,半夏化痰开结,二药合用,辛开苦降,善治痰热内阻,更以栝楼实荡热涤痰,宽胸散结,三药共奏清热化痰,宽胸散结之功。合方具有清热化痰、和胃降逆之功。吴老师用枳术丸常易枳实为枳壳,常说枳实、枳壳均有行气消积,化痰消痞作用,枳实行气力量比较大,为破气药,善行胸下气,且有安神作用;而枳壳行气作用较缓,善于行气开胸。考虑患者久病,且反流性食管炎常与冠心病心绞痛相混淆,故加丹参饮以活血祛瘀,行气止痛,对症治疗的同时,避免失治误治造成不良后果。结合患者处于更年期,情绪多不稳定,临证注意稳定情绪以防治心因性反流,常加入疏肝行气解郁之品。

患者:张某某,男,54岁。

初诊:2014年9月12日。述上胸部闷胀、时痛,时伴烧心,大便溏而不爽,饮食可,睡眠一般,情绪尚可。患者近 2 月曾因胸部闷痛到我院急诊科急诊治疗,自诉心电图有 ST 轻度下移,诊治不详。无烟酒史。诊查:形体矮胖,体重 68 kg,舌红,苔黄腻,脉弦滑。辨证:胆胃不和,痰热内盛。方剂:小陷胸汤合温胆汤加减。拟方:黄连 9 g,法半夏 12 g,瓜蒌皮 15 g,枳壳 10 g,陈皮 10 g,竹茹 12 g,茯苓 30 g,木香 6 g,白术 15 g,浙贝母 15 g,薤白 9 g,甘草 9 g,生姜 3 片。共 5 剂,水煎服,每日 1 剂。

二诊:2014 年 9 月 24 日。上症明显改善,仍便溏,舌红,苔黄腻,脉弦滑。诊断同前,继用小陷胸汤合温胆汤加减。拟方:黄连 6 g,法半夏 12 g,瓜蒌皮 15 g,枳壳 10 g,陈皮 10 g,蒲公英 20 g,竹茹 12 g,芦根 20 g,冬瓜仁 30 g,薏苡仁 30 g,桔梗 10 g,茯苓 20 g,木香 6 g,甘草 9 g,生姜 3 片。共 5 剂,水煎服,每日 1 剂。

三诊:2014 年 10 月 08 日。胸部已无明显闷胀,偶有胸骨后隐痛、烧灼感,舌红,苔黄,脉弦滑。辨证胆胃郁热,继用小陷胸汤合温胆汤加减。拟方:黄连 6 g,法半夏 10 g,瓜蒌皮 15 g,陈皮 10 g,竹茹 12 g,茯苓 20 g,木香 6 g,白术 15 g,浙贝母 15 g,薤白 9 g,蒲公英 20 g,芦根 20 g,枇杷叶 15 g,甘草 6 g,生姜 3 片。共 5 剂,水煎服,每日 1 剂。

按　本患者形体矮胖,以反复上胸部闷胀痛为主症,中医辨证为胆胃不和、痰热内盛,西医除了考虑胆汁反流性疾病外,还需警惕心血管疾病可能。胆汁反流的形成是上胃肠动力功能紊乱,抗胆汁反流的生理屏障减弱或丧失的结果。故治疗上,予小陷胸汤以降气、清化痰热;加薤白组成瓜蒌薤白半夏汤以行气化痰、通阳散结宽胸、防治心血管疾病;加木香成香连丸以清热化湿改善大便情况;加白术以健脾益气化痰湿,且与枳壳组成枳术丸以促进胃肠蠕动;生姜合半夏即小半夏汤以和胃降逆,消痰蠲饮。综观全方组方和合、轻清灵动,以和降为主,降气降痰以减少反流,促进胃肠蠕动以改善胃肠动力,同时,加入了抑酸、保护食管、改善循环的中药,如大贝、瓜蒌皮、蒲公英等以防治反流物导致的黏膜损害。正如吴老师常说的,现代中医人一定要学西医知识,在中医中药理论基础上,结合中药药理药化、西医病理生理,可大大提高中医中药的治疗效果。

失　眠

患者:郑某某,女,61 岁,退休。

初诊:2013 年 2 月 22 日。因睡眠失调、入睡困难、多梦、早醒,情绪不良,常伴耳鸣、头痛半年就诊。就诊前曾内服中药调理,必要时需内服艾司唑仑片 1 mg 方能入睡。患者既往体健,无高血压病、冠心病、糖尿病等疾病史,48 岁停经,饮食、二便正常。诊查:血压 120/75 mmHg,舌质红、苔黄、脉数。中医辨证:肝郁化热扰神。治则:清肝养心。方剂:甲乙归藏汤。拟方:柴胡 9 g,当归 15 g,丹参 15 g,生地 20 g,白芍 15 g,珍珠母 30 g,龙骨 30 g,柏子仁 10 g,僵蚕 10 g,合欢皮 15 g,大枣 10 g,薄荷 6 g(后下),刺蒺藜 12 g,栀子 10 g。共 5 剂,水煎内服,每次 300 mL,每日 3 次。

二诊:2013 年 3 月 02 日。服用上方后患者觉睡眠不调明显改善,情绪好转,耳鸣、头痛次数较治疗前减少。先后服用上方共 20 剂后,患者睡眠每日能入睡 6 ~ 7 h,头昏头痛耳鸣完全解除。

按　肝藏血、藏魂,为将军之官,出谋虑,其性易动难静,动之太过则扰心神而失眠。患者 61 岁,肝肾亏虚,甲乙同源,肝失所养,肝热上扰,肝失收藏,而致失眠、头昏、头痛、耳鸣。肝失疏泄而出现情绪不良。患者舌质红、苔黄、脉数,为肝郁化热扰神之征。方中红枣补脾气而不使肝气乘之,珍珠母、青龙齿潜降肝胆(甲乙)之气(或上亢之阳),醋炒柴胡、薄荷、合欢花和于其间,且可疏肝。与镇肝熄风汤不同的是,沉香和青龙齿具可使肝胆之气归藏,使邪火不上犯的特点。生地、归身、酒炒白芍、丹参、柏子仁和夜交藤滋肝疏肝,并清热化瘀。加僵蚕、刺蒺藜协助清肝热,镇静以治头昏、头痛。吴老治疗失眠从阴阳脏腑营卫气血的整体互动观出发,应用辨证论治治疗失眠的方法很多。人为一个整体,全身各个脏器的疾病,均可干扰神明之心导致失眠。从肝肾论治失眠为吴老治疗失眠的一个方法之一。主要针对中年以后,肝肾逐渐亏虚,出现肝失所养,肝脏功能失调扰动心神而出现的失眠。吴老用甲乙归藏汤治疗该类患者的失眠,疗效显著。

患者:李某某,女,35 岁,未婚。

初诊:2012 年 12 月 12 日。述眠差多梦,食欲欠好,乏力神疲,精神委顿,情绪低落,大便偏干,月经量少,经期短,经色鲜红夹血块。易外感。诊查:形体消瘦,舌红嫩,苔少,脉细弦。辨证:气阴不足。治则:益气养阴。方剂:天王补心丹加减。拟方:太子参 20 g,天门冬 15 g,麦门冬 15 g,生地 20 g,茯苓 20 g,当归 15 g,柏子仁 10 g,酸枣仁 20 g,玄参 15 g,桔梗 10 g,丹参 15 g,远志 15 g,佛手 15 g,香橼 15 g。共 5 剂,水煎服,每日 1 剂,分 3 次温服。

二诊:2012 年 12 月 19 日。服药后梦减少,睡眠改善不明显,舌淡,苔少,脉细弦。辨证同前,予生脉枣仁汤加减,拟方:太子参 30 g,麦门冬 15 g,五味子 9 g,酸枣仁 20 g,茯苓 20 g,当归 15 g,丹参 15 g,广枝仁 12 g,知母 15 g,大枣 15 g,甘草 6 g,5 剂,水煎服,每日 1 剂,分 3 次温服。

三诊:2012 年 12 月 26 日。服药后精神、情绪改善,睡眠好转,食欲欠好,此次月经颜色恢复正常,量仍少,经期 2 天。舌淡红瘦,苔黄少,脉细弦。辨证心脾气血不调,予加减归脾汤,拟方:黄芪 30 g,当归 15 g,白芍 15 g,黄连 6 g,黄芩 9 g,阿胶 15 g(烊化),茯苓 20 g,酸枣仁 15 g,太子参 15 g,远志 15 g,大枣 10 g,龙骨 30 g,甘草 6 g。共 5 剂,水煎服,每日 1 剂,分 3 次温服。后用归脾汤、当归散、一贯煎调治 2 月余,患者精神好,情绪可,睡眠可,月经量增多,经期可达到 4 天。

按 吴老师说,人是社会化的动物,对其所表现出来的问题需要结合医学、社会学、心理学等进行综合考虑。患者为大龄未婚女性、白领工作人员,生理上、心理上需求得不到满足,工作上、生活上、情感上的压力等不良应激因素长期刺激机体,机体不能调适而转化为躯体的种种不适,日久内耗气阴,导致气阴两伤,治疗应以柔养气阴为主,不可滥用柴胡剂疏肝解郁,以防升散太过。一诊患者表现为心气阴两虚挟热,予天王补心丹养阴清热;二诊虚热已去,改予生脉枣仁汤以益心气、养心阴,去辛温香燥的川芎;三诊改予归脾汤加减以益气补血、健脾养心,同样不忘患者以气阴两虚为本,在归脾汤中党参为太子参,并去辛温的木香、龙眼肉以防进一步损伤阴津。在整个治疗过程中,始终贯穿益气养阴的原则。同时,吴老还对其辅以心理疏导,建议患者改变生活方式、增加爱好,从自我的主观世界走出来,走到客观世界中去,"移情易性"。

患者:刘某某,女,58 岁。

初诊:2013 年 10 月 16 日。述睡眠差(入睡困难、多梦)6$^+$年,每晚睡眠时间只有 2~3 h,偶有潮热汗出,情绪欠好(因睡眠差),食欲可,大便通,小便调畅,无恶寒,停经9年。诊查:形体适中,舌黯红,苔黄,脉细。西医诊断:失眠。中医诊断:不寐。辨证:心肝不足。治则:补益肝肾、养心安神。方剂:甲乙归藏汤。拟方:柴胡6 g,白芍15 g,丹参20 g,当归20 g,生地20 g,夜交藤30 g,郁金15 g,柏子仁10 g,大枣10 g,珍珠母30 g,龙骨30 g,薄荷6 g(后下),沉香6 g(冲服)。共5剂,水煎服,每日1剂,分3次温服。

患者后因其他疾病就诊告知服药后觉睡眠改善,故自行再连服10剂后每晚可有6 h左右的睡眠时间。

按 吴老师认为肝藏血、藏魂,为将军之官,出谋虑;其性易动难静。动之太过则扰心神而失眠。肝热太盛,肝阳化风、肝气化火、肝血亏虚,均扰动心神。肝藏血,心主血。故"血"是肝心同治的物质基础。曲运神机则伤心,尽心谋虑则伤肝。故情志致病的失眠症,首先会伤及心肝而导致失眠。因此,对于失眠症,或从肝论治,或从心肝同治是极为重要的法则。吴老师常采用甲乙归藏汤治之。甲乙归藏汤为费伯雄所制,由珍珠母、龙齿、柴胡、薄荷、生地、归身、白芍、丹参、柏子仁、合欢花、沉香、红枣、夜交藤等13味中药组成。导师认为,该方实由《普济本事方》珍珠母丸化裁而成。方中红枣功得其用,补脾气而不使肝气乘之。珍珠母、青龙齿潜降肝胆(甲乙)之气(或上亢之阳,有轻重的不同),欲降往往不能,必激动其反折之力,故有醋炒柴胡、薄荷、合欢花和于其间,以动其反折之力,且有疏肝的好处。沉香协龙骨并有回吸之能,使甲乙归藏,邪火不上犯。生地、归身、酒炒白芍、丹参、柏子仁和夜交藤滋肝以疏肝,并清热化瘀。

患者:王某某,女,76岁。

初诊:2014年4月8日。述睡眠差,时上腹饱胀痛,打嗝,胸次不舒,眼部干涩不舒,无烧心、反酸,大便偏干,食欲可,情绪欠好。诊查:舌嫩红,苔黄少,脉细。辨证:肝气郁滞。治则:疏肝理气、和胃安神。方剂:酸枣仁汤加味。拟方:酸枣仁30 g,川芎15 g,知母15 g,茯苓30 g,丹参15 g,砂仁6 g(后下),檀香9 g,柏子仁12 g,佛手15 g,菊花15 g,女贞子20 g,刺蒺藜15 g,当归15 g,甘草6 g。共5剂,水煎服,每日1剂,分3次温服。

二诊:2014年4月15日。睡眠、上腹胀痛、眼部不舒好转,大便调,今感耳道发痒、打喷嚏,时有头昏,汗不多,无恶寒发热、咽痛、咳嗽等症,舌嫩红,苔黄,脉细。辨证:风热上扰。予翘荷汤加减。拟方:连翘15 g,薄荷9 g(后下),栀子9 g,桔梗10 g,甘草6 g,合欢皮15 g,夜交藤30 g,钩藤20 g(后下),蝉蜕10 g,柏子仁

12 g,芦根 20 g,淡竹叶 10 g。共 4 剂,水煎服,每日 1 剂,分 3 次温服。后因其他疾病就诊告知服药后上症缓解。

按 经仔细追问病史,得知患者长期情绪欠好、睡眠差,胃肠不适每因情志因素、眠差诱发或加重,可见胃肠病不重。一诊时虽有气机不畅,但情志内伤日久,耗气伤阴,此时不能盲目用行气药疏肝,以防行气药香燥进一步伤阴,而应以柔养肝体为主,采用佛手、刺蒺藜疏肝解郁;菊花、女贞子、刺蒺藜养阴祛风;胸次不舒原因不明,合用丹参饮以活血祛瘀,行气止痛。现代研究也提示丹参饮对中枢神经系统有抑制作用,其作用与安定相似,即具有镇静、镇痛作用;另外,丹参饮还有扩冠、抗凝等作用。诸药合用养肝行气、镇静安神。二诊患者因夹外感风热而出现喷嚏、耳痒等症,与翘荷汤以疏风清热、清上宣肺,加合欢皮、夜交藤以解郁、抗焦虑,钩藤、蝉蜕以平肝,柏子仁养心安神,芦根、淡竹叶清热利湿、抗菌,可见吴老师用药的弥足珍贵。

白塞综合征

患者:董某某,女,41 岁。

初诊:2012 年 9 月 6 日。患者反复口腔溃疡、外阴白斑、外阴黏膜出血 3⁺ 月。西医诊断为白塞氏病,服用激素治疗后(强的松 6 片/日)症状缓解不明显。故求诊于中医。患者外阴无瘙痒,白带偏黄,月经正常。外阴黏膜出血,量少。饮食可,小便黄,大便正常。诊查:舌质红、苔黄,脉滑数。中医辨证:湿热下注。治则:清热除湿凉血。方剂:当归大贝苦参汤合赤小豆、百合、地榆。拟方:当归 20 g,大贝母 15 g,苦参 15 g,甘草 10 g,薏苡仁 30 g,炒地榆 15 g,百合 20 g,赤小豆 30 g,黄柏 12 g。共 10 剂,水煎内服,每次 300 mL,每日 3 次。

二诊:2012 年 9 月 15 日。服用上方后口腔溃疡好转,外阴黏膜仍有出血,饮食尚可,二便可。中医辨证:血虚出血。治则:补气养血以止血。方剂:生化汤。拟方:干姜 9 g,甘草 9 g,当归 15 g,生地 15 g,桃仁 10 g,苦参 15 g,土茯苓 20 g,炒地榆 15 g,大贝母 15 g。共 10 剂,水煎内服,每次 300 mL,每日 3 次。

三诊:2012 年 10 月 15 日。外阴黏膜仍有出血,出血量减少,饮食二便可。治则:清热燥湿止血。方剂:苦参汤加味。拟方:黄芪 40 g,甘草 10 g,苦参 15 g,薏苡仁 30 g,土茯苓 20 g,黄芩 10 g,地黄 15 g,炒地榆 15 g,生地 15 g。共 5 剂,水煎内服,每次 300 mL,每日 3 次。服用上方 5 剂后患者就诊,考虑患者久病出血伤气,脾虚,故在上方基础上加百合、石斛。继续上方治疗 15 剂后就诊。

四诊:2012 年 11 年月 18 日。患者外阴出血较就诊时减少,饮食可,二便正常。激素 6 片/日已减至 3 片/日。诊查:舌质淡红,苔少,脉细。中医辨证:肺肾阴虚。治则:滋养肺肾。方剂:麦味地黄汤。拟方:麦门冬 15 g,地黄 15 g,山药 15 g,山萸肉 10 g,土茯苓 20 g,泽泻 15 g,吴茱萸 6 g,百合 15 g,甘草 9 g,五味子 9 g。共 10 剂,水煎内服,每次 300 mL,每日 3 次。

五诊:2012 年 12 月 5 日。患者仍有外阴黏膜出血,月经点滴不尽,饮食可,二便正常。激素 6 片/日已减至 2 片/日。诊查:舌质淡红,苔少,脉细。中医辨证:肾阴肾阳亏虚。治则:阴阳双补。方剂:二仙汤合百合地黄汤。拟方:淫羊藿 20 g,仙茅 9 g,盐炒黄柏 10 g,生地 20 g,知母 15 g,百合 20 g,巴戟肉 15 g,山药 30 g,甘草 10 g,蔻仁 6 g(后下)。共 10 剂,水煎内服,每次 300 mL,每日 3 次。

六诊:2012 年 12 月 28 日。患者服用上方后症状缓解明显,外阴黏膜出血停止,月经干净,恢复正常。口腔、眼睑黏膜无异常。饮食、二便正常。诊查:舌质淡红,苔少,脉细。中医辨证:阴阳不足。治则:调整阴阳。方剂:二仙汤合百合地黄汤加味。拟方:淫羊藿 20 g,仙茅 9 g,盐炒黄柏 9 g,生地 20 g,知母 15 g,百合 20 g,巴戟肉 15 g,山药 30 g,甘草 10 g,炮姜 6 g,蛇舌草 20 g,薏苡仁 30 g。共 5 剂,水煎内服,每次 300 mL,每日 3 次。患者 8 个月后因感冒就诊,病情稳定,激素已停,口腔、外阴黏膜一直无出血,情绪愉快。

按 白塞综合征为多系统全身性疾病,以眼、口腔、生殖器溃疡为突出表现,西医以激素及免疫调节治疗。该病在中医属于狐惑病,在《金匮要略》中即有用当归、大贝、苦参汤治疗狐惑病的记载,有用苦参汤熏蒸外阴的方法。中医认为,该病病因为湿热、虫蚀,故治疗原则以清热除湿杀虫为主。故吴老以经方为主方,辨证加上薏苡仁、土茯苓、炒地榆、黄柏清热利湿等药物,早期取得一定效果。到疾病治疗后期,患者由于久病,服用激素、出血多等原因出现脾虚、血虚、阴阳两虚等虚证症状,再继续使用祛邪的方法,疗效不显。故后期予阴阳双补之二仙汤及养阴补肾之百合地黄汤,取得满意疗效。

患者:王某,女,20 岁。

初诊:2013年4月9日。"白塞氏"病1⁺年,曾采用激素治疗,现服"醋酸泼尼松15 mg/日",刻下口腔溃疡、外阴溃疡,皮肤散在脓疱,口腔痛,睡眠差,无发热、关节疼痛、牙出血等,纳食可,小便调畅,大便稀溏夹黏液。诊查:舌红,苔黄,舌两侧及双侧颊黏膜各见一大小0.2 cm×0.4 cm溃疡面,脉细。西医诊断:白塞综合征。中医诊断:狐惑病。辨证:湿毒内蕴。治则:清热解毒。方剂:甘草泻心汤加味。拟方:甘草10 g,党参15 g,法半夏12 g,黄连9 g,黄芩9 g,炮姜9 g,金银花20 g,炒地榆15 g,野菊花15 g,知母15 g,黄柏9 g,生地30 g。共10剂,水煎内服,每次300 mL,每日3次。6⁺月后患者因口腔溃疡复发再次就诊,方知服药后患者溃疡面逐渐愈合,至今才复发,醋酸泼尼松已改为5 mg/日。

按　《金匮要略·百合狐惑阴阳毒病》曰:"狐惑之为病,状如伤寒,默默欲眠,目不得闭,卧起不安,蚀于喉为惑,蚀于阴为狐,不欲饮食,恶闻食臭,其面目乍赤、乍黑、乍白。蚀于上部则声喝,甘草泻心汤主之。"甘草泻心汤为治疗狐惑病的主方,狐惑病多被认为是如今之白塞综合征,白塞综合征是一种全身性免疫系统疾病,属于血管炎的一种,以黏膜损害多见,主要表现为反复口腔和会阴部溃疡、皮疹、下肢结节红斑、眼部虹膜炎、食管溃疡、小肠或结肠溃疡及关节肿痛等。中医认为狐惑病因病机为湿热内蕴,虫毒腐蚀,甘草泻心汤在《金匮要略》中被作为治疗狐惑病的专方来使用。《金匮要略释义》曰:"湿热肝火生虫而为狐惑证,故宜清湿热,平肝火;由于虫交乱于胃中,又当保胃气,因人以胃气为本,故选用甘草泻心汤。君甘草以保胃气;连、芩泻心火,去湿热。虫疾之来也非一日,其脏必虚,卧起不安,知心神欠宁,故用人参补脏阴,安心神;大枣以和脾胃;用姜、夏者,虫得辛则伏也。"甘草是本方主药,有修复黏膜作用。吴老师在应用甘草泻心汤治疗黏膜溃疡时,常加入炒地榆或槐角以促进溃疡愈合。

口腔溃疡

患者:陈某某,男,74岁。

初诊:2013年10月15日。口腔溃疡复发2天,牙龈肿痛,口干欲饮,食欲可,睡眠可,大便秘结,两日未行,小便调畅。外阴无溃疡。有10⁺年反复口腔溃疡病史,近2年因口腔溃疡复发曾两次在吴老师诊室就诊,经中药内服症状缓解。诊查:口腔颊黏膜上可见3个椭圆形0.1 cm×0.3 cm溃疡面。舌红嫩胖,苔黄少,脉弦滑。西医诊断:口腔黏膜病。中医诊断:口疮。辨证:胃火上炎。治则:清胃凉血。方剂:清胃散加味。拟方:黄连9 g,生地20 g,当归20 g,丹皮10 g,升麻6 g,蒲公英15 g,生蒲黄12 g(包煎),地骨皮15 g,炒地榆15 g,石斛20 g,炮姜5 g,甘草9 g。共5剂,水煎内服,每次300 mL,每日3次。

二诊:2013年10月22日。口腔溃疡基本愈合,已无明显牙龈肿痛、口干,大便改善,现进食后胃脘部痞塞,胸闷,自觉气往上冲,偶打嗝,食欲可,舌红嫩胖,苔黄,脉弦滑。辨证:胃气上逆。方剂:枳术陷胸汤。拟方:枳壳9 g,白术15 g,黄连6 g,当归15 g,瓜蒌皮15 g,法半夏10 g,生地20 g,竹茹12 g,大贝15 g,旋覆花15 g(包煎),茜草15 g,甘草6 g,生姜4片。共5剂,水煎内服,每次300 mL,每日3次。

按 口腔黏膜病指口腔某一部位黏膜的正常色泽、外形、完整性与功能等发生改变的疾病。现代医学认为其可能与免疫功能异常、精神紧张、内分泌失调、营养缺乏等因素有关。吴老师认为口腔溃疡除了少数与口腔条件直接相关外,大多数与全身或系统因素的关系密切。中医认为,饮食不节,饮酒过多或嗜食辛辣,或情志过极,郁而化火,或劳倦过度,损伤脾胃等,均可造成胃火上炎,阴虚火旺,脾气虚弱,心火亢盛而发生口腔溃疡。临床则根据辨证之不同采用实火清泻,虚火滋阴,气虚益气等方法治疗。患者就诊时辨证为胃火上炎,采用清胃散以清胃凉血。清胃散出自《兰室秘藏》,主治胃火牙痛,或牙宣出血,或牙龈红肿溃烂,或唇舌颊腮肿痛,口气热臭等胃有积热,热循足阳明经脉上攻所致诸症。方用苦寒之黄连为君,直泻胃府之火。升麻为臣,清热解毒,升而能散,可宣达郁遏之伏火,有"火郁发之"之意,与黄连配伍,则泻火而无凉遏之弊,升麻得黄连,则散火而无升焰之虞。胃热则阴血亦必受损,故以生地凉血滋阴;丹皮凉血清热,皆为臣药。当归养血和血,为佐药。升麻兼以引经为使。现代研究证明,清胃散主要有抑菌、免疫调节、抗炎等作用。本方加蒲公英、生蒲黄、炒地榆以清热解毒、止血敛疮;地骨皮助生地凉血养阴清热;石斛养阴;炮姜温经止血而不留瘀,且防药物过于寒凉伤胃气。吴老师中西医会通,对于口腔溃疡患者常嘱其每次喝药的第一口漱口吐掉以清洁口腔、局部消炎促进溃疡愈合。

患者:王某某,男,86岁。

初诊:2014年9月5日。述睡眠差,口腔灼痛,舌干,舌尖溃疡,情绪欠好,纳食一般,二便调畅。诊查:舌嫩红,苔花剥,脉细。辨证:胃热津伤。治则:滋阴降火,安神定志。方剂:安神丸合导赤散。拟方:生地20 g,当归20 g,黄连6 g,甘草6 g,木通6 g,白茅根20 g,石斛20 g,砂仁6 g(后下),黄柏9 g,淡竹叶10 g,茯苓20 g,地榆12 g。共5剂,水煎服,每日1剂,分3次温服。

按　本患者长期情绪欠好,气郁化火,火热内盛,上扰心神,则出现睡眠差;心火内盛上炎,舌为心之苗,口舌易生疮;结合舌脉,考虑气阴两虚,火热内盛所致。治疗上,以清降胃火(气)为主,采用安神丸合导赤散。安神丸为东垣方,主治心火亢盛、阴血不足之证,因朱砂有毒故常不用该药。合用导赤散以清心养阴、引心经火热从小便而出。加白茅根、石斛凉血养阴,黄柏、砂仁、甘草有三才封髓丹形式,泻火坚阴以治疗口干。方药对证,故5剂上症缓解,可见吴老师的用药经验弥足珍贵。

患者:薛某某,女,69岁。

初诊:2012年11月27日。述口腔溃疡,吞咽疼痛,口苦,腹胀,气短,大便不成形,舌淡红嫩,苔黄,脉滑。辨证:气阴两虚挟湿。方剂:甘露饮加减。拟方:天门冬15 g,麦门冬15 g,生地20 g,石斛20 g,茵陈15 g,黄芩10 g,枳壳10 g,陈皮10 g,槐角15 g,薏苡仁30 g,大贝母15 g,炮姜9 g,甘草9 g。共5剂,水煎内服,每日1剂,分3次温服。

二诊:2012年12月19日。服上方4剂后口腔溃疡缓解,近外感后口腔溃疡复发,口腔灼热感,口干,咳嗽,痰不多,怕冷,气短,腹胀,大便偏干,舌淡红嫩,苔黄,脉滑。辨证:气阴两虚挟湿。方剂:甘露饮加减。拟方:天门冬15 g,麦门冬15 g,生地20 g,石斛20 g,茵陈15 g,黄芩10 g,枳壳10 g,陈皮10 g,枇杷叶15 g,百合20 g,薏苡仁30 g,苏叶15 g,苍术12 g,甘草6 g。共5剂,水煎内服,每日1剂,分3次温服。

三诊:2013年1月4日。多食反酸,纳呆,大便干,舌淡,苔少,脉细。追问口腔溃疡已缓解。辨证:胆胃不和。方剂:茵陈胃苓汤。

按　甘露饮出自《太平惠民和剂局方》,主治阴虚挟湿,眼肿出脓,口疮咽痛之症。口腔溃疡属口疮的范畴,病因病机主要因火热而发。虽发生于口腔局部,但与全身脏腑功能失调有关;有阴虚者,有火旺者,但以脾胃病变为多见。口唇属脾,脾的静脉连舌体而散舌下,口唇舌体溃烂应责之于脾胃。脾失健运,湿浊内生,滞于中焦,清气不升,浊气不降,侵淫唇舌则口腔溃烂;湿浊黏腻,不易速除,脾失健运,湿浊难化,故反复发作,难以根治。陈修园先生云:"足阳明胃为燥土,喜润而恶燥,喜降而恶升,故以二冬、二地、石斛、甘草润以补之,枇杷叶、枳壳之降以顺之,若用连、柏之苦则增其燥,若用芪、术之补则虑其升,即有湿热,以一味黄芩以折之,一味茵陈以渗之足矣。"甘露饮滋阴与利湿同用,反映了两种完全对立的治法在一定条件下的统一。全方补、清、宣、消具备,利不伤阴,滋不恋邪,共奏养阴清热、利湿之功。

患者:杨某某,女,55 岁。

初诊:2013 年 3 月 12 日。述口腔溃疡复发,舌热,大便不调、偏干,睡眠差,情绪一般,小便调畅。舌嫩红,苔花剥,脉细弦。西医诊断:口腔溃疡。中医诊断:口疮。辨证:心肾不调。方剂:当归贝母苦参汤加味。拟方:当归 15 g,大贝母 20 g,苦参 15 g,银花 20 g,炒地榆 15 g,薏苡仁 30 g,芦根 15 g,冬瓜仁 30 g,木通 10 g,生地 20 g,甘草 10 g,枇杷叶 15 g。共 5 剂,水煎服,每日 1 剂,分 3 次温服。

二诊:2013 年 3 月 19 日。患者诉服上方后口腔溃疡明显好转,大便、舌热改善,睡眠仍差,脱发,偶有干咳、咽喉不舒,无打嗝、烧心,小便调畅。舌嫩红,苔花剥,脉细弦。辨证:心肾不调。处方:当归贝母苦参汤合枣仁汤加百合、山药、薏苡仁。拟方:当归 20 g,大贝母 20 g,苦参 15 g,川芎 15 g,茯苓 20 g,薏苡仁 30 g,知母 15 g,酸枣仁 20 g,虎杖 15 g,百合 20 g,山药 20 g,甘草 10 g。共 5 剂,水煎服,每日 1 剂,分 3 次温服。

按 吴老师通过研读《金匮要略·百合狐惑阴阳毒病脉证治第三》中的条文,"狐惑之为病……蚀于喉为惑,蚀于阴为狐。……蚀于下部则咽干,苦参汤洗之""病者脉数……若能食者,脓已成,赤小豆当归散主之",考虑以当归苦参为配方能治疗狐惑病黏膜受损,当然也能治疗单纯的口腔黏膜病变。故在治疗口腔黏膜疾病时常采用当归贝母苦参汤治疗。《史记·扁鹊仓公列传》中,淳于意用苦参汤治口齿病:"齐中大夫病龋齿,臣意灸其左大阳明脉,即为苦参汤,日嗽三升,出入五六日,病已,得之风,及卧开口,食而不漱",提示苦参有抗炎作用。《金匮要略》的当归大贝苦参丸主治妊娠小便难,饮食如故者。以方测证,考虑为血虚热郁所致,《本草》当归补女子诸不足,苦参入阴利窍除伏热,贝母能疗郁结,兼清水液之源也。既可用于妊娠者,提示此方比较安全。文中提到"饮食如故",换言之,苦参可伤胃气,应用时要合理配伍,如重用甘草、大枣、生姜或加参术等。结合现代研究苦参具有抗菌消炎的作用,对痤疮杆菌、金黄色葡萄球菌、大肠杆菌均有抑制作用,还有镇痛、利尿、抗过敏、平喘、祛痰、调节心律等作用,导师进一步扩大了当归大贝苦参汤的应用范围,用此方治白塞氏病、口腔溃疡、肛周炎、消化道疾病、上呼吸道感染性疾病等取得较好效果。

患者:袁某,男,53 岁。

初诊:2015 年 4 月 8 日。反复口腔溃疡5$^+$年,现口腔溃疡复发,伴咽痛,纳食一般,睡眠尚可,小便调畅,大便欠调,时稀溏夹黏液,无发热、生殖器溃疡。诊查:舌红嫩,苔黄,舌右侧及双侧颊黏膜各见一大小0.3 cm×0.4 cm 溃疡面,脉细。西医诊断:复发性口腔溃疡。中医诊断:口糜。辨证:脾胃不和。治则:调和脾胃。方剂:甘草泻心汤加味。拟方:甘草9 g,党参15 g,法半夏10 g,黄连6 g,黄芩9 g,炮姜9 g,金银花20 g,炒地榆15 g,薏苡仁30 g,麦门冬15 g,当归15 g,炒仙鹤草20 g,大枣10 g。共5 剂,水煎服,每日1 剂,分3 次温服。药后口腔溃疡愈合,咽痛缓解,大便通畅。

按 对于口糜发病在《素问·气厥论》中说:"膀胱移热于小肠,鬲肠不便,上为口糜。"多因膀胱水湿泛溢和胃肠积热、脾经湿热,日久湿热蕴结,化为热毒,循经上行,熏蒸口舌,腐蚀肌膜所致。本患者辨证属脾胃不和,寒热错杂之证,因胃中火热上炎而致口腔溃疡,脾中虚寒失于温运而大便溏,临床上遇到上热(胃热)、下寒(肠寒)的病症,"异病同治",常都选用甘草泻心汤收效。甘草泻心汤有清热、解毒、健脾、燥湿和发散郁热的作用。吴老根据症状主次或兼夹症不同,而加减不同,如口腔溃疡常需加入清热解毒、敛疮之品,本病例中加金银花以清热解毒、利咽;炒地榆、炒仙鹤草以清热凉血、敛疮生肌;麦门冬清心养阴、当归养血活血。经加味后含清肠饮之义,清肠饮是治疗肠痈的主方之一,有清热解毒,消肿散结之效,肠痈与口腔溃疡同为消化道黏膜病变,故清肠饮也可用于口腔溃疡。诸药合用健脾和胃、清热解毒、敛疮生肌。

患者:郑某某,女,80 岁。

初诊:2013 年 08 月 27 日。述口腔溃疡、疼痛,口中黏腻,咽痛,咳嗽,咯痰不利,多汗、气短、胸闷、口干,大便干,食欲差。有20 多年"类风湿关节炎"病史,长期服"糖皮质激素"治疗;有10 多年慢性阻塞性肺疾病病史,20 多天前因"重症肺炎"在某三甲医院 ICU 住院抗感染治疗,1 天前因自觉西医疗效不好出院求中医治疗,出院前多次痰培养有白色念珠菌感染。诊查:精神萎靡,满月脸,面部皮肤菲薄,球

结膜轻度水肿,口唇发绀,舌淡红嫩,苔黄少,舌右侧缘及双侧颊黏膜各见一 2 mm ×
3 mm的口腔溃疡,周围覆有白苔;双肺呼吸音粗,可闻及散在干湿啰音;脉细。诊
断:口腔炎。处方:当归大贝苦参汤合三才封髓丹加减。拟方:当归20 g,大贝
15 g,苦参15 g,甘草9 g,黄柏9 g,砂仁6 g(后下),石斛20 g,玄参15 g,桔梗
10 g,炒地榆15 g,炮姜6 g,大枣10 g。共3 剂,水煎服,每日1 剂(第一口药水
含漱)。

二诊:2013 年8 月30 日。精神好转,上述症状有改善,舌淡红嫩,苔黄少,脉
细。诊断同前,予当归大贝苦参汤合麦门冬汤加减,拟方:当归20 g,大贝15 g,苦
参15 g,甘草9 g,麦门冬15 g,法半夏12 g,太子参15 g,炒扁豆12 g,大枣10 g,
桔梗10 g。共5 剂,水煎服,每日1 剂(第一口药水含漱)。

服药后患者精神好转,口腔溃疡、口中黏腻、咽痛等症缓解,食欲改善,干咳、多
汗、气短、胸闷、大便干等症均有不同程度改善,此后根据患者病症,先后予小陷胸
汤、蒌贝止嗽散、生脉桑菊饮等调治月余诸症缓解。

按 当归贝母苦参汤由《金匮要略·妇人病脉证并治》"妊娠,小便难,饮食如
故,当归贝母苦参丸主之"的当归贝母苦参丸改丸剂为汤剂所成。吴老师根据原方
主治,结合现代药理研究提示苦参具有抗菌消炎、抗病毒、调节免疫、利尿的作用。
临证时,吴老师把丸剂改为汤剂,将当归贝母苦参汤广泛用于呼吸系统、消化系统、
泌尿生殖系统感染性疾病,尤其是难控制的多重耐药的感染性疾病及真菌感染性
疾病,取得了满意疗效。

本患者年老脾肾本虚,加之久病耗伤气阴、药石损伤正气,终致肺脾肾俱虚,同
时,患者就诊时邪实尚甚,如口腔炎症、咳嗽、咯痰等,辨证为气阴两虚、痰热内蕴,
为本虚标实之证。遣方用药上,患者体虚不耐苦寒重剂,结合发病背景,考虑其继
发菌群失调、真菌感染,故选用当归贝母苦参汤以抗菌、调节免疫、清化痰热,三才
封髓丹泻火坚阴、固精封髓,甘草、大枣健脾益气、扶正祛邪,待痰热渐消后,在当归
贝母苦参汤抗炎化痰基础上,加强扶正方药,予麦门冬汤以养肺胃之气阴、降逆平
喘。同时,吴老指出老人各器官的储备能力减少,适应能力降低和抵抗力低下,病
情易发生演变,再好的方药也不能多开,以免贻误治疗,尤其对危重患者。本案例
还体现了吴老治疗危重症时,遵从"上下交损,先治其中"、重视人体胃气的思想。

溃疡性结肠炎

患者:杜某某,男,75 岁。

初诊:2013 年 10 月 30 日。述脓血便,大便次数频,6~7 次/日,质稀,里急后重,下腹不适,小便黄,口干,时感关节疼痛,无腹鸣,情绪一般,食欲可,睡眠可。有 10 多年"溃疡性结肠炎"病史,长期间断服"美沙拉嗪、苦参碱"及中药治疗,病情时好时坏。诊查:形体偏瘦,舌红,苔黄,脉细弦。大便常规:果酱色,黏液血便,潜血(++)、红细胞(++)、白细胞(+++)。西医诊断:溃疡性结肠炎。中医诊断:痢疾。辨证:心脾不和。方剂:黄连阿胶汤。拟方:黄连 9 g,黄芩 9 g,白芍 15 g,酸枣仁 30 g,阿胶 15 g(烊化),甘草 6 g,乌贼骨 30 g,炒扁豆 12 g,炮姜 9 g,炒地榆 15 g,当归 12 g。共 5 剂,水煎服,每日 1 剂。

二诊:2013 年 11 月 06 日。服中药后患者脓血便减少,大便次数减至 2~3 次/日,关节痛改善,舌红,苔黄少津,脉细。辨证同前,继予黄连阿胶汤,上方去黄芩、当归,加石斛、木香。拟方:黄连 9 g,白芍 15 g,酸枣仁 30 g,阿胶 15 g(烊化),石斛 20 g,炒地榆 15 g,木香 6 g,炮姜 9 g,甘草 6 g,乌贼骨 30 g,炒扁豆 12 g。共 5 剂,水煎服,每日 1 剂。

三诊:2013 年 11 月 13 日。已无脓血便,大便次数 2 次/日,质软,偶带少量黏液,舌红,苔黄少津,脉细。辨证同前,继予黄连阿胶汤加减。拟方:黄连 9 g,白芍 15 g,阿胶 15 g(烊化),酸枣仁 30 g,石斛 20 g,炮姜 9 g,甘草 6 g,乌贼骨 30 g,炒扁豆 15 g,山药 30 g,吴茱萸 4 g。共 5 剂,水煎服,每日 1 剂。

按 溃疡性结肠炎是一种病因尚不十分清楚的结肠和直肠慢性非特异性炎症性疾病,病变多位于乙状结肠和直肠,也可延伸至降结肠,甚至整个结肠,病变局限于肠黏膜及黏膜下层。目前认为炎性肠病的发病是外源物质引起宿主反应、基因和免疫影响三者相互作用的结果。本病病程长,常反复发作。临床主要以腹泻为主,排出含有血、脓和黏液的粪便,常伴有阵发性结肠痉挛性疼痛,并里急后重,可有体重减轻、呕吐、关节炎、虹膜睫状体炎、肝功能障碍和皮肤病变等。吴老师临床观察到黄连阿胶汤用于治疗多种辨证为心肾阴虚火旺的出血性疾病有效,溃疡性结肠炎以血便为主要表现,可考虑采用黄连阿胶汤治疗,结合现代药理研究提示黄芩、黄连具有较好调整肠道菌群作用,采用黄连阿胶汤治疗溃疡性结肠炎之脓血便有"一箭双雕"作用;加入乌贼骨、炒地榆收敛止血,炮姜温经止血而不留瘀,且防药物过于寒凉伤胃气、留瘀。二诊时患者热仍盛且伤阴,故去当归,以防引热入血分,另加石斛养阴,加木香与黄连组成香连丸以调大便。三诊已无脓血便,去炒地榆,加吴茱萸黄连组成左金丸形式以巩固疗效,现代药理研究提示左金丸具有抗溃疡、抑菌作用。吴老师认为,虽然左金丸原书只有"治肝火"之用,但现代应用却非常广泛,通过辨证,常用于治疗多种脾胃功能失调有关的疾病,如胃脘痛、腹痛、呕吐、呃逆、泄泻、便秘、痢疾、反酸嗳气、痞满等。

患者:任某某,男,75岁。

初诊:2014年12月19日。述大便溏3年多,夹不消化物、黏液,约3次/日,每进食欲大便,矢气频,腹中鸣,食欲可,情绪可,睡眠可,无烟酒史。诊查:舌红胖,苔黄,脉细。肠镜提示直肠炎症、溃疡。辨证:心脾两虚。治法:调和心脾。方剂:甘草泻心汤加味。拟方:甘草9 g,党参15 g,法半夏12 g,黄连9 g,白芍15 g,阿胶珠15 g,炮姜10 g,乌贼骨30 g,酸枣仁30 g,防风12 g,大枣10 g,陈皮9 g。共4剂,水煎服,每日1剂,分3次温服。

二诊:2014年12月24日。上述症状明显改善,大便已无明显黏液,质地较前变干,约2次/日,矢气明显减少,偶有进食欲大便、腹中鸣。舌脉同前。辨证为脾胃寒热不和,继予甘草泻心汤加减,上方去乌贼骨、酸枣仁、防风、大枣、陈皮,加黄芩、大贝母、薏苡仁、葛根。拟方:甘草9 g,党参15 g,法半夏10 g,黄连9 g,白芍15 g,阿胶珠15 g,黄芩9 g,炮姜9 g,大贝母15 g,薏苡仁30 g,葛根15 g。共3剂,水煎服,每日1剂,分3次温服。

按 甘草泻心汤在《伤寒论》中主要用于寒热错杂的痞证,以腹中雷鸣,下利,水谷不化,心下痞硬而满,干呕心烦不得安为主症,具有益气和胃,消痞止呕的功效。原方由甘草、黄芩、干姜、半夏、大枣、黄连等组成,《古方选注》曰:"甘草泻心,非泻结热,因胃虚不能调剂上下,致水寒上逆,火热不得下降,结为痞。故君以甘草、大枣和胃之阴,干姜、半夏启胃之阳,坐镇下焦客气,使不上逆;仍用芩、连,将已逆为痞之气轻轻泻却,而痞乃成泰矣。"《医宗金鉴》道:"方以甘草命名者,取和缓之意。用甘草、大枣之甘温,补中缓急,治痞之益甚;半夏之辛,破客逆之上从;芩、连泻阳陷之痞热,干姜散阴凝之痞寒。缓急破逆,泻痞寒热,备乎其治矣。"本患者正为寒热错杂之证,选用甘草泻心汤切中病机,故7剂药而解。在方中加入阿胶珠,有黄连阿胶汤之义,该方可滋阴降火,治疗阴虚内热之脓血便;矢气频提示夹风,故加防风、陈皮以疏风;乌贼骨酸收,通药与涩药并用。二诊症状明显改善,去疏风及酸收之品,加大贝母散结消肿、薏苡仁健脾化湿、葛根升脾清阳之气而治下利。

尿 频

患者:李某某,女,55岁。

初诊:2015年6月3日。述夜尿频,3~4次/晚,耳鸣,上腹胀气,打嗝,饮食欠好,大便欠调,情绪欠好,睡眠一般,无尿急、尿痛,无恶寒发热。诊查:精神委顿,舌嫩有裂纹,苔黄,脉细弦。辨证:心脾不和。治法:调和心脾肾。方剂:秘元煎。拟方:太子参15 g,白术12 g,茯苓20 g,山药20 g,芡实20 g,金樱子20 g,酸枣仁30 g,五味子6 g,藿香6 g,甘草6 g,石斛15 g,陈皮9 g。共5剂,水煎服,每日1剂,分3次温服。

二诊:2015年6月24日。服药后夜尿减少,腹胀、打嗝改善,停药后今感大便溏,进食稍多即感腹痛,食欲欠好,舌嫩有裂纹,苔黄,脉细弦。辨证胃气阴不和,予叶氏养胃汤化裁。拟方:桑叶15 g,北沙参15 g,麦门冬15 g,玉竹20 g,炒扁豆12 g,甘草6 g,竹茹12 g,陈皮10 g,黄连5 g,大枣10 g,生姜4片。共5剂,水煎服,每日1剂,分3次温服。

三诊:2015年7月1日。服药后食欲改善,仍胀气,大便欠调,夜尿减为1次/晚。舌嫩有裂纹,苔黄,脉细弦。辨证心脾不和,予秘元煎调心脾肾。拟方:太子参15 g,白术12 g,茯苓20 g,山药20 g,芡实20 g,金樱子20 g,酸枣仁30 g,五味子6 g,黄连6 g,木香6 g,藿香6 g,甘草6 g。共5剂,水煎服,每日1剂,分3次温服。后因阵热、汗出就诊,告知服药后上症缓解,故未就诊。

按 秘元煎出自《景岳全书》,由远志、山药、芡实、酸枣仁、白术、茯苓、炙甘草、人参、五味子、金樱子等组成,具有养心健脾,补肾固精的功效。主治心脾两虚,肾失封藏,夜梦遗精,带下白浊。方中酸枣仁、远志、五味子宁心安神,人参、白术、茯苓、甘草益气健脾,山药、芡实、金樱子补肾涩精。心、脾、肾三脏得补,则诸证可除。本患者初诊夜尿频多,考虑与肾失封藏有关,结合既往有脾胃气阴不足的病史,予秘元煎调和心脾肾,阴虚重,加石斛养阴;脾失健运,加藿香、陈皮以理气燥湿健脾,诸药合用,养心健脾,补肾固精而奏效。二诊因胃气阴不和,予叶氏养胃汤加减后好转。三诊继予秘元煎养心健脾,补肾固精,加黄连,与五味子苦酸合化。

患者:欧阳某,男,68岁。

初诊:2012年8月22日。述小便淋漓不尽,尿痛,夜尿频(5~6次/晚),阴部异物感,纳食可,睡眠可,大便调畅。无发热、腰痛等症。诊查:舌嫩红,苔黄偏干,脉细弦。辨证:心肾不调。治法:调和心肾。方剂:清心莲子饮。拟方:石莲子30 g(打碎),地骨皮20 g,黄柏10 g,麦门冬20 g,黄芪30 g,石菖蒲15 g,砂仁6 g(后下),瞿麦20 g,滑石30 g(包煎),川楝子10 g,甘草6 g,百合20 g,台乌药15 g。共5剂,水煎服,每日1剂,分3次温服。

二诊:2012年8月29日。诉尿痛、阴部异物感好转,有二次排尿,仍尿频。舌嫩红,苔黄,脉细弦。辨证同前,继予清心莲子饮,拟方:石莲子30 g(打碎),地骨皮15 g,黄柏10 g,麦门冬15 g,生地20 g,黄芪30 g,石菖蒲30 g,滑石30 g(包煎),甘草6 g,龟板15 g(先煎),薏苡仁30 g,山药20 g。共5剂,水煎服,每日1剂,分3次温服。

三诊:2012年9月5日。小便已通利,时尿液呈油脂状,夜尿3~4次/晚。舌嫩红,苔黄而干,脉细弦。辨证同前,继予清心莲子饮,拟方:石莲子30 g(打碎),地骨皮15 g,黄柏10 g,麦门冬15 g,滑石30 g(包煎),栀子9 g,瞿麦20 g,石菖蒲15 g,百合20 g,甘草6 g,山药20 g,太子参20 g。共4剂,水煎服,每日1剂,分3次温服。服药后小便色质恢复正常,夜尿2~3次/晚。

按 清心莲子饮出自《太平惠民和剂局方》,由石莲子、黄芩、麦门冬、地骨皮、车前子、甘草、茯苓、黄芪、人参组成,具有清心利湿,益气养阴的功效,主治心火妄动,气阴两虚,湿热下注,遗精白浊,妇人带下赤白;肺肾亏虚,心火刑金,口舌干燥,渐成消渴,睡卧不安,四肢倦怠,病后气不收敛,阳浮于外,五心烦热等症。可见原方所主病证主要有三个方面:一是因心烦思虑、忧愁抑郁,以致小便白浊,以及夜梦走泄、遗沥涩痛、便赤如血;二是因酒色过度,上盛下虚,心火炎上,肺金受克,所致的口舌干燥、渐成消渴、睡卧不安、四肢倦怠、男子五淋、妇人带下赤白;三是病后气不收敛,阳浮于外,五心烦热。方中石莲子清心火而交心肾,养脾阴,又秘精微,黄芪、党参补气升阳,地骨皮、麦门冬滋阴,黄芩清上焦心肺之热,肺热清则清肃下行,车前子、茯苓淡渗利湿,柴胡疏散肝胆之郁热,清心火、安神养心;茯苓渗利水湿,使心热从小便而解,与导赤散机理颇为相似。"用方之难,难在加减;用方之妙,妙在加减。"吴老师常用该方治疗气阴两虚、湿热蕴结之证,临证人参、黄芪常不同用,防温补滋生湿热;小便通利后可加龟板养肾阴,因为肾主二便、司开合;湿热下注者,常易黄芩为黄柏;湿热重者,加入滑石、甘草以清利湿热。本患者首诊方经加减后还含有三才封髓丸、百合台乌散以养阴清热、利尿通淋。

患者:吴某某,女,68岁。

初诊:2012年11月13日。诉夜尿增多6⁺月,3~4次/晚,伴尿频、尿急、胸闷、食欲欠好,大便正常。舌嫩红,苔黄,脉细数。有16⁺年糖尿病、高血压病史,血糖、血压控制尚可。辨证:肾气不固。方药:百合台乌散。拟方:百合20 g,山药20 g,芡实15 g,台乌药15 g,木通9 g,防风10 g,杏仁10 g,甘草6 g,熟地黄20 g。共5剂,水煎服,每日1剂,分3次温服。

二诊:2012年11月20日,服5剂药后,患者诉已无尿频、尿急,夜尿减少至1~2次/晚,伴口干,大便正常,舌嫩红,苔黄少,脉细。继予百合台乌散加减而收功。拟方:百合20 g,山药20 g,芡实15 g,台乌药15 g,莲米15 g,黄芪30 g,酸枣仁20 g,茯苓30 g,白术12 g,淡竹叶10 g,石斛20 g。共5剂,水煎服,每日1剂,分3次温服

按 百合台乌散为吴老师经验用方,根据《金匮要略》中以百合为主的组方具有清润作用,缩泉丸中乌药入肾与膀胱而有温肾散寒、缩尿止遗作用,故选甘凉清润百合与辛散温通之乌药相伍,既达到清润,又能温肾散寒,用以治疗阴虚内燥所致小便不利之证。其组方竟与《医学三字经》中百合汤相同,不过该方主治心口痛诸症。方药相同,而功效各异也。另外,肾主二便,夜尿增多多从肾治,现代医学认为夜尿增多包括在尿失禁范围内,由于膀胱逼尿肌、括约肌功能失调所致,而脾主肌肉,故不能单纯从肾论治,而应注重"从脾论治"。此病案的论治体现了吴老师临床善于发现事物内在联系、善于创新及中西医会通的特点。

便 秘

患者:孟某某,女,85 岁。

初诊:2014 年 08 月 27 日。诉大便干结难下,5～7 日一行,口干,咳嗽、咯痰不利,胸闷,气短,食欲差,睡眠欠好,尿频,无腹痛、腹胀,语音低微。诊查:形体消瘦,口唇发绀,舌嫩红,苔黄,脉细弦。诊断:便秘。辨证:热燥津伤。治法:清燥润肺,养阴益气。方剂:清燥救肺汤。拟方:桑叶 12 g,杏仁 12 g,火麻仁 10 g,生石膏 30 g,生地 20 g,西洋参 15 g,知母 15 g,玄参 15 g,枇杷叶 15 g,瓜蒌仁 12 g,甘草 6 g,枳壳 10 g,白术 12 g,阿胶珠 15 g。共 6 剂,水煎服,每日 1 剂,分 3 次温服。2 个多月后因便秘复发再次求治于吴老师门诊,得以随访,告知服上药 2 剂后病情就明显好转,继续服药便秘、口干、咳嗽等症缓解。

按 本患者 20 年前患上段食道癌,吞咽困难,呛咳,未接受手术治疗,由吴老师中医药治疗后症状缓解,后又患高血压心脏病、糖尿病等多种疾病,服多种西药,出现药源性干燥症,体质虚弱,常因口干、大便干结难下由家属或看护用轮椅推送到医院就诊,吴老根据兼夹症、发病季节不同,选用清燥救肺汤、桑杏汤或凉膈散等加减,每每改善临床症状,提高生存质量。此次病情反复,以燥热内盛,伤津耗气,气阴两伤为主,故治以清燥润肺,养阴益气,选用清燥救肺汤。原方由桑叶、石膏、甘草、胡麻仁、阿胶、枇杷叶、人参、麦门冬、杏仁等组成,用于温燥伤肺,气阴两伤证患者。治疗本患者时,老师说,本患者除了大肠津枯外,还表现有咳嗽、咯痰不利等肺部病变,肺与大肠相表里,故选用清燥救肺汤以清燥润肺,养阴益气。具体用药上,西洋参不温不凉,益气作用强,气阴两虚最宜;因麦门冬影响胃肠动力而不用,改用生地、知母以养阴清热;阿胶较阿胶珠滋腻、生热,患者热盛,故改用阿胶珠;加玄参、瓜蒌仁以润肠通便,枳壳、白术以增强胃肠动力,全方合用,肺与大肠得润,脾气得健,故诸症缓解。

患者:徐某某,男,83 岁。

初诊:2014 年 4 月 4 日。述大便不畅,粪质干结,5～6 日一行,时有下腹坠胀痛,食欲欠好,乏力肢软,气短,睡眠一般。有"结肠冗长"史,未行系统治疗。诊查:

舌淡红,苔黄,脉细。诊断:便秘。辨证:中气不足,气液亏虚。治法:益气升提,运脾通便。方剂:调中益气汤。拟方:黄芪20 g,太子参15 g,当归15 g,白术12 g,升麻6 g,柴胡6 g,川芎9 g,陈皮9 g,芒硝5 g,冲服乌药12 g,甘草6 g,杜仲15 g,肉苁蓉15 g。共3剂,水煎服,每日1剂,分3次温服。

二诊:2014年4月8日。患者服药后1天解少量燥结干便,继予上方3剂内服。后家属因病就诊,经追问,患者目前排大便通畅。

按　结肠冗长致便秘属慢性传输型,是由于结肠无力引起,即结肠动力不良或障碍性便秘。临床多表现为虽有便意,但大便努挣难下,往往伴腹胀、肛门坠胀等。年老之人,"五脏衰弱,脾胃虚薄"。脾主肌肉,主升清。脾虚肌肉失养,结肠肌肉无力,敏感性降低;脾气虚,不能升举内脏,中气下陷,则可导致直肠黏膜松弛、脱出、会阴下垂等。治疗这一类疾病,应以健脾益气升提为主,忌通下。

调中益气汤出自《脾胃论》,由黄芪、人参、甘草、苍术、柴胡、橘皮、升麻、木香等组成,具有益气健脾,和中祛湿的功效。吴老师将该方用于治疗本例老年人便秘时,易燥湿运脾的苍术为健脾化湿的白术以加强健脾的作用;加当归以润肠;加芒硝冲服吸收肠道水分以软化大便;肾为先天之本,脾为后天之本,脾肾相互资助、相互促进,加杜仲、肉苁蓉以补肾健脾、通便。全方标本兼顾,健脾益气升提、行气而无香燥之弊,正如日本丹波元简所说,用方之妙妙在加减,用方之难也难在加减。

患者:袁某某,男,81岁。

初诊:2013年12月18日。述大便干结难下,口干苦,口臭,尿急,食欲可,睡眠可,无腹胀、腹痛。诊查:面色潮红,舌黯红,苔黄,脉滑。诊断:便秘。辨证:胃肠积热。治法:凉膈泻热。方剂:凉膈散加减。拟方:薄荷9 g(后下),黄芩9 g,连翘15 g,酒军6 g,芒硝6 g(冲服),栀子10 g,石菖蒲15 g,当归20 g,杏仁12 g,淡竹叶10 g,陈皮9 g,蝉蜕10 g,甘草9 g。共5剂,水煎服,每日1剂,分3次温服。

二诊:2013年12月25日。大便好转,口干苦,肛门干裂、疼痛,胁肋痛,偶有咳嗽,有少量黄色黏痰,舌暗红,苔黄滑,脉滑。辨证大肠积热,继予凉膈散加减,拟方:薄荷6 g(后下),黄芩9 g,连翘15 g,酒军6 g,栀子10 g,石菖蒲15 g,当归20 g,赤小豆30 g,杏仁12 g,淡竹叶12 g,桔梗10 g,甘草6 g。共5剂,水煎服,每日1剂,分3次温服。

三诊:2014年1月8日。本服药后大便已恢复正常,但近日夜尿频,大便欠调,口干苦,多痰,无腹胀、腹痛,无肛门疼痛、尿痛等症,食欲一般,睡眠欠好。舌暗红,苔黄腻，脉滑。辨证下焦湿热，予导赤散加减，拟方：柴胡9 g，枳壳10 g，黄芩10 g，法半夏10 g，生地20 g，木通10 g，车前草20 g，当归20 g，淡竹叶10 g，百合20 g，台乌药15 g，甘草6 g，大贝15 g。共6剂，水煎服，每日1剂，分3次温服。

按 本患者大便秘结、面红、口干苦，考虑上、中二焦积热，老师根据《黄帝内经》"其下者，引而竭之""其实者，散而泻之""中满者，泻之于内"的原则，宗《黄帝内经》"热淫于内，治以咸寒，佐以甘苦"大旨，选用《太平惠民和剂局方》凉膈散，本方证为中、上焦邪热壅盛所致，造成上焦心胸热盛，中焦肠胃热结。本方中黄芩、栀子苦寒泄降，清泻胸膈邪热；连翘、薄荷辛凉轻清，清散心胸邪热；大黄、芒硝泻火通便，引邪热下行；竹叶清心利尿，导热外出；甘草清热润燥，调和诸药。老师治疗便秘临证总以顾护脾胃为要，因人制宜，根据患者年龄、体质等因素增减清热泻下药药量；不轻易用峻攻之法，一般不用泻下作用强的生大黄，常选用熟大黄，同时，加入既对症又有润肠通便作用的桃仁、当归、杏仁等以通便；再则强调服法，殷殷嘱咐患者，芒硝冲服，如大便变软、腹泻，即减量或停止服此药。患者二诊时大便干结缓解，故去芒硝，加赤小豆与当归合而为当归赤小豆汤以散淤热，缓解肛门疼痛。

头 痛

患者：范某某，男，58岁，农民。

初诊：2013年12月10日。反复头痛（侧头痛）30多年，遇冷触发，曾采用多种治疗方法治疗无明显效果，仅服"头痛粉"有效。故长期服"头痛粉"止痛，但导致胃溃疡，故欲求中药治疗。刻下头痛2天，神疲思睡，大便偏稀，有外感史，无恶心呕吐，小便正常，曾行针刺、放血治疗无效。望诊：形体适中，痛苦面容，舌红，苔黄，脉细弦。诊断：头痛。辨证：郁热头痛。治法：活血祛风，清热燥湿，通络止痛。方剂：清上蠲痛汤加减。拟方：黄芩10 g，菊花15 g，麦门冬15 g，苍术12 g，防风9 g，白芷15 g，川芎15 g，细辛6 g，蔓荆子15 g，白芍15 g，甘草6 g，大贝15 g，石菖蒲15 g，5剂，水煎服，每日1剂，分3次温服。

二诊：2013年12月17日。服药后头痛改善（近几日未服"头痛粉"），精神有所好转。胃镜提示十二指肠球部霜斑样溃疡，胃窦溃疡S2期，慢性非萎缩性胃炎伴糜烂。舌红,苔黄,脉细弦。诊断同前,继予清上蠲痛汤加减,拟方:黄芩 10 g,菊花 15 g,麦门冬 20 g,苍术 12 g,羌活 12 g,防风 15 g,白芷 15 g,川芎 15 g,细辛 5 g,白芍 15 g,当归 15 g,大贝 15 g,钩藤 15 g(后下),淡竹叶 10 g,甘草 6 g。共 5 剂,水煎服,每日 1 剂,分 3 次温服。

按 头痛的原因很多,头为"清阳之府""诸阳之会",五脏六腑的气血都上会于头部,故五脏六腑发生病变,直接或间接都可影响头部而见头痛,可见引起头痛的原因十分广泛。若头痛是由于某一疾病过程中所出现的兼证,那么病去则头痛自除。但有一类头痛,以头痛为主要病症,迁延日久,反复发作,屡治不愈,如偏头痛、血管神经性头痛、顽固性头痛、慢性头痛、三叉神经痛、月经头痛等,对此类患者应用清上蠲痛汤往往可取得较好的疗效。

清上蠲痛汤出自明代龚廷贤的《寿世保元》,由当归、川芎、细辛、羌活、独活、防风、菊花、蔓荆子、苍术、黄芩、麦门冬、甘草、白芷等组成。具有活血祛风,清热燥湿,通络止痛的功效。本方结构严谨,性味平和,对各型头痛都有良效,在运用时结合辨证,稍事加减能增加其疗效。日矢数道明氏《临床应用汉方处方解说》对本方有详细总结。

吴某某,女,48 岁,已婚,农民。

初诊:2014 年 4 月 30 日。反复头昏痛 1 年多,头痛,伴恶心不适,因进食生冷之品(包括凉水)、受凉而发头昏痛,自服"头痛粉"有时可缓解。怕冷、腰以下为甚,有汗,乏力肢软,气短,胸闷,偶有咳嗽,咯少量白痰,食欲可,睡眠差,二便正常,月经正常,白带不多。诊查:精神欠好,形体肥胖、臃肿,面色偏暗、唇淡,舌暗,苔少,脉沉细。辅查:甲状腺功能正常。诊断:头痛。辨证:阳虚湿郁。治法:温肾健脾,化湿止呕。方剂:真武汤合吴茱萸汤加减。拟方:制附片 10 g(先煎),白芍 15 g,茯苓 30 g,大枣 10 g,甘草 6 g,黄连 6 g,吴茱萸 6 g,太子参 15 g,白术 12 g,生姜 5 片 g。共 7 剂,水煎服,每日 1 剂,分 3 次温服。

二诊:2014 年 5 月 16 日。睡眠、咳嗽无明显改善,恶心缓解,余症有不同程度好转,舌暗,苔黄,脉沉细。继予真武汤加减以温肾健脾、利水化湿。拟方:制附片 15 g,先煎白芍 15 g,白术 15 g,茯苓 30 g,当归 15 g,细辛 5 g,五味子 6 g,炮姜 6 g,大枣 10 g,甘草 6 g,酸枣仁 30 g。共 7 剂,水煎服,每日 1 剂,分 3 次温服。1 月后患者因他病就诊告知服药后诸症缓解。

按 本患者以头昏痛为主要表现,如仅辨病、辨证,当辨为内伤头痛中的痰浊头痛,予半夏白术天麻汤加减治疗。但吴老结合患者形体臃肿、面色偏暗、唇淡、怕冷、不耐寒、脉沉等阳虚表现,考虑其病与阳虚体质有关,其体质决定了在发病倾向上易病痰饮、肿胀等,根据辨病、辨证、辨人相结合的原则,辨证为阳虚湿郁头痛。本病以脾肾阳虚为本,阳虚不能温化水湿,致水湿内停为标。故治疗上,根据"治病求本"原则,予真武汤以温肾健脾、利水湿,并对症合用吴茱萸汤以温中补虚、降逆止呕。真武汤出自《伤寒论》,原文82条:太阳病发汗,汗出不解,其人仍发热,心下悸,头眩,身瞤动,振振欲擗地者,真武汤主之;316条:少阴病,二三日不已,至四五日,腹痛,小便不利,四肢沉重疼痛,自下利者,此为有水气,其人或咳,或小便利。或下利,或呕者,真武汤主之。主治脾肾阳虚,水气内停证。具有温阳利水的功效。方中以制附子温肾阳,使肾阳得复、气化得行,白术燥湿健脾,茯苓助姜、术之健脾强运,且淡渗水湿,生姜宣肺温胃,助附子行散溢于肌表之湿,白芍防姜、术、附等温燥之品伤阴之弊。二诊时患者恶心症状已缓解,去吴茱萸汤;针对咳嗽不解,加用细辛、五味子,易生姜为炮姜,以温肺化饮止咳。

代谢综合征

患者:王某某,男,43岁。

初诊:2013年12月10日。述早晨9点至下午感头昏,无视物模糊、恶心呕吐,无头痛、如坐舟车,打鼾,食欲可,睡眠可,二便调畅。有吸烟史,体重91 kg,身高169 cm,血压处于正常高限,血糖6.9 mmol/L,血脂高,血尿酸不高,无关节肿痛。无肥胖家族史,父母形体适中。诊查:腹型肥胖,舌红胖,苔薄黄微腻,脉沉细。诊断:代谢综合征。辨证:胆热脾湿。治法:健脾益气、清热化湿利胆。处方:茵陈胃苓汤。拟方:茵陈15 g,厚朴10 g,苍术12 g,泽泻20 g,桔梗10 g,猪苓20 g,茯苓20 g,陈皮10 g,大枣10 g,薏苡仁30 g,甘草6 g,大贝15 g。共7剂,水煎服,每日1剂,分3次温服。

二诊:2013年12月31日。头昏明显改善,夜间偶感头昏,仍打鼾。查体:舌红胖,苔薄黄腻,脉沉。辨证:胆热脾湿。继予茵陈胃苓汤,上方去甘草、大贝,加白术、半夏、山楂、决明子。拟方:茵陈15 g,厚朴12 g,苍术12 g,泽泻20 g,桔梗

12 g,猪苓 20 g,茯苓 20 g,陈皮 10 g,大枣 10 g,薏苡仁 30 g,白术 20 g,半夏 12 g,山楂 15 g,炒决明子 15 g。共 10 剂,水煎服,每日 1 剂,分 3 次温服。

按 代谢综合征(MS)是一个多症候综合征,是由肥胖、高血压、高血糖和血脂异常等组成的复杂表型,与不良的生活行为方式密切相关,遗传基础和环境因素共同作用,决定个体是否易于患病。吴老师认为,代谢综合征最基本的是肥胖,减体重是治疗的重点,中医多从湿浊论治,注重化浊。中药化湿浊、减体重,需从小便走,通常不要采用泻下法,若减肥过快,易导致水电解质失调,甚至发生神经内分泌失调。故治疗该病时他常用利尿的中药,如茯苓、猪苓、泽泻等。本患者辨证为胆热脾湿,故采用茵陈胃苓汤加减治疗,即胃苓汤加入茵陈,茵陈清热利湿、退黄,主治黄疸、小便不利、湿疮瘙痒、传染性黄疸型肝炎等,现代药理学研究证实,其具有利胆、护肝、解热、抗炎、降血脂、降血压、扩张冠脉血管等作用。胃苓汤利水止泻、祛湿和胃,主治脾湿过盛,浮肿泄泻,呕吐黄疸,小便不利等。针对打鼾,老师常重用桔梗,认为桔梗为诸药之舟楫,可升提悬雍垂。《本草经疏》:"入手太阴、少阴、兼入足阳明胃经。"《珍珠囊》:"疗咽喉痛,利肺气,治鼻塞。"现代药理研究证实,桔梗具有调节免疫、抗炎、降血脂、保肝、抗氧化等作用。吴老师在用药物治疗代谢综合征的同时,每每予生活指导,嘱患者低盐低脂饮食、增加运动、侧卧减轻睡眠呼吸暂停综合征等。

患者:吴某某,男,57 岁。

初诊:2012 年 11 月 09 日。述大便溏,乏力肢软,形体偏胖,无腹胀、腹痛、腹鸣,无烧心、打嗝,食欲可,睡眠可,小便正常。有"痛风、高血压、高脂血症、高血糖"病史。舌红嫩,苔黄腻,脉滑。辨证:气阴不足夹湿浊。方剂:黄芪甘露饮。拟方:黄芪 40 g,天门冬 15 g,麦门冬 15 g,生地 20 g,石斛 20 g,茵陈 15 g,黄芩 10 g,枳壳 10 g,陈皮 10 g,法半夏 12 g,泽泻 15 g,猪苓 20 g,丹参 20 g,炒山楂 12 g,丹皮 12 g。共 4 剂,水煎服,每日 1 剂,分 3 次温服。

二诊:2012 年 11 月 13 日。服药后大便已转正常,现汗多,晨起腰痛,血糖、血压控制可,舌红嫩,苔黄腻,脉滑。辨证同前,继予前方 7 剂内服。

按 本患者为代谢综合征。该病是一组由遗传因素与环境因素共同作用于人体所出现的临床症候群,以腹型肥胖、糖代谢异常、血压升高、脂质代谢紊乱等多系统代谢紊乱合并出现为特点。其最主要的病因在于肥胖,《黄帝内经》云:"膏者,多气而皮纵缓,故能纵腹垂腴……膏者多气,多气者热,热者耐寒。"膏者比常人多出来的"气"实际上就是其体内蓄积着大量的、富含高营养物质的食饮精微（浊阴、浊气）；"多气者热"，是由于其体内大量蓄积的浊阴、浊气日久郁而化热，同时，对生命活动产生干扰作用，当干扰强度超过机体自稳调节能力时，生理性的浊阴、浊气就转变为致病因素浊邪。可见肥人多痰湿，脾喜燥恶湿，两气相应，湿气内盛最易阻遏、损伤脾阳气，从而导致脾运化水液功能失调，故见大便泄泻等症，正如《素问·阴阳应象大论》曰："湿盛则濡泄。"同时，湿盛伤阴。气阴损伤反过来又加重湿浊，二者形成恶性循环。用药应以益气养阴、清热利湿为主，湿热内蕴，每易伤气阴，甚至化燥，对于这种证型，吴老师常运用甘露饮加减。

第二节　外科医案

银屑病

患者：先某某，男，41 岁，个体。

初诊时间：2012 年 5 月 10 日。全身四肢躯体泛发性银屑病，皮损颜色黯红，鳞屑厚积，瘙痒剧烈，反复迁延不愈，痛苦不堪。因西医治疗无效，病情反复而就诊。伴口渴、饮食好，小便黄，大便偏干。诊查：舌质红、苔黄腻，脉滑数。中医辨证：血热温毒内盛。治则：凉血解毒。方剂：清瘟败毒饮加减。拟方：水牛角 30 g（先煎），生石膏40 g，生地20 g，丹皮10 g，黄连10 g，栀子10 g，知母15 g，黄芩10 g，桔梗10 g，赤芍15 g，玄参15 g，连翘15 g，竹叶10 g，甘草9 g，紫草15 g，蝉蜕12 g。共10 剂，水煎内服，每次300 mL，每日 3 次。服用上方加减治疗10 剂后，患者皮疹、皮损明显好转,双上肢及上半身缓解较下肢吸收好转明显。

二诊:2012年5月22日。患者皮疹、皮损明显好转,双上肢及上半身缓解较下肢吸收好转明显。诊查:舌质红、苔黄腻,脉滑数。中医辨证:血热风燥。治则:凉血散血,祛风除湿。方剂:犀角地黄汤。拟方:水牛角30 g(包煎),生地20 g,丹皮12 g,赤芍15 g,玄参15 g,生石膏30 g,紫草15 g,黄连6 g,黄柏10 g,苍术10 g,蝉蜕15 g,刺蒺藜15 g,甘草9 g,虎杖15 g。共5剂,水煎内服,每次300 mL,每日3次。

三诊:2012年7月25日。患者皮疹、皮损明显好转,双上肢及上半身明显吸收,双下肢瘙痒较重,伴口渴、尿黄,大便干。诊查:舌质红、苔黄腻,脉滑数。中医辨证:湿热下注。治则:清热除湿祛风。方剂:加味四妙丸合四妙勇安汤。拟方:怀牛膝20 g,薏苡仁30 g,黄柏12 g,苍术15 g,银花30 g,玄参20 g,当归25 g,赤小豆30 g,紫草15 g,蛇床子20 g,甘草12 g,大枣10 g,土茯苓20 g。共5剂,水煎内服,每次300 mL,每日3次。

四诊:2012年8月5日。全身斑疹较前明显吸收,下肢瘙痒,舌质红,苔黄腻,脉滑数,大便稀,饮食可。方剂:止敏除湿汤。拟方:紫草15 g,茜草15 g,蝉蜕15 g,土茯苓30 g,防风15 g,地龙15 g,苦参15 g,白癣皮15 g,丹皮12 g,蛇蜕12 g,甘草10 g,薏苡仁30 g,黄芪40 g,赤小豆30 g。共10剂,水煎内服,每次300 mL,每日3次。期间患者间断用上方30剂。

五诊:2012年12月2日。患者复诊时双上肢及上半身斑疹已经基本吸收,下肢双膝关节及双踝关节处稍重,瘙痒。舌质暗红,苔薄黄,脉眩。中医辨证:血虚风燥。治则:养血祛风。方剂:当归饮子。拟方:当归15 g,赤芍30 g,生地20 g,川芎9 g,制首乌20 g,石斛20 g,桑叶15 g,紫草15 g,蝉蜕15 g,防风15 g,刺蒺藜15 g,茵陈15 g,大枣10 g,地龙15 g,车前草20 g。共10剂,水煎内服,每次300 mL,每日3次。

间断服用15剂后再次就诊:患者上半身斑疹完全吸收,下肢双踝关节处有少许皮损,瘙痒不甚,无斑痕遗留。继续予当归饮子善后。患者病情可因阳光照射、感冒原因而反复,故嘱患者避免阳光直射,减少感冒,作息规律。

按　银屑病发病机制不明,西医治疗疗效欠佳。患者贵在依从性好,使我们能得以连续观察疗效。该病反复迁延,皮损斑疹鲜红隐隐,瘙痒剧烈具有湿邪、血热、风邪之特点。老师从斑疹皮损颜色、形态及舌脉辨证,急性期主要从凉血散血、祛风除湿治疗,后期以淡渗利湿、养血润燥为治疗原则,整个病程祛风治疗贯穿始终。常辨证选用犀角地黄汤、三仁汤、萆薢胜湿汤、甘露饮、四妙丸合四妙勇安汤、止敏除湿汤、当归饮子等方剂根据患者四诊资料进行加减治疗,取得了显著的效果。吴老常常提醒我们:中医重在辨证论治,很多疑难杂症可以取得较西医更好的疗效。

皮肤瘙痒症

患者:余某某,男,70岁。

初诊:2012年11月20日。既往有2型糖尿病病史,口服拜糖平控制血糖,血糖控制可。就诊前1周出现全身瘙痒,挠后遗留红色皮疹。遇热及入夜加重,心烦,影响睡眠,食欲差,大小便正常。无恶寒发热、汗出等症。自服西替利嗪及外涂三九皮炎平后无效。诊查:患者消瘦,语声断续,四肢暗红皮疹隐隐可见,舌质淡红、苔薄,脉细数。辨证:虚热外越。治则:升阳散火。方剂:升阳散火汤加减。拟方:竹柴胡9 g,葛根15 g,防风12 g,白芍20 g,升麻6 g,独活9 g,羌活12 g,泡参30 g,黄柏9 g,石菖蒲20 g,甘草6 g,益母草6 g,蝉蜕12 g,丹皮10 g。共5剂,水煎内服,每次300 mL,每日3次。服药期间继续口服拜糖平控制血糖。

二诊:2013年11月28日。患者服用上方1剂症状缓解不明显,服用2剂后渐觉有微汗,瘙痒减轻,饮食逐渐改善,心烦睡眠改善,皮疹于5剂后完全消失。目前因睡眠欠佳而就诊。

按 患者为老年男性,患糖尿病日久,气阴两伤,阴火内生,脾气亏虚,无力升发,阴火郁而不能升散,故全身瘙痒。患者为气阴不足,阴火内郁,故遇热及入夜加重。气阴不足,腠理闭塞,阴液不足,故无汗。中阳不振,脾气不舒,脾失运化,肌肉不养则消瘦、纳差。阴火郁于内,则心烦,睡眠不宁。方中泡参、甘草为君,起益气建中之功;升麻、柴胡、葛根升举阳气为臣;防风、独活、羌活、蝉蜕借君臣之力使阴火得以宣发,既舒解脾土之郁遏,又发越郁于肌表之燥热,使郁者伸而阴火散为佐;石菖蒲醒脾;丹皮、益母草凉血活血使皮疹消退;白芍、黄柏养阴以食火,酸甘化阴以收耗散之津液,致散中有收,寓收于散,共为使药。全方共奏益气升阳散火之功。

患者:祝某某,男,83岁。

初诊:2013年12月26日。因全身皮肤瘙痒,散在红色疹子2月就诊。服用"润燥止痒胶囊"、外用"三九皮炎平"后,症状无明显缓解。饮食可,大便偏干,小便可。既往有糖尿病病史。血糖控制可。诊查:患者形体适中,舌质红、苔薄黄,脉细数。辨证:皮肤瘙痒(湿热内蕴)。治则:除湿清热,凉血润燥。方剂:三仁汤合四妙勇安汤。拟方:当归20 g,银花20 g,玄参20 g,甘草6 g,杏仁10 g,薏苡仁30 g,蔻仁10 g,半夏10 g,滑石30 g(包煎),通草10 g,厚朴12 g,淡竹叶15 g。共5剂,水煎内服,每次300 mL,每日3次。

二诊:2014年1月4日。患者全身皮肤瘙痒,散在红色疹子明显改善,大便通畅。诊查:患者舌质红、苔薄,脉细数。辨证:皮肤瘙痒(血热内蕴)。治则:凉血祛风,养阴润燥。方剂:四妙勇安汤加味。拟方:当归20 g,银花20 g,玄参20 g,甘草6 g,紫草15 g,薏苡仁30 g,防风10 g,白术15 g,鸡血藤20 g,地骨皮15 g,豨莶草20 g。共6剂,水煎内服,每次300 mL,每日3次。三诊时患者全身皮肤瘙痒消失,散在红色疹子完全消退。

按 吴老治疗皮肤瘙痒,强调"无风不痒,无湿不缠绵"。风邪及湿邪是引起皮肤瘙痒的必然因素,根据患者体质首诊予三仁汤除湿清热,四妙勇安汤清热养阴润燥。二方合用相得益彰。二诊时患者湿邪得清,考虑消渴患者疾病的本质为"阴虚为本,燥热为标",故予四妙勇安汤加味治疗,方中当归、玄参养血滋阴以治本。加紫草、薏苡仁清热凉血,防风、豨莶草,祛风除湿,鸡血藤活血通络以治标。治疗兼顾了阴虚、血热、湿盛、风燥的多个致病因素,自然会药到病除。

痤 疮

患者:吴某某,女,41岁。

初诊:2013年5月20日。患者因近半年颜面两颊痤疮红肿,反复发作,伴硬结就诊,苦恼不堪。饮食可,二便正常。月经可,白带黄多。诊查:舌质淡、苔薄黄,脉数。中医辨证:肝胆湿热。治则:清肝利胆、清利湿热。方剂:龙胆泻肝汤加味。拟方:柴胡9 g,龙胆草10 g,栀子10 g,当归15 g,生地20 g,白芍15 g,木通10 g,车前草20 g,泽泻15 g,蒲公英20 g,白芷15 g,大贝母15 g,薏苡仁30 g,甘草10 g,

刺疾梨 15 g。共 5 剂,水煎内服,每次 300 mL,每日 3 次。

二诊:2012 年 5 月 28 日。服用上方后患者痤疮红肿明显消退,遗留硬结较多,白带正常,饮食二便正常,口渴。诊查:舌质淡、苔薄黄,脉数。中医辨证:热毒瘀血滞。治则:清热解毒,溃坚散结。方剂:复方蒲公英汤。拟方:蒲公英 15 g,银花 15 g,柴胡 6 g,大贝母 15 g,白芷 15 g,皂角刺 15 g,甲珠 12 g,防风 12 g,荆芥 9 g (后下)蝉蜕 10 g,丹皮 10 g,薏苡仁 30 g,木通 10 g,甘草 6 g。共 5 剂,水煎内服,每次 300 mL,每日 3 次。

按 吴老前方用龙胆泻肝汤是因两颊为肝经循行部位,且患者白带黄多,结合舌脉为肝胆湿热为病,故用此方可谓一举两得;后方复方蒲公英汤实则仙方活命饮。为消除方名的神秘感,以蒲公英为主药,故命名为复方蒲公英汤。仙方活命饮为治疗外科疮疡之方,《医宗金鉴》称此方为"疮疡之圣药,外科之首方",多由清热解毒药物组成,同时,由皂角刺、甲珠、防风、白芷组成以溃脓消肿,蝉蜕、丹皮、薏苡仁、木通、荆芥以除湿凉血祛风。吴老将该方灵活用于痤疮,是抓住了痤疮与疮疡治疗同需消毒、散结溃坚的病机。痤疮有许多证型,本例属于皮脂腺瘀结为囊性结节型,其他有寻常性痤疮,常用枇杷清肺饮、龙胆泻肝汤、五味消毒饮等。

第三节 妇科医案

月经不调

患者:黄某,女,36 岁。

初诊:2013 年 4 月 2 日。诉月经 3 月未行,前 2 月在月经该至时曾有腹痛,白带不多,饮食可,睡欠好,情绪欠好,二便调畅。3 月前因装修房屋发生皮肤过敏反应,服"皿治林"后缓解,未采用激素治疗。既往月经正常。诊查:形体适中,面容偏暗,舌淡红,苔黄微腻,脉弦细。B 超:子宫内膜层变薄。诊断:月经不调。辨证:肾阴阳不和。治法:调补肾阴肾阳。处方:二仙汤加味。拟方:淫羊藿 20 g,仙茅 10 g,巴戟天 15 g,知母 15 g,炒黄柏 12 g,当归 15 g,苍术 15 g,薏苡仁 30 g,石菖蒲 15 g,刺蒺藜 15 g,甘草 6 g,车前草 20 g。共 5 剂,水煎服,每日 1 剂,分 3 次温服。

二诊:2013 年 4 月 9 日。服药后月经 4 月 6 日已至,量多,色偏暗,无腹痛、发热等症,纳食可,睡眠可,情绪可,二便调。查体:舌淡红,苔薄白,脉细。辨证:肾阴阳不和。继予二仙汤治疗,拟方:淫羊藿 20 g,仙茅 9 g,巴戟天 15 g,当归 15 g,炒黄柏 12 g,知母 15 g,杜仲 20 g,续断 15 g,菟丝子 15 g,阿胶珠 15 g,大枣 10 g。共 5 剂,水煎服,每日 1 剂,分 3 次温服。

按 月经不调是妇科常见疾病,表现为月经周期或出血量的异常,可伴月经前、经期时的腹痛及全身症状。病因可能是器质性病变或是功能失常。中医治疗月经不调常辨证为气血两虚型、血寒型、血热型、气滞血瘀型、脾肾亏虚型等。吴老师认为本患者主要表现为月经周期异常,结合年龄及病史,当考虑肾阴阳不和,治疗上应以调补肾阴肾阳为主,故选用二仙汤。二仙汤出自《妇产科学》,由淫羊藿、仙茅、巴戟天、黄柏、知母、当归等 6 味药组成,方中淫羊藿、仙茅、巴戟天温肾阳,补肾精;黄柏、知母泻肾火、滋肾阴;当归温润养血,调理冲任;全方配伍特点是壮阳药与滋阴泻火药同用。由于方用仙茅、仙灵脾二药为主,故名"二仙汤"。二仙汤具有温肾阳、补肾精、泻肾火、调冲任之功效。临床可用于更年期综合征、高血压病、闭经以及其他慢性病见有肾阴阳两虚、虚火上扰者。近年研究表明,二仙汤有不同的延缓下丘脑－垂体－性腺轴(HPG 轴)衰老和增进该轴功能的双重药效。患者初诊时兼夹湿热,故在补益的同时加用苍术、薏苡仁、石菖蒲、车前草以清热化湿,且使补不滋湿、碍湿;刺蒺藜入肺、肝、肾三经,具有散风、明目、下气、行血之功,本方加用刺蒺藜以加强补肾之功,并平肝、行血以助通经。二诊时月经已至,且湿热之邪已去,故去清热化湿中药,加杜仲、续断、菟丝子以增强调补肾阴阳之功效;患者正值经期,经血消耗,故加用阿胶珠、大枣以养血。

患者:杨某某,女,43 岁。

初诊:2012 年 11 月 20 日。诉行经 1⁺月,曾服大量西药止血,经血未停,色鲜红、量多,夹少量血块,伴口干口苦、睡眠差,食欲可,情绪欠好,白带不多,二便正常。诊查:舌红嫩,苔少,脉细。辨证:心肾郁火伤阴络。方剂:黄连阿胶汤。拟方:黄连 9 g,黄芩 9 g,阿胶 15 g(烊化),白芍 15 g,炮姜 6 g,当归 10 g,川芎 6 g,桃仁 9 g,山药 20 g,甘草 9 g(炒),仙鹤草 15 g。共 3 剂,水煎服,每日 1 剂,分 3 次温服,早晨、中午服药时各加一个鸡蛋黄。

按 本患者 2 周后因"荨麻疹"就诊时告知,服第 2 剂药后经量明显减少,第 3 剂药后经血停,故未复诊,但停药 1 周后再次阴道出血,行诊刮后缓解。黄连阿胶汤出自张仲景《伤寒论》,由黄连、黄芩、芍药、阿胶、鸡子黄 5 味药组成。原方主治"少阴病,得之二三日以上,心中烦,不得卧"之证候。心居上焦属阳,在五行中属火;肾居下焦属阴,在五行中属水。就阴阳水火的升降理论而言,在上者宜降,在下者宜升。心位居上,故心火必须下降于肾,使肾水不寒;肾位居下,故肾水必须上济于心,使心火不亢。心与肾之间的水火升降互济,则不能为害。肾水不足,心火有余,水不能升,火不能降,则心肾不交,火扰神明,轻则不寐,重则为癫。仲景将其用于阴虚火旺不寐的证治,吴老师通过研读叶天士《临证指南医案》中调冲任的指导思想,结合辨证论治,将该方用于崩漏中辨证为阴虚火旺、冲任不固证的治疗,本患者因心肾郁火内盛,冲任不固,不能制约经血而发病。用黄连阿胶汤滋阴清热、固冲任。同时,考虑离经之血即为瘀血,有出血即有瘀血,故加入生化汤以化瘀生新,方中当归,补血活血,祛瘀生新;川芎行血中之气,桃仁活血祛瘀;炮姜入血散寒,温里定痛。

第四节　儿科医案

患者:苏某某,男,5 岁。

初诊:2013 年 05 月 29 日。诉外感后干咳、打嚏,有涕,喜揉眼,鼻欠通畅,睑结膜充血,食欲一般,无发热、咽痛,大便不干。查体:舌红,苔黄,脉细。鼻黏膜充血,咽部无充血,扁桃体不大,双肺未闻及干湿啰音。诊断:咳嗽。辨证:风温上扰。治法:疏风清热、宣肺止咳。方剂:麻黄连翘赤小豆汤加减。拟方:麻黄 5 g,连翘12 g,赤小豆 20 g,杏仁 9 g,黄芩 9 g,桑白皮 9 g,蝉蜕 6 g,僵蚕 9 g,桔梗 6 g,甘草 5 g,神曲 6 g,麦门冬 10 g。共 4 剂,水煎服,每日 1 剂,分 3 次温服,120 ~ 150 mL/次。次周家属就诊告知患儿服药后诸症缓解。

按　麻黄连翘赤小豆汤出自《伤寒论》第 262 条,原文为"伤寒,瘀热在里,身必黄,麻黄连翘赤小豆汤主之"。该方有解表散邪,清热除湿之功,用于治疗风寒表邪未散、湿热蕴郁而致的黄疸。原方药味虽简单,却配伍精当,麻黄宣肺解表为主药,配杏仁苦泄降气止咳,二者一宣一降,畅利肺气;连翘轻清上浮,清热透表;桑白皮泻肺气清肺热;赤小豆利湿清热,使湿热下泄,邪有出路;生姜辛散表邪,宣发郁热;大枣、甘草调和脾胃。本患儿之病因不慎感受风温之邪,外邪犯肺卫,肺失宣降,清道不利所致。

吴老师根据辨证施治、异病同治的传统理论结合现代中药药理研究,扩展了该方的临床运用,如用于呼吸系统疾病、急性肾炎及慢性肾炎急性发作、皮肤病等,只要表现有湿热蕴郁于内,外阻经络肌肤之病候,均可由本方加减治之。现代药理研究显示:麻黄药理作用广泛,有发汗、利尿、镇咳、平喘、抗过敏、升高血压、兴奋中枢神经系统、解热、抗病毒及影响神经肌肉传递等作用。方剂中连翘为广谱抗菌药,对多种革兰阳性及阴性细菌、金黄色葡萄球菌、肺炎双球菌、溶血性链球菌(甲型、乙型)均有抑制作用;麻黄、连翘、桑白皮都能明显抑制炎症渗出、水肿;生姜则具有促进免疫功能作用。成方研究提示,麻黄连翘赤小豆汤有保护肥大细胞,抑制组胺释放,从而抗变态反应的作用。可以说该方具有较强的抗炎、抗过敏作用,部分临床医师因忌讳麻黄峻汗、升高血压作用而不敢应用,吴老师指出,该方配伍精当,一般按原方使用,方中桑白皮、赤小豆制约了麻黄的辛散作用,故本方发汗作用并不强,但对于老年患者,尤其是有高血压、心血管疾病患者应用时仍需谨慎。

患者:张某,男,7 岁。

初诊:2013 年 2 月 7 日。因反复发热、咽痛、咳嗽 3 年多就诊。西医诊断为慢性扁桃体炎。做颈部 B 超提示有双侧颈部淋巴结肿大。就诊时诉咳嗽、鼻塞、饮食不调,二便正常,有汗,无恶寒发热、咽痛、口渴等症。诊查:咽部双侧扁桃体Ⅱ度肿大,红肿不甚,双侧颈前可扪及 1~2 枚活动、肿大的淋巴结,表面光滑。舌质淡红,苔黄少,脉细。中医辨证:气虚咳嗽。治则:益气宣肺止咳。方剂:参苏饮合当归大贝苦参汤。拟方:泡参 20 g,苏梗 9 g,炒苏子 9 g,法半夏 9 g,陈皮 6 g,茯苓 20 g,桔梗 9 g,葛根 15 g,当归 15 g,大贝母 12 g,苦参 10 g,甘草 6 g,白术 10 g。共 5 剂,水煎内服,每次 300 mL,每日 3 次。

二诊:2013 年 2 月 18 日。服用上方 5 剂后,患者鼻塞已无,咳嗽明显减轻,偶尔轻微咳嗽 1～2 声,无痰。饮食恢复正常,二便正常。诊查:咽部双侧扁桃体 I 度肿大,红肿不甚,双侧颈前肿大淋巴结明显缩小。舌质淡红,苔薄少,脉细。中医辨证:气虚咳嗽。治则:益气宣肺化痰。方剂:上方加夏枯草、连翘加减。拟方:泡参 30 g,苏梗 9 g,法半夏 10 g,陈皮 9 g,茯苓 20 g,葛根 15 g,当归 15 g,大贝母 15 g,苦参 10 g,甘草 6 g,夏枯草 15 g,连翘 15 g。共 5 剂,水煎内服,每次 300 mL,每日 3 次。

三诊:2013 年 2 月 28 日。患者服用上方后咳嗽症状已完全消失,饮食、二便正常,未诉不适。家长为巩固疗效而再次复诊。诊查:双侧扁桃体 I 度肿大,扁桃体无红肿,未扪及颈前淋巴结肿大。舌质淡红,苔薄少,脉细。中医辨证、治则、用药同前,继续服上方 5 剂。家人因病就诊时诉该患者已 3 月未复发发热、咳嗽、咽痛等症。

按 患者久咳肺气亏虚,肺失宣降则咳嗽,卫表失和,邪正相争故发热、咽痛。久病,肺失宣降,津液不布,凝聚成痰,子病犯母则脾失健运,痰湿内生。故有饮食不下,痰留滞经络则成瘰疬。故初诊时根据患者病机,而予参苏饮合当归、大贝母、苦参汤以益气宣肺止咳,方用当归补血活血润燥,苦参清热结、利湿热,贝母化痰散结,清解郁热。《医宗金鉴·删补名医方论》:"盖邪之所凑,其气必虚,故君人参以补之。皮毛者,肺之合也,肺受风寒,皮毛先病,故有发热憎寒之表,以苏叶、葛根、前胡为臣散之。肺一受邪,胸中化浊,故用桔、枳、二陈以清之,则咳嗽、涕唾稠粘、胸膈满闷之证除矣。"以泡参换人参是借泡参益气解表之功。二、三诊时患者表证已不显,重在化痰散结。故后方重泡参、陈皮、大贝母以化痰软坚化积,加连翘、夏枯草增强清热解毒以化痰之功效。

吴老对感染性疾病喜用当归、大贝、苦参汤,是因为该方不仅具有抗炎、抗菌、抗病毒的作用,还可调节免疫,所以对有急慢性炎症之耐药者,大多有效。根据其药理,吴老临床扩大了该方的使用范围,常将其运用至肺炎、口腔炎、阴道炎、盆腔炎等感染性疾病。

患者:郑某,男,5 岁。

就诊:2014 年 5 月 23 日。受凉后出现刺激性咳嗽、少痰,伴发热(38.5 ℃)、咽痛、有汗,大便稀,饮食、小便可,无鼻塞、咯血、胸痛、腹痛等症。诊查:咽红、双侧扁桃体 II 度肿大,双肺未闻及干湿啰音。舌质红,苔薄黄,脉浮数。辨证:感冒咳嗽

（风热证）。治则:辛凉解表,清肺化痰。方剂:银翘马勃散合升降散加味。拟方:蝉蜕 9 g,僵蚕 9 g,姜黄 6 g,银花 12 g,连翘 10 g,马勃 10 g(包煎),射干 6 g,桔梗 6 g,大贝母 10 g,竹茹 9 g,泡参 20 g,甘草 6 g,淡竹叶 6 g。共 3 剂,水煎内服,每日 1 剂,每日 3 次。服完上方 3 剂就诊症状即愈。

按　咳嗽是肺的病理、生理反射。因此,吴老认为,治疗咳嗽不应见咳止咳。他认同温病学家叶天士说的"温邪上侵,首先犯肺"。故外感热病大多能侵入肺系,影响肺的宣降功能而致咳嗽。吴老提倡:虽然"五脏六腑皆令人咳,非独肺也",但新病还是应从肺论治。吴老在总结王祖雄教授治疗咳嗽的经验时,总结了止咳三步法,即宣肺祛邪法、肃肺化痰法、敛肺法,都是从肺治咳嗽必不可少的。该患者为风热之邪犯肺导致的咳嗽,为新病,故从肺论治,用宣肺祛邪法。方中蝉蜕、僵蚕、姜黄、银花、连翘祛风解表解热毒;马勃、射干清利咽喉;泡参益气解表;淡竹叶、竹茹清热泻肺,养阴生津;桔梗、大贝母宣肺化痰止咳,甘草调和诸药。全方根据风热之邪,予以辛凉祛风解表为法,参以益气养阴防风热之邪耗气伤津,充分体现了老师祛邪兼顾扶正的思想。

患者:杨某,女,5 岁 2 个月。

初诊:2015 年 5 月 14 日。间歇性咳嗽 3 周,少痰,汗多,不欲饮食,大便偏稀,1 ~ 3 次/日,无恶寒发热、恶心呕吐、腹痛、腹泻。舌淡红,苔薄白,脉细。查体:1 月前因体重下降,做胃镜检查提示:慢性非萎缩性胃炎,食管增生,胆汁反流。辨证:咳嗽(肺脾气虚)。治则:肺脾同治。方剂:玉屏风散合麦门冬汤合方加减。拟方:黄芪 15 g,白术 6 g,泡参 15 g,麦门冬 9 g,法半夏 6 g,炒扁豆 9 g,甘草 6 g,五味子 2 g,杏仁 4 g,桔梗 5 g。共 4 剂,水煎内服,每日 3 次,每次 50 ~ 60 mL。嘱禁食生冷辛辣食物。

4 月 15 日复诊时述咳嗽已减轻,食欲好转,大便已正常,咽不红,舌淡红,苔薄白,脉细。继以前方加减 5 剂善后。

按　患者咳嗽日久,肺脾两虚,无力祛邪,致余邪不尽、气阴两伤。玉屏风散补肺健脾,助泡参解表达邪,杏仁、桔梗开宣肺气,咳嗽得止。麦门冬甘寒清润,入肺胃经,养阴生津,滋液润燥,泡参、甘草、炒扁豆、大枣益胃气,养胃阴,有"培土生金"之意,少量法半夏,降逆下气,化其痰涎,虽为辛温之品,但与大量麦门冬相合则无伤津之弊,且麦门冬得法半夏可防其滋腻,甘草润肺利咽,调和诸药为使。如此配伍,温而不燥,滋而不腻,润降相宜。全方肺脾(胃)同治,使邪去正安。

患者:宋某,5 岁。

初诊:2015 年 6 月 24 日。述刺激性咳嗽、咯痰、气喘、流涕、喷嚏,喉间可闻及哮鸣音,饮食、二便可。查体:双肺可闻及干湿啰音,舌质暗红、苔黄、脉滑数。既往有过敏性鼻炎、支气管哮喘,每遇感冒受凉则反复发作,平素吸沙美特罗替卡松治疗。就诊前 2 天再发,自服"小儿护彤"后,症状无改善而就诊。辨证:哮病(风热犯肺,痰热内郁)。治则:宣肺解表,清肺化痰。方剂:麻连赤小豆汤加味。拟方:麻黄 3 g,杏仁 6 g,桑白皮 6 g,连翘 10 g,黄芩 6 g,赤小豆 15 g,射干 6 大贝母 6 g,蝉蜕 6 g,僵蚕 6 g,法半夏 5 g,天竺黄 6 g,厚朴 6 g,地龙 6 g。共 5 剂,水煎内服,每次 300 mL,每日 3 次。

5 剂后诸症自平,因患儿拒服中药,继予沙美特罗替卡松吸入治疗。

按 外邪犯肺,肺失宣降;脾失健运,痰湿内生;先天不足,肾气亏虚,使津液不归正化,导致痰饮内生,成为哮病的宿根。因此,治痰是哮病的治本之法。临床上吴老根据哮病特点,遵从急则治标、缓则治本的原则,急性期以祛邪为主,祛邪辨证要点是区分寒热,从肺论治。本患儿急性发作就诊,风热犯肺,痰热内郁,表里兼病,吴老从表、里双解,使邪热得解、痰热的得泻。另外,重视"风为百病之长",故予蝉蜕、僵蚕、地龙以祛风解痉,使咳喘自平。病情得到控制后,再缓缓图治。

第四章

医 话 集 萃

第一节　吴光炯之医话集萃

谈《黄帝内经》的科学性和人文精神

吴光炯

　　西学东渐,大约从明代万历年间开始。1582 年意大利传教士利玛窦来到我国,带来的是西方的宗教、历法和医学。五四时期的新文化运动,我国又从西方请来了两位先生,一位叫作"西先生"(科学,science),另一位叫作"德先生"(民主,democracy)。在当时,科学和民主的确是我们救国强国的希望,没有科学,我们总是落后挨打;没有民主,我们就永远受封建专制的统治。科学和民主在当时就成了救国强国的响亮口号。我重点要讲的是在我国这一特定的历史时期,西方学科和医学传到中国后对中医的冲击。因为中医讲阴阳、五行、太极八卦,还有祝由之类的内容,对人体生理病理也缺乏精细的解剖,还把五脏比喻为国家职能机关,等等。因此,当时主张科学救国强国的激进派就把中医当作封建文化,是迷信,是巫术来加以批判,称中医为旧医,是伪科学,要求国民政治废止中医。这时国内就出现了废止中医派和维护中医派。废止中医派的代表人物余云岫留学日本,回国后从医并兼医政管理。废止中医就是余云岫首先提出来的。余云岫批判、否定中医采用的是釜底抽薪法。他认为中医药的基本理论来自于《黄帝内经》,如果否定了《黄帝内经》,中医就不攻自破了。于是他写了一本小册子的书叫作《灵素商兑》,从《灵枢》《素问》中挑出阴阳、五行、五脏六腑等内容来一一加以批判。而维护中医派的中坚代表人物之一的恽铁樵先生针锋相对,也写了一本小册子的书叫作《群经见知录》,在承认《黄帝内经》有所不足的同时,力申中医的科学合理性和中药的临床实效。这是中西医论争史中的第一轮论战,由于当时的西医还不算很"现代化",中医宝库还未被发掘,中医队伍也还鱼龙混杂。因此,这一轮中医存废之争谁也说服不了谁,加上当时的民国政府为了息事宁人,废止中医的提案与其说未予通过,不如说是不了了之,中医作为"国粹"才得以继续生存下来,但中医存废之争并没有结束!

《黄帝内经》构建了中医理论体系,所以反对中医或维护中医的人都把《黄帝内经》当靶子的。我不是讲《黄帝内经》课的老师,但我对《黄帝内经》也做过比较全面、系统、深入的研究,纠正了注家的许多错误。(30多年前,贵阳医学院基础部的梁玉珍教授是当时全国《黄帝内经》研究组成员,她偶尔发现我对《黄帝内经》有所研究,有新见解,梁教授亲自来我家动员我加入她所在的《黄帝内经》研究组,还可以调去贵阳医学院她的研究室工作。由于我舍不得离开临床,婉言谢绝了。)我这里讲《黄帝内经》的科学性和人文精神,不刻意美化《黄帝内经》,也不苛求古人;我是让《黄帝内经》出场,让《黄帝内经》文本自己说话;而我做的是翻译者、解说员的工作。

一部《黄帝内经》(《灵枢》+《素问》)54万字,162篇,论述的主题无从计算。我只能就余云岫批判得最多,也是反中医人士当攻击靶子的阴阳、五行说和脏腑学说来谈《黄帝内经》的科学性和人文精神。我是讲《黄帝内经》的科学性,不是讲《黄帝内经》是科学的。

1.《黄帝内经》最早提出"生物－心理－社会"医学模式

1977年4月,《科学》杂志刊发了美国纽约州罗彻斯特大学医学院精神医学教授乔治·L·恩格尔的一篇长文《呼唤新的医学模式,对生物医学模式的挑战》,提出医学模式应由统治西方医学200多年的生物医学模式转变为"生物－心理－社会"医学模式,不久便得到世界卫生组织认可而公之于世,这是对生物医学模式还原式研究方法反思的结果。其实早在2000多年前的我国医学经典著作《黄帝内经》就奠定了中医学"生物－心理－社会"医学模式,请读读《素问·上古天真论第一》的两段文本:

"夫上古圣人之教下也,皆谓之虚邪贼风,避之有时,恬惔虚无,真气从之,精神内守,病安从来。是以志闲而少欲,心安而不

惧,形劳而不倦,气从以顺,各从其欲,皆得所愿。故美其食,任
　　其服,乐其俗高下不相慕,其民故曰朴。"

紧接着这段文本,下一段文本就是论述人体肾气盛衰关系到男女的生、长、壮、老、
已(这段文本很长,大家都很熟悉,这里从略不引),这里的肾气就是指生物化学构
筑的人体组织器官。这篇经文前面还提到"故能形与神俱,而尽终其天年",形体就
是生物的人,精神就是指人的精神面貌和心理状态;《黄帝内经》还特别重情绪情感
与健康和疾病的关系。什么叫"高下不相慕",高下就是社会等级,就是贫富贵贱的
不平等,可以影响人心身健康,如《素问·疏五过论》论及脱营、失精时说:"尝贵后
贱,虽不中邪,病从内生,名曰脱营。尝富后贫,名曰失精,五气流连,病有所并。"五
气流连是什么意思呢? 就是五种情志郁积在心中,你说不"病有所并"吗?

　　综上所述,我国医学提出的生物-心理-社会医学模式比美国的恩格尔和世
界卫生组织公布的新的医学模式早2000多年,这充分体现了《黄帝内经》的科学性
和人文精神。这里我转引王一方《医学是科学吗》一书中所引武汉大学哲学教授邓
晓芒先生说的一段话来结束本节:"当今时代是一个浮躁的时代,对于一个几近丧
失了原创力的民族来说,由外部输入的任何新鲜东西都是救命的稻草,人们忙不迭
地用这些舶来品装点自己贫乏的生活,充实自己空洞的大脑,并为之沾沾自
喜……"这是值得年轻中医人深思的!

　　2. 阴阳与贝纳德的"内环境"概念

　　关于阴阳概念的起源,本来可以用人类学的知识,从先民对太阳的崇拜和生殖
器崇拜加以解释的。这里从略。

　　阴阳五行学说是中医学重要的说理工具,比较而言,阴阳比五行更重要。《素
问·阴阳应象大论》开篇第一句话就是:"阴阳者,天地之道也,万物之纲纪,变化之
父母,生杀之本始,神明之府也,治病必求于本。"阴阳几乎贯穿整部《黄帝内经》
(《灵枢》《素问》)。阴阳学说何以这么重要呢? 我把《素问·生气通天论》与贝纳
德提出的"内环境"概念相比较,并参考了《国语·郑语第十六》中的"和实生物,同
则不继"那段文字,发现《黄帝内经》的阴阳概念与贝纳德的"内环境"概念十分接
近。《素问·生气通天论》说:

　　　"凡阴阳之要,阳密乃固,两者不和,若春无秋,若冬无夏;因
　　而和之,是谓圣度。故阳强不能密,阴气乃绝;阴平阳秘,精神乃
　　治;阴阳离决,精气乃绝。"

在这段文本的前面还有"苍天之气,清净则志意治,顺之则阳气固,虽有贼邪,弗能害也,此因时之序。故圣人传精神,服天气,而通神明。失之则内闭九窍,外壅肌肉,卫气散解,此谓自伤,气之削也""阳气者若天与日,失其所则折寿而不彰,故天运当以日光明,是故阳因而上,卫外者也""阴者,藏精而起亟也;阳者,卫外而为固也"等的论述,再结合《黄帝内经》其他篇章所说的"阳在外,阴之使也;阴在内,阳之守也",等等,我们认为,事物都存在阴阳对立的两极,都存在阴阳相反的两个方面,但事物对立的两极、相反的两个方面必须是和谐统一的、相反相成的,只有这样,事物才有相对的稳定状态,才能产生功能作用。作为生命有机体的人体更是这样。所以阴阳作为事物的属性是对立的、相反的两极或两方面,但阴阳之间的关系则是和谐统一的、相反相成的,和合的。所以《老子》说:"道生一,一生二,二生三,三生万物;万物负阴抱阳,冲气以为和。"

以《黄帝内经》为代表的中医学是中国传统文化孕育出来的,她也是中国传统文化的组成部分。《黄帝内经》的科学性和人文精神主要是吸收了以黄老为代表的道家思想,道家思想就是"人法地,地法天,天法道,道法自然"的自然主义思想;其次是吸收了儒家和为贵、走中庸之道的思想;再次是释家思想的影响,释家思想可归结为一个"悟"字。高僧坐禅不是在打瞌睡,而是在冥思苦想,宁静致远,悟透人生。中医药需要悟性,没有悟性学不好中医,也看不好病,你只能算个药品售货员,至多是个医匠!为了进一步理解阴阳之间的关系是对立的和谐统一、相反相成,我们引《国语》的下段话:

> "夫和实生物,同则不继。以他平他谓之和,故能丰长而物归之。若以同裨同尽乃弃矣。故先王以土与金木水火杂,以成百物,是以和五味以调口,刚四支以卫体,和六律以聪耳,正七体以役心,平八索以成人……"

这是周朝当局出现危机时大臣进谏君王时讲的一段话,就是要君王听取各方面的不同意见,甚至相反的意见,综合起来考虑问题。如果说阴阳和合是对立事物的和谐统一,那么,五行和合就是指杂多事物的和谐统一。下面我们看看贝纳德"内环境"的概念(贝纳德是法国生理学家,被称为西方实验医学之父。所著《实验医学研究导论》一书有个中译本,作者姓名译为克劳德·伯尔纳,即贝纳德),在V.B蒙卡斯尔的《医学生理学》一书"稳态和控制原理"一章中,介绍了贝纳德"内环境"概念:

　　"生理学历史上的重大事件之一,是 Claude Bernard 在 1978
年提出了'内环境'恒定性的一般原理,因为很多精密的实验说
明,身体的内部环境受到严密的调节。受到调节的内环境,以某
些生物物理学变量的恒定性为特征,诸如温度、血压、许多物质
在体液中的浓度、各部分体液的量以及血液中红细胞的密度等。
Bernard 认为,内环境独立于外环境而维持其恒定性,使动物和
人能够更自由地选择栖息场所,而不像单细胞机体那样只能在适
宜的环境中生存。他在强调他的观点时写道:内环境的恒定性是
自由和独立生命的条件,生命活动虽然是多种多样的,但全部只
有一个目的,这就是维持它所生活的内环境条件的恒定性。"

这段文字内容是对《素问·生气通天论》全文精神最为恰当的阐释。我简单总结一
下,即是说要使外界环境的变化不至于打破人体内部环境的恒定性,阳气的卫外功
能是很重要的;至于内部环境则阴阳要保持相对的平衡,即恒定性,这时阴阳是相
互维系的,具有同等重要的地位。

　　3. 五行生克制化与环境生态学

　　中医学的阴阳五行学说是废止中医派攻击中医的靶子,其中又以五行生克理
论受到的批判为最,即使在中医内部,质疑五行说的不少。其理由是:①《黄帝内
经》中五行学说没有阴阳学说那么重要,其中谈到五行最多的是《素问》七篇大论;
七篇大论可能是汉代人羼入的,其内容多与运气学说相关(中医运气学说不能预测
疾病的发生规律,至多是马后炮的把戏)。②张仲景《伤寒杂病论》几乎无处不涉
及阴阳,但基本上未提五行说,例如谈到肝与脾的关系时直接论肝病传脾,不说木
克土;说人禀"五常",不说人禀五行,等等。③五行是在五材的基础上引申出来的,
《左传》说:"天生五材,民并用之,废一不可。"据说武王伐纣,部队到了殷商的城
郊,士兵士气很高,他们欢呼:"孜孜无怠,水火者,百姓之所饮食;金木者,百姓之所
兴生也;土者,万物之所资生,是为人用。"可见五材是人们身边最常见的五种物质,
到了战国时期被当时的阴阳五行学派代表人物邹衍提出相生相克的五行概念,并
挟其术游说天下。据说还颇受各国诸侯的极大欢迎(见《史记》),如用"五德始
终""五德转移"说,即用五行生克(胜)来解释王朝兴替的理论依据,这为后来的五
行配合天干地支用来算命密切相关,民间常有"五行八字命生成"的说法,是典型的
宿命论。邹衍的这套宿命论被汉代的董仲舒继承并加以发挥,后把黄老的"天人相
应"改为"天人感应",说天有日月,人有两眼;天有风雷云雨电,人有喜思哀乐,等

等。④五行生克很牵强,被批判为机械论。我基本赞同上述观点。我前面说过,如果说阴阳的关系是代表对立事物的和谐统一,那么五行的关系则是代表杂多事物的和谐统一。可重读前面引《国语》的那段论述。

《黄帝内经》说:"亢则害,承乃制,制则生化。"《黄帝内经》注释大师张介宾注文说:"盖造化之机,不可无生,亦不可无制;无生则发育无由,无制则亢而生害。生克循环,运行不息,而天地之道,斯无穷已。"张氏的解释生动地描述了现代环境生态学的基本原理。外环境生态学包括自然环境和社会环境,只要你关心电视节目《动物世界》,读一本社会学的通俗读物,你就可以明白了。螳螂捕蝉,黄雀在后,这个简单的食物链实际上就包含了"无生则发育无由,无制则亢而为害"的道理。人有各种社会关系;社会关系是互动的,相互影响的。我们再从医学上看,人体的内环境也有一个生态学现象,那就是微生态学。人体全部细胞的数量都没所携带的微生物的总数量多,其中主要是在肠道,特别是结肠,是人体内最大的细菌库和内毒素库,肠道寄生着 500 多种微生物,总数量是 10×10^{14},这些菌群定植生存在一个相对固定的生境(场所),如果菌群间种类和数量相对平衡,那么与宿主就是共生关系,形成一道防御屏障,保护肠道黏膜的完整性,还可以转化某些食物和药物,使之易吸收利用,有些维生素的合成也是在肠道细菌的作用下进行的,等等。小儿和老年人肠道微生态比较脆弱,不合理使用抗生素的危害之一就是破坏体内微生态的平衡,导致抗生素相关性腹泻,甚至二重感染等。由此可见,人体内环境的微生态平衡,充分体现了亢害承制,制则生化的科学合理性。

4. 脏象学说与控制论——从打开黑箱到不打开黑箱

凡是反对中医的人士,都批评说中医不知人体解剖,把中医说的肝在左边当成笑柄。有人辩称说,肝的实体在右,其气行于左,按照中医气化理论,似有些道理,但不能说服于人。有位中医博士写了一本书叫作《思考中医》,他辩得更滑稽。他说中医只重视形而上的"道",不讲形而下的"器"。他诡辩说,中医的五脏六腑名称除了心以外都有个肉月旁,唯独被称为君主之官的心没有肉月旁,这就定位了中医不讲究形而下的器,即中医可以不懂解剖。这位博士可能古文学得不好,他不知"心"字是个象形字,其他脏腑是形声字。因为古人很早就观察心脏的形状。据史书记载,商纣王是个暴君,荒淫无度,大臣微子、箕子、王子比干多次进谏不听,其他人都出逃了,唯王子比干舍命强谏,纣王说,我听说圣人的心有七窍,把比干的心脏挖出来验证一下,遂杀了比干。这可能是古人真的观察到了人的心脏,故才造出心这个象形字来。因此,以一个心字没有用肉月旁来解释中医不重视解剖更是胡说

八道。其实中医也有最基本的人体解剖知识,例如《灵枢经·经水篇》说:

> "若夫八尺之士,皮肉在此,外可度量切循而得之,其死可解
>
> 剖而视之……"

事实上,古代人在宰杀动物时,在战争中牺牲的尸体上,在对死刑罪犯行刑的过程中,都或多或少积累了一些动物和人体的解剖知识,但由于宗教伦理的限制,解剖和观测工具的简陋和缺如,使人体解剖不能深入下去,人体这个黑箱不能完全打开。既然解剖深入不下去,而且在尸体上也测量不到各种器官的生理功能和病理改变,于是就改用"司外揣内"法,这就逐步形成了《素问》的脏象学说,张介宾解释说:藏居于内,形象于外。脏象学说的研究方法与20世纪美国科学家维纳提出的控制论理论原理非常一致。20世纪中叶,控制论与系统论、信息论被称为科学方法论的老三论。20世纪70年代国内有人写了一本《中医与控制论》的小书,当时影响很好。由此可见,中医脏象论是有其科学合理性的,但在脏象学说的基础上,现代中医人也应该掌握些生理的病理的基本解剖知识。

总之,本人认为,中医有一个合理的内核,如果科学合理应用中医中药,确实有实效,可以更好地为人类卫生、医疗、保健服务。但中医也有一个神秘的外壳,如上述阴阳五行,我们剥去它神秘的外壳后,才发现其合理的部分。

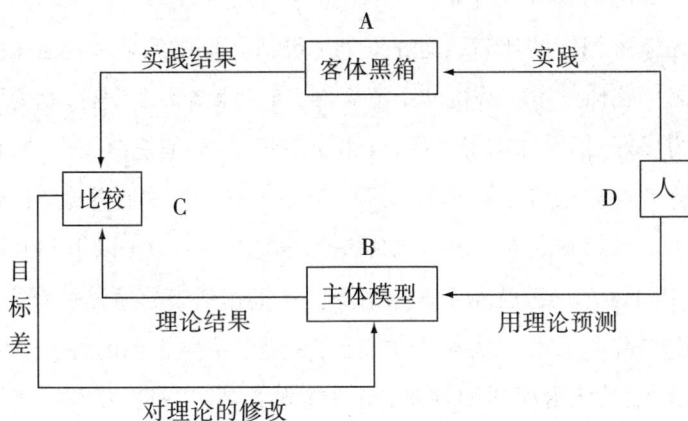

图4-1 控制论与科学方法论

引自金观涛、华国凡《控制论与科学方法论》

(《黄帝内经》学术思想的研究与临床应用培训班讲座稿,2015年12月)

疗效才是中医的价值和生命

吴光炯

从根本上看,百年来中医存废之争的焦点主要还不是中医科学不科学,而是中医到底有没有疗效。主存者确信中医有实效,主废者则质疑、否认中医有疗效。如果中医无疗效,就没有存在的价值,它迟早必然会消亡,谁也保不了;如果中医确实有疗效,它就与世长存,谁也废不了。疗效确实是中医的价值和生命,人们不得不服从现实逻辑的权威。评选名中医、国医大师,主要不是看他们资格多老,职称、职位、学位多高,理论造诣多深,著作多厚,而是看他们的临床疗效及其在公众中的影响。因此,我认为贵报(指《中国中医药报》)"跟师学医"栏目作为师承工作学员的园地,应主要刊登总结指导老师临床经验的文章,纯理论性的文章,尽量少录用;并建议凡总结导师临床经验的文章,若附有病案举例或个案报道,则必须要有比较详细的诊疗经过和确切的治疗结果(包括治愈、好转、无效、死亡);诊断(辨证)依据和疗效判断还应有相应的比较合理的标准(包括必要的实验室检验指标),等等。试想一则跟名师临床学习时获得的个案病例,连治疗结果都没有,能说明什么? 不管他文章写得多好,把导师抬得多高,自诩受益多深,都是苍白无力的,什么也不能说明。我批评像这样总结导师的学术经验是先把导师高高地举起来,然后又把他重重地砸下去。贵报该栏目《辨清阴阳是治病之本》一文(以下称《辨阴阳》,见2010年3月10日第5版)就属于这种情况。这里作简略的述评是必要的。

《辨阴阳》文中女患者李某水肿、尿蛋白这两个重要指标的性、量描述不清楚,根据证、舌、脉,学员认为应通阳利水,当用桂附类药。"桂附类药"多笼统? 真武汤、济生肾气丸如何? 姑且不计较。紧接着导师则说"看他舌苔甚少,当属阴亏之象"(引文中的"他"应为她——引者),而处方却又是大队伍的气阴双补类药。"舌苔甚少"固然大多属虚证,但不一定就是"阴亏之象";推求师意,这位名家是根据该患者的病程、水肿性状、尿蛋白量、西医诊断、中医证象,再结合自己丰富的经验做出的判断,绝对不是仅凭"看他舌苔甚少"就按"阴亏之象"开出处方。更值得深思的是,学员认为是阳衰,导师认为是阴亏;阴亏与阳衰是两个极端,师生的认识谁更接近真理呢？在医学上，特别是中医，疗效才是检验真理的标准。非常遗憾，《辨阴阳》文中只字未提治疗结果。在这位学员看来，弟子必不如师，师必贤于弟子，从而导师辨证当然正确，治疗当然有效，就无须交代治疗结果了。其实这也只是我的臆测。这个病例只有初诊，既无复诊，也无随访，怎么能知道治疗结果呢？原来举此病例另有目的。就是运用阳衰与阴亏两种认识的极端，把师生辨证能力的差距大大地拉开了，既有世俗认为的名师出高徒所隐含的效应，又可以顺理成章地套用"阴阳者，天地之道也""善补阳者，必于阴中求阳"等经典名句来论证自己的论题——辨清阴阳是治病之本了，这就难免不走进理论上低水平重复的误区。这位学员却忘记自己是在临床上跟名师学治病；治病就要问结果，问疗效，好比农民辛勤耕耘，是希望有好的收成的。

浮躁、务虚、形式主义是我们时代的精神状况，中医界的文风、学风也不离乎此。如果你是中医的主存者，那你拿什么去应对主废派的严峻挑战呢？我以为，除了中医确切的疗效，还真没有其他更有说服力的话语了。

（发表于《中国中医药报》2010 年 4 月 2 日，略有修改）

煎厥是中暑而非中风

吴光炯

《黄帝内经》以"厥"命名的病名很多，其概念不尽相同，所指的疾病也容易混淆。近几年来有些关于中风的论著把"煎厥""薄厥"并称为中风的病名，殊为不妥。根据《黄帝内经》原文并结合后世医家的论述辨析于后。

"煎厥"一词出自《素问·生气通天论》："阳气者，烦劳则张，精绝辟积，于夏使人煎厥。目盲不可以视，耳闭不可以听；溃溃乎若坏都，汩汩乎不可止。"在这段文字之上还有"因于暑，汗，烦则喘喝（渴），静则多言；体若燔炭，汗出而散"的叙述。将这两段经文联系起来，其大意是：中于暑热，汗出，烦躁不安，呼吸急促、口渴；待大汗出后，病人疲惫无力，甚至神识昏愦而重复细语。中暑时，身体壮热若燔炭，大汗出后壮热亦随之消散。其病因病机是人体过于烦劳时，阳气鸱张而生内热，灼伤津液，内热积蓄既久，如果正逢盛夏酷暑，则易使人发生中暑而晕厥。由于暑热耗伤气液，且暑必挟湿蒙蔽清窍，故中暑后神识恍惚；中暑前身壮热无汗或汗出不扬，中暑后则大汗淋漓。这是对上节文字中"体若燔炭，汗出而散"的进一步说明，与《素问·热论》"暑当与汗皆出，勿止"的叙述一致。中暑晕厥之所以命名为"煎厥"，是因为暑热熬煎，耗伤气液致厥，与中风的薄厥、大厥为气血逆乱所致有严格的区别。

煎厥与薄厥的鉴别 《素问·生气通天论》在叙述"薄厥"时说："阳气者，大怒则形气绝，而血菀于上，使人薄厥。有伤于筋，纵，其若不容，汗出偏沮，使人偏枯。"扼要叙述了中风及其后遗症，以资与煎厥相鉴别。再联系《素问·调经论》"血之与气并走于上，则为大厥，厥则暴死，气复反则生，不反则死"等叙述，可知"薄厥""大厥"才是中风的古病名，多发病于恼怒后气血逆乱，病情危重急迫，且损伤经脉，易发生偏瘫；而煎厥系劳烦后生内热，发病在盛夏，暑热煎熬津液，大汗后复伤气液，暑挟湿邪蒙闭清窍，虽然晕厥，因不动血，不损伤筋脉，故复苏后不留下偏瘫等后遗症。

煎厥为中暑例证 煎厥即中暑，还可以从李东垣《脾胃论》《内外伤辨惑论》中找到例证。东垣从"人以脾胃中元气为本""内伤脾胃，百病由生"的论点出发，在《脾胃论》中首举《素问·生气通天论》"苍天之气清净则志意治……阳气者，烦劳则张"后，总结说"故苍天之气贵清净，阳气恶烦劳，病从脾胃生者一也"。在上述两书中作为重点反复论述的，与这个结论相关的内容就是所谓脾胃病始得之的"热中"。如《脾胃论·饮食劳倦所伤始为热中论》在论及"火为元气之贼""火与元气不两立，一胜则一负"之后接着说，"故脾病始得之，则气高而喘，身热而烦，其脉洪大而头痛，或渴不止……盖阴火上冲则气高，喘而烦热，为头痛，而脉洪大"。东垣把"脾胃病始得之"的这些见证称为"热中"，而这些"热中"见证与《素问·生气通天论》"因于暑"的证候基本一致，而且纠正了"喝"为渴，补充了头痛、脉洪大这两个重要证候。又在《内外伤辨惑论·辨证与中热颇似》一节中，将"热中"（中暑）与"中热"（阳明实热证）相鉴别时说："复有一等，乘天气大热之时，在于路途中劳役得之，在田野间劳形得之，更或有身体薄弱，食少劳役过甚，又有善修常斋，胃气久虚，而因劳役得之者，皆与阳明中热白虎汤证相似，（热中）必肌体扪摸之壮热，必躁烦闷乱，大恶热，渴而饮水，以劳役过甚之故……"根据这些叙述，东垣所谓"热中"在发病季节、环境及临床表现等方面都符合中暑，而且在其清暑益气汤论一节中也有类似的叙述，所立清暑益气汤即补中益气汤葛根代柴胡，复加生脉饮和除湿之品,基本符合中暑的治疗原则。原来李东垣是抓住当时南宋偏安,北方金元战乱的环境下,人群每因紧张劳役,饥饱失调,脾胃中元气不足,容易罹患疾病的实际,从重视脾胃中元气的思想出发,根据《黄帝内经》苍天之气贵清净,阳气恶烦劳这节经文来论述当时发病较高的中暑病的,故东垣所说的"热中"即中暑,中暑晕厥即煎厥。

(发表于《中医杂志》1997 年第 7 期)

"重病有轻取之法"的临床体会

吴光炯

笔者喜读医案,受益不少,诸多医案中,对王孟英医案爱之尤笃。王氏乃温病学大家,所著《湿热经纬》一书,集温病学之大成,医案有《回春录》《仁术志》,合称《王孟英医案》。孟英精通医理,临床经验丰富,其用药清淡凉润,每获奇效,尝谓"重病有轻取之法",诚为经验之谈,对危重疑难病症和坏病的治疗,颇有指导意义。本文结合临床谈几点体会,供同道参考。

1. 平淡之品有奇功

江南名医医案中,每多用药平淡而获奇功者,这与地域方宜有关。但若拘于地域方宜而不因人因病制宜,又显然是错误的。笔者居处云贵高原,也每用平淡之品而获得较好的疗效,挽回一些危重病证。

王某,男,11 岁,学生。因反复鼻出血,四肢紫斑,伴关节疼痛,腹痛,于 1981 年 3 月 31 日在某医院诊为"过敏性紫癜"收住院,病危。经用抗生素、激素、止血药、抗组胺药等治疗 10 天后,上述情况消失出院。但出院后的当天晚上 9 时许,患儿下肢及臀部又出现出血点和出血斑,旋即第二次住院。分析:蛋白(±),红细胞(+ + + +),白细胞(2 ~ 3)/HP;血常规:白细胞总数(7000 ~ 10 200)/mm³,中性粒细胞百分比 80% ~90%;体温 37.5℃左右。继用上述药物治疗。病程进行第 30 天,即 4 月 29 日,两次查血提示:白细胞总数(28 000 ~33 000)/mm³,中性粒细胞百分比 66% ~78%,淋巴细胞百分比 20% ~28%;体温 38 ℃左右;心率 130 次/min。下病危。因血常规高,体温不降,遂请笔者用中医治疗。患儿神识尚清,但精神极差,四肢及臀部多出血点及出血斑,不思饮食,只进食少许果汁,尿少而黄,舌红苔少而干,脉细数。审证良久,忽记起叶天士《温热篇》有"若斑出热不解者,胃津亡也。主以甘寒,重则如玉女煎,轻则如梨皮蔗浆之类"之论,正符合该患儿的病情。但患儿病程长,气液两亏,病情危重,况又较长时间使用上述西药,玉女煎、梨皮、蔗浆之类恐非所宜,遂用重病轻取之法拟叶氏养胃汤加味:北沙参 10 g,麦门冬 12 g,玉竹 10 g,桑叶 9 g,扁豆 9 g,玄参 15 g,连翘 12 g,竹叶 9 g,丹皮 9 g,甘草 5 g。共 3 剂,水煎服,并嘱喂以米汤。第 3 天复诊,体温 37 ℃左右,精神好转,舌面有津,脉细数。前方加鲜藕节 30 g,鲜茅根 30 g,进 3 剂。第 7 天复诊,体温 36.5℃,四肢紫斑已变浅淡,未见新出血点,血常规已转正常。仍守前方去连翘,加丹参 10 g。第 13 天复诊,患儿已出院。遂以竹叶石膏汤、麦门冬汤调养胃气清余热。随访 2 年,未再发病。

2. 重剂轻投获奇效

已故名中医蒲辅周先生说:"用药剂量不宜大,我年轻时读叶天士《临证指南》,看到他用药甚轻,多年后才理解,人病了,胃气本来就差,药多了加重其负担,反而影响吸收,这是很有道理的。"有些危重病人正虚而受不住大补,邪实而经不起克伐;有些疑难病症往往病急乱投医,"粗工凶凶,以为可攻;故病未已,新病复起"。对于这类病人,或攻或补,方药虽对证,也应重剂轻投,缓缓图之。

王某某,37 岁,列车员家属,因经期淋雨受寒发烧起病,又不得休息,心情苦闷,病情日益加重。患病 3 年余,经当地中医治疗不效,曾经数家医院诊为"胃炎""癔症""神经官能症",中医按"气血两虚,肝脾不和,肝郁化火"等论治、服药均不见效。诊见:患者面黄肌瘦,精神萎靡,少气乏力,心慌心跳,胸中痞闷,失眠或多噩梦,心烦易怒,曾因生气昏厥两次,但时间短暂,无抽搐,二便及月经正常,舌质红瘦,舌苔黄,脉细弦。院外理化结果除血红蛋白偏低(8 g)外,均未见异常。其丈夫又补充说患者外阴部常生疮疖。患者因述及每逢行经前一周左右,外阴疮疖恶痒恶痛,这时,全身症状反而减轻;行经之后,疮疖红肿痒痛也随之减轻,而全身症状又加重,如此反复。此系肝郁化火,湿热下注。行经时,肝经郁火随湿热下注而得以发泄,故全身症状减轻;平时则郁火不得宣泄,故全身症状加重。当用龙胆泻肝汤合泻心汤。因虑其脾胃已虚、气机不畅,而郁火挟湿热困扰,仍当清利。遂拟方:龙胆草 5 g、黄芩 6 g、白芍 10 g、泽泻 10 g、茯苓 10 g、当归 5 g、生地 10 g、黄连 3 g、大黄 6 g、柴胡 5 g、青皮 6 g、甘草 3 g。3 剂煎服,服药后即嚼生姜 3~5 片。9 天后复诊,述其服药后见效,又按原方在药店购得 3 剂服完。此时正适行经,守原方去大黄、黄连,加丹皮 9 g,怀牛膝 10 g,因势利导。第 15 天复诊,诸证悉减。先后投三仁汤合二妙散、异攻散,调治 2 月后,诸证消失,体重增加。半年后随访,已去乡下参加劳动。

按:本例患者为饮食劳倦和情志所伤,辨证抓住了外阴部疮疖随月经周期而变化的特点,拟龙胆泻肝汤与泻心汤合用,实为重剂。方中龙胆草苦寒,用量过大则伤胃气而使食欲减退,今两方合用而小量与之以扬长避短取效。

3. 味厚轻煎收良效

笔者治病,凡投以味厚之方药,无论是攻是补,每嘱患者先用温水浸泡药物 1 h 左右,以减少煎煮时间,且加水稍多,不可久煎浓煎。病情特殊者,则嘱用开水泡服也收良效。有些病人愈病心切,每将汤剂久煎浓煎,以冀取速效。殊不知久煎浓煎,可使有些药物的有效成分挥发或破坏,有些药物的苦味素被煎煮出来;还有些药物久煎浓煎则味厚,均有伤胃气或药过病所。故中药汤剂久煎浓煎弊多利少。味厚方药轻煎或泡服可收良效,与重剂轻投有本质的区别,但又同属于轻取法。

刘某某,男,47 岁,干部。因胃脘疼痛,伴呃逆、胸骨后隐痛、头昏,服中西药无效,于 1986 年冬求治于笔者。详阅所带病历,分别有"胃炎""隐性冠心病""颈椎骨质增生""湿疹"等诊断,所服中西药物每日达五六种之多,但脘痛不减,呃逆频作,胸骨后偏左隐痛,舌质红,苔黄腻,脉沉弦。患者体质壮盛,颜面红斑成片,嗜烟酒,每日必饮酒半斤以上,且常醉酒。显系胃中积热,他医曾投以黄连解毒汤加枳壳、竹茹,方药已对证,但患者谓药太苦,服药后恶心呕吐,一剂未尽而停。笔者遂拟大黄黄连泻心汤加蒲公英、连翘,嘱其用开水泡服,服药后即嚼大枣两三枚,每日 1 剂,停服其他中西药,不饮酒。5 天后复诊,谓能接受此方,无恶心呕吐,胃脘疼痛明显减轻,服药后放屁多,泻出大便极腥臭。仍按原方加佩兰叶、白芷,开水泡服,服药后仍嚼大枣以分散注意力。17 天后复诊,胃脘痛、胸骨后疼痛均消失。随访 3 年,患者已戒酒,未再发病。

按:凡体壮嗜酒而胃痛者,笔者均用黄连解毒汤或泻心汤泡服而收良效,取其味淡涤荡肠胃而不伤肠胃。本例患者胸骨后偏左疼痛,可能系呃逆呕吐,饮食物反流所致,恐非隐性冠心病。

4. 体会

"重病有轻取之法"是王孟英在《回春录》周品方冬温案中提出来的。重病轻

取的关键是辨证准确,药贵对证。现录此案原文如下:

　　周品方患冬温,顾听泉知其体属阴亏,病非风寒,不犯一分温升之品而证不能减,势颇可危,乃虚怀转邀孟英诊之。曰:"所治良是也。"但于方中加贝母、杏仁、紫菀、冬瓜子等味与之,遂效。可见药贵对病,虽平淡之品,亦有奇功。孟英尝云:"重病有轻取之法",于此可见。

　　而石念祖《王氏医案绎注》所载此案却无"可见药贵对病,虽平淡之品,亦有奇功"句,显然是重大的遗漏。《回春录》系王氏之友周嵘所辑,"药贵对病",句恐非孟英之语,但却是点睛之句。药不对病,重取轻取皆无效。故王孟英强调临证"审问慎思而明辨之,庶免颠顶贻误之弊"。可见,慎思明辨是药能对病的前提,药能对病是重病轻取的关键。

　　重病轻取法除使用平淡之品有奇功外,还有重剂轻投获奇效、味厚之品轻煎收良效。周振鸿先生《回春录新诠》一书诠解上面所录周品方冬温案时说:"此案素有阴亏体质,须于清肃方中结合滋养。但'上焦如羽,非轻莫举',用药宜选择甘凉清润者,注意勿取质重味厚之品,因'重'则反过病所。王氏指出'重病轻取',其义即此。"像周先生这样理解重病轻取法,显然不够全面,低估了重病轻取法对治疗危重疑难病症的指导意义。

　　重病轻取法是王孟英治疗危重疑难病症的经验之一。在王氏医案中也有"车薪杯水,何益于是"之戒和"即患骇人之病,必服骇人之药"之论。故重取轻取,应根据病情而言,不可拘泥。

(发表于《贵阳中医学院学报》1990 年第 3 期)

"医者意也"得新解,别开生面论师承

许　滔　吴泽湘◎整　理

　　吴老师酷爱哲学,尤其重视科学哲学(亦称为自然辩证法)。在他开列给我们的必读书目中就有孙正聿的《哲学通论》,舒炜光等的《当代西方科学哲学述评》及恩格斯的《自然辩证法》等哲学论著。在谈到师承学习的重要性时,他引用英国哲学科学家迈克尔·波兰尼提出的"个人知识"理论来阐释。吴老师说,波兰尼认为科学发现和技术发明都是一种需要个人技能的活动;技能或技艺的进一步深化就是所谓的"行家绝技";技能和行家绝技属于"个人知识";这种个人知识是"不可言传的",只能通过"默会",即只能通过拜名师、跟权威,以"师傅带徒弟"的方式,"通过示范而不能通过规则来交流"而获得的。波兰尼所说的"默会知识"与《内经·八正神明论》描述的"请言神,神乎神,耳不闻,目明心开而志先,慧然独悟,口弗能言,俱视独见,适若昏,昭能独明,若风吹云"这段文本的含义极为相似。仅以望诊切诊为例,其中就包含了诸多的默会知识。在排除色盲的前提下,何以十个医生观察同一个病人的神色、舌象可能会得出不同的结果呢?这在心理学上被称为视错觉;特别是脉诊,尽管写专著的人不少,谈起来头头是道,但具体切脉时大多数人还是"心中了了,指下难明"的。那些只凭把脉诊病的江湖医生,不是小骗子就是大忽悠。

切脉是一种技能、技艺,就属于默会知识。不但要靠个人在丰富的临床实践中细心体验而获得,而且还要有很高的悟性,这就是个人的默会能力。即使得到大师的示范和点拨,大多数人也只能把握常见的几种脉象。吴老师指导我们学脉诊,要由博反约,所谓"博",就是作为临床医生,不要求通读古今脉学文献,只要以《濒湖脉学》为蓝本,读懂20种左右的脉象文字描述,临诊时可作为参考指标来辅助其他三项诊法加以判断;所谓"约",就是将28种脉象类归为脉率、脉律、脉力、脉势,临诊时结合患者性别、年龄、体质、季节、气候以及症状与具体系统、部位的关系来考虑,除脉势外,都是容易办到的,脉势就确实要靠医者的默会能力了。吴老师比较赞同《笔花医镜》对脉诊意义的评价。该书的作者说:"切脉一道,不过辨其浮沉以定表里,迟数以定寒热,强弱以定虚实,其他则胸中了了,指下难明,且时大时小,忽沉忽浮,六脉亦难定准。故医家谓据脉定症,是欺人之论也。"这是一种实事求是的科学态度。

吴老师认为脉诊的实际意义有五:一是脉搏能评估生命四大体征,以判断急危重症病人的预后;二是四诊合参可辨疾病的寒热虚实;三是对中老年人的心脑血管疾病作风险评估;四是对心脏泵血功能的评估;五是体现中医学的人性化诊疗和人文关怀。吴老师引用逻辑经验主义者石里克的一段话告诫我们:"哲学的任务就是以逻辑的观点分析和阐明科学中的概念、假设和命题的意义,从而使我们因之而引起的思想混乱得到澄清。"由于中医学有许多只可意会不可言传的默会知识,故学习中医确实要有较高的悟性,故很早就有"医者意也"的说法,但这句话居然已成为他者攻击中医的"标的"！吴老师说，不读迈克尔·波兰尼的哲学理论，就没有资格去讨论"医者意也"这个命题，否则褒之不到位，贬之又错位，简而言之，从"医者意也"的积极意义上来说，是人认识的维度，即我们知道、理解的知识、技能或技巧比能清楚表达出来的多得多；从消极的意义上说，它带有过多的个人主观体验而难以言说。我们学习运用中医中药时确实就有默会认知的一面。

书中没有黄金屋，独善其身育后人

许　滔　吴泽湘◎整　理

我们第一次去吴老师家听课，当我们参观他的书房后，惊叹不已。他的藏书之富，种类之多，是个人读书人中不多见的。在专业方面，有大部头的中西医各科中外名著和无数的小册子及复印、剪报资料。他对我们说，在三甲级别的综合医院、教学医院当医生，要读所从事的专业、专科、专病的中西医专著，尽可能读到从西方引进的译著，孤陋寡闻不足以为良医。西医分科太细，弊大于利，中医不可照搬，临床要注意邻近学科、邻近器官与当前病症的关系。西医排斥中医是无知与偏见，中医排斥西医亦然。谁也不能否认中西医学已经互渗互补的现实。在吴老师开列给我们的必读书目中，就有《临床症状鉴别诊断学》《现代免疫学》《治疗学的药理基础》，等等。在医学专业之外的图书几乎涉及各个领域，有些图书资料是一般图书馆找不到的。老师完全赞同杨振宁先生关于《易经》阻碍了现代科学在中国的产生和中医与《易经》结合没有前途的讲话，反对让中青年中医在《易经》中浪费时光，应主要阅读中医经典。但他收藏的《易经》文献却非常多。他说，你不懂易学，怎么知道它有多少价值呢？

我们问为何要收藏这么多书？他说，不是收藏而是阅读。仅仅是收藏，有人是为了装点门面，有人是想做收藏家；而我是为了需要阅读，是为了认识世界，"究天人之际，通古今之变"，才能与时俱进！时代不同了，书中没有黄金屋，没有颜如玉，低薪阶层挪出钱来买书太不容易，我曾失去了当时可买一套100平方米的住房的机会；20多年前为买一套价为1200元的《中国古典文学分类集成》，夫人虽然有意见，但还是帮助我把书抱回家。古人云："遇则兼善天下，不遇则独善其身"，吴老师认为自己属于后者。他说,欲独善其身,莫过于读书学习,格物致知。作为教师,不误人子弟;作为医生,不忽悠病人。虽不能兼善天下,但也利己利人,我本来就是利他主义者。

我们问到读书方法时,吴老师不假思索随口一字不漏地背诵出宋代陈善《扪虱新话》中关于读书法的一篇短文:"读书须知出入法。先当求其入,后当求其出。见得亲切是谓入,用得脱透是谓出;不能入得书,则不知古人用心之处;不能出得书,则死于古人言下。故知出知入,乃尽读书之法。"

他又解释说:入,是认真阅读、细心领会文本精神的过程;出,是通过实践检验文本理论合理性的过程。陈善的读书法对学习中医经典著作确实有指导意义。有读书多而不能成大医者,未有不读书而成真正的大医者。吴光炯老师读书多、会读书,知识广博,终于成为一个真正的名医,堪称是一位见多识广、学验俱富的真正名中医。

言传身教尽心力,犹恐后学不英才

吴泽湘　许　滔◎整　理

吴老师临床带教的风格是,每一个病人都是由他亲自处理,从望、闻、问、切、检(包括必有的体检和各种理化检查申请单),到病历记录、处方书写,都由他一手完成。在百忙中他还对一些特殊病症的西医诊断、中医辨证、处方用药为我们作现场分析讲解;有特异诊断意义的脉象和体征,还让我们进一步观察、体验。或谓曰:事必躬亲非将才。有些事让学生去做,你指点就行了。别人都这样做,你何必呢? 吴老师说:其一,师承学员是高层次的教育,一般的操作他们已很熟悉了;他们未脱产,是挤出时间来跟师的;他们还要收集资料写论文、做总结,负担很重,不能让他们来为我服务代劳;恰恰相反,是我要为他们服务代劳。其二,中医学的很多东西是说不清道不明的、只可意会的知识,我亲手操作,实际上就是通过示范、点拨,使学生能更好地领悟。况且临床诊疗思维是连续的过程,在连续性中还可产生一种转瞬即逝的灵感,我一手操作才能激发灵感、利用灵感,从而提高诊疗效果。其三,病人是点专家的名挂号看病的,你不缺手短腿,耳不聋眼不瞎,却抱着手让学生去操作,病人会怎么想? 换位思考一下就能理解了。吴老师对那些媒体渲染某些名中医一天看几百个病人的做法颇有微词。他计算后说,按每天上足 8 h 班,看 200 个病人计算(8 h×60 min÷200 人 =2.4 min/人),约 2 min 看完一个病(千万别去洗手间),这只有江湖骗子胡万林发煮好的芒硝汤才能完成的! 谁说批评中医的人都是无知与偏见的? 吴老师的病人也不少,他采取的措施是多上几次门诊来分流。他对初诊病人、有心理问题或神经症病人、疑难重危病人,常常要花 10 min 以上的时间,尽量做到明确诊辨、正确治疗。他自觉遵守循证医学规则,提倡让病人少花钱治好病;还常劝慰一类病人如症状不严重的妇女更年期综合征、亚健康患者尽量少来看病,少吃药,确实必要时才来复诊。吴老师说,这不仅仅是为病人、为国家节约经济开支,还从可持续发展的战略高度,节约了中草药资源。

第二节　师承学习感言

因名师,弟子得其道;因弟子,名师得以显

吴光炯

　　或问曰:"跟师这种形式能学到东西吗?"答曰:"这要看老师有没有东西可学。"笔者同王教授谈及此事,他说:"回答得很好。不过这还要看学生自己的水平,有没有悟性!"的确,这种继承方式效果如何,要看最后一篇出师论文;而总结论文内容如何,决定于师生之间的默契。这种默契,就是老师有学术经验可传,也善于传授;弟子乐于学习名师的学术经验,也善于学习。这种默契达到的结果是:因名

师,弟子得其道;因弟子,名师得以显。如果师生未达到这样的相互依存关系,恐怕就谈不上继承效果了。

任何一位有造诣的医家,都有他自己的一套思路与方法,从而体现他的临证特色与专长。继承名老中医的学术经验,不能停留在只是为得到他们的几首经验方、学会治疗几种病上,而应该在全面继承的基础上,重点学习他们的专长,领会他们临证时的思路与方法,遣用方药的风格和韵味;在重视实践经验的同时,也要重视理论思维。

（摘自吴光炯出师论文结语,略有所增删）

走近老师,走进老师的思想世界

许 滔

我有幸被遴选为全国第四批中医师承学员,师从贵阳中医学院第一附属医院内科吴光炯教授,这是我中医学术生涯的一个重要转折点。跟师3年中,老师给我和师弟开小灶,授课30余次;在我们写的心得体会和整理的病案上用红笔写了10多万字的批语;赠阅其40年来汇集各种经验总结的近30万字的手稿;指导我们阅读西医、中医、哲学、医学史、文学类书籍30余册;赠送图书10余册;对我写的博士论文开题报告,经他先后修改了10余遍后,才勉强送走;对博士论文的完稿,更是倾注心血。年逾古稀的老师学会熟练的发短信和微信,在一百余条的短信中有敦促、有鼓励、有批评、有点拨指导,也有嘘寒问暖,记得有一年中秋,老师在短信中写道:"乘势破浪藉东风,须多勤勉亦英雄;书山学海今朝过,他年攀桂步蟾宫。"对我们进行勉励。隔日见面时,老师解释说,"东风"是指我赶上了第四批师承学习;"书山学海"是指他布置我们要读的那么多书;然后又饶有风趣地说:"后面一句是我'剽窃'了郭沫若。不过,'逝者如斯夫'也不是毛泽东创造的啊!"

跟师数年来,在和老师的朝夕相处中,我深深体会到为什么我们的管理部门反复强调师承工作中走近老师的深刻内涵及意义。通过走近老师,跟老师去书店,看老师年至古稀,仍手不释卷,我获知了医生追求的真谛。通过走近老师,老师批阅我们写的心得可谓费尽心思,旁征博引,切中肯綮;小到标点文辞,大到理论渊源,总是匡正注明,批阅的文字往往比学生书写的还多,并且批阅及时,老师坚持文风端正,不剽窃、不虚夸,追求临床实效的学习和科研风格,使我获得了严谨、坚持的参照标准。通过走近老师,看老师和病人交流,不计时间、不畏繁琐、不论贵贱、不论亲疏,我知道了真正的医德。通过走近老师,师生之间嘘寒问暖,互相关心,形成了不仅仅是师生情,可以说是父子情的和谐师生关系。

当我总结整理他的学术经验的时候,当我阐释他的脾胃病病因病机模式和复杂性思维诊疗模式的时候,看到吴老师考虑问题是那么全面、深入,使我大开眼界,油然而生敬意的同时,也发现了自己的不足。马克思说过,理论要说服人就必须彻底,理论越彻底就越能说服人。中医学上的一个命题看似简单平淡,经吴老师解读后就赋予它深刻的内容。例如脾胃病病因学中的饮食因素,他不是停留在所谓"肥甘厚味、炮炙煎煿"等笼统的概念上,而是提高到现代社会人们生活行为模式的变化,以烟、酒的销量和吸食的年轻化、女性化为例来表达的,紧密结合现实,很有说服力;特别是论及不合理用药对健康和疾病的影响等现实问题,也是发人深省的。他要求具体化、不要从抽象到更抽象。又如复杂性问题,20世纪才兴起,国内也只是在人文社科界讨论。但作为一个年近古稀的中医人,吴老师对这样的新兴学科却是这样敏感和关注,很快接纳并用于临床实践。其模式中的"辨人"这个"个体化原则",看似一个常识性问题,在吴老师的复杂性思维中却包括了人体体质学、科学心理学、环境生态学和社会学等多学科知识。再如"和法"问题,一般都停留在小柴胡汤和解少阳表里,经他广义地阐释,就赋予了新的含义,等等。……总之,吴老师以扬弃的思路和方法来研究传统医学,汲取新知、与时俱进,紧紧把握住中医学的时代精神。这与他始终坚持"以中医为主、中西医结合诊疗"的主张是分不开的,但他所主张的中西医结合远不是世俗意义上的西医辨病加中医辨证或中药加西药。

跟师学习后,在吴老师的影响下,我才真的感悟到什么是做学问,自己今后该如何做一名合格的大学教师。"常恨言语浅,不如人意深。"一时还找不到更好的词语来彰显吴光炯老师名师风范的人格魅力,只能沿用熟语"德艺双馨,为人师表"来表达我对吴老师的崇敬。我的老师指导学生不是"只能"尽心尽力而是竭尽心力。我有幸拜他为师,已是天赐良缘。

(摘自许滔博士论文结语2012年,略有增删)

老师的风范影响我一生

吴泽湘

吴老师在我写的最后一次"跟师心得"上的最后一次批语,引贾德森《大背叛·科学中的欺诈》中的一段话作为了结束语,真是意味深长:

> "科学也有门第,知道你来自何人门下,就等于告诉别人你的专长,大致的学术水平,以及你对待工作、合作、竞争、科学诚信的总体态度。科学门第在关键时刻所发挥的力量是明显的。最重要的是,师承所树立的日常工作习惯和无声的榜样总比规则更牢固。通过师承,年轻的学者被引入科学之门……但是近年来,随着科学的发展和专业的细分,门第的力量在式微,导师的作用也在弱化。"

我读这段话的时候,思绪万千。吴老师博学多才,治学严谨,带教认真;他的言行和风格确实深深地影响着我。但授受关系往往不能是对称的,即我的接受能力和悟性以及受跟师学习时间等的限制,不可能说因为我来自吴光炯老师门下就具备了他的专长和学术水平;但是吴老师的治学态度和乐业敬业精神确实随时鼓舞着我。

在总结吴老师内、儿科学术思想和临床经验时,我不得不去阅读大量的包括中医学在内的中国传统文化典籍和现代医学知识乃至人文社科文献,特别是撰写和合论思想和儿科肺与脾胃同治两节时,经吴老师不厌其烦地指导,我十易其稿,在这一过程中我获得的知识是从任何一本中医教科书中找不到的。跟随吴老师学习,不仅仅是记了多少首好方,学会诊治几种病证,而且还改变了我的知识结构和思维方式。我不敢说已进入科学之门,但是体现在吴老师学术经验中的与时俱进,既自觉服从现实逻辑的权威,又具有批判现实主义精神的风格,确实是我今后学习的榜样。

言有尽而意无穷。师承学习时间虽然很快过去了,但在吴老师那里还有许多学术观点和临床经验还没有得到总结整理,我为此深感遗憾,只好留待后来的贤达竟我未竟!不管是什么原因所致,但愿"式微"门第的力量再发挥作用,但愿"弱化"的导师的影响重振!

（摘自吴泽湘出师论文结语 2012 年）

薪火传承,任重道远

毕　莲

　　吴老师是一位多学科知识型的中医学者,他主张多学科、跨学科地研究中医中药,科学、合理地应用中医中药;以人为本,疗效第一;与时俱进,无条件服从现实逻辑的权威。吴老师不仅医学藏书多,文学、哲学、史学和其他自然科学的书籍也不少。他常说自己所读的书都是为中医服务的。吴老师哲学非常好,他常教我们哲学地思考中医,要求作为现代中医人的我们,对中医要有扬弃的态度,不能故步自封,要与时俱进;在科学技术飞速发展、多元文化共存、优势互补的今天,我们在认真学好中医的基础上,还要学习、掌握西医学知识,哲学地进行中西医比较研究,找到二者的差异和融合点,更好地为病患服务。他曾在《中国中医药报》上发表了《疗效才是中医的价值和生命》一文,指出只有疗效才是中医的价值和生命。医学不仅是科学,它还涵盖了哲学、社会学、人文学、艺术,等等,中医学理论基本拥有这些特质,中医既重治病,又重治人,充分体现了"以人为本"的思想,这是很值得西医学习的。吴老师认为随着科学进步、社会发展,人类疾病谱发生了改变,医学模式已随之改变,现代医学逐步发现自己的不足,也开始向医学的人文方面回归;随着社会的快速变迁,大环境充满着不确定性,各种压力、紧张侵袭着各种人群,人们长期处于应激状态,除了出现躯体、精神的不适或病症外,还可出现抵抗力低下,严重威胁人类的健康安全。这就促使吴老师"勤求古训",发掘了李东垣脾胃学说的实质,为这一类疾病的治疗找到了进路,即从脾胃论治。吴老师针对人体这个复杂系统,其病时每多因多果、一因多果、多因一果的特点,他提出了复杂性思维临床诊疗模式以及在和合论思想指导下的处方用药原则等,从而提高了中医中药的临床疗效。吴老师不仅仅教会我运用中医药治疗内科多发病症及妇科、儿科、皮肤科部分病症,不仅仅帮我更系统地梳理了中医学理论,把它与现代医学、社会的发展结合起来,最主要的还改变了我的知识结构和思维方法。

吴老师深厚的学术涵养、严谨的治学态度深深地让我折服。在我撰写中西医比较研究的思路与方法和从脾胃论治代谢综合征的思路与方法中,他不厌其烦地指导,让我十易其稿;他要求每一句话都要有依据,为了查到他在给我们讲课时提到的两条文献出处,他翻了所收藏的 100 多斤(1 斤 = 500 g)的报纸、杂志,手都被弄伤了,他这正是在给我们做典范。在这一过程中我获得的知识是从任何一本教科书中也找不到的。

吴老师乐业敬业、无私奉献的精神确实深深地影响着我。跟师临床学习 3 年多,没见到老师迟到过,没见到他节假日休息过,更不要说旷工;他考虑远方病人来看病不容易,上午门诊常饿着肚子看到中午一二点;下午门诊就舍弃中午休息的时间,提前 0.5 ~ 1 h 开诊;他常给我们做讲座,一讲就是三四小时的次数不少,讲起课来条理清晰、精神矍铄。吴老师已是年逾古稀之人,且身体并不强壮,是什么支撑着他? 或许在吴老师建议我读的马克思的中学毕业论文《青年在选择职业时的考虑》中能找到答案:"如果我们选择了最能为人类福利而劳动的职业,那么,重担就不能把我们压倒,因为这是为大家而献身;那时我们所感到的就不是可怜的、有限的、自私的乐趣,我们的幸福将属于千百万人,我们的事业将默默地、但是永恒发挥作用地存在下去,而面对我们的骨灰,高尚的人们将洒下热泪。"

(摘自毕莲博士论文结语 2016 年)

学以致用、与时俱进

田　津

吴老师主张在认真学好中医理论的基础上,要吸收多学科、跨学科知识融入中医,并为中医所用,才能使中医与时俱进、永葆青春。在跟师学习期间,是吴老师引领我们走进中医的殿堂,让我们学习和理解了中医理论的架构、演进、形成与发展;又指导我们阅读了大量人文学科的书和现代自然科学知识,使我们对中医有了新的审视角度,崭新的思维,受益无穷。

吴老师在作伤寒论实质研究的讲座时,引用古希腊哲学家柏拉图说的"我认为,只有当所有这些研究提高到彼此相互结合、互相关联的程度,并且能够对于它们的相互关系得到一个总括的、成熟的看法时,我们的研究才算是有意义的。否则,便是白费气力,毫无价值"来指导我们要辩证地思考问题。作为一名年逾古稀的老中医能结合现代感染病学、传染病学、临床症状学以及病理生理学等学科,将复杂的中医经典深入浅出地诠释得如此到位,充分体现了老师所具有的广阔的背景知识、对新兴学科的高度敏感和关注,以及中西医的比较能力。老师的讲座对我们理解学习《伤寒论》以及临床实践帮助是巨大的,然而老师不仅仅是教给我们知识,还教授我们思考方法。老师常用康德的一句名言提示我们:"我不是教给你们哲学,而是教你们如何进行哲学思考。"

吴老师要求做学问要"务实求真、与时俱进、学以致用、善始善终"。因为门诊呼吸道、消化道患者多,因为临床不合理运用抗生素所致的问题,因为易被忽略误诊的胃食管反流等病症,等等,为此总结老师对咳逆上气的学术思想及临床经验,对临床实践、对我对肺系疾病知识的提升,对我今后学术研究方向都是有意义的。在总结的过程中,发现吴老师考虑问题的全面、深入,不得不让我佩服。中医学上一个看似简单平淡的命题,经吴老师解读后就赋予它深刻的含义。例如:从脾论治咳逆上气病证,通过复习经典和解剖知识及中医五行理论,实际上中医的脾就包括了胃、大小肠,并且通过分析伤寒论阳明病是关键,引申到保护胃肠道黏膜屏障,防治胃肠功能障碍/衰竭是治疗急性感染性疾病的重要措施。使从脾论治咳逆上气病证的内涵有了更大的延伸;如对中医命门的理解,除通过中医解剖联系外,更是通过中医历代医家对命门功能的逐步认识,以及现代有关肾的研究,得出中医命门与肾上腺的相关性。如果不是老师的指导,单纯翻阅文献,是很难有此领悟的。因此,印证了老师提到的"站得高,方能看得更远"的思想。

(摘自田津博士论文结语 2016 年)

第五章

师生论文拔萃

《伤寒论》方法论初探

吴光炯

张仲景之所以能在中国古代医学上取得伟大成就,除了他在当时疫气多次大流行的特定环境里,有机会获得丰富的临床实践和"勤求古训、博采众方",广泛吸取前人经验外,更主要的还在于他天才地巧妙运用了自然科学的研究方法,对前人的经验和自己所占有的丰富材料加以"去粗取精,去伪存真,由此及彼,由表及里"的科学抽象,从中找出规律性的东西,用以指导实践。其所著《伤寒论》中提出的六经辨证论治纲领,业经 1000 多年实践的检验,对中医临床各科都有普遍的指导意义。本文试就《伤寒论》方法论问题做初步的探讨。

1. 从个别中抽象出一般,把多种外感病归之于"伤寒"论之

根据《伤寒论》自序记载,建安纪年以来的近 10 年内,因"伤寒"病大流行,其宗族死亡者竟达 2/3;又据曹植《说疫气》一文记载,建安二十二年疠气大流行,竟有不少阖家丧命者,与张仲景的记载其间相隔十来年,其流行情况,发病率和死亡率都十分相似。可以推想,当时所称的"疫气""疠气""伤寒"可能是同一类具有传染性的流行性疾病,只不过"伤寒是雅士之辞,天行、瘟疫是田舍间号耳"(据《千金方》引《小品方》云)。据说张仲景曾为长沙太守,既然是"雅士",当然取用"伤寒"一名了。再说当时的医家们都恪守《素问·热论》"今夫热病者,皆伤寒之类也"和"凡病伤寒而成温者,先夏至日者为病温,后夏至日为病暑"的论点,认为"伤寒""病温""病暑"的起始病因都是相同的,即皆伤于"寒",其命名只不过因感邪后发病的及时与否和发病的不同季节而异,甚至认为温热病就是伤寒病演变而来的。张仲景必然也受这种权威的传统观点影响,从而把多种外感病都归之于"伤寒"论之。

实践是认识的来源。仲景在当时"伤寒"病流行的特定环境里,具有丰富的第一手资料,于是对"伤寒"这类常见的、多发的外感疾病进行了详细的研究和讨论,从中找出了一般外感疾病的发生、发展和变化的普遍规律,借用了《素问·热论》中的六经概念,从而提出"六经"辨证纲领,对"伤寒"这类疾病作了较系统、较深入的认识。

　　唯物辩证法认为,人们认识事物的过程,是从个别到一般,又从一般到个别的无限循环往复,逐步深化、提高的过程。一般是从个别事物中抽象出来的具有普遍性的东西。仲景通过医疗实践,从大量的、个别的外感疾病中认识到,在病邪为从外部浸入,由表入里、由浅入深的发展过程中,机体一方面动员正气抵御外邪,并进行自我调节,以适应改变了的内外环境。与此同时,正气也伴随有不同程度的损伤。于是便根据病变所在的经脉脏腑部位、正气御邪的趋势以及自身损伤的程度等所反映出来的不同时相的不同脉证进行辨证。这样,原则上概括了所有外感疾病的最一般规律。

　　当然,任何规律都有其应用的范围。六经辨证毕竟是从伤寒病中总结出来的,在长期的医疗实践中,人们已经认识到六经辨证在狭义伤寒范围内确实是行之有效的,但在温热病范围内就显得太原则了,即还不能解决温热病中的许多特殊问题。于是在《伤寒论》六经辨证的基础上,后人又提出卫气营血辨温病,三焦辨湿温。这样就逐步完善和丰富了中医对外感疾病的辨证论治方法。

　　2. 抓住内因是变化的根据, 通过脉证认识疾病的本质

　　根据中医学传统的病因学概念,风、寒、暑、湿、燥、火是外感病的外因。但是,四时寒来暑往的气候变化,对于常人来说是正常的六气;即使是非时之气,对于正气不虚的人来说,也不易致病。反之,如果正气不足,正常的四时六气变化也会致病,若冒犯非时之时就更不用说了。因此,从这个意义上讲,作为四时气候变化的风、寒、暑、湿、燥、火以及非时之气能不能致病,也就因人而异了。《灵枢·百病始生篇》说:"风雨寒热,不得虚邪不能独伤人。猝然逢疾风暴雨而不病者,盖无虚,故邪不能独伤人。此必因虚邪之风,与其身形,两虚相得,乃客其形。"说明了风雨寒热对于正气虚的身形来说才是"邪气",即使是非时之气,甚至是天行疫疠,人感之是否发病也取决于个体的正气。《素问·刺法论》说:"余闻五疫之至,皆相染易,无问大小,病状相似……不相染者,正气存内,邪不可干。"这就充分说明了风、寒、暑、湿、燥、火这些"外邪"是通过人体正气虚这个"内因"而起作用的。仲景《伤寒杂病论》的辨证论治方法,继承和发展了《黄帝内经》关于内因是发病的根据的辩证法思想。

　　《伤寒论》太阳病篇虽然首立中风、伤寒、温病提纲各一条,其下各篇却不再详加区别,而且每多风寒互举之处。考其"中风""伤寒""温病"的命名,主要不是以引起这些外感病的不同外邪的性质差异为依据,而是根据这些外感病所表现的脉证而定的。如太阳病总纲下所列的"中风"和"伤寒",前者以汗出、恶风、脉浮缓为命名的依据,后者以无汗、恶寒、脉浮紧为命名的依据;第6条温病则是以发热而渴,不恶寒为命名的根据。

中风和伤寒本来是《伤寒论》讨论的主要内容,按理二者应当严格区分的,但论中却风寒互举的条文每多。如大青龙汤证,第38条冠中风之名而为伤寒之实;第39条则言伤寒而述中风之脉。第98条和第103条论小柴胡汤证均冠中风、伤寒之名。又如柴胡桂枝汤证只冠伤寒之名,桂枝麻黄各半汤证则既不言是中风,也不言是伤寒。在张仲景看来,中风、伤寒是同一类外感疾疫,发病因个体差异而不同,或表现为中风证,或表现为伤寒证,只能从具体的脉证上来加以鉴别,温病亦然。如第6条所述的温病演变到风温,也并非着眼在外邪,而是着眼在治疗后的脉证变化。因为中医学的病因是从"证"中推理出来的,不是以因论证,而是"审证求因",是从外感疾病所表现的不同脉证中"审"出来的。这些外因——风、寒、暑、湿、燥、火,不过是根据患者个体的不同脉证表现,类比自然气象而得出的抽象概念。在张仲景看来,无论中于风或伤于寒,只要表现为"往来寒热,胸胁苦满,嘿嘿不欲饮食,心烦喜呕",就是少阳半表半里证,都可以用小柴胡汤治之;虽然是伤于寒,只要表现为汗出、恶风、脉浮缓者,都可以用桂枝汤;虽然是中于风,只要表现为无汗、恶寒、脉浮紧者,都可以用麻黄汤;无论是中风、伤寒、温病,只要表现为"胃家实"者,都可以用白虎、承气清之下之,等等。

由于历史条件限制,古人不能认识致病微生物,认为能被人体感知的风、寒、暑、湿、燥、火就是致病的外因,但又不可能通过实验手段来明确每一种外邪的性状。即使对这些外邪的性状搞清楚了,但它们作为一种致病的外因,也是通过内因即人体正气才起作用的。人体正气作为内因,不但决定着个体感受外邪后是否发病,而且还决定着发病的类型和传变倾向。如卫阳虚的素体有容易感受风寒的倾向,发病后多表现为汗出、恶风、脉浮缓等脉证,称之为太阳中风证。所谓"风主开泄"就是一种类比。卫阳本来不虚的正常体质,一般不易感受风寒,若因过度劳倦,或汗得当风,造成卫气"一时之虚"而伤于风寒,发病后则表现为无汗、恶寒、脉浮紧等脉证,称之为太阳伤寒证。所谓"寒主收引"也是一种类比。上述的中风、伤寒,显然是根据体质不同的个体所表现的不同脉证而定的,并非是风和寒致病有什么显著的特异性。正如柯韵伯说的:"伤寒轻者,全似中风;中风重者,全似伤寒。"就是说,中风伤寒之别,无非是感邪的轻重不同而已,即使是感受同一种外邪,发病类型可以完全不一样,体现在脉证上也完全不同。

中风、伤寒两种不同脉证,是个体卫气的强弱状态不同决定的。故中风又称表虚证,伤寒又称表实证。太阳表证的这两种基本证型的传变倾向,也往往取决于个体阳气的盛衰。如表虚的桂枝证汤,其传变往往有朝着里虚寒发展的倾向;表实的麻黄汤证,则有朝着里实热发展的倾向。当然,虚实之间也是可以互变的,这不但取决于治疗的当否,更主要的还取决于机体本身自稳调节的太过或不及。因此,临床判断外感疾病的证型和估计疾病的传变途径,仍然是据脉证而辨的。

《伤寒论》通过脉证来抓住内因这个根据,是一个正确的方法。因为脉证是生命活动在异常状态下所反映出来的外在征象,疾病的本质往往是通过脉证反映出来。我们通过脉证这些外在现象就可以去抓住疾病的本质,从而治病求本。因此,《伤寒论》总是抓住脉证进行辨证的。无论中风、伤寒、温病,凡据脉证而辨;疾病传变与否,也据脉证而定;疾病传入何经,仍据脉证而核;凡属坏病,不管是何种原因造成的,总是反复强调"观其脉证,知犯何逆,随证治之"。这就通过现象抓住了决定事物运动变化的本质,即把握住了"外因是变化的条件,内因是变化的根据,外因通过内因而起作用"这样一个唯物辩证法的基本原理,这在当时的历史条件下,确实是难能可贵的。

3. 分析和综合的辩证统一,掌握六经传变的规律

分析和综合是抽象思维的基本方法。分析是把整体分解为部分,把复杂的事物分解为简单的要素,分别加以研究;综合则是在分析的基础上把研究对象的各个部分、各个方面和各种因素联结起来考虑。

分析是综合的基础,没有分析就没有综合。《伤寒论》六经提纲,实际上就是把外感疾病在不同的经络脏腑部位和外感疾病病程在不同时相所反映出来的不同脉证进行分析研究而综合概括总结出来的。这一步分析研究很重要,它为后面的综合研究——辨是否传变和合病并病奠定了基础。如果不分析研究六经病变各有些什么特点,就不可能识别疾病是否传变或具体传到何经,何经与何经合病、何经与何经并病,等等。为什么说六经辨证是《伤寒论》研究的核心呢?就是因为只有分析研究了六经病变的特点之后,才能从整体上进行综合研究六经之间的复杂联系及其规律。仲景通过分析研究提出六经辨证纲领,但他并没有把六经孤立起来,而是看到了它们之间的相互联系,即六经传变和合病并病。什么是六经的合病并病呢? 柯韵伯说:"合则一时并见,并则以次相乘。"就是说,六经病的传变过程中,或者两经同时受病,或者一经未罢另一经又起病。这种认识揭示了病情是在发展变化的,不可能孤立地发生在某一经,也不可能长期静止在某一经;只要病变还继续存在,它就或早或迟、或多或少地总是要波及别的经脉和脏腑。因此,仲景通过对"伤寒"的综合研究,又总结出"伤寒"的传变规律。如太阳表证可以循经传,可以越经传,也可以直中三阴;表证的基本证型不同,在一定程度上决定其不同的传变倾向:有的往里实热方向传变,有的往里虚寒方向传变,有的则转为虚实并见、寒热错杂。

分析与综合的辩证统一,不但表现在相互依存、相互渗透中,还表现在它们在一定条件下的相互转化上。《伤寒论》六经辨证基本上体现了这些原则,对后世医家启发很大,如叶天士的卫气营血辨证法和吴鞠通的三焦结合卫气营血辨证法,也都运用了这些原则,才在温热病学方面做出了划时代的贡献。

4. 定性和定量分析相结合,提高辨证的准确性和论治的针对性

所谓阴阳六变,就是八纲的阴阳表里寒热虚实,是后人在《伤寒论》六经辨证论治的内容中总结出来的一种最基本的辨证方法。仲景《伤寒论》虽然没有明确提出"八纲"的名义,但其概念已寓于六经辨证论治中了。

"阴阳"作为八纲的总纲,仲景是用来对外感疾病的表里寒热虚实做初步的定性分析的。如被称为伤寒总纲的第 8 条说:"病有发热恶寒者,发于阳也;无热恶寒者,发于阴也。"这显然是对"伤寒"发病的阴阳定性分析。其实,表里寒热虚实也都是用来说明疾病的性质的,而且比阴阳的属性概念又更具体更深化些。如太阳病在表、属阳,少阴病在里、属阴。这是在整体部位深浅上来定性的,但仍然失之笼统、粗略。如果在六经表里定位的基础上再进一步作表里寒热虚实的定性分析,疾病的性质就更明确了。正如列宁指出的"人的思想由现象到本质,由所谓初级的本质到二级的本质,这样不断地加深下去"(《哲学笔记》278 页),人们对事物的性质的认识就更加深刻了。

《伤寒论》六经辨证首先体现了阴阳六变的定性分析,如三阳病的性质原则上属表、实、热,其特点为有"发热"症状,或恶寒发热,或寒热往来,或不恶寒但发热,总之,以其有发热才定为病发于阳。所谓"病有发热恶寒者,发于阳也",从总体上概据了三阳病的性质,同时,揭示了发热是三阳病的本质特征。三阴病与此相反,其性质原则上属里、虚、寒,其特点为有"恶寒"症状而不发热,这种恶寒不但在肌肤,而且在骨髓,不但形容其恶寒之深,而且揭示了恶寒是三阴病的本质特征。若

三阴病有发热症状,则谓之"反",说明是假象,例如少阴病麻黄附子细辛汤证即是。所谓"无热恶寒者,发于阴也",从总体上概括了三阴病的性质。

《伤寒论》以阴阳为总纲,对疾病进行表里寒热虚实的定性分析,是各种辨证方法中的重要手段。对于一个病证,即使暂时还不能明确它的病因,但如果能从阴阳六变上明确它的性质,就算是抓住了它的实质,找到了治疗的大方向,就可以避免"虚虚实实"之误。

但是,表和里、寒和热、虚和实、阴和阳这几对矛盾的双方不仅以对方为自己存在的前提,而且在一定的条件下,矛盾的双方又可以向着自己相反的方面转化,如表寒证逐渐化热入里,实证逐渐转为虚证。反之亦然。既然这种转化是逐渐的,这里就存在一个量变引起质变的问题。因此,在辨证论治中还需要作定量的分析。例如,太阳病的表实证和表虚证是完全不同的,但在两者之间又存在着一些与量变有关的证候类型,如桂枝麻黄各半汤证,桂二麻一汤证;表实证用麻黄汤后表邪尚未解者,可转化为桂枝汤证而不可再投麻黄汤。又如太阳病桂枝汤证和少阳病小柴胡汤证本来是完全不同的两个证型,但介于两者之间有个柴胡桂枝汤证。我们再分析一下伤寒表寒逐渐入里化热的量变关系:麻黄汤证是典型的表寒证,故径投麻黄汤发散表寒;或因失治误治,或因患者体质为阳气偏盛,则表寒可以逐渐"入里""化热",病变传变之始,仍以表寒为多、里热较少,故治以大青龙汤,方中用麻桂发散外寒为主,加石膏清泄里热为次。病仍不解者,病势可进一步发展为表寒为次(少)、里热为主(多),于是证变方亦变,一变大青龙汤为麻杏石甘汤以清泄里热为主。按柯韵伯说的麻杏石甘汤是大青龙之变局,白虎汤之先着,那么,从麻杏石甘汤证到白虎汤证,已是由量变到质变了。我们可以看到,从麻黄汤证→大青龙汤证→麻杏石甘汤证→白虎汤证,是"伤寒"表里寒热之间的量变引起质变的关系,体现了有一分恶寒则有一分表证,即用一表药的定量分析处理。对于清热药的定量分析处理法也亦然。"伤寒"纯表寒(麻黄汤证)到纯里热(白虎汤证)的定性分析辨证法,《伤寒论》以特定的六经辨证提纲太阳之为病和阳明之为病概括之,如阳明之为病定性为"胃家实",等等。在阳明病范围内紧接着进行较细致的定量分析辨证。如阳明病有白虎证和承气证的里热定量分析辨证,阳明盛热必定会伤津化燥而成腑实证,或清或下,视里热蓄积之多少而定。即使同是承气证,又要看腑实的程度和痞、满、燥、实的孰轻孰重、孰多孰少而选投大、小调胃承气汤。这些都属于定性分析。

从以上分析可以看出,"伤寒"从表寒到里热,发寒的量是递减的,里热的量是递增的。对这些可以引起质变的量变关系运用模糊数学概念作并不十分精确的定性定量分析,却可做到胸中有"数",从而进行比较准确的辨证论治,这是《伤寒论》辨证论治的特色。

《伤寒论》六经分证来源于《黄帝内经》,所谓太阳、阳明、少阳、太阴、少阴、厥阴这些术语的本身就包含有对阴阳二气的定性定量分析的意义。张仲景发展了这种定性定量分析方法,并体现在六经表里寒热虚实阴阳的辨证立法中,特别是对阳气和阴寒的定性定量分析辨证中,处处决定着《伤寒论》"扶阳抑阴,扶阳气、存阴液"原则的具体运用。当然,这种定性定量分析法只能有轻重、深浅、多少的比较"模糊"的"数"概念。但是,根据中医学的特点,这种定性定量分析法在辨证论治中却起着很大作用,只要运用得好,就可以提高辨证的准确性和论治的针对性。

5. 结语

本文根据《伤寒论》一书的内容,应用自然辩证法观点讨论了《伤寒论》六经辨证的方法问题。笔者认为,研究《伤寒论》方法论的本身就是一种研究《伤寒论》的方法之一,可以为从其他途径研究《伤寒论》提供参考。但这仅仅是一种愿望。由于笔者学识浅薄,自然辩证法知识和《伤寒论》都学得不好。因此,要达到上述愿望,自愧力不从心了。

(发表于《贵阳中医学院学报》增刊《中医学辩证法专辑》1984 年)

《金匮要略》奔豚气病发病机制及辨证论治探讨

奔豚气是一种发作性疾病,以病人自觉有气从少腹上冲至胸咽,发作时痛苦欲死,复还则止为特征。豚,小猪。汉许慎《说文解字》云:"豚,小豕也。"清段玉裁《说文解字注》引《方言》云:"猪,其子或谓之豚。"因本病发作时,其上冲之气有如小猪惊狂奔突之状,故以之形容此奔迫上冲之气为奔豚气。

"奔豚"这个病名,《灵枢·邪气藏府病形篇》首先提到,如说:"肾脉……微急为沉厥奔豚,足不收,不得前后。"认为奔豚与肾有关,是一种水寒之气上逆。细绎这段经文,可能系肾阳虚衰,不能制水使然。《素问》虽然没有奔豚之名,但其《骨空论》篇所述"冲疝"的生理病理及症状却与《金匮要略》的奔豚气颇为相似,如说"冲脉者,起于气街,并少阴之经侠脐上行,至胸中而散……冲脉为病,逆气里急""督脉者,起于少腹……其少腹直上者,贯脐中央,上贯心入喉,此生病,从少腹上冲心而痛,不得前后,为冲疝"。由于冲、任、督三脉同出自下焦肾中,故王冰认为是一源三岐,异名同体。所谓的"源",显然指的是肾。

《难经》作贲豚。贲,段玉裁《说文解字注》云:"古假贲为奔。"是贲豚即奔豚。《难经》认为奔豚是上下不定的有形有状之物,属于五脏积聚中的肾积,如五十六难说:"肾之积,名曰奔豚,发于少腹,上重心下,若豚状,或上或下无时。"

《金匮要略》对本病设专篇论述,基本上阐明了奔豚气病的病因病机及辨证论治,并制定了专门的奔豚汤方一首。从该书所描述的奔豚气病的证候来看,纯系一种发作性的奔迫上冲之气,非有形有状之物;且该书于"奔豚气病"篇外,又设"五脏风寒积聚病"篇讨论积聚病,谓"积者,脏病也,终不移;聚者,腑病也,发作有时,展转移痛",说明奔豚与积聚是泾渭分明的,不容相混,可见《金匮要略》所论的奔豚气病与《难经》五脏之积聚的肾积奔豚实名同病异,而与《黄帝内经》所载的"沉厥奔豚""逆气里急"比较接近;但又不能将本病和《素问·骨空论》篇的"冲疝"等同起来。

其后,隋巢元方《诸病源候论》合《灵枢》《难经》之说而论本病的病因病理,认为"夫奔豚者,肾之积气,起于惊恐忧思所生。若惊恐则伤神,心藏神也;忧思则伤志,肾藏志也。神志伤,动气积于肾,而上下游走,如豚之奔,故曰奔豚"。巢氏把《难经》所述的奔豚统一为是一种气的病变,而且明确指出本病与惊、恐、忧、思等精神因素刺激损伤心肾有关,这同《金匮要略》的认识是一致的。

唐王焘《外台秘要》搜集奔豚方凡十四首,基本上是承袭《金匮要略》《巢氏病源》和《千金方》,理论上并无新的突破,只是多一些经验方,例如仿《金匮要略》奔豚方用李根皮者八首,仿桂枝加桂汤方用桂枝者九首,仿吴茱萸汤方去红枣加桂枝、半夏、甘草者三首。这十四首方中,以桂枝、茯苓的使用率较高,参、附的使用也不少。这些资料表明,李根皮确实是治疗奔豚气病的主剂,同时,也表明本病的病因病机属于心肾阳虚、寒水之气上逆者较为多见。

通过复习文献,可见是《黄帝内经》首先提出奔豚气病的初步概念,但从《灵枢》所载的"肾脉……微急为沉厥奔豚,足不收,不得前后"来看,病因上似只认识到由于肾阳虚,寒水之气上逆这个类型。在此基础上,《金匮要略》又提出与情志内伤有关,并生动地描述了本病的临床表现,如说"奔豚病,从少聚起,上冲咽喉,发作欲死,复还止,皆从惊恐得之"。隋唐以来,自宋成无己《注解伤寒论》出,研究仲景学说者代不乏人,因此,对于本病的病因病机已基本阐明。一般认为,由于惊、恐、忧、思等情志因素损伤心神和肝肾之气,郁结之气勃发而横逆上冲,是引起本病的主要原因;其次或因素体阳虚阴盛而发汗太过,损伤心肾之阳,寒水之气上逆凌心也可以发生本病。故治疗原则,当以调气降逆、养肝和营、温化水饮为主。

(一)病因病机

《金匮要略》明确指出本病"皆从惊恐得之"并拟定专门的奔豚汤一首;同时,又重复了《伤寒论》中业已叙及的桂枝加桂汤和苓桂甘草汤证,这表明由于情志内伤所致的奔豚气病是其本证,由于伤寒误治损伤心肾之阳所致的水寒之气上逆是奔豚气病的类似证。但从辨证论治的原则出发,实际上已把它们作为两个证型并列起来而将奔豚气病的病因表述为"情志内伤"和"寒水上逆"两个方面。

1.情志内伤

《素问·阴阳应象大论》说:"人有五脏化五气,以生喜、怒、悲、忧、恐。"故人体正常的情志活动是以五脏之气为物质基础的;同样,情志过激造成的内伤,也总是伤及五脏之气,如《黄帝内经》说"怒伤肝""怒则气上""喜伤心""喜则气缓""思伤脾""思则气结""忧伤肺""悲则气消""恐伤肾""恐则气下,惊则气乱"。由此也说明,情志内伤致病主要是造成人体气机的紊乱和脏腑功能的失调。当然,"皆从惊恐得之"的奔豚气病也不例外,由于来之外部惊骇的强烈刺激,首先给人造成一种恐怖的心理状态;其病理变化如《素问·举痛论》所述"惊则气乱……惊则气无所倚,神无所归,虑无所定,故气乱矣""恐则气下……恐则精却,却则上焦闭,闭则气还,还则下焦胀,故气不行矣"。如果这种恐怖的心理状态持续时间较久,则心神受伤而不能为五脏六腑之主,于是脏腑之间的正常联系相失而各自为政,既不能相互为用,也不能相互制约,气机发生故障,或升降不前,或升降太过,或升降反作,从而产生疾病,此及所谓"主不明则十二官危矣"。因此,从惊恐得之的奔豚气病显然与心神受伤密切相关。根据中医学原理,虽然五脏与五志各有相应的联系,情志内伤也各有收受,但心为五脏六腑之大主,精神之所舍,故情志内伤无不伤及心神者,如《灵枢·口问篇》说"心者,五脏六腑之主也,故悲伤忧愁则心动,心动则五脏六腑皆摇",《灵枢·邪气脏腑病形篇》说"愁忧恐惧则伤心",都说明了这个道理。

详考《黄帝内经》《难经》凡论及奔豚和奔豚类似证(如冲疝)的经文,都直接或间接的联系到肾。《金匮要略》虽然没有明文提到本病与肾的关系,但特别强调与"惊恐"有关。此惊恐二字可能有两种意义:其一,正如该书在其他篇章中善用以方测证、以脉测病机的写作手法一样,使后学者从"惊恐"这种病因即可测知本病与肾有关;其二,惊恐刺激在本病的发病上可能有特殊意义。

首先,肾居下焦,主水而藏精纳气,为五脏六腑之根蒂;它与心高下相召、升降相因、阴阳相引、水火相济,被认为是人体正常活动的调节中心。由于惊则心无所倚、神无所归,恐则精却、气下,心肾均受损伤,使调节中心失灵,势必造成气机逆乱。气机升降之理,升已则降,降已则升。吴鞠通说"温病之邪,上行极而下,下行极而上",这个道理在中医病理学上具有普遍意义。由惊而致恐,恐则精却气下而伤肾,肾伤则不能摄纳其沉降之气,散乱沉降之气又乘心主之虚而时作奔迫上冲,这可能是由惊恐得之的奔豚气病的病理机制的主要环节。

其次,肝主谋虑,胆主决断;其疏泄功能具有调节某些情志活动的作用。情志内伤,一般由外来的强烈而持久的刺激所引起,但又取决于内因。内因或者说体质的个体差异不但决定着对于外邪刺激的发病与否,还决定着发病类型的倾向性。如气血不足,肝气虚衰者每胆怯易惊恐,如《素问·调经论》说"血有余则怒,不足则恐",《灵枢·本神篇》说"肝气虚则恐,实则怒"。肝的气血有余则怒,不足则恐,这可能与肝的疏泄功能太过或不及有关,肝的气血"有余"可能是疏泄太过而易怒;肝的气血"不足"可能是疏泄不及而易恐。在上述由于惊恐致心肾受伤的基础上,若肝的疏泄不及,与怒则气上相反,恐则气下;气下极而上行,这种上行之气因失去心、肝、肾的调节而循肝肾二经(并冲脉)奔迫上冲至胸咽,所谓"亢则害,承乃制"是也,这可能是由惊恐引起的奔豚气病的病理机制。

2. 寒水上逆

《灵枢·邪气藏府病形篇》说:"肾脉急甚为骨癫疾;微急为沉厥奔豚,足不收,不得前后。"张介宾注云:"肾脉急甚者,风寒在肾……若微急而沉厥足不收者,寒邪在经也;为奔豚者,寒邪在脏也。"是脉急者,主风主寒,考后世总结的二十八脉中虽然没有急脉之名,但描述脉搏急劲状态的紧脉可能包括急脉在内,如《洄溪脉学》载"紧者脉来绷急";张介宾也说"紧脉急疾有力,坚搏抗指"。在主病方面,紧脉主寒与痛,如《濒湖脉学》说:"紧为诸痛主于寒""尺中有紧为阴冷,定是奔豚与疝寒",此处论述的紧脉主病同《黄帝内经》的肾脉微急为沉厥奔豚如出一辙。因此,《灵枢》所载的奔豚证的病理基础可能是肾阳虚衰、阴寒内盛。张仲景在《伤寒论》和《金匮要略》中用桂枝加桂汤、苓桂甘枣汤治疗肾阳虚,寒水之气上冲的奔脉盖出于此。

由于桂枝加桂汤和苓桂甘枣汤所治的已作奔豚或欲作奔豚证均在"发汗后",故一般都认为这个类型的奔豚证的病机系素体阳虚,伤寒后因发汗太过而损伤心阳,心阳益虚,心火不能下达温暖肾水,寒水之气不化,反上逆凌心。已发奔豚者"气从少腹上至心"这个主要证候与奔豚气病本证无异。但由于病因不同而同病异治,彼用奔豚汤,此用桂枝加桂汤欲作奔豚者,但觉"脐下悸",此为发汗后心阳不振,水欲内动,有发生奔豚的趋势,故治以苓桂甘枣汤温通心阳,培土制水。可以认为,伤寒发汗后的已作奔豚和欲作奔豚二证共同的病理基础是心肾阳虚,阴寒为患;但不能认为二者的区别就是奔豚的已作和欲作,因为它们在病机上是有所不同的。试分析如下:

《伤寒论》121条云:"烧针令其汗,针处被寒,核起而赤者,必发奔豚,气从少腹上冲心者,灸其核上各一壮,与桂枝加桂汤,更加桂二两也。"15条云:"太阳病,下之后,其气上冲者,可与桂枝汤……若不上冲者,不得与之。"桂枝汤与桂枝加桂汤仅在桂枝的用量上不同(虽则有人认为是加肉桂的)而一治其误下后的其气上冲,一治其误汗后的其气上冲,二者之间有多大差异呢? 众所周知,汗可去其表之郁热,下可去其里之结热,故误用或过用发汗攻下均可损阳气,不过前者主要损其心阳,后者主要损其脾胃之阳,而二者均可出现其气上冲者,可能与肾阳虚,膀胱气化不行,太阳寒水之气上逆有关,其轻者,但觉其气上冲而用桂枝汤;其重者,气从少腹上冲心,类似奔豚而用生枝加桂汤,道理是很明显的。然而《伤寒论》注家们却把15条看成是误治后的好现象,把121条看成是误治后的坏病,使仲景之理不能一贯。

《伤寒论》67条云"伤寒,若吐若下后,心下逆满,气上冲胸,起则头眩,脉沉紧……茯苓桂枝白术甘草汤主之";65条云"发汗后,其人下脐悸者,欲作奔豚,茯苓桂枝甘草大枣汤主之"。此二方组成上仅白术大枣一味之差异,桂枝茯苓只用量的轻重不同,一则治误下后的"心下逆满,气上冲胸";一则治误汗后的"脐下悸,欲作奔豚",虽然病位有"心下"和"脐下"之不同,但以方测其病机,可知二者都与心脾阳虚、水次痰浊上逆有关。后者欲作奔豚而又未作者,可能未损及肾阳或损伤不严重。

《金匮要略》基本上是重复了《伤寒论》的这两个条文,故通过以上分析,即可将寒水上逆所致奔豚的病机归结为:素作阳虚,伤寒后因误汗或过汗而损伤心肾之阳,心阳虚则心火不能下达以温暖肾水,肾阳虚则膀胱气化不利,太阳寒水之气不能化为经气达于体表,反乘心阳之虚而上逆凌心,故其气从少腹上冲心而必作奔豚,若素体阳虚,水饮内停,伤寒后因误汗或过汗而损伤心脾之阳,但未伤及肾阳或损伤不太严重。脾阳虚则不能制水,水饮邪气有上逆凌心之势,故见脐下筑筑然动而欲作奔豚。

应当明确指出,阳虚寒水上逆所致的冲逆之气必须具有"气从少腹上冲心"的指征,方可诊为奔豚证或奔豚气病类似证,否则便违背《金匮要略》旨意而混淆了奔豚气病的概念。有人把吴茱萸汤证和蛔厥证也当作奔豚来认识,笔者实不敢赞同。本文引《伤寒论》15 条和 67 条作对照分析,无非是借宾定主,并非鲁鱼亥豕。

(二)辨证论治

自隋唐以来到目前的全国统篇教材《中医内科学》都宗《金匮要略》法度分情志内伤、肝肾气逆和心肾阳虚、寒水上逆两个基本证型进行辨证论治,这是比较切合临床的,但这两种情况每每相因为患,所以在后世零星的奔豚病医案中,每见以《金匮要略》奔豚汤合桂枝加桂汤或苓桂甘枣汤合方施治,也有用奔豚汤加桂、附、参、苓者。

1. 情志内伤、肝肾气逆

证候及分析:《金匮要略》说"奔豚病从少腹起,上冲咽喉,发作欲死,复还止,皆从惊恐得之",又说"奔豚,气上冲胸,腹痛,往来寒热,奔豚汤主之"。《巢氏病源》描述得更为详尽:"其气乘心,若心中踊踊,如事所惊,如人所恐,五脏不定,饮食辄呕,气满胸中,狂痴不定,妄言妄见,此惊恐奔豚之状也。若气满支心,心下闷乱,不欲闻人声,休作有时,乍瘥乍极,吸吸短气,手足厥逆,内烦结痛,温温欲吐,此忧思奔豚之状,诊其脉来触祝触祝者,病奔豚也。"

气从少腹上冲胸咽不但是本病的特征,而且也是主证,因为足厥阴肝经之脉抵少腹,挟胃,属肝络胆,上贯膈、布胁肋,循喉咙之后;足少阴肾经之脉从肾上肝膈,入肺中循喉咙;与肝肾二经密切相关的冲脉起于气街,并少阴之经接济上行,至胸中而散。故肝肾之气循经上逆则见气冲胸咽及腹痛。此外,本病还有一派典型的情志症状,如惊悸不宁,妄言妄见,狂痴不定,恶闻人声等,均与神明惑乱,疏泄失常有关。情志所致奔豚也并非一触即发,必然有一个变化过程,刘河间曾指出五志过极或郁结既久均可化火,称为郁火;况肝主疏泄,胆司相火,郁火随相火之升降而外达,故本病发作时可见往来寒热,由于疏泄失常,气机冲逆,还可见腹痛,欲呕,不思饮食,舌苔白或黄,脉弦急或弦数等。

治法:养血平肝,和胃降逆。

方药:奔豚汤方,甘草、川芎、当归、半夏、黄芩、生葛、白芍、生姜、甘李根白皮。

方义分析:本方主治由惊恐得之的奔豚气病,肝血不足的体质可能易受惊恐的刺激而发为奔豚(当然还有其他因素),故用当归、白芍养肝血;川芎行气开郁;黄芩清泻郁火;生葛升清;甘草、半夏、生姜和胃降逆;甘李根皮大寒,主消渴,止心烦,降冲逆之气。方中寓有甘草芍药汤缓急止腹痛,本方通过调和肝脾,共奏升清降浊、辛开苦泄而平冲降逆之效。王子接《绛雪园古方选注》云:"是方治惊恐而得奔豚者,缘心动气驰,气结热聚,故其聚散靡常,发则为热、退则为寒,阴阳相搏则腹痛,君以芍药甘草奠安中气,臣以生姜半夏开其结气,当归川芎入血以和心气,黄芩生葛甘李根自皮性大寒,以折其冲逆之气;杂以生葛者,寓将欲降之,必先升之之理。"王氏对本方的注解十分精当,要言不烦。

医案选:予尝治平强妇,其人新产,会有仇家到门寻衅,毁物谩骂,恶声达户外。妇大惊怖,嗣是少腹即有一块,数日后,大小二块,时上时下,腹中剧痛不可忍,日暮即有寒热。予初投以炮姜、熟附、当归、川芎、白芍,二剂稍愈,后投以奔豚汤二剂而消(曹颖甫《金匮发微·奔豚病》)。

按:本案印证以下几个问题。①产后血虚的素体;②从惊恐得之;③上下之块(显然是气)起于少腹;④投奔豚汤而愈。

2. 心肾阳虚、寒水上逆

证候及分析:据《金匮要略》所载,本型主要是伤寒误治后,心肾之阳虚较甚者,则发为奔豚,其气从少腹上冲至心;心肾之阳虚较轻者,但觉脐下筑筑然动,欲作奔豚。从体质因素看,本型多属素体阳虚,阴寒内盛;所谓"阴寒",主要指水饮痰浊。阳气本虚,药物发汗后又复加烧针取汗,必然损伤阳气。卫阳损伤,不能固护于外,复可受寒;心阳损伤,不能下达以温暖肾水,下焦虚寒,不能涵养肝木,故太阳寒水之气即循肝肾之经上逆凌心,则自觉有气从少腹上冲至心。前人解"针处被寒,核起而赤者,必发奔豚"为外寒从针孔而入通于肾的说法未免是望文生义、不合情理。若素体阳虚而水饮内停者,可知以脾胃阳虚为主,发汗后心阳损伤,肾阳也虚,但肾阳尚能涵养肝木,水饮邪气不得循肝肾之经上逆而凌心,故仅见脐下动悸,欲作奔豚。此外,心阳虚者,可见心悸不安或短气,恶寒肢厥;脾阳虚者,可见腹胀欲呕不呕,不思饮食;肾阳虚者,四肢厥冷较重;水饮内停可见舌质胖,苔白腻而滑,脉沉弦或沉紧。与惊恐所致的奔豚证比较,本型没有明显的情志症状,冲逆之气也不如前者严重。

治法:通阳散寒,培土制水。

方药:以心肾阳虚为主,有气上冲心的类奔豚证,即用桂枝加桂汤;以心脾阳虚为主,仅见水饮筑动而未作奔豚者,用苓桂甘枣汤。

方义分析:桂枝加桂汤即桂枝汤原方加重桂枝用量。有的认为当加肉桂,若肾阳虚较重者,加肉桂可以温肾纳气。关于肉桂的运用,如果说作为佐药可以引火归原,这里作君药可以说是引水归位了。肾阳虚而见厥逆者,尚可加附子。看来认为加肉桂的观点也是可取的。但从《伤寒论》15条云"太阳病,下之后,其气上冲者,可与桂枝汤"来看,桂枝确实有平冲降逆的作用,针对"气从少腹上至心"这个主证加桂枝是合理的。王子接《绛雪园古方选注》说的"桂枝汤,太阳经药也;奔豚,肾邪上逆也。用太阳经药治少阴病者,水邪上逆,由于外召寒入,故仍从表治。惟加桂二两便可温少阴而泄阴气矣。原文云更加桂二两者,加其两数、非在外再加肉桂也"可做参考。

茯苓桂枝甘草大枣汤即由此四味药组成,茯苓桂枝是治疗痰饮水气的主药,《金匮·痰饮篇》说"病痰饮者,当以温药和之",苓桂术甘汤即是其代表方,本证以"脐下动悸"为主证而用苓桂甘枣汤,以方测证,属水饮内停毋庸置疑。本方是苓桂术甘汤类方,其性甘温,亦合"甘药和之"之旨。考《外台秘要》所载治奔豚病方药十余首,其中茯苓桂枝的使用率比较高,足见其实为治疗水饮邪气所致奔豚证的要药,本方茯苓用量较重,可健脾利水;桂枝通阳行水,两味配伍是温化水饮的主剂;甘草炙则温中,大枣甘温健脾和中,两味配伍有补中益气之功,全方共奏通阳健脾、补土制水之效。吴谦《医宗全鉴》说:"此方即苓桂术甘汤去白术加大枣倍茯苓也。彼治心下逆满,气上冲胸,此治脐下悸,欲作奔豚,盖以水停中焦,故用白术;水停下焦,故倍茯苓。……土强自可制水,阳健则能御阴,欲作奔豚之病,自潜消而默化矣。"看来方证十分合拍。

(三)讨论

《金匮要略》很少论及情志致病,于本病则反复强调"皆从惊恐得之""皆从惊发得之"。业已证明,本病确实与情志因素有关。因此,从广义上讲,惊恐应包括七情在内;另一方面,可能惊恐刺激在本病的发病上有其特殊意义。如笔者于1979年7月19日在本院附院门诊带实习时曾诊一患者:李某某,男性成人,农民,1年前因非法与他人之妇同居,适被其夫发现而惊惶逃脱,后又闻对方要上门殴打,遂朝夕惊恐不安,旋即发病。证见全身酸痛乏力,阳痿不举,右下腹自腹股沟有肿胀微痛感,自觉有一股气从少腹上冲至头顶,发作时头昏心悸、汗出,睡眠差,心烦闷乱不定,尿黄,卧则腹中雷鸣,站则身摇振欲坠,胯下阴部及手足多汗,足心发热明显。在当地医院诊为"睾丸炎""睾丸结核",曾用"抗生素"及中草药治疗无效。来贵阳经某医院诊为"神经官能症",服药无明显效果,遂到本院求治,除上诉症状外,患者怕热,恶心欲吐,舌红、苔黄、微腻,脉沉弦。拟诊为奔豚气病,投《金匮要略》奔豚汤,但药房缺李根皮,嘱患者自加。第5天患者来复诊,谓其无处找李根皮,服药3剂后无明显效果,脉证同前,仍按原方加养心安神之品,患者系凯里农村人,以后未来复诊,结果不详。从这个病例来看,由于强烈、持久的惊恐刺激而发病是很明显的,证状表现也十分典型,可惜病例太少,但可以说明张仲景认为本病"皆从惊恐得之"不是没有根据的。所以,陆渊雷《金匮要略今释》说:"至于《金匮要略》以为得之谅发,于理尤觉切近。惊发者,惊恐刺激之谓;发作性官能病之原因于惊恐刺激者,指不胜屈,验之奔豚病者,亦多有情志不舒之事实。"

关于奔豚气病的诊断问题。后世方书凡见有冲逆之气的疾病,辄名之"奔豚",这是不够恰当的。《伤寒论》苓桂术甘证有"心下逆满,气上冲胸,起则头眩";厥阴病提纲有"气上撞心,心中疼热";旋覆代赭石汤证有"心下痞硬,噫气不除";《金匮要略》胸痹证有气从胁下逆抢心等,均有上冲之气而不得名之"奔豚"者,盖冲逆之气不是起至少腹。《金匮要略》凡言奔豚都强调起自少腹或脐下,这点很重要,是诊断为奔豚证的标准。

《金匮要略》论奔豚气病共四条,除总论一条和奔豚汤证一条外,其余两条从《伤寒论》而复见于此,文字略有差别而精神完全一致。故尤在泾《金匮要略心典》说:"盖是证有杂病、伤寒之异,从惊恐得者杂病也,从发汗及烧针被寒者伤寒也。"根据《金匮要略》和《巢氏病源》所述,由情志所伤导致的奔豚气病是其本证,故证候表现也十分典型,除有冲逆之气外,还有显著的情志症状;由寒水之气上逆所致的奔豚实际上奔豚是气病的类似证。两者的区别,除病史和体质外,还在于前者发作时十分痛苦,休止后即如常人;后者发作时虽不甚痛苦,也无明显的情志症状,但休止时也有阳虚阴盛的其他见证。这种分法使奔豚气病概念清楚,不至于指鹿为马,泾渭不分;同时,有利于今后对目惊恐引起的奔豚气病的观察和研究。

关于奔豚气病的治疗问题,《金匮要略》只出奔豚汤;但从病机上看,变化十分复杂,证型也不尽相同。故仅此一方应病显然不够全面,但后世少有发展和突破,这是值得研究的。

(发表于《贵阳中医学院学报》1982 年增刊)

试论金元时期的温热病学思想

吴光炯

金元时期的医学争鸣在中国医学史上占有特殊的地位,这不仅仅是因为这一时期出现了影响深远的"四大家"或"两大派",还在于发生在这一时期的医学百家争鸣实际上是围绕着外感温热病的诊治规律问题而展开的,客观上是对张仲景伤寒学说的一次检验和挑战,是温热病学将从《伤寒论》体系中娩出,后来发展成为一门相对独立学科的界限。黑格尔说:"界限是中介,通过这个中介,某物与他物既是又不是。"伤寒病与温热病互为对象性关系,对象之间有个中介,事物的规定性既在自身中存在,又在对象中存在,这一哲学原理正好用来解释金元时期温热病学思想的特点。温热病原本就包含在《伤寒论》中,在尚未完全脱离母体之前,虽然已有自己的质的规定性,但其运动变化的形式和规律还未被正确把握,因此,金元时期的医家们面对与伤寒病形似而质异的温热病,也只能假伤寒之名论温病之实,甚至误认为是伤寒或伤寒之外的其他什么病,如内伤脾胃病、肝胆相济病,等等,从而掩盖了他们学说论点的温热病学思想实质。为了正确、全面地评价金元医家特别是四大家学说论点的实质及其在温热病方面的贡献,合理应用他们的学术经验和方药,本文根据金元战乱、灾荒等造成疫病流行频繁的历史背景,联系金元主要医家的学说论点和临床经验,论证这一时期的温热病学基本模式以及对后世温病学形成的影响。

(一)金元温热病学思想形成的历史背景

理论思维,不论其形式和内容如何,都是一定时代的历史产物,中国医学史上第一次百家争鸣发生在春秋战国时代,这一时代的历史就是七国争战的历史,战争造成伤亡、劳役、动乱、饥饿和疾病。救死扶伤、防治疾病,这就需要医药技术。"社会一旦有技术上的需要,则这种需要就会比十所大学更能把科学推向前进。"(马克思)从这一意义上讲,战争带来的危害客观上也促进了医学的发展。《黄帝内经》就是春秋战国时期医学百家争鸣的"论文集",这与战国时期旷日持久的战争背景绝不是巧合。第二次医学百家争鸣为什么不发生在社会相对安定的隋唐或北宋,而是发生在战争频仍的金元时期呢? 这要从两个方面来回答这个问题。

1. 战乱灾荒后频发流行性传染病

在中国疫情史上,金元战乱的 100 多年间,由于天灾人祸,我国中原和江南一带的疫病流行很频繁,死亡率也很高。南宋偏安 152 年,北方金、元骚扰,移民等因素,疫病流行 29 次,平均每 5 年发生一次。孝宗、光宗、宁宗、恭帝年间竟达到平均1～2.5 年就发生一次,其中发生在浙西的几次大疫流行,持续时间之久、死亡人数之多,十分惊人。北方中原一带是金元混战的主战场,如东平、太原、凤翔、汴梁等地连续发生的战役,造成疫病流行,其中汴梁被围 3 个月之久,解围之后发生了一场特大的疫病流行,病死近百万人;元成宗大德元年(1297 年)八月,河北的真定、河间、顺德发生了旱灾,引起疫病流行;河南的乐寿、交河一带也发大疫,病死六千余人;大德十年(1307 年)江南发生特大饥荒、疫病,"越民死者殆尽,人相食以图苟安""闽越饥疫,露能横藉"。元代的灾荒和疫情比较集中在顺帝统治的 35 年间,平均每 1～3 年就发生一次,而且大多发生在江南苏杭地域,成为元代行将灭亡的前奏。

"大兵之后必有凶年,大荒之后必有大疫。"在防疫卫生落后的古代,如果说战争和灾荒之后必然会引起疫病流行,那么频繁的疫情也必然会促使当时的医家们去认真研究疫病的诊治问题。金元时期的医家都正好生活在疫病高发地域,他们的学术论点不管有多大的差异,或多或少总是与当时的疫病相联系的。战争、移民、灾荒激发疫病流行,疫情促进相应的医药学发展,形成一个链条,在中外历史上并不少见,我们按照科学进步的这一逻辑,继续探讨金元温热病学思想产生的另一历史背景。

2. 新的疫病对仲景伤寒学说的挑战

疫疠之为病,"皆相染易,无问大小",相当于西医的流行性传染病。疫疠病本来包含在广义的"伤寒"中,与狭义的"伤寒"相对而言,属于温热病范畴。仲景《伤寒论》是研究外感热病六经证治规律的,但详于寒而略于温。《伤寒论》虽然是东汉时期的著作,但直到隋唐时期还是在民间传抄,秘而不宣。到了北宋金初,经高保衡、林亿、孙奇等人整理付梓才公之于世,紧接着才有朱肱、许叔微、庞安时、成无己等加以研究和推广应用。北宋社会相对安定,疫情较少,对风寒类外感热病,按仲景法辨证论治,确实是行之有效的。实际上隋唐以来对仲景法的颂扬已产生思想定势,因此,《伤寒论》一经行世就有极高的权威性,但因而又出现了滥用的倾向,寒温不分,动辄用麻、桂发汗,带来的危害也不少。因此,北宋末年的庞安时力倡寒温宜分治,认为温病是另一种异气致病,其病可分为风温、温毒、湿温、温虐等。但是正如现在的医生滥用抗生素一样,风气既成,不是某个名人学者的一句话所能扭转的。

到了金元时期,疫情既多,病种也复杂,虽然其中也有伤寒,但就大多数病种而言,其来势之凶险,热势之重,传染性之强,死亡率之高,不是伤寒病可比的。仲景所见东汉末年建安元年以来近十年的"伤寒"流行,按其宗族人口计算,平均每一年才死亡9人,而金元时期有几次大疫在数月中就死亡数千、数十万人。当时的医家们还观察到,这类疫病并不像《伤寒论》规定的那样,外邪是从肌表侵入,流连不去才循经渐次入里,必须先用辛温的麻、桂剂发汗,祛邪务尽,若仍不愈,方可清下或"观其脉证,知犯何逆,随证治之";而当前的疫病一开始就出现表里火热毒证候,且伤津化燥耗气甚速,世俗用伤寒法治之,收效甚少,乃至不救。任何一门科学技术都有一定的应用范围,超越了就无能为力,仲景《伤寒论》也不例外。在新的外感病——温热类疫病面前,仲景伤寒学受到了挑战。面对严峻的现实,金元医家们不能不考虑另辟蹊径,重新认识这类新的疫病的证治规律,于是他们便带着自己的诊治经验,回到《黄帝内经》中去找根据,试图从理论上总结提高。由于金元时期的各次大疫分别发生在不同年代、不同地域,不可能都是同一种传染病,而且每一次疫病流行的激发机制也不尽相同;金元时期的主要几位医家也不都生活在同一年代、同一地域,学说经验还受师承关系的影响,等等,因此,他们在总结自己的经验时就有主火、攻邪、补土、滋阴的不同主张。他们的这些观点,就普遍意义而言,例如推广到所有的疾病,确实有以偏概全之嫌,但对于外感温热病的认识和处理上并没有严格的门户之分,而是互补的。

(二)金元温热病学的基本模式

仲景伤寒学说的权威性就在于对诊治外感热病具有普遍的指导意义。但在具体运用时必须从实际出发,善于变通。譬如,同样是汗、下、清补,就有辛温辛凉之分、晚下早下之别、白虎黄连之差、附桂参麦之异,如果寒温不分,就会指鹿为马,造成诊治失误。虽然庞安时和元末的王履都提出寒温应当分治,但提出一个问题和解决一个问题还不是一回事。金元医家还不可能把温热病从《伤寒论》体系中分离出来,轻而易举地重新构建一个体系,然而他们非常重视分辨寒温,正逐步在探索温热病的诊治规律,我们把这些经验综合起来,就形成了这时期的温热病学模式。

1. 秽浊毒气传染论

刘元素是温热病学的先驱,金元时期的温热病学模式主要是由他创建的。庞安时提出"异气""疫气"概念,主张寒温分治,但在具体拟方治疗时仍然落入俗套。刘元素提出的秽浊毒气传染论,从根本上提示了温热类疫病的病因和传染途径,奠定了温热病学的病机和基本治疗原则。为了革新而又不触动传统,刘氏所著《伤寒直格》一书实际上就是假伤寒之名论温热病之实的中国医学史上的第一部温热病学专著。该书的最后一节特别画龙点睛地用"伤寒传染论"为标题,广征博引,论证了"伤寒"(实际上是温热类传染病)是感染了秽浊毒气,由口鼻 – 消化道或呼吸道进入人体致病的,可因接触带毒或患病人、畜的汗液、粪便、衣履、用具等传染,特别是密切接触侍候病人的亲属,或因忧戚劳累太过,抗病力低下者更易染病;一旦感染,多为"马气、丁黄之疾",尤其是小儿易发生"急惊风搐"。刘氏还提出各种预防措施,并以脉不浮来与不传染的伤寒鉴别,拟定相应的治疗方案。全文仅三百余字面面俱到,句句中的,要言不烦。

其后,李东垣也认识到有些疫疠病邪是从消化道传染的。所著《内外伤辨惑论》记录了汴梁、东平、太原、凤翔等地发生的几次大疫。据东垣描述,病人发黄、小便赤黄,或大便里急后重,有脓性黏液,或泻黄如糜,或溏泄色白等临床表现,可能是急性重型肝炎或菌痢、肠伤寒之类消化系传染病。这类疾病的前驱期往往有短暂的恶寒身痛、乏力、厌食等类似普通风寒感冒症状,世俗当风寒外感治疗显然是错误的,东垣也不知其所以然,当作气虚、阴火上乘来处理也未必正确。但东垣由此而提出外邪也可以直接由口进入胃肠致病的认识,与刘元素接近。

2. 火热病机论

仲景《伤寒论》认为风寒邪气是从肌表侵入人体致病的。由于风寒袭表,舍于腠理之间,卫阳被遏,营阴郁滞,故伤寒发病的初始不一定发热,但必恶寒;营卫郁遏既久,才出现发热,才逐渐入里化热;即使已发热,如果表邪未尽,则仍恶风寒。

因而恶寒与发热又往往同时、并见或交替出现,甚至还有寒热多少、孰先孰后之分,有一分恶寒即有一分表证。按照先表后里的治疗原则,先当发汗解表;汗出表解而热不已者,方可清理下热。如果还要考虑体质差异和(或)失治误治,问题就变得复杂化了,表里寒执虚实都要顾及,因此,仲景特别重视对太阳病的处治。太阳主表,仅条文而言,太阳病篇就占了全书的46%,其论证、立法、处方之严密审慎,可谓丝丝入扣,无懈可击!然而仲景的风寒病机论却不适合金元时期流行的疫病。原来温热这类"新病"有自己的规律。

在丰富的临床实践中,刘元素、李东垣已观察到,疫病是"秽浊毒气"或"风寒湿热燥"从口鼻直接进入人体内致病的,发病后的火热毒证是从内发向外的,故发病的初始即见表里证,而且表寒轻微短暂,里热深重持久,极易伤津化燥耗气;此病例或病种甚至发病初始就是一派表里热证,例如东垣描述汴梁大疫临床表现时反复说的"脾胃病(证)始得之,气高而喘,身热而烦,其脉洪大而头痛,或渴不止……不任风寒而生寒热",等等。东垣称之为"大热",其实就是高热的表现。随着对病因和传染途径的新认识,结合疫病临床表现特点,金元医家提出了疫病是邪恶热火毒内蓄外发的火热病机论。

一种新的传染病出现,必然会引起医家的重视而去研究它。刘完素从《黄帝内经》七篇大论中找到了理论根据,原来病机十九条论及的许多证候都是由火热引起。另外,他又从运气说中发现,五运六是研究自然气候的周期性运动变化对人体的影响,恰好有些疫病的出现就有一定的周期性。若按五运六气归纳病机,也仍然是火热证候最多,于是提出六气皆可化火和五志皆可化火的论断,认为不但可以解释"人之伤于寒也则为病热"的机制,还为推广到杂病中。

刘完素在具体解释温热类传染病时明确指出:"大伤寒传染之由,因闻大汗秽毒,以致神狂气乱,邪热暴甚于内,作发于外而为病也。"就是说,病人感邪发病后的高热火毒证候不是肌腠营卫郁遏所致,而是邪热先暴甚于内然后才发作于外,刘氏提出的这一接近现代传染病学的火热病机论,在外感热病病因病机的认识上带来了革命。他在论述中冠以"伤寒"二字,就指的是传染性伤寒。李东垣也认为"脾胃病"即消化道传染病的火热证候是从体内外发的,是肝肾中的阴火上冲,乘于阳位使然,如果说元素与东垣在认识温热病上有什么分歧,那就是在虚实问题上,可能前者见到的病种或病例多为实证,后者则以虚证为主。

3. 凉散清解寒下论

刘完素在认识了温热类传染病的病因病机之后,又提出凉散、清解、寒下的治疗原则。既然温热病始初即表里证，就应该用辛凉之剂表里双解，故刘氏自拟了凉膈散、益元散、双解散等方，也可选用表里双解的大、小柴胡汤；如果表证不重，还可用黄连解毒汤直清其暴甚于内的火毒，早期"截断"可阻止病势发展；到了极期火热毒内盛，可用白虎汤清之；若邪热伤津化燥，则用加减承气法寒下逐邪，热势仍不退，可再三下之，以热退为度；又恐高热、大汗、吐泻耗伤津液，刘氏还采用口服补液法，让病人频频饮水，以口不渴为度，防治体液丧失。刘完素治疗温热病的这一套经验是行之有效的，为金元医家所接受。如张元素《医学启源》六气方治条就主要选用了防风通圣散、凉膈散、益元散、黄连解毒汤、三一承气汤和具有凉散清解的小柴胡汤、白虎汤、竹叶石膏汤，等等，张氏自拟的牛黄通膈汤、犀角丸等也是受到元素制方的启发。尤其是张从正，对刘完素推崇备至，引为知音。他在《儒门事亲》中写道："解利伤寒、湿温、热病，治法有二：天下少事之时，人多静逸，乐而不劳。诸静属阴，虽用温剂解表发汗，亦可获愈；及天下多故之时，荧惑失常，师旅数兴，饥馑相维，赋役既多，火化大扰属阳，内火又侵，医者不达时变，犹用辛温，兹不近于人情也。止可用刘河间辛凉之剂三日以里之证，十痊八九。予用此药四十余年，解利伤寒、湿热、中暑、伏暑，莫知其数。"张氏也主张寒下逐邪法，论中力辩不要轻用温燥的巴豆等攻下，至于催吐法治疗传染病，只要想到18世纪的西方都还未使用，也就不足为奇了。

4. 扶正祛邪论

上述凉散清解寒下法主要解决温热病的邪热，完整的治疗还应包括扶正补虚或扶正祛邪法。李东垣是注重扶正祛邪的，但问题的关键是东垣治疗的是不是温热病。

东垣《内外伤辨惑论》和《脾胃论》（以下合称《二书》）本来是姊妹篇，要研究东垣脾胃论的实质，必须先研究《内外伤辨惑论》。该书自序写于丁未（1247）年，说"此论束之高阁十六年矣"。16年前正好是壬辰改元（1232）年汴梁大疫流行，由此可知《内外伤辨惑论》成书于汴梁大疫流行的当年，是东垣诊治这次大疫的经验总结。《内外伤脾胃论》是东垣晚年的著作，元好问题序说，东垣著《内外伤辨惑论》后，"且惧俗蔽不可以猝悟也，故又著《脾胃论》叮咛之"云云。可见《脾胃论》是《内外伤辨惑论》的补充和提高，《二书》讨论的是同一个内容，即根据治疗汴梁大疫的经验和教训，提出如何辨别外感内伤，如何顾护脾胃、扶正祛邪的问题。事实上，《二书》中重复论述最多的恰恰就是这些问题。

李东垣经历了几次因战争围城解围之后的大疫流行,本来有机会去研究这类疫病的诊疗规律的,但是东垣缺乏辩证逻辑思维能力,他不是从事实中发现规律,而是把客观事实嵌入主观经验的框架中,即从"内伤脾胃,百病由生"的框架出发,过分强调当时疫病虚的一面,从而使自己的理论与实践分离。例如他以一个补中益气汤为基本方加减治疗所谓"脾胃病(证)始得之"的一派火热毒证候,既然加入了许多的"风药",又极力否认有表邪存在;明明加入了许多的苦寒清热药,又极力辩称是甘温除大热法。于是,东垣学说中就出现了两个悖论。

以其昏昏,使人昭昭。李东垣的书是非常难读的,读不进去或走不出来,都容易被他的"脾胃"二字障目而看不见他所论所治病证的温热病实质。

实综观东垣《二书》的内容,不管当时经历了三月围城之后的汴梁人群元气有多不足,这场大疫毕竟是感受了秽浊毒气,发病后的火热毒证候很重,显然是温热类疾病;也不管东垣在理论上是如何的强调脾胃内伤,但他处治这类疫病所用的以补中益气汤加减的 40 余首方不外乎是益气解表、益气清里、益气除湿、益气清暑、益气养阴、滋阴降火,等等,可以概括为扶正祛邪法,客观上补充了刘元素、张从正专主攻邪之不足。

在东垣的扶正祛邪治法中,他重视的是益气的面,忽略了滋阴的一面。既然"阴火独甚",他就应该知道用甘温的人参、黄芪益气会带来什么危害,不过他紧接着在补中益气汤之后立了一首具有滋阴降火作用的朱砂安神丸,虽然目的不明确,也算是作了弥补。关于滋阴降火法,不能不提及朱丹溪。

朱丹溪是四大家中出世最晚而且是唯一的一位江南(浙江义乌)医家,他生活在元代相对承平时期,元代的几次大疫主要由灾荒引起,大多发生在闽、越一带,朱丹溪可能不在疫区,因而没有专门治疗温热病的经验,但他通过其师罗知悌接受了中原刘、张、李的学说思想,在所著《格致余论》一书中,在刘元素六气五志化火、李东垣阴火相火论点的影响下,应用运气学说推论出"相火、湿热"的生理病理,虽然与温热病关系不大,但由此而提出的滋阴降火法,也是客观上对刘、张、李治疗温热病法的补充。

(三)金元温热病学思想对明、清温病学形成的影响

从明代吴有性《温疫论》到清代叶天士《外感温热论》、薛生白《湿热论》、吴鞠通《温病条辨》为止,温病学基本上从《伤寒论》中独立出来,自成一个体系。但温

病学体系的形成是发轫于金元温热病学思想的。

在温病学的病因上，如果不包括北宋末年庞安时提出的"异气""乖气"说，应该说是刘元素首先提出秽浊毒气传染论的，后来吴有性说的"异气""戾气"，实际上是出自庞安时，邪自口鼻而入是出自完素、东垣，病邪的名称提法不同，其概念无非是指某些容易传染的致病微生物，刘完素李东垣都直接或间接地指出这些邪是从口鼻直接进入人体内引起呼吸道消化道疾病的；叶天士说温邪上受，首先犯肺，吴鞠通说上焦在手太阴肺中焦在足阳明胃，与元素、东垣不谋而合，事实上传染病以呼吸系统、消化系统最为多见。而吴有性说邪自口鼻而入，内不在脏腑，外不在经络，是客舍于半表半里之间、伏于膜原之内，如果不是病种不同（疟疾），那么吴氏的说法就太玄妙了，还不如完素、东垣说的切实、通俗。

在温热病的病机和治疗原则方面，金元医家，特别是刘元素、李东垣都各自从不同的角度阐述了其病前驱期类似风寒感冒证和（或）极期的火热毒证候，都是邪热暴甚于内发作于外的表现，切不可当风寒治，应以凉散、清解、寒下或扶正祛邪为基本治疗原则。这些深刻的体会和见解对明清温病学的形成产生了巨大的影响。

金元医家在治疗外感热病上具有鲜明的革新思想，在特殊的环境里出现了新的外感病，他们既不墨守也不完全否定仲景法，而是批判地吸收其中适合于"新病"的法和方，加以改造和变通，例如改辛温发汗为辛凉解表，改和解少阳为表里双解，视白虎、承气为寒温通用之法，加强泻火解毒，重视益气滋阴，防治体液丢失，等等。对用治伤寒法治温热病有质疑，他们很策略地利用《黄帝内经》的相关论述来论证自己的观点，以"运气不齐，古今异轨，古方新病不相能"为口号发动起医学领域的革命，为温热病学的发展开辟了道路。他们在温热病方面积累的经验和研究的成果，为温热病的治疗奠定了坚实的基础，例如寒下法的应用，仲景是很审慎的，必须表邪尽后方可下之，下不嫌迟，或试用之，适可而止；而刘元素用于治温热病，开始就在解表的同时，兼用之，应单独使用时，还特别强调下之后热不退者，可再三下之，以热退为度。吴有性在《温疫论》中提出温热疫病下不嫌早，同时，也证明温热病可再三下之的经验是可靠的，在当用寒下法时也强调下之，再下之，更下之。特别是金元医家在方药上的贡献，如刘元素的通圣散、双解散、凉膈散、益元散、三一承气汤，李东垣的补中益气汤、清暑益气汤、普济消毒饮、朱砂安神丸、生脉饮等，不但至今仍然是治疗温热病的常用方，而且给明清温病学家立法、制方、用药很大的启发。

客观地说,金元医家并没有完全掌握温热病的证治规律,有的医家如李东垣甚至就没有意识到自己所治的就是温热病,朱丹溪的相火温热论和滋阴降火法也不是从治疗温热病中得来的,虽然刘元素确实是温热病学的先驱,从理论到实践都客观上是围绕着温热病的,但他也常把本来的温热病命作"伤寒"。真正把伤寒与温病区分开来的应该是明代的吴有性,直到清代的叶天士、薛生白、吴鞠通辈出,才构建成温病学的理论体系,并继续发展。按照历史唯物主义的观点,"判断历史的功绩,不是根据历史活动家没有提供现代所要求的东西,而是根据他们比他们的前辈提供了新的东西",金元医家们在温热病方面不但提出了他们前辈没有提供的新观点新认识,而且给后世温病学的形成和发展提供了一个基本的模式。我们不能因为他们没有系统性的温热病学说,说他们只是在治疗疫病上摸索到一些经验,提出过一些与温热病相关的论点或见解,拟订有一些适合于温热病的方药,从而低估甚至看不见他们在温病学形成、发展中的历史功绩。

（于无锡《第四次全国中医药防治传染病学术交流会议》发言,略有增补）

温胆汤在温病中的应用

吴光炯

温胆汤的应用范围很广,从治痰扩展到用于多种神经精神疾病、心血管疾病、消化系统疾病。又因本方能分消走泄、舒展气机,故在温病中也每多使用,其加减方蒿芩清胆汤、黄连温胆汤还是清泄少阳湿热的主方。

本文讨论该方在温病中应用的理论依据和加减原则,供临床参考。

1.分消走泄舒展气机

叶天士在《外感温热篇》中指出,湿热温病有"始终在气分流连"的特点,如果"气病有不传血分而邪留三焦,亦如伤寒中少阳病也。彼则和解表里之半,此则分消上下之势,随证变法,如近时杏、朴苓等类,或如温胆汤之走泄"。叶氏在这里首次提出在温热病中应用温胆汤。章虚谷注解说:"凡表里之气,莫不由三焦升降出入,而水道由三焦而行。故邪初入三焦,或胸胁满闷,或小便不利,此当展其气机,虽温邪,不可用寒凉遏之。如杏、朴、温胆之类辛平甘苦,以利升降而转气机……"

章氏认为"分消上下之势"即用杏、朴、苓、温胆之类辛开苦降之品展其气机,是合理的;但不知此法实为湿热病而设。故王孟英批评说"章氏此释,于理颇通,然于病情尚有未协也。其所云分消上下之势者,以杏仁开上、厚朴宣中、茯苓导下,似指湿温;或其人素有痰饮者而言,故温胆汤亦可用也。"王氏释"分消上下之势"为开上、宣中、导下,并指出这是针对湿热温病的,比章氏理解更透彻、更具体。但王孟英认为这里用温胆汤只是治痰饮,视"分消"与"走泄"是两回事,则殊为欠当。何谓温胆汤之"走泄"? 陈光淞分析方中药味说:"半夏能化痰行水,发表开郁;陈皮能理气燥湿,导滞消痰,为宣通气分之药;茯苓渗湿;甘草入凉剂能泄热邪;竹茹能除上焦烦热;枳实破气行痰,止喘消痞,均属宣导之品,所以谓之走泄也"按陈氏的解释,温胆汤也有开上、宣中、导下,舒展气机的作用,故"走泄"与"分消"是同义词,此说比较合理。如果进一步把走泄分开来解释,也可以得出同样的结论。"走"是指这类方药具有流动性,是与滋腻、甘缓、酸涩等呆滞之品相对而言的,因为湿热温病最忌用后者,故叶天士谓湿热外邪未解,里先结者,虽有脘中痞闷,宜从开泄,当用杏、蔻、橘、桔等"流动之品";若邪留三焦,则选杏、朴、苓等类,或温胆汤之"走泄"。"泄"是指开泄、宣泄、降泄、泄热、泄湿,合而论之,走泄是指湿热留于三焦,阻遏气机,当用流动之品,如杏、朴、苓、温胆汤等开上、宣中、导下,泄湿浊以展其气机,也即是"分消上下之势"法。根据这个道理,温胆汤既可用于湿热温病,也可用于湿热病之挟痰或挟湿者。

叶天士《外感温热篇》合温热、湿热于一炉论之,因此,所谓之温热挟湿者,可能有相当部分本身就是湿热、湿温。

湿热的含义较广,在温病范围内还包湿温、温热挟湿(如暑湿等),但由于它们都有"湿"邪致病的特点,诸如阻滞气机,遏伤阳气,以脾胃为中心,弥漫三焦,出现胸脘痞闷、呕恶不饥、便溏泄泻,或寒热如疟,时轻时重、小便黄浊等证候,按照异病同治的原则,即可用温胆汤及其加减方如黄连温胆汤、蒿芩清胆汤治疗。

温热病不但每多换湿,而且易挟痰,后者或素有痰饮,或为热灼津液为痰。痰为湿浊之类,其致病也有阻遏气机、影响脾胃运化的特点,温胆汤涤痰、宣湿、和中,也是很适宜的。

2. 中性和剂可温可清

温病以发热为主要特征,病程中有伤明化燥的倾向。如果温胆汤是"温",在温病中应用就要受限制;如果是"清",对素有痰饮或寒湿者也不适宜。因此,就要深入分析本方的性、味和配伍特点,明确是温是清,还是和。

温胆汤原于北周姚僧垣《集验方》,由《外合秘要》《千金要方》集载而传下来。本方创制时,以其能温养胆气而用于大病后虚烦不得眠之属于胆虚胆寒者。关于本方是"温"胆还是"清"胆,见解不一。目前,一般认为本方有温胆之名而具清胆之实,也有认为是和胆者。叶天士在《外感温热篇》中将伤寒邪在少阳宜和解表里之半,与湿热邪留三焦当分消上下之势对举而提出用杏、朴、苓、温胆汤,似也把本方当和解剂,只是和解表里、分消上下提法不同,以区别伤寒、温病。再从本方的配伍上分析,不寒不热、辛苦开降,也似属和法。原方由半夏、枳实、陈皮、生姜、竹茹、甘草六味药组成,陈无择《三因方》加茯苓、大枣。方中无大辛大热或大苦大寒之品。半夏虽辛温,但经炮制后的今用法半夏,其性味已近于平淡温和;枳实虽苦寒,但其功用在于行气消痞导滞,而不在于清热解毒泻火;竹茹、甘草之清热除烦,陈皮、生姜之理气散寒,茯苓、大枣之淡甘补泻,皆平和之品,寒热均可使用,似不足以论是温是清。从配伍上分析,半夏之辛温与枳实之苦寒配伍,寒和热相互监制,似可以中和;辛和苦则相互协同而起开降效果,是取其味而不取其性;陈皮、生姜与竹茹、甘草配伍温清相济,开降和中,是既取其味又取其性;大枣、茯苓,甘补淡渗、相反而相成。方中枳实、竹茹二味药十分重要,如果减去此二味药,就变成仅仅是治痰的二陈汤了。枳实或枳壳能宽中下气,现代药理研究指出枳实、枳壳有利胆作用,能增强肠道节律性推进功能,枳实还能加强心肌收缩,增加心输出量,提高血压,改善微循环,增加重要器官的血流灌注。竹茹解清热除烦,涤痰止呕,周岩《本草思辨录》谓"黄芩为少阳经热之药,竹茹为少阳腑热之药,古方疗胆热多用竹茹。而后人无知其为胆药者"。方中二陈汤祛痰和胃,竹茹、枳实清泄胆热,推进胃肠运动。故在温病学家的医案中运用温胆汤加减治疗痰热、湿热时,其他六味药或可减去,而枳实(可用枳壳)、竹茹(可用竹沥)二味总是保留的。

从以上分析可知,温胆汤本身是一个中性的和剂,不寒不热,临床运用时,通过加减,可使之温,也可使之清。在温病中应用本方,只要辨证准确,加减得法,既可以治痰饮、痰热,又可治湿热、寒湿。

3. 涤痰宣润加减举要

在温病中应用温胆汤,必须根据温病的各种特点和病人的实际情况,灵活加减化裁才能提高疗效。吴谦在《医宗金鉴·幼科心法要诀》中将本方去生姜、大枣,加黄连、麦门冬、灯心,治疗小儿胃热,食入即吐,口渴饮冷,呕吐酸涎,身热唇红,小便色赤;《妇科心法要诀》于本方去大枣,加黄连、黄芩、麦冬、芦根,治疗妊娠恶阻,喜凉饮,心烦懊闷。前者显然是小儿挟湿温病,邪在中焦气分,胃失和降;后者不能排除孕期感受湿热,故于温胆汤去姜、枣之温散甘缓,加芩、连清胆泄湿热,加芦根、灯心渗湿于热下,加麦门冬清心除烦,其加减之得宜,实开黄连温胆汤之先导,为蒿芩清胆汤之滥觞。

叶天士、丁甘仁、张聿青等运用本方时,每去大枣、甘草之甘缓,是嫌其呆滞碍湿;或去半夏之辛燥,或去茯苓之淡渗,是顾护阴液;湿重加菖蒲、郁金、厚朴、佩兰以芳化;热甚加黄芩、黄连、栀子、连翘以清泄;邪在上焦,加杏仁、蒌皮以宣泄;邪在下焦,加木通、竹叶以导下;痰湿互结,每易竹茹、生姜为竹沥、姜汁以涤荡;寒湿较甚,加桂枝、吴萸以温散。观叶氏等应用本方,是重其流动、走泄性,每用其法而不在用其方,故加减变化较大,每选用本方中三、五味药即称温胆汤。

黄连温胆汤出自清代医家陆子贤著《六因条辨》。该书灵活运用温胆汤加减方于伤暑、伏暑、冬温、湿温等凡六条,黄连温胆汤即其中一首。如《伤暑条辨第四》云:"伤暑汗出,身不大热,而舌(苔)黄腻,烦闷欲呕,此邪踞肺胃,留恋不解,宜用黄连温胆汤,苦降辛通,为流动之品,仍冀汗解也。"王孟英说:"此方(指温胆汤)去姜、枣加黄连,治湿热挟痰而化疟者甚妙。"笔者于黄连温胆汤加瓜蒌,寓小陷胸汤意,用于温病挟痰或挟湿,胸脘痞,舌苔黄腻者效果更好。

蒿芩清胆汤是俞根初《通俗伤寒论》用于和解少阳的经验方,实为温胆汤去姜、枣、甘草,易枳实为枳壳,加青蒿、黄芩、碧玉散而成,现代已用于湿热伏郁少阳胆,寒热如疟、乍轻乍重者。但首先用本方于此证的还是陆子贤《六因条辨》。如《伏暑条辨第六》云:"伏暑,恶寒发热,乍有乍无,或轻或重,如疟非疟,舌白脉大,此暑必挟湿,熏蒸黏腻之邪,伏于肺胃,宜用温胆汤加杏仁、通草、青蒿、黄芩等味,通胃泄邪也。"青蒿、黄芩是清泄少阳湿热的主药,寒热如疟虽关乎肺胃,但主要还是少阳胆。所谓"如疟非疟",可能实际上就是疟疾。据现代药理研究,青蒿素对红细胞内期疟原虫有很强的杀灭作用;临床上也证明,青蒿素对脑型疟、间日疟疗效显著,优于柴胡、常山,被认为是高效、速效、低毒抗疟药。故蒿芩清胆汤可用于湿热型疟疾。

在湿热病中运用温胆汤,宜酌加入宣化利湿之品,以增强分消上下、宣展气机用。如《六因条辨·白㾦条》于本方加杏仁、蒌皮、通草、豆卷等味,治湿热蕴蒸,将发白㾦者。陆氏自注云:"㾦之初发,必由湿热化蒸,气分不清……且湿乃重浊之邪,热为熏蒸之气,先伤气分,最易化热,故胸腹必闷,脉大必缓;矧呕恶便溏,皆邪布三焦,气化失清之症,故用半夏、茯苓流通中脘,加杏仁、蒌皮宣豁上焦,通草、豆卷渗利下焦,合黄连、枳实泄荡,竹茹、陈皮理气,俾三焦气机得宣,则湿热之邪,借以分消也。”

在温病中运用温胆汤而使之温的用法并不少见。叶天士说:“……湿邪害人最广,如面色白者,次要顾护其阳气,湿胜则阳微也,法应清凉,然到十分之六七,即不可过于寒凉,恐成功反弃。何以故耶? 湿热一去,阳亦衰微也。”这里强调的是素体阳虚,虽患湿热,法当清凉,但不可太过,须顾护其阳气。如果病人素有痰饮,按张仲景“病痰饮者,当以温药和之”的原则,在温病中运用温胆汤治痰治湿,要通过加减使之温,其加减法通常是加重姜剂量或加干姜,并根据寒的轻重及痰与湿的不同,可选加桂枝、薤白、吴萸、蔻仁、苍术、白术、党参之类。据笔者经验,温病素有痰饮,咳逆上气,胸脘痞闷,恶寒,舌苔白腻而滑者,每于温胆汤加桂枝、白术、薤白、蒌皮,寓苓桂术甘汤、瓜蒌薤白半夏汤意,以通阳涤痰化湿,疗效很好。

(《贵阳中医学院学报》1991 年第 3 期)

临床运用李东垣方的经验

吴光炯

李东垣是金元四大家中重脾胃的学派,亦称补土派,即通过益气升阳法补脾胃之元气治疗内伤一类的疾病,故后世医家评论说,治外感宗仲景,治内伤宗东垣,称东垣法为“王道”之治。可见东垣学说对中医学的发展影响很大。

李东垣的著述很多,收集在《东垣医集》的有《内外伤辨惑论》《脾胃论》《兰室秘藏》《医学发明》《治法机要》《东垣试效方》等六种,其代表著作是《内外伤辨惑论》和《脾胃论》两书(以下称《两书》)。根据元好问作的脾胃论序,李东垣先著《内外伤辨惑论》一书,后来又著《脾胃论》重申《内外伤辨惑论》一书的主要学说观点。现在的一些中医教科书,甚至是研究东垣学说的学者都认为李东垣的代表作就是一本《脾胃论》和一首补中益气汤,从而误导青年学生、年轻中医生,以为东垣学说东垣方就是治疗胃肠病的,不知东垣学说、东垣方是通过补益脾胃中元气来治疗内伤所致的诸多病症的,当然也包括胃肠本身的疾病。

1.《内外伤辨惑论》对东垣脾胃论学说形成的影响

元好问《脾胃论序》说:

> "脾胃不适,为百病之始;有余不足,世医不能辨之者,盖已久矣。往者,遭壬辰之变,五六十日之间,为饮食劳倦所伤而殁者将百万人,皆谓由伤寒而殁,后见明之(李东元号)辨内外伤及饮食劳倦伤一论,而后知世医之误。学术不明,误人乃如此,可不大哀耶!明之既著论矣(指《内外伤辨惑论》一书),且惧俗蔽不可以猝悟也,故又著《脾胃论》叮咛之……此书果行,壬辰药祸,当无从而作……"

元好问为《脾胃论》一书作的序给我们研究东垣学说提供了两个关键的信息,一是说明李东垣先著指《内外伤辨惑论》一书,然后才著《脾胃论》;二是说明东垣学说与壬辰之变发生的疾病和壬辰药祸密切相关。

壬辰之变,壬辰药祸是指什么呢?《内外伤辨惑论》第一节是这样记录的:

> "向者壬辰改元(指金代哀宗壬辰年,即公元1232年,改开兴和天兴年号,是金代临近灭亡之时),京师(指大梁)戒严,迨三月下旬,受敌者凡半月,解围之后,都人之不受病者,万无一二,既病而死者,继踵而不绝。都门十有二所,每日各门所送,多者二千,少者不下一千,似此者几三月,此百万人岂俱感风寒外伤者耶?大抵人在围城中,饮食不节,及劳役所伤,不待言而知。由其朝饥暮饱,起居不时,寒温失所,动经三两月,胃气亏乏久矣,一旦饱食太过,感而伤人,而又调治失宜,其死也无疑矣。非惟大梁(当时的京都)为然,远在贞兴定间,如东平,如太原,如凤翔(三个城市),解围之后,病伤而死,无不然者。余(东垣自称)在大梁,凡所亲见,有表发者,有以巴豆推之者,有以承气汤下之者,俄而变结胸、发黄,又以陷胸汤、丸及茵陈汤下之,无不死者(即壬辰药祸)……往者不可追,来者犹可及,辄以平生已试之效,著《内外伤辨惑论》一篇,推明前哲之余论,历举近世之变故,庶几同志者,审其或中,触类而长之,免后人横夭耳!"

东垣生活在南宋偏安,北面金、元战乱不断的社会动乱年代,晚年来回顾经历汴梁、东平、太原、凤翔等地先后被敌侵扰围困，解困后大批的人群发病，加上治疗失误，仅汴梁壬辰改元之变故，三个月内就病死百万人。天灾人祸是很可怕的。古人通过无数次的经验得出"大兵之后必有凶年，大荒之后必有大疫"的论断。东垣根据《黄帝内经》相关论述，结合自己的经历和临床经验，总结出当时人群的"内伤"是在特定环境下，喜怒过度、饮食失节、寒温不适、劳役所伤等四方面的因素所致脾胃之元气不足的结果，这非常切合当时战乱环境下人群的生存状况。本来就内伤元气不足的人群，一旦暴露在疫情环境下，不但发病率高，在当时的历史条件下，只靠口服中药救治，实在是力不从心，故死亡率也很高。可惜李东垣只看到内伤元气不足的一面，却忽略了当时到底是什么瘟疫流行。

2.为什么要重视东垣学说东垣方

李东垣在《内外伤辨惑论》第一节开头说："遍观《黄帝内经》中所说，变化百病，其源皆由喜怒过度，饮食失节，寒温不适，劳役所伤而然。……既脾胃有伤，则中气不足，中气不足，则六腑阳气皆绝于外，故经言五脏之气已绝于外者，是六腑之元气病也。气伤脏乃病，脏病则形乃应，是五脏六腑真气皆不足也。惟阴火独旺，上乘阳分，故荣卫失守，诸病生焉。"

对于年轻中医生来说，知道李东垣是金元四大家中的补土派，也知道东垣著一本小书叫《脾胃论》，也知道一首补中益气汤，但要问到东垣学说的实质，很少有人能正确理解。10多年前，我写了《试论李东垣脾胃学说中的温热病学思想》一文发表在《中医杂志》上，在专业学术界颇有影响，但大多数年轻中医生未必都读过，即使你读过也未必都能读懂，这是因为你没有认真读过李东垣的"两书"，不知上面两段引文是研究东垣学说实质的重要线索。

我们知道，天灾人祸都影响社会的安定，从而影响人的生理和心理的健康。李东垣总结在战乱环境里导致人群内伤元气的四大因素(喜怒过度、饮食失节、寒温不适、劳役所伤)在现代社会依然存在，例如竞争、失业、婚姻不稳定、自然灾害、环境污染、极端天气、新的瘟疫病，等等，都是导致人体内伤元气的因素，李东垣补中益气汤类方确实在现代社会也发挥作用。例如吕维柏等研究中医中药在治疗艾滋病时发现只有补中益气汤类方才有作用；我用东垣升阳益胃汤治疗慢性疲劳综合征也取得很好的疗效，益气聪明汤治疗老年脑供血不足，紧张疲劳所致的突聋，等等，都是受东垣脾胃学说的启发。因此，这里主要介绍补中益气汤类方的运用经验。

3.补中益气汤及其类方的临床运用

补中益气汤确实是李东垣益气升阳法的代表方,但这首代表方首先出现在《内外伤辨惑论》而不是《脾胃论》;东垣创制此方的理论基础或者说理论依据也是首先出现在《内外伤辨惑论》,《脾胃论》只是对补中益气汤的加减法进一步细化了,这进一步说明我提出的研究东垣学说不能只凭一本《脾胃论》说事,而应该结合《内外伤辨惑论》来研究,才能发现东垣学说的实质。

分析东垣学说的实质,主要放在所谓的"益气"和"升阳"两个方面,其次是所谓的"阴火"。李东垣多次提到脾胃元气不足,中气下陷,谷气下流,阴火上乘,独燎其面;而且"阴火"为元气之贼,二者不能两立。那么,"阴火"是什么?这成为东垣脾胃学说中不是难题的难题。我们通过以补中益气汤为代表的一类方作比较,不难看出以下规律:

益气类药用得最多的是人参、甘草、黄芪,其次是白术。这是因为白术健脾除湿而不补气。在补气药的基础上,适当助以养血的当归和(或)白芍,这是因为李东垣重视的是脾胃之气和肺气,故四物汤中极少用地黄和川芎。

升阳类药物依次是升麻、柴胡、葛根、羌活、防风,用东垣的话来说,就是在补脾胃中元气的基础上,再用升阳药把脾胃之气升发到表以助营卫之气。升麻、柴胡、葛根、羌活等这类药明明就是辛凉解表药,东垣为什么矢口否认不是解表而是升阳呢?因为李东垣经历了"壬辰之变"和"壬辰药祸";壬辰之变的战争动乱,上述四个方面的因素导致当时的人群内伤脾胃之气,一旦瘟疫病流行,人群发病后免疫功能十分低下,扶助正气是主要的;但当时一般医生没有注意到当时发病人群的这一特殊性,以为恶寒恶风就是外感表证,盲目用单一的解表剂;见有热证,就盲目攻下等,如此造成了所谓的"壬辰药祸",用《黄帝内经》和张仲景的话来说,就是"粗工凶凶,以为可攻,旧病未已,新病复起"的误治和坏病。东垣《内外伤辨惑论》就是强调对内伤元气不足的患者,即使有外感也必须以扶正为主,别滥用解表祛邪法。他为了突出内伤元气不足的一面,把本来的解表药理解为升阳;从本质上看,李东垣补中益气汤类方就是益气解表,扶正祛邪。

关于东垣脾胃学说中的"阴火"问题。前面的引文提到东垣说的"五脏六腑真气皆不足也,惟阴火独旺,上乘阳分";同样是在《内外伤辨惑论》中多次提到"阴火"与心肾相关:"苟饮食失节,寒温不适,则脾胃乃伤;喜怒忧恐,劳役过度,而损耗元气。既脾胃虚衰,元气不足,而心火独盛。心火者,阴火也,起于下焦,其系系于心,心不主令,相火代之;相火,下焦胞络之火,元气之贼也。火与元气不能两立,一胜则一负。脾胃气虚,则下流于肾,阴火得以乘其土位。故脾胃之证,始得之则气高而喘,身热而烦,其脉洪大而头痛,或渴不止,皮肤不任风寒而生寒热(指恶寒发热)。盖阴火上冲,则气高而喘,身烦热,为头痛,为渴,而脉洪大;脾胃之气下流,使谷气不得升浮,是生长之令(指春生、夏长节令,这正好是壬辰之变发生在三月未到夏末)不行,则无阳以护其荣卫,不任风寒,乃生寒热,皆脾胃之气不足所致也。"

这段文字是李东垣所谓"甘温能除大热"创制补中益气汤的理论基础。在补中益气汤的前面,李东垣说:"劳者温之,损者温之。盖温能除大热,大忌苦寒之药泻胃土耳。今立补中益气汤"。甘温除大热是东垣针对壬辰之变导致人群内伤元气的特殊性提出来的,是否有普适性很值得商榷。我从事中医临床40余年,读的书,见的症已不少;已认真试用过甘温除热法,但没有一个是生效的,对所谓的"大热"反而火上加油。后来认真研究东垣《两书》,才发现一个"李东垣悖论"。

李东垣所立的第一方是补中益气汤,紧接着的第二首方是朱砂安神丸。他在补中益气汤的"立方本旨"后面段是这样说的:

"甘温何能生血? 曰: 仲景之法,血虚以人参补之,阳旺则能生阴血,更以当归和之。少加黄柏以救肾水,能泻阴中之伏火。如烦犹不止,少加生地黄补肾水,水旺而心火自降。如气浮心乱,以朱砂安神丸镇固之则愈。"在解释此方方义时又说:"《黄帝内经》曰: 热淫所胜,治以甘寒,以苦泻之。以黄连之苦寒,去心烦,除湿热为君。以甘草、生地黄之甘寒,泻火补气,滋生阴血为臣。以当归补其血不足。朱砂纳浮溜之火,而安神明也。"试问:既然甘温解除大热,为什么迫不及待地补上一首朱砂安神丸呢? 文中还提到黄柏,我们知道黄连泻心火,黄柏泻相火,总是苦寒泻火的,这不是自己否定了前面的"温能除大热"了吗? 故东垣所说的"阴火"既不是实火,也不是虚火;既是虚火,又是实火,这不是悖论吗? 说明白一点,以黄连为君,甘草、生地为臣的朱砂安神丸实际是用来纠正、弥补前面用补中益气汤"温能除大热"的不足和弊病的。现在不少中青年男女,可能是压力大,紧张没地方释放,稍遇不顺心的事就暴怒、打人骂人,心性高,火气大。《黄帝内经》所谓"阳气者,烦劳则张",我常用朱砂安神丸去朱砂合导赤散治之,清心火才是正确的,用柴胡剂疏肝大错特错! 我们不要因为一首补中益气汤而误解李东垣只是偏用甘温的参、芪、术、草等,事实上李东垣的许多方除了多用辛凉解表外,苦寒清热解表药也用得不少。试看《兰室秘藏》的龙胆泻肝汤和《东垣试效方》的普济消毒饮,这不是他用苦寒剂的典型例子吗?即使在补中益气汤类方中也常加入芩、连、知、柏、生石膏。此外,东垣也重视治"湿热",除了用芩、连的苦燥外,还常用泽泻、苍术、陈皮等。

4. 东垣方的临床运用经验

补中益气汤 常用于高瘦体质的内脏下垂,直肠或子宫脱垂,结肠冗长,老年人直疝,虚人感冒等。

升阳益胃汤 常用于慢性支气管炎、慢性阻塞性肺疾病患者反复外感,特别适用于慢性疲劳综合征。

益气聪明汤 常用于肩颈头部的慢性病症,如肩、颈神经卡压综合征,中老年人脑供血不足,气虚头痛,耳鸣,突聋早期,妇女更年期综合征等。

清暑益气汤 暑热伤气者宜之,如果热重湿轻,气阴两伤者,选用王孟英清暑益气汤(王孟英清暑益气汤:西洋参、石斛、麦冬、黄连、知母、荷叶、甘草、粳米、西瓜翠衣、淡竹叶等)。注意:湿重则伤阳伤气,用东垣法;热重则伤气伤津,用孟英法。

补脾胃泻阴火升阳汤 这里是用来说明东垣所谓"阴火"的,泻阴火用芩、连、生石膏,这"阴火"是虚火还是实火,是外火还是内火,你们自己去理解。

最后提醒年轻医生们要学会记方,不记方不行。经方、时方数以千万,要有代表性地记上 300 首方才勉强够用,特别内科医生,不像其他专科医生那样病种单一,看半天病下来,重复的方很多,内科医生则不然,尤其基层的全科医生,什么病症都可能遇到,几十首方根本不能满足。讲方证对证、方证辨证,前提条件就是要记方和记某方的适应证。只记方还不行,还要学会加减化裁,现在强调个体化治疗,这是辨证论治的实质、核心。丹波元简说,用方之妙妙在加减,用方之难也难在加减,很值得大家参考。

(选自师承学员讲座讲稿 2015 年)

我学习《伤寒论》的方法和我对《伤寒论》的理解
——浅谈《伤寒论》阳明病的实质

吴光炯

1. 从历史唯物主义的观点认识《伤寒论》一书的形成过程

《伤寒杂病论》是对东汉以前我国医学理论与实践的总结,是一部研究急慢性感染性和非感染性疾病的临床医学论著。据晋代医家皇甫谧《针灸甲乙经》序中说"伊尹以亚圣之才,撰用《神农本草》以为《汤液》",即伊尹根据《神农本草经》撰写成《汤液经法》一书;皇甫谧又说"仲景论广伊尹《汤液》为数十卷,用之多验。近代太医令王叔和撰次仲景遗论甚精",大意是说张仲景本伊尹《汤液经法》论广为《伤寒杂病论》,王叔和又将《伤寒杂病论》撰次为《伤寒论》和《金匮要略》两书。可见现今所见的《伤寒论》和《金匮要略》两书实为集体创作的成果,不能完全归功于张仲景。

2. 王叔和功不可没

历史上研究《伤寒论》有两个主要的派别,即维护旧论派和打乱原文顺序的重编派。后者否定王叔和功劳,但以证类方和方证对应的研究方法为《伤寒论》的临床应用提供了方便,然而打乱原条文重编的研究方法又不利于对《伤寒论》实质的研究。

维护旧论派认为王叔和把《伤寒杂病论》分为《伤寒论》和《金匮要略》两书是合理的,是有功劳的,同时,也赞成《伤寒论》条文顺序的安排。我是持这种观点的。其次,我也参考以证类方和方证对应的观点,这两种观点是优势互补的。这里只介绍我赞成维护旧论观点的理由。

3.《伤寒论》和《金匮要略》的关系

《伤寒论》是以六经为框架,以八纲辨证论治为核心的研究急性感染性疾病诊治规律的中医第一部外感热病学。所谓六经是指急性感染性疾病发生、发展、演变和转归的过程,八纲辨证是对急性感染性疾病过程中各个阶段、时相上正邪消长的辨识。所谓论治,就是观其脉证,知犯何逆,随证治之;或因势利导,就其近而逐之;或补偏救弊,促使阴阳、气血津液自和的发病学治疗和支持治疗。王叔和将《伤寒杂病论》中的杂病部分,即把内、儿、妇、外科的慢性感染性疾病和非感染性疾病归入《金匮要略》,故称为杂病。后来,"杂病"的概念被滥用了。

在古代,由于生产力落后,生产关系不合理,加上天灾(自然灾害)人祸(主要指战乱),威胁人类生命的两大因素就是饥饿和感染性疾病,即所谓"大灾之后必有凶年,大战之后必有大疫"。饥饿、营养不良极易使人患上感染性疾病,二者相因而患;感染性疾病多发生在呼吸系统,其次是消化系统,这个今天的共识也从《伤寒论》《金匮要略》中反映出来。因为这两个系统是对外开放的,外邪最易进入人体。

4. 学习《伤寒论》首选的书

《伤寒论》白文　选 1983 年上海科学技术出版社出版的《伤寒论》,即未经注释的文本。

《伤寒论》注释本　成无己《注解伤寒论》、柯韵伯《伤寒来苏集》、尤在泾《伤寒贯珠集》、徐大椿《伤寒论类方》、陆渊雷《伤寒论今释》。这里主要是我通过学习《伤寒论》白文的理解。

5. 白文的条文、处方、症状分布规律

《伤寒论》白文的条文共 397 条,处方 112 首,除在霍乱篇和阴阳易差后劳复篇的条文和首出处方,在六经框架内的实有条文为 387 条,处方 105 首,我计算的六经病条文和首出处方分布情况如下:

表 5 - 1　《伤寒论》白文条文和处方分布规律

	条文(条)	条文比例 (占六经条文)	处方(首)	处方比例 (占六经处方)
太阳病	187	48.2%	74	70.5%
阳明病	84	21.6%	9	8.6%
少阳病	10	2.6%	0	0
太阴病	8	2.1%	2	1.9%
少阴病	45	11.6%	14	13.3%
厥阴病	54	13.9%	6	5.7%

注:阳明病出现 19 首方,其中 10 首首出太阴病篇;少阳病只有 1 首小柴胡汤,首出太阳病篇;太阴病篇有 3 首桂枝汤类方,在太阳病篇;少阴病有 19 首方,其中 5 首是重出方;厥阴病有 16 首方,其中 10 首是重出方。

从上述条文和处方分布规律,我提出伤寒一类外感热病(急性感染性疾病)在太阳病阶段最重要,在阳明病阶段最关键,到了少阴、厥阴病阶段就很复杂了;至于少阳病、太阴病,在《伤寒论》中并不显得特别重要。少阳病可认为是一般外感疾病的胃肠道反应抑或是消化道疾病的初期表现;太阴病可能是阳明病的良好转归,或者是素有胃肠道慢性疾病(包括感染性和非感染性)的急性发作。为什么"伤寒病"在太阳病阶段最重要,在阳明病阶段最关键,到少阴、厥阴阶段就很复杂了等问题简述于后。

| 发病期
太阳病阶段 | 传变→ | 极期
阳明病阶段 | 传变→ | 转归结局
少阴-厥阴病阶段 |

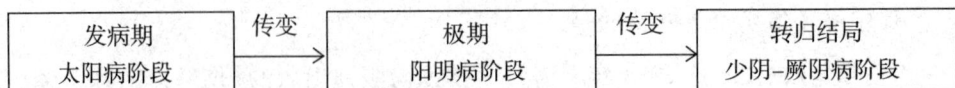

（分上中下三篇，条文187条，占六经条文的48.2%；处方74首，占六经条文的70.5%）由于病因不同，病变系统不同，个体体质差异，失治误治等原因，太阳病阶段的证型很多。之所以说太阳病阶段最重要，是因为大多数外感热病在太阳病阶段就可以治愈或自愈，如六淫病；但疫疠病则不然，即使早期诊断正确，治疗合理，也每多易传变。治疗以各种方法解热为主

阳明病，胃家实。"胃家"包括胃胃和大小肠。《灵枢·本输篇》"足阳明胃脉也，大肠小肠皆属于胃，是足阳明也。"伤寒论的"胃家"是包括受纳、腐熟水谷的胃和属于阳明胃经的大小肠的，如阳明病215条说："阳明病，谵语，有潮热、反不能食者，胃中必有燥屎五六枚。"燥屎怎么会跑在胃中去了？除非是肠梗阻重症。事实上，《伤寒论》阳明病所说的"胃"在大多数情况下指的是大小肠。"实"是邪气盛则实，过度的炎症反应引起免疫损伤。

阳明经证：四大症状是热毒症，即大汗后应脉静身凉；今大汗出，仍大热、大渴、脉洪大，是热毒很甚，结果是水、电解质、酸碱失衡，若失治误治则出现阳明腑证：痞、满、燥、实、坚是中毒症，这时就出现神经精神系统和呼吸系统症状，以及急性胃肠功能障碍/衰竭（210-217条）。急性胃肠功能障碍，主要是消化、吸收和排泄失调，例如209条鉴别肠梗阻可下不可下；而急性胃肠功能衰竭是指胃肠黏膜屏障损害，胃肠道菌毒等有害物进入血液循环，就可能发生全身炎症反应综合征、脓毒症、弥散性血管内凝血、急性呼吸窘迫综合征，甚至休克死亡，这就是少阴-厥阴病阶段，即转归和结局。治法：白虎类方，承气汤类方

少阴病，脉微细，但欲寐。脉可以反映生命四大体征，特别是心血管系统的变化，如脉率、脉律、脉力、脉势。脉微细往往是休克的表现之一，血压下降，体温下降等；但欲寐是嗜睡状态，是昏迷的前期表现，反映神经（大脑）受损情况。少阴病是厥热下利，厥阴病是厥热胜复，虽然这两经各有难治症1条，不治症1条和死证4条，但少阴病比厥阴病更为严重。急下存阴，回阳救逆；观其脉，知犯何逆，随证治之

图5-1 急性感染性疾病(多种外感热病)的自然过程示意图

（选自2015年于中医学院第一附属医院继续教育讲座讲稿，略有增改）

中医存废论争史对中医生存发展的影响

吴光炯

中医存废之争持续了百年之久了,其中有三次高潮,从而出现三次关系到中医生存的危机。第一次高潮发生在民国时期。

1913 年 1 月 1 日中华民国宣告成立,时任教育总长的汪大燮是力主废止中医的重权人物,在 1913 年形成的《医学专门学校规程令》和《药学专门学校规程令》及大学规程中,都没有列入中医中药,即把中医排除在大学、专门学校教育之外,这就是近代史上的"教育系统漏列中医案"。为此,京师医学会的代表们去晋见汪大燮要求列入中医教育,汪竟公然说:余决意今后废止中医,不用中药,请立案一节,难以照准。

1913—1929 年主废派一直在策划废止中医,首先是余云岫于 1914 年开始写《灵素商兑》,于 1917 年出版。这本小册子是为废止中医作舆论准备的。《灵素商兑》对《灵枢》《素问》断章摘句,与西医的解剖生理病因等作比照,进行批判,全盘否定,因为中医是以《灵枢》《素问》为根据发展起来的,余氏认为,否定了《灵枢》《素问》,中医就不合理了,就自行消亡了,即所谓"隳其首都,塞其本源"。1929 年,南京国民政府中央卫生委员会第一次会议收到四份主张废止中医的提案,其中最系统的就是余云岫草拟的废止中医提案,其中废止中医的理由有三条:一是中医的阴阳五行、六气、脏腑、经络都是凭空杜撰的,全非事实;二是临证只摸摸桡动脉,妄分寸、关、尺三部以候脏腑,是穿凿附会,自欺欺人;三是根本不明解剖生理病理,不能确定疾病和死因,预防疾病更无办法。因此,提案要求国民政府破除迷信,废止属于巫祝谶纬之道的中医,以谋民众思想之科学化。该提案还提出若干废止中医的具体办法,其中,第二条办法有三款:

"一、禁止登报介绍旧医;

"二、检查新闻杂志禁止非科学医学之宣传;

"三、禁止旧医学校。"

这一次废止中医的思潮是借了当时新文化运动的风潮,来势汹汹,摧枯拉朽一般。中医被列为封建迷信,列为巫祝谶纬之道,当然也在废除之列。但是中医废而不止,仍然自行其道。原因有四:①中医药确有较肯定的疗效,民族的文化惯性也热爱中医中药。②当时的西医还不算很科学,也不发达,特别是治疗手段更是苍白,而且当时国内的西医医生很少,从日本或西方留学归来的西医也屈指可数,协和医学院和上海哈佛医学院每年毕业出来的医学生也不多。这些西医医生基本上汇聚在上海、南京、北京少数几个大城市,而广大中小城市特别是广大农村都全靠中医中药承担医疗保健职责。因此,当局也不敢也不能贸然一下子废止中医。③中医界同仁的抗争,如针对余云岫的废止中医提案,中医界知名人士陈存仁、谢观、张梅庵、张赞臣、蒋文芳、岑志良组成赴京(南)请愿团,全国中医界大力声援,等等,当局不能没有压力。④当时的青年学生对西方科学知之甚少,还处于启蒙阶段,等等。在这种背景下,这次来势汹汹的废止中医高潮有惊无险,反而促进了中医的发展,如上海等地兴办了多所国医学校,仿照西医学院开设中西医课程等。

废止中医的第二次高潮是新中国成立之初,即1949—1955年。自民国初年以来,余云岫等从日本或西方留学归来的和国内部分学西医的人从未停止过废止中医的努力,这在中医史上或中医存废论争史上被称为"余云岫现象"。1950年8月,余云岫作为特邀代表出席了第一届全国卫生会议,余等人向大会议案组提交了《处理旧医实施步骤草案》,这个草案是余云岫1929年向民国当局提交的《废止中医提案》的翻版,进一步策划如何"不过四十年光阴,大都可以把中医肃清"的计划。时任中央卫生部部长、副部长的贺诚、王斌都是西医出身参加革命的,王斌与余云岫对中医的态度非常一致,就是逐步废止中医,发表了不少废止中医的言语和举措。这一次高潮是"余云岫现象"的延续,他借用贺诚、王斌手中的权力,实现他废止中医的计划。这一时期的上述四方面的背景不同了,废止中医的条件应该说比20年前(1929年)成熟,然而中医仍然有惊无险。这是因为党中央、毛主席、周恩来总理等老一辈革命家在从农村包围城市,经过爬雪山、过草地,长期在偏远穷困地区生活、工作、战斗的过程中,缺乏西医西药,基本上或者说全依靠中草药防治伤病,得益于中医中药,对中医中药有较深的理解,有较深的感情,因而坚决保护中医中药,主张发掘整理发扬中医中药;对主张取消中医的王斌、贺诚责令作检查,并撤职;1955年全国开展对王斌的批判。王斌深知武断取消中医中药是不可行的,他基本采纳了余云岫后来用软刀子的一手,即通过对中医药人员限期进行登记后,组织他们学习西医知识后改用西医西药,不再用中医中药,使中医自然消亡以最后达到取消中医的目的。为了发掘整理和研究中医中药,毛泽东主席针对余、王的办法,反其道而行之。毛主席指出,中西医要团结,互相学习,共同提高。这一次(1954年7月)毛主席又提出"首先要西医学中医,而不是中医学西医"的指示。这次废止中医的高潮,得到党中央的正确处理,不但保护了中医,而且还有了后来的巨大发展(1955—2000年是中医的黄金时代)。我们要感谢党中央,毛泽东主席、周恩来总理!

20世纪末,中医开始滑坡,地盘萎缩,随着中医界前辈的衰老辞世,新一代的中青年中医医生受各种因素的影响,中医学发生蜕变、异化,中医后继乏人、乏术的呼声常见诸报端。中医大有一代不如一代之忧,这绝不是耸人听闻。正是中医"虚阳外浮,命火式微"的时候,屋漏偏逢连夜雨,船迟又遇打头风!2006年4月,中南大学科技与社会发展研究所的张功耀先生在《医学与哲学·社科版》发表了《告别中医中药》的文章,洋洋5000余言,核心就是批判中医是伪科学,是巫术加骗术,用病人做实验,没有人性,等等;2007年5月,张功耀等人又发起告别中医中药网上签名活动,由此掀起了中医存废之争的第三次高潮。紧接着,分子生物学博士方舟子、中国科学院院士何祚麻在媒体上不断地攻击中医,甚至不学无术的年轻中医也极力否定中医。这次反中医思潮影响之坏、作用之大,远远超过了前两次,无异于伤口上撒盐!

2005年出版的一本名为《哲眼看中医》的书,其执行主编、《中国中医药报》编辑部主任毛嘉陵在该书的《前言》中写道:

> 中医药在"独占"我国医疗市场几千年的今天,迎来了残酷的市场竞争,至今已失去了大部分医疗市场"领地"。不少中医院已很难再以"独立"的、"纯粹"的中医药技术支撑门面,要么"门庭冷落",病人稀少;要么大量增加西医科室,靠西医项目营利。从国家卫生主管部门最新公布的全国卫生统计数据也可以证明:西医558.39万人,中医40.72万人;西医院1.68万个,中医院0.26万个。这两组数字不仅仅反映了中医药的市场占有率,也从一定程度上反映了中医的疗效问题。虽然我们能够举出很多事例来证明中医药的疗效,但这并不代表目前中医药总体上的疗效很好,如果很好,它的市场份额能够减少吗?
>
> 近几十年来中医药的硬件建设取得了较大的发展,可以说

是正处于有史以来最大规模的发展时期,但却处于最令人担忧的学术危机时期,人才危机时期。

那么,张功耀等人是在什么背景下抛出中医是伪科学,要告别中医中药的呢?有位生物学家说:基因装好子弹,环境扣动了扳机。是什么样的环境扣动了反中医思潮的扳机呢?这个问题是很少有人分析的。

2002年底,广西中医学院某中医博士的《思考中医》一书出版,一年之后的2003年底,《中国中医药报》一位女记者采访这本书的作者后撰写《经典中医的根》一文于2003年12月22日发表,对这本书及其作者颇有好感(后来起到很好的广告作用)。这位博士在采访谈话时又搬出《思考中医》中的中医超科学论,把中医理论吹成是超时空的,几乎完成了爱因斯坦设想中的统一场论境界。书中宣扬说广西某已故老中医从不读内妇儿等教科书,只凭一部《黄帝内经》看病;还引这位中医的话说:"《黄帝内经》的东西,只要有一句话你悟透了,那你一辈子都吃不完。"(后来我看到科学出版社关于那位已故老中医的学术经验专辑时,发现这位博士在说谎!)2004年4月,还是在那位女记者又一次的采访谈话中,这位中医博士吹嘘这位已故名中医时进一步说:"像我们学校中基教研室的已故名老中医某某某,那临床是了不起的,西医能解决的问题,他能够解决,而西医解决不了的问题,拿过来,他照样能解决"(见《中国中医药报》2004年4月30日《播撒信心的种子》)。同学们,请听听这位中医博士的口气,这种江湖郎中的大话,你不觉得肉麻吗?器官移植是西医能解决的,这位名老中医能解决吗?颅脑移植西医还不能解决的,这位名老中医能解决吗?掌握科学知识的人,有一点水平的西医医生,听到这番吹嘘的话后,心里是怎么想的?中医伪科学论者也没有辩证法,他们对中医人中这样的现象很不满,于是迁怒于中医中药,但又敢怒而不敢言,因为中医是政府保护的国粹!

2003年一种变异的冠状病毒导致的SARS在世界一些地区流行,中国未能幸免,但国内辅以中医中药防治获得了或然性的效果,媒体报道后,又有人大肆炒作,以为中医的科学性、实效性得了实证,但这种或然性的"实证"在科学家、医学家的眼中可信度是极小的,使本来对中医持异见或成见者颇有微词,但他们仍不能正面攻击中医。

2004年,就中医到底是不是科学,它到底是什么样的科学这一问题,《中国中医药报》社主办的《2004年中医药科学论坛》于当年8月8日在北京召开,邀请了支持中医的全国知名的哲学家、科学家、中医专家聚汇一堂,各抒己见,拉开了一场由"中医药的科学性"引发的重新认识科学,更新科学观念的学术大讨论。2005 年出版的《哲眼看中医》一书便是这次论坛讨论的内容。"论坛"既然允许就中医是不是科学的问题"各抒己见",那么认为"中医药是伪科学",应当告别的"己见"也可以"抒发"了! 由于上述环境,不经意中扣动了扳机,张功耀等人攻击中医的子弹射出来了,他们在恶毒攻击中医中药的同时,也把学中医、从事中医事业的中医医生不分良莠地骂得狗屎不如,这对年轻几代的中医医生、中医学生影响极大。

英国哲学家、美学史家鲍桑葵说:"在真理和谬误中,都可以遇到极端思想。"中医超科学论和中医伪科学论就是这种极端的思想表现,这是论争双方都缺乏辩证法的表现,好的都好,坏的都坏,"非此即彼,其余都是鬼话",这就是形而上学的批判方法,必然会出现极端思想。按照辩证法思维,就是

> "在对现存事物的肯定的理解中同时包含对现存事物的否定的理解,即对现存事物的必然灭亡的理解;辩证法对每一种既成的形式都是从不断的运动中,因而也是从它的暂时性方面去理解;辩证法不崇拜任何东西,按其本质来说,它是批判的和革命的。"(马克思《资本论》第一卷第二版跋,第 22 页)

如果论争双方都以科学的态度,辩证看待中医形成和发展的历史和现实,就不会有那些极端的言论。学习、研究历史文化遗产,既不能说中医什么都是好的,把痈疽也当宝贝;也不能说什么都是坏的,把婴儿和洗澡水一起泼出去。历次的中医存废论争对立的双方都缺乏应有的科学态度。张功耀等人大谈科学的本质也不具备学人应有的科学态度,双方都是形而上学的,违反辩证法的;中医超科学论者《思考中医》的作者说,现代科学技术不能揭示出经络的实质,由此而论证中医理论是超科学的,是超时空的、超前成熟的。其实,超科学论本质上是超自然论,宇宙间不存在超自然的事物,超自然论就是伪科学;那位中医博士的超科学论对于张功耀等人来说,是授人以柄! 有机生命体是开放系统,对外界环境不断进行物质、能量、信息的交换,是和谐自洽的非线性结构,属复杂性科学;混沌学的蝴蝶效应,药理学上的生物放大效应,基本上可以解释经络感传现象和治疗原理。子午流注的实质,就是时间生物学原理,是生物在授时因子作用下建立起来的生物钟,由神经、内分泌调控的生命节律,呈周期性的变化,有近四季周期,近月周期,近日周期,等等。

廖育群先生在《医者意也》一书中提出,不研究中国传统文化,不研究中医,不

懂现代科学医学,不足以讨论中医。这是很正确的,但我以为这还不够,还应该加三条:不懂世界医学史、不懂得哲学、不懂得心理学和社会学,更不能讨论中医何去何从。学科分科过细,可培养出专才,但现在转向培养通才,重视全科医学。我赞成樊代明院士提出的医学整合论。

中医伪科学论主张废止中医,告别中医,他们违背民心国策,注定要失败;他们打着科学的招牌,却违背科学发展的规律,注定要失败。历史已证实他们是徒劳的。然而危害最大的还是中医超科学论,它打着保存中医的招牌和旗号,不分精华与糟粕,全都肯定,严重阻碍了中医的健康发展和创新;它把中医与科学、与现代医学科学对立起来,隔离开来,破坏多元文化的和谐统一和优势互补,它开历史的倒车,从而派生出纯中医论和中医回归论;它把青年中医学生引入"经典—中医—经典"这样一个怪圈。《思考中医》一书许多内容都是胡说八道,不能不引起科学界、西医界人士的不满、反感和愤怒。中医"超越时空,超越时代,超越后世"? 怎么个超越法? 你不说我还清楚,你越说我越糊涂! 哲学家的任务就是对现实的没完没了追问。中医核心内容(内核)是经得起追问的,中医超科学论经得起追问吗?《思考中医》的作者说:五脏六腑中唯有一个"心"不是肉月旁,所以"心"就不同了,它没有这个"肉"部,也就是说它没有这个"形器"(心之外的十二脏腑因有个"肉"部,故为形器),它是形而上的东西,而非形而下的东西,"五脏这个定位,不是一个简单的定位,不是一个轻松的定位。实在的,它是对整个中医的定位,是对整个传统文化的定位"(2002.23 页)。这不是胡说八道的中医超科学论吗? 其实"心"就是一个典型的象形文字,它就是一个心脏实体,就是一个形器。那位博士申明自己只研究形而上的道,否定那个形而下的器,他那个"道"就成了无根之木,无源之水,完全背离了他所尊崇的经典《黄帝内经》。《黄帝内经》的道是建立在器之上的,阴阳是抽象的"道",是有名无形;但阴阳是以水火彰其兆的,水火是具体的器。《黄帝内经》又说:脾胃大肠小肠三焦膀胱者,仓廪之本营之居也,名曰器;又说升降出入,无器不有,升降出入是器的运动变化;又说其死可解剖而视之,尸体也是有形的器。《思考中医》的作者喋喋不休地说要读经典,看来他本身就没读懂经典,甚至歪曲了经典。

到底如何评价中医问题,有记者问前卫生部部长陈竺院士如何看待中医,这位生物学家机智地回答说:中医是一门科学,但中医也要与时俱进。这种评价是中肯的,也意味深长!

流血的战争是灾难。兵器被称为凶器,为发明兵器,客观上促进了科学的发展;战争就会有人死亡,战乱之后必有大疫,从而也客观上促进了医学的发展。中医存废之争是不流血的战争,中医一面遭人毁杀,一面又被人捧杀。谢天谢地!还是党中央、国务院的英明,在张功耀等卷起毁杀中医浪潮之际,果断地从我国宪法上保护中医中药,从政策上采取了许多举措支持继承发展中医中药,例如斥巨资扩大建设中医机构,开展全国名老中医药专家学术经验继承工作和培养中医中药优才工程,等等,中医浴火重生,不但没有被张功耀发起的取消中医所毁杀,反而有了宪法的保障和政府的加大投资,确实有了新的发展,但还要小心被有意无意地捧杀。

(2008 年贵阳中医学院全体临床型研究生讲座讲稿)

中医发展战略之我见
——继承是前提,创新、突破是关键

吴光炯

衡阳会议提出三驾马车:中医、西医、中西医结合;中医亦属于科学现代化的内容之一。20 世纪 80 年代吕炳奎先生同钱学森教授磋商中医的研究方向时,又提出中医现代化的号召。近 15 年来,就中医发展战略的设想,国内召开几次学术研讨会,报纸杂志也刊载了不少学者文章,很多设想和建议是有益的,也做了不少实际工作。但从总体上看,宏观上的理论较多,具体的政策性的较少,官样文章,长于务虚,短于务实,缺乏辩证唯物主义和历史唯物主义的观点,带有较多的盲目性,例如提出中医也要与国际接轨,谈何容易!这里,就中医发展战略问题——"继承是前提,创新、突破是关键"谈谈浅见。

中医属于传统医学。传统医学是相对 19 世纪以后的现代医学而言的。19 世纪以前,西医也属于西方的传统医学之一。20 世纪初,苏联还将以巴甫洛夫高级神经学说为核心的医学称为他们的传统医学。因此,严格说来,19 世纪以后的西医应称为现代医学,西医真正发展为现代医学是世界医学家共同努力推动的,中国医学家也做出了贡献。

世界各民族都有自己的传统医学,只是随着科学的进步和社会的发展,许多传统医学都被自然淘汰了,或被现代医学同化和取代而消亡。最有生命力的中国医学和印度医学正面临着现代化的挑战,印度医学也岌岌乎危哉,只有中国医药学还继续发展,还形成一股热潮引起世界的关注和兴趣。现在吃中医饭的国人也日益增多,但干中医实事的人却少了。

中国医药学之所以有如此强大的生命力,首先是她有过早成熟定型的较系统的理论思维,有实际的疗效,这是中医学自身的自然免疫力,换句话说,她有科学合理的内涵;其次是中医学的继承工作始终如一,并且有所发展,这是中医学的人工免疫力。我们从中医学的发展历程和坎坷经历将说明,中医发展的战略是以继承为前提,创新、突破为关键的。

春秋战国时期诸子百家争鸣在医学上的体现是一部《黄帝内经》(其体例不是问答,而是争鸣),《神农本草经》是从民间收集整理的。到了东汉末年,张仲景在继承《黄帝内经》《神农本草经》的基础上,整理事实,有创新,有突破,撰著了《伤寒杂病论》。这确实是中医发展的关键一步,是中医对疾病强调用药石(指针刺)保守治疗的第二里程碑,直到21世纪初,在世界上仍占有领先地位!

从魏晋到唐末,中医只有继承,没有或极少有创新,更无突破。魏晋重玄学清谈,董仲舒提出"废黜百家,独尊儒术"。这一时期,王叔和、巢元方也是继承整理,葛洪炼丹术发展了化学。盛唐社会相对安定、经济繁荣,精神文明提出来了,只做了几件事:注《素问》;收集民间方的有《外台秘要》;养生和医德的有《千金方》《千金翼方》,孙思邈晚年才零星收集到仲景方书;宋代成无己、许叔微注《伤寒论》;此外就是收方、编方书,《三因极一方》均无大的创新。从张仲景《伤寒论》到南宋末年,中医只有继承,没有很多创新,更无突破。在这1000多年历史中,中医基本上是停滞的,停滞在一部《伤寒论》书上。

南宋偏安,金元战乱,社会不安定,人民颠沛流离,寒温失调,饮食不节,紧张劳累,"大兵之后必有凶年,大荒之后必有大疫"。传染病流行,精神疾病、营养不良,成为当时的主要疾病。对于这类疾病,墨守仲景治伤寒的方药来治疗,显然弊多利少,社会的现实和时代的需要,能造就一批人才。金元四大家在继承的基础上,有创新、有突破,有力地推动了中医的发展。刘完素与其说是主火论者,不如说是温病学家,他是观察到了当时的传染病多表现为火和热,有了凉解取效的经验后才从《黄帝内经》病机十九条中找依据,而不是发现病机十九条多是火热证候才提出火热病论的;五志化火,恰好是情志病中的郁而化火,他明文指出秽浊毒气是从呼吸道进入人体致病的,突破了《黄帝内经》《伤寒论》邪从肌表渐次传里化热的传统认识，创制了通圣散、双解散、凉膈散、黄连解毒汤等凉解方。同一时代的张子和以汗吐下兼其他诸法专攻邪的偏激治法在四大家中是多受批评而遭冷遇，但张氏对刘完素的凉解方颇为推崇，并叹"知音难遇"，可见张子和也有治疗温热病经验。不能忽略的是张子和擅长心理治疗，这符合战乱环境中多发情志病的现实，这也是创新和突破！四大家中的李东垣是倍受青睐的一位，700多年来都把他视为脾胃病专家，是治杂病的高手，曾谓治伤寒宗仲景，治杂病宗东垣；清代又认为东垣善治脾阳，叶天士善治胃阴，表面看来这些都算是创新突破，但是东垣更大的创新和突破不仅是重脾胃而专主乎升阳益气，其学术思想主要还不在于此。

　　我将东垣学说与仲景学说作比较研究时发现，东垣与仲景有相同的经历和相同的著书立说根据，即都是回顾总结疫疠病的诊治经验和教训，仲景经历了建安纪年以来10多年间的"伤寒"流行，东垣经历了汴梁、东平、太原、凤翔等地先后被敌围困三月解围以后大批病人感病后死亡百万余人，"感往昔之沦丧""免后人之横夭"的惨状，一个著《伤寒杂病论》，一个著《内外伤辨惑论》（《脾胃论》为姊妹篇，重复较多）。由于仲景、东垣所观察的人群发病背景不同（有没有战乱环境），在发病学上对内因与外因所起的作用认识不同，仲景认为外因——风寒外袭是关键，而东垣则认为内伤脾胃、元气不足在发病上起决定作用；在感邪途径方面，仲景认为风寒邪气由肌表侵入，渐次入里化热；东垣则认为寒热温凉直接进入肠胃致病，如说"肠胃为市，无物不包，无物不入，寒热温凉皆有之，其为病也不一"。简言之，邪从口进入胃肠致病。比较研究还证明，仲景所论的主要是风寒一类传染病，东垣所见的主要是温热、湿热一类传染病。我在《试论李东垣脾胃学说中的温热病学思想》一文中指出：东垣使用得最多的人参、甘草、黄芪等这类益气健脾药不但能改善脾胃消化吸收功能，还能从整体上调节人体神经－内分泌－免疫系统网络，从而提高抗病能力，促进康复（传染病与免疫关系甚为密切）。东垣脾胃学说客观上丰富了、发展了脾胃理论，对脾胃疾病的诊治也有指导意义，但不能因此，就说东垣只是脾胃病专家，而忽略他对温热病的贡献。

　　历来认为朱丹溪的创新是提出阴不足、阳有余，临床经验也证明阴虚或气阴两虚的情况较多，阳虚的病人较少，附、桂、干姜、鹿茸的使用率远远低于养阴益气药。丹溪对上述规律有所发现有所发明，也算是创新。但他由此推断出阳虚易治、阴虚难疗的结论却是欠妥的。不是阳虚易治，而是因为补阳的参、茸、桂、附的活性成分较高，如所含皂苷、生物碱、挥发油等的药理作用较强，病人服用后反应明显；地黄、麦门冬之类的养阴药大多含多糖类,活性成分低,药理作用较弱,病人服用后反应不明显。实际上许多难治症常见阳虚;就从体质与寿命的关系来看,阴虚火旺者多主高寿,阳虚火衰者高寿不多。故张介宾大宝论重阳气,阳气不足,便为死阴,这也是从体质与寿命的关系来讲的。对此章虚谷《医门棒喝》论述较详。

朱丹溪的创新主要还是善于治郁症,善于调气血,他有一句名言:"气血冲和,百病不生,一有怫郁,诸病生焉。"他创制的越鞠丸通治六郁,实际上主要还是情志之郁;心理治疗方面,他重视五志相胜法治情志病,与张子和有共性,所不同者张子和多见的是狂躁型,朱丹溪多见的是抑郁型。金元战乱,社会不安定,人民劳役紧张,营养卫生不良,除传染病流行外,多发神经精神病症,长期的情绪应激(坎农说的战斗-逃逸状态),大脑皮质-下丘脑-交感神经-肾上腺髓质、皮质处于兴奋状态,全身机能亢奋和消耗,这符合丹溪提出的相火论(相火妄动伤阴),也符合刘完素观察到的五志化火。这些都是创新,至今更有现实意义。我们如何正确评价历代各学派医家的创新,这本身也是一种创新。

明代在整理继承的基础上走向综合,使历史资料系统化、条理化,如徐春圃、张介宾、楼英、王肯堂等,在对命门的研究中发展和完善了温补法,薛立斋、张介宾、赵献可、孙东宿都是散用温补法的。命门主火,性命之根蒂,精神之所舍,与主水而藏精的肾看成对立的统一,古人无意中观察到肾上腺功能与性腺功能有联系、有区别,这也是创新。

宋明时期,理学之风盛行。宋代周敦颐的《太极图论》,就是万物从无序(混沌)到有序,就是用《易经》的卦爻演出新的游戏模式。到明代,又用易理理解医理,医易又联系起来了,但这不是创新,而是倒退、复古,包括现今盛行有关易经与中医学的书,几乎没有一点新的东西!

明代末年的吴又可提出的"戾气"说才是真正的创新和突破,所著的《瘟疫论》才是一部名副其实的中医传染病学专著,他在书中对瘟疫的病因、发病症状、传变过程和治疗原则及用药等方面进行了系统的论述,明确地把温病、瘟疫和伤寒区别开来,发展了中医对流行性传染病的认识。这与明朝中晚期封建统治阶级对人民的压迫和剥削日益加重,各地农民起义频频爆发的社会背景下,传染病大规模流行的历史环境密切相关。据史书记载,1408—1643 年,大规模的传染病流行 39 地/次,是中国历史上有史记载以来疫病最严重的时期:1408 年,江西、福建两地死亡 7 万余人;1444 年,绍兴等地死亡 3 万余人;1456 年桂林死亡 2 万人;1643 年,京师死亡20余万人。同样是社会的需要促进科学的发展,也造就人才,遗憾的是中医上的创新和突破,往往被保守势力斥为异端邪说,从而蒙难。吴又可重戾气说突破了张仲景《伤寒论》,备受打击压制。温病学直到清朝中晚期才由叶天士、吴鞠通、薛生白、王孟英等基本完善。叶天士等的创新突破不用赘述,这里想说点中医界的保守派对中医发展的影响。

仲景学说行世以来,治外感热病独此一家,别无分店,没有比较的参照物,到金元受到了刘完素、张子和、李东垣的挑战,但他们都未敢明文指摘,唯吴又可能直接批评,指出用仲景法治温热病的危害不浅,谓死守仲景法是"不知屠龙之艺虽成,而无所施,未免指鹿为马矣"。东垣脾胃论一出,700多年来未弄明东垣脾胃论背后的潜台词,保守派就说,治外感宗仲景,治内伤宗东垣。这无疑阻碍了中医学的发展。再看看清代的陈修圆是一位保守的学阀,他最反对创新,更反对突破。他著作虽多,是"述而不作",其中有《景岳新方砭》就是极力否定张介宾创制的新方八阵。清代中晚期,西医在中国已产生影响,温病学说是分娩时期,黄坤载、陆九芝仍死守仲景法,客观上阻碍温病学的发展。陈可冀教授等整编巨著《清宫医案研究》一书,不知御医们是水平太低,还是因为是治皇帝宫族的病谨小慎微,几位皇帝后妃明明是传染病,却很少用治疗温热病的法则和方药,以致莫救。在皇帝生命垂危时,也用了生脉饮抢救,试想如果能注入现在的生脉针,情况又是另一回事了。读该书后收益甚少,只是感到中医现代化、中西医结合的必要性。时至今日,反对中医现代化、中西医结合的保守思潮大有人在,只是公开撰文著书反对的还不多。我佩服湖南某先生的胆量,他著一本《中医存亡论》的书,其内容之浅薄无知,思想之保守落后,居然有写出来出版的勇气!其内容提要和自序吹捧自己吹得肉麻,颇有"前无古人,后无来者,感天下之悠悠,独怆然而涕下"的力挽狂澜之作的悲叹!为说明中医不要现代化,不要中西医结合,他把相瓜相马术和伪气功表演都搬进他的大著来证明中医的神奇和完美无缺!《中医存亡论》作者与一本叫作《思考中医》作者共同的观点就是认为中医已经超科学、超现代医学了,把中医与西医对立起来!

清朝中晚期在温热病学上的重新与突破,是在刘完素、吴又可的基础上建立卫气营血、三焦辨证论治体系,又不排斥仲景《伤寒论》,叶天士明文指的是温邪的感染途径、传变规律和辨证论治原则,但在发病过程与伤寒病有交叉点。故叶天士裁化运用了仲景的不少方;吴鞠通继承张仲景、叶天士,又创三焦辨证体系,但仍谓其书是"羽翼伤寒",还勉强而且刻意把桂枝汤列在《温病条辨》诸方之首!科学上的创新和突破本身就不容易,还要通过伪装才能摆脱传统势力的压抑和束缚,连牛顿的经典力学也还得给上帝留下最后一个位置!当然,张仲景不是虚构的"圣人",他的学说不因为温病学的诞生而失色,就像爱因斯坦的相对论并不因为波尔的量子力学而失色,两者恰恰是和谐、统一和互补的一样。研究《伤寒论》的大家都是清朝中晚期人,如柯韵伯、尤在泾、钱天来,等等。《伤寒论》后来还是中医界抵御余云岫等民族虚无主义者用来攻击的强有力的武器。如果不是时间关系,我们先来回顾一下民国时期的中医危机和如何置之死地而后生的恶战,收受到很多有益的启发!

在温热病学方面,北京的赵绍琴教授提出三焦辨湿热,卫气营血辨温热,是一种创新,使温热和湿热各有一个辨证的大纲,纲举则目张。只是不能绝对地分开,因为温热与湿热是交叉的,卫气营血与三焦也是交叉的,在交叉点上就是共性。

江西的万友生教授致力于寒温合论,但属于继承,不是创新,万氏有不少新见解,应当肯定,例如他提议将伤寒温病合称为外感热病学,这是合理的。明末杨栗山所著《寒温条辨》就是把伤寒温热病糅合在一起的,这种揉合很容易混淆寒与温的界线及因果关系。个人浅见,寒与温之合,湿与热之分只能是相对的!上海姜春华教授提出治外感热病可以用截断传变法,其思路是抗菌抗病毒的方法,疫病的初期一旦明确诊断即可用大剂的清热解毒药治疗,截断病邪按表里、营卫气血的规律传变。这种治法是否算创新,争论很久,分歧很大。其实《伤寒论》的先表后里,温病学家的下不嫌早;在卫汗之可以,在气才可清气,入营犹可透热转出,入血犹恐耗血动血,直须凉血散血以及就近而逐之等论述,实际上也就是截断传变的治疗法,只是在不同的阶段才用不同的截断法,不像姜教授说的不论寒热在表在里,开始即用清热解毒剂,与抗菌抗病毒等同使用,恐怕只宜用于温热病而宜用于伤寒。

新中国成立后医药卫生得到很快的发展,抗生素的广泛使用及卓著的疗效,对传染病颇见其长,中医也就失去其用武之地,故纸上谈兵,脱离实际,在温热病方面就只能是继承而谈不上有多大的创新,更谈不上突破。蒲辅周老先生两次治疗乙脑获得很大的疗效,不是用运气学说指导的成功,而是正确鉴别了温热与湿温的不同,仍然是继承与推广应用。

中医发展中的一个悖论是:中医是发展了,地盘却萎缩了。理论发展了,教育发展了,学中医的人多了,写中医书的人也多了,民族医药也提出来了,等等,但中医的地盘萎缩了,用武之地反而少了。有屠龙之术,无用武之地,奈何?

(1999 届研究生讲座稿)

应当重视对高校学生的心理教育指导

吴光炯

当代著名的未来学家阿尔温·托夫勒在《未来的冲击》一书中指出："未来社会的冲击,将使人们在生理上和心理上产生新的适应;如果人类在适应限度内不能承受这种冲击,将会产生许多生理的和心理的疾病。"近30年来,人们发现由于理化、生物所致疾病的死亡率已降居次要地位,而与社会-心理因素有关的许多疾病如高血压、冠心病、溃疡病、慢性疼痛和神经精神等的发病率则明显增加,这与现代科学技术发达的社会环境的紧张刺激所引起的心理应激密切相关。

值得注意的是,近几年来国内一些高校正为学生的身心健康状况担忧,因此,高校要采取积极措施,在加强政治思想教育的同时还应重视心理教育指导,以促进学生的心理成长,提高学生的心理素质,保障学生的身心健康。据1986年《健康报》报道,首都的一些高校,每年休学或退学的学生多数为精神病或神经衰弱患者。例如,北京工业大学1985—1986年因病休学或退学的43名学生中,患精神病或神经衰弱的有26人;北京师范大学1986年的毕业生中,有7人因患精神病而分配不出去。如果对全国高校历届学生进行一次普查,估计类似的情形还不少。首都某高校有关负责人说:"现在大多数学生生活习惯差,不注意锻炼,心理上未达到健康标准。"不可否认,当代大学生的主流是好的,绝大多数大学生的政治思想是健康的,有积极进取精神。但是也应当看到,现在的高校学生平均年龄小,生理上成熟得早而心理上成熟得晚,他们在物质生活和精神生活上都没有经受过磨炼,心理承受力差。少数大学生在社会化过程中自我意识发展得很快,有的甚至强化到了十分明显的程度,一旦遇到客观环境与自己的需要不相符合时,就不能自行调节,这种矛盾冲突就可能发生精神病或神经衰弱症;还有少数学生缺乏良好的心理素质,心胸狭窄,不能容人,也不能悦纳自己,缺乏克服困难和适应环境的能力,这也是易罹患上述疾病的原因。

要改善这种状况,首先当然是要加强政治思想教育,同时,还要重视心理教育和指导。因为政治思想教育不能代替心理教育,实际上,政治思想教育也离不开心理学原理。例如一些青年学生卷进一些风波事件，表现出这些青年学生不都是政治思想问题，也有心理根源，如人格失调、自制力薄弱、无知、轻信，等等，而这些都属于心理教育的范畴。

1986年，湖北省统计局社会处与《光明日报》记者站联合对武汉地区3000余名大学生作了一次社会调查。学生对《调查表》设计的内容提出以下意见："对青年心理调查的内容不全面，如他们对美的追求，对未来、事业、爱情的看法等""恋爱现象在大学生中较为普遍，此表未涉及，事实上爱情对于当今的大学生来说是一个很敏感的话题""调查表过多地调查政治方面的问题，大学生的痛苦、迷惘，你们可曾想到"。这些意见反映出：①现在的大学生们在物质生活需要满足之后，爱和归属的需要已上升到主导地位，这是符合马斯洛关于人的需要层次发展学说的；②大学生对政治思想教育有逆反心理，这与当时的资产阶级自由化思潮影响有关；③对心理教育和指导的渴求。

大学生们需要理解，要理解他们，首先要了解他们，了解他们生理上的特点和心理上的特点；了解他们在生理和心理发展的不同时期需要的是什么，追求的是什么；了解他们的长处和短处，从而群体地或个别地进行教育指导，使他们身心发展协调、健康，这就是理解他们。俄国杰出的教育家乌申斯基在其教育巨著《人是教育的对象》一书中首先强调，要正确地进行教育，就必须正确地了解教育的对象，必须认识作为教育对象的人。他写道："如果教育学希望从一切方面去教育人，那么它就必须首先从一切方面去了解人。"乌申斯基所说的"从一切方面去了解人"，就是要研究教育对象的生理和心理特点，研究社会环境、时代精神、时代文化以及先进的社会理想对人的影响。他说："一个教育者应当力求了解人，了解他实际上是什么样，了解他们的一切弱点和伟大之处，他的一切日常琐细的需要以及他的一切伟大精神上的要求。"

生活习惯差，是当代大学生的弱点之一。如只讲究个人卫生而不关心集体环境卫生，不珍惜别人的劳动，不拘小节，浪费粮食，生活懒散，赌博，酗酒，等等，习惯是长期养成的不易改变的行为方式。乌申斯基："任何一种习惯行为都是反射行为，行为的习惯有多深，它的反射性也就有多大。"他说，应该让学生们懂得"良好的习惯是一个人存入他的神经系统的'道德资本'，这个资本会不断地增长，而一个人毕生就可以享用它的'利息'；而坏习惯在同样程度上则是一笔道德上偿还不清的债务，这笔债务能以不断增长的利息折磨人，使他最后的创举一无成效，并把他引导到道德破产的地步"。这种说服性的教育指导方法,学生容易接受,不会产生逆反心理。

脱离现实,盲目追求,自寻烦恼,也是青年学生的弱点之一,这是生理上和心理上的成长发展不相协调的行为表现。"少年不识愁滋味,爱上层楼。爱上层楼,为赋新词强说愁"是这种弱点的真实写照。等到身心发展成熟后,能自行调节客观环境与主体的矛盾,则是"而今识尽愁滋味,欲说还休。欲说还休,却道天凉好个秋"。但是,在身心发展过渡阶段的这种脱离现实、盲目追求、自寻苦恼的弱点,每因受挫折而严重影响他们的身心健康,甚至可能触发反社会行为而走向犯罪。

按照马斯洛的基本重要理论,当人的生理和安全需要得到满足后,对爱和归属的需要就出现了。大学生们对爱的追求应该说是合理的。但是,他们中有不少人往往把爱理解为只是性爱,而不懂得爱还包括人与人之间的友爱、互爱。马斯洛说:"我们必须强调的是,爱和性并不是同义的。性可以作为一种纯粹的生理需要来研究"而"爱的需要涉及给予爱和接受爱……我们必须懂得爱,我们必须能教会爱、创造爱、预测爱。否则,整个世界就会陷于敌意和猜忌之中"。在学生中流行的"弗洛伊德热",实际上是"泛性论热"。他们并未全面领会弗氏的思想,又缺乏识别和批判能力,只是盲目地对弗氏早期的泛性论思想感兴趣,如果指导青年学生读一些以马斯洛为代表的人本主义心理学的论著,可能会接受一些积极的东西。

笔者认为,针对学生身心发展不平衡出现的这些弱点,进行心理教育指导是十分必要的。一个偶然的机会,笔者见到正在本院实习的一位学生同老师联系补考功课时,边哭边讲,泪如雨下,全身发抖,精神萎靡,衣冠不整。出于一个有心理学专长的教师敏感和责任心,便主动同该生交谈,结果发现这个学生的适应能力很差,离群索居,经常跑回家(住郊区),认为只有住到父母身边才感到温暖和安全。每谈到考试,他就痛哭流泪,全身发抖,显然属于心理变态,如果再受到精神刺激,很可能发生精神神经症。于是,笔者多次找该生交谈,进行心理指导,协助他改变实习环境,并请带教老师和他周围的同学关心他,谅解他,笔者也经常指导他,鼓励他。半年之后,该生基本改变了上述状况,对生活和学习都比较有信心,情绪良好。与此同时,在本院实习的另外两名学生,因患精神病而住进了精神病院。试想,如果笔者事先了解到他们的心理状态,及时给予心理教育指导,也许又是另一种情形了。

总结这些经验教训,笔者认为,对有心理障碍的学生,及时进行心理教育指导是非常必要的,并拟定对今后来本院实习的学生首先进行一次心理测验,同时,安排心理知识讲座。即使是体魄健康的青年学生,也需要进行心理教育,促进他们的心理成长,达到自我实现。我们的学生无论将来成为哪方面的人才,无论是教师、科学家、管理家、医药学家,都必须首先是一个完全健康的人,只有这样,才能适应社会和科学发展的需要。

[发表于《中医教育》1990 年第 4 期(总 41 期)]

《黄帝内经》的复杂性思维探析

许　滔　吴光炯

中医学是复杂性思维的体现,《黄帝内经》是中医基础理论的奠基者,《黄帝内经》的学术思想已经蕴含了复杂性的思考。从《黄帝内经》研究的对象,提倡的整体、恒动观念,强调多脏腑相关性等,都体现了复杂性思维的基本特征。

复杂性是混沌性的局部与整体之间的非线性形式。由于局部与整体之间的这个非线性关系,使得我们不能通过局部来认识整体,复杂性是那种环境条件改变的时候,不同行为模式之间的转化能力较弱的动态改变。复杂性科学是兴起于 20 世纪 80 年代的系统科学发展的新阶段,著名的科学家霍金誉其为"21 世纪的科学"。

《黄帝内经》是我国现存医学文献中最早的一部典籍,较全面地阐述了中医理论体系的系统结构,奠定了中医学的理论原则和学术思想。中医学属于东方文化的组成部分,从整个体系的构成来看,医理和哲理的紧密结合是其特点。在推崇复杂性科学是 21 世纪的科学的今天,我们发现早在 2000 年以前作为中医学理论基础的《黄帝内经》正是以复杂性思维来建立学术体系的,《黄帝内经》的认识论、方法论符合复杂性研究方法的特点。在此我们尝试分析《黄帝内经》的这种复杂性的思考,以期引入复杂性方法来研究中医,摈弃简单还原法对中医的肢解,使中医的研究回归到正确的研究轨道上来。

1.《黄帝内经》研究的对象是复杂系统

《黄帝内经》是研究人的生命及其健康与疾病的理论体系。《黄帝内经》很早就认识到人体为开放系统,《素问·保命全形论》认为,"人以天地之气生,四时之法成",明确提出生命的孕育、成长是物质与环境、时间、空间交织,是多因素作用而成的复杂体。钱学森撰写文章指出人体的开放性、组成人体分子的巨量性以及相互作用的复杂性,决定了人体是一个开放的复杂巨系统。[1]另一方面,人适应季节的寒暑更迭,适应战争与和平的周遭环境改变,针对疾病伤残的自我修复,表明人是一个能随环境改变进行动态调整的自组织系统,《灵枢·邪客》说"人与天地相应",就是这种人体在环境改变时自适应、自组织、自洽性、自我修复、自我调整、依赖环境等特性的高度概括。现代理论指出生命不再是一个实体,而是一个异常复杂的自主的——依赖环境的——组织的现象,它产生自主性,人体结构的自组织、自适应性特征以及多层次、多形态的网络结构导致的非线性动力学特征,符合复杂性科学中复杂系统的基本特征。[2]复杂性主要具备的特点之一即是研究对象是复杂系统[3],因此,以人这个复杂系统为研究对象的《黄帝内经》具有复杂性思维的特征。

2.《黄帝内经》的整体、动态思想

《黄帝内经》里有大量的关于整体、动态思想的论述,是中医整体观念和辨证观的基础。首先从散的《黄帝内经》各篇章里,可见到五脏一体的认识,如《素问·灵兰秘典论》"凡此十二官者,不得相失也""主明则下安……主不明,则十二官危",说明了脏腑之间的连属、相关,互为依存的整体联系。同时,可见形神合一思想,如《素问·上古天人真论》"恬淡虚无,精神内守,……形与神俱,尽终其天年",强调了人是物质性与精神性的统一。在整体观念方面,《黄帝内经》更是强调人与自然的统一,如《灵枢·岁露》"人与天地相参也,与日月相应也"。另外,《黄帝内经》还指出了人是自然属性与社会属性的统一,如《素问·移精变气论》"言当今之世不然,忧患缘其内,苦形伤其外,……所以小病比甚,大病必死"。《黄帝内经》另一个杰出贡献,就是很早的强调辨证、动态的观察事物,指出人体是一个运动着的有机整体,《素问·六微旨大论》说"成败倚伏生乎动,动而不已则变作也,……不生不化,静之期也",又说"出入废则神机化灭,升降息则气立孤危。故非出入,则无以生长壮老已;非升降,则无以生长化收藏。是以升降出入,无器不有"。动态思考尽显其中。现代思想认为,复杂性科学在反对还原论或者说在超越还原论的同时提出复杂性科学是一种整体论研究,是整体论的研究纲领。斯穆茨解释到:"整体论视自然物为整体……它将自然界看作是由分立的、具体的物体或事物组成的……这些事物不能完全分解为部分。"说明事物之间的协作统一机制。《黄帝内

经》既强调单脏腑的功能,又强调脏腑协作共同调节气血等整体性作用结果,表明了《黄帝内经》即有整体论的路径,又有还原论的路径,符合复杂性科学的新方法论、融贯论的特点。在恒动的观念上,莫兰说道:复杂性就是辩证法。启示我们复杂性问题就是要辩证地认识、分析、处理问题,也就是动态的感知事物,平衡既是多维的又是暂时的,维持平衡的力对称时是平衡,但力的对称也是暂时的,从而平衡是相对的,物理学讲涨落,中医说消长,同是一个变、易,动态的问题。

3. 《黄帝内经》阴阳和合的复杂性原则

阴阳理论是《黄帝内经》的核心理论,一方面,《素问·阴阳应象大论》说"阴阳者,天地之道也,万物之纲纪,变化之父母",说明事物间蕴含对立统一的两面。另一方面,《素问·生气通天论》又说:"阴平阳秘,精神乃治;阴阳离决,精气乃绝。……凡阴阳之要,阳密乃固,两者不和,若春无秋,若冬无夏,因而和之,是谓圣度",阴平阳秘意为阴气平和,阳气固密,阴阳平和协调保持相对平衡,则身体健康,这是《内经.》阴阳和合思想的具体体现,强调了事物之间的和谐统一。莫兰指出复杂性思维表现得像一座几层建筑,它的基础由信息、控制、系统三论形成,然后是关于自组织有关的第二层。补充的因素为三个原则:两重性逻辑的原则,循环的原则和全息的原则。《黄帝内经》的阴阳学说,阴阳和合思想是两重性逻辑的最好例证,两重性逻辑原则是指把在表象上应该互相排斥的两个对立的原则或概念联结起来,它们实际上是不可分割的和对于理解同一实在性是不可缺一的。如帕斯卡所说:"一个真理的对面不是谬误,而是另一个真理,问题的关键在于联合对立的概念来思考生命和人类历史的复杂世界中的组织性的、生成的和创新的过程。"[4]

4. 《黄帝内经》致病机制的涌现特征

《黄帝内经》立足致病因素与抗病能力双方的对立变化与胜负关系论述疾病发生的机理,提出"生病起于过用"(《素问·经脉别论》)的发病观,指出人体各层次机能的紊乱失调,阴阳失调、气机升降出入逆乱即人体阴阳的和谐平衡被破坏就会致病。《素问·风论》说:"风之伤人也,或为寒热,或为热中,或为寒中,或为厉风,或为偏枯,或为风也,其病各异",强调了人的体质不同是"为病各异"的主要原因。从物质组成来看,整体和部分形成一对相对立的范畴,整体由部分组成,部分由整体分解而来,既没有无整体的部分,也没有无部分的整体,从物质表现出来的性质来说,整体具有部分所没有的性质,这种现象称为涌现[5]。因此,《黄帝内经》指出的病因加于人体,不总是表现单一的病理表现,在不同的体质和其他因素作用下,产生不同的、多样性的、不可预见的病理结果,蕴含了复杂性范式形成的涌现机制。

5.《黄帝内经》养生保健的多维性

《黄帝内经》所言及的养生保健,治未病思想体系是目前中西医领域均认可的完备体系。一方面强调精、气、神为人身三宝,《黄帝内经》认为精是构成人体的基本物质,气是脏腑活动的能力,神为生命活动现象的总称,因此,后世养生家多注重养精、益气、治神。另一方面划分了人体生长发育衰老的不同时期。《灵枢·天年篇》把人的生长发育衰老分为十个阶段,其谓:"人生十岁,五脏始定,血气已通,其气在下,故好走。二十岁,血气始盛;肌肉方长,故好趋。……百岁,五脏皆虚,神气皆去,形骸独居而终矣。"根据人体生长、发育、衰老的不同周期划分,为以后中医养生学及老年病学提供了借鉴。同时,确立了"天人相应"的养生原则,养生的要旨是"顺四时而适寒暑,和喜怒而安居处,节阴阳而调刚柔"(《灵枢·本神篇》),并提出了著名的"春夏养阳,秋冬养阴"(《素问·四气调神大论》)的四时顺养原则,创立气功养生方法,保留"七损八益"(《素问·上古天真论》)的古代房中术精髓,还提出了食养与食疗、动静结合、形体锻炼等行之有效的养生原则与方法,形成多角度、多维度、多环节的科学养生保健方法。

6. 多学科的渗透是《黄帝内经》复杂性的必然

道家学说中含有丰富的辩证法思想。道家的创始者老子认为,"道生一,一生二,二生三,三生万物,万物负阴而抱阳,冲气以为和"。说明"道"作为宇宙的本源,其内部总是包含着阴阳对立的两种势力。儒家也把宇宙看成是变动不安的过程。孔子曾说:"四时行焉,百物生焉。"(《论语·阳货》)。作为先秦哲学的集大成者,《易传》表现出更为明显的变易思维特征。作为《易经》解释之作的《易传》更是明确地把宇宙规定为一个运动变化的大过程。《周易·系辞传》曰:"易之为书也不可远,为道也屡迁,变动不居,周流六虚,上下无常,刚柔相易,不可为典要,唯变所适""一阴一阳之谓道""刚柔相推而生变化",认为宇宙的本性就是变动不安的,天地万物均处于运动变化的状态,相反相成,相反的双方、对立的两面(阴与阳,刚与柔)是事物变化的根本原因。以上的思想直接影响了《黄帝内经》医学体系的形成。《黄帝内经》的"法于阴阳,和于术数"表明《黄帝内经》理论还与古代数学的相关。总之,从《黄帝内经》的内容来看,中医学理论体系的形成与春秋战国时期自然科学技术的渗透密切相关,如天文、历法、气象地理数学军事农业等的渗透,必然是复杂研究的成果。

恩格斯在《自然辩证法》中指出:"不管自然科学家们采取什么样的态度,他们总还是在哲学的支配下。"作为中医学理论体系形成标志的《黄帝内经》,是直观与思辨,经验与哲理相结合的产物,具有古代东方哲学整体,恒动,唯物,辩证的特点,从现在的观点来看,其实更具有复杂性思维的特征。《黄帝内经》虽属传统中医的典范,但其探讨的医学模式、理论特征和实践经验,却体现了现代科学的科学思想和科学精神,对未来医学科学的发展,具有重要的科学意义。

(发表于《中国实验方剂学杂志》2010 年 16 卷 14 期)

参考文献

[1] 钱学森.关于人体科学研究的几个问题[J].中国气功科学,1994(6):4-6.

[2] 朱宗涵.医学科学和系统复杂性研究[J].系统仿真学报,2002,14(11):1425-1428.

[3] 沈娟.复杂性之管窥[J].系统科学学报,2007,15(3):51-54.

[4] 埃德加·莫兰,陈一壮.论复杂性思维[J].江南大学学报,2006,5(5):18-21.

[5] 郝柏林.复杂性的刻画与"复杂性的科学"[J].科学,1999,30(3):466-471.

吴光炯教授治疗功能性胃肠病中的方证运用体会

许 滔

功能性胃肠病(FGIDs)是一组以胃肠功能障碍为主的全身性疾病,主要表现为腹痛、腹胀、恶心、早饱、呕吐、腹泻及排便困难等,是消化门诊最常见的疾病,西方国家流行病学调查显示其发病率为34.6%。2006 年颁布了 RomeⅢ标准,根据最新颁布的 RomeⅢ标准,按不同的部位将功能性胃肠病分为功能性食管疾病、功能性胃十二指肠疾病、功能性肠道疾病、功能性胆道和 oddi 括约肌功能障碍、功能性肛门直肠疾病及新生儿/婴幼儿、儿童和青少年功能性疾病等[1]。临床实践中可见多种功能性胃肠病症状间重叠与并存,如患者有上腹不适、饱胀等功能性消化不良(FD)的表现,又有腹痛、腹胀和便秘或腹泻等便秘型或腹泻型肠易激综合征(IBS)的表现,有的表现为胃食管反流病(GERD)与功能性消化不良或肠易激综合征的重叠表现。功能性胃肠病的病因和发病机制尚不完全清楚,目前一般认为其病因主要有胃肠运动异常、内脏敏感性增高、脑肠互动、黏膜炎症与免疫及心理社会因素等。西医目前尚缺乏疗效满意的治疗方案,主要采用改善胃肠动力,钙离子拮抗等对症治疗,以及抗抑郁等综合治疗。

吴光炯教授是贵州省名老中医,以擅治消化道疾病而著称,是贵州的中医脾胃病专家,特别是对功能性胃肠病治验丰富,治疗中,凭借扎实的中医经典功底,屡用经方,重视方证辨证,每获效验,仔细比较吴老治疗功能性胃肠病的验案,体会如下:

1. 胃肠为"市"的基础认识

在功能性胃肠病的中医发病学和临床症候学上,吴老特别强调多因素参与,指出和其他脾胃病一样,若要认识功能性胃肠病复杂的生理现象、病理特点、临床表现,就一定要充分理解胃肠为"市"的思想。胃肠为"市"见于《黄帝内经》,《黄帝内经》言"胃为水谷之海""胃为市",东垣承其后,并发挥为"肠胃为市,无物不包,无物不入,寒热温凉皆有之,其为病也不一"。在这里,东垣一方面强调胃肠受纳,腐熟,传导食物的井然的生理状态;另一方面喻指了在外来的外邪,内在生理失谐的影响下,胃肠的"市"之有序被打乱,变生杂然无序的乱象,导致胃肠致病,功能失调的复杂病状。东垣"内伤脾胃,百病由生",百病即包含了多种疾病和多种症状之意。临床上,吴老正是在这种思想的主导下,辨病上统多症为一病下,不受过多主诉的干扰;辨证上仔细甄别,抓主证;治疗上强调疏、理,调升降,助动,濡润缓急,尤其是在诊疗活动中仔细倾听,重视患者的心理调理,让人称服。吴老巧妙地以胃肠为"市"为立足点,把中医和现代医学关于功能性胃肠病的胃肠运动异常、脑肠互动、免疫及心理社会因素等复杂机制无痕迹的进行了结合。

2. 橘皮竹茹汤方证重视健脾和胃、助动降逆

橘皮竹茹汤方证见于《金匮要略·呕吐哕下利病脉证治》"哕逆者,橘皮竹茹汤主之",具有益气清热、和胃降逆的作用。《医方考》:"呃逆者,由下达上,气逆作声之名也。大病后,则中气皆虚,余邪乘虚入里,邪正相搏,气必上腾,故令呃逆。脉来虚大,虚者正气弱,大者邪热在也。是方也,橘皮平其气,竹茹清其热,甘草和

其逆,人参补其虚,生姜正其胃,大枣益其脾。"主治胃虚有热,气逆动膈所致的呃逆、呕吐。吴老临证中指出功能性胃肠病恶心、早饱、呕吐,大多数有胃肠动力的原因,特别是现代肠神经系统在功能性胃肠病的作用也在不断被揭示。针对功能性胃肠病所存在的胃动力障碍,吴老常以橘皮竹茹汤治疗。辨治中抓住呕吐、嗳气、呃逆的症状,是橘皮竹茹汤证的关键。强调橘皮、竹茹配伍,以清热安胃,降逆止呃为方证主骨,生姜温中止呕,辛温助动,不要轻视,人参甘温而益气补中,促进动力,功效确切。诸药合用,共奏降逆和胃、清热益气之功,其特点是寒温相济,补而不滞。

3. 五泻心汤方证善于寒热并调、和中消痞

"心下痞"即胃脘部有堵闷痞塞之感,其特点是虽然痞塞,但"按之濡"(柔软,不硬不痛)。与功能性胃肠病中一些症状表现一致,吴老抓住功能性胃肠病中所表现出来的"心下痞",辨以不同的泻心汤证,收效明显。在功能性胃肠病的治疗中,吴老反复强调对五泻心汤证的比较运用。半夏泻心汤证见于《伤寒论》第149条曰:"伤寒五六日,呕而发热者,柴胡汤证俱,而以他药下之……但满而不痛者,此为痞,柴胡不中与之,宜半夏泻心汤。"揭示出误下邪陷,脾胃功能失调,中焦斡旋失司,寒热失和是导致本证心下痞的主要原因。半夏泻心汤苦降辛开,寒温并用,阴阳并调,使中焦气振,升降得复,痞满则除。生姜泻心汤即半夏泻心汤减干姜用量,另加生姜而成,见《伤寒论》157条,主治寒热错杂痞,病变偏重水饮食滞,证见胃中不和,心下痞硬,干噫食臭,胁下有水气,腹中雷鸣,下利等。甘草泻心汤方证见《伤寒论》158条。主治寒热错杂痞,中伤尤笃,客气上逆,痞利俱甚。证见下利数十行,谷不化,腹中雷鸣,心下痞硬而满,干呕,心烦不得安等。大黄黄连泻心汤方证见《伤寒论》154条"心下痞,按之濡,其脉关上浮者,大黄黄连泻心汤主之"。此为热痞的证治。热痞为无形邪热结于心下,致使气塞不通而成。病因源于误下,或外邪化热与无形之气相结而致,属"火热之痞",故治用大黄黄连泻心汤,清热消痞为主。附子泻心汤方证见《伤寒论》155条"心下痞,而复恶寒汗出者,附子泻心汤主之"。此证"心下痞"属热痞,"恶寒、汗出"为表阳虚,故本证热痞兼阳虚,可以看作是"寒热痞",属上热下寒证,即上、中焦出现热症,下焦则见虚寒现象,此本邪实正虚。故治疗既要清热又要温阳,取攻补兼施,寒热并用法,以附子泻心汤扶阳泻痞。吴老指出在功能性胃肠病中,由于病程较长,缠绵难愈,体质不同,兼以误下误补,总表现寒热错杂之象。因此,寒热并调的泻心汤证运用较多,在辨证施方中,根据寒、热、虚、逆、水气的不同运用不同的泻心汤,体现"有是病用是药"的方证对应思

想。清代医学家徐灵胎曾说:"方之治病有定,而病之变迁无定,知其一定之治,随其病之千变万化而应用不爽"(《伤寒论类方·序》),就是这种灵活运用方证的体现。

4.小陷胸汤方证注重宽胸散结,化痰清热

《伤寒论》:"小结胸病,正在心下,按之则痛,脉浮滑者,小陷胸汤主之。"《古今名医方论》程扶生曰:"此热结未深者在心下,不若大结胸之高在心上。按之痛,比手不可近为轻。脉之浮滑,又缓于沉紧。但痰饮素盛,挟热邪而内结,所以脉见浮滑也。以半夏之辛散之,黄连之苦泻之,栝蒌之苦润涤之,所以除热散结于胸中也。先煮栝蒌,分温三服,皆以缓治上之法。"蒌实(大者一枚)清热化痰,下气宽胸。黄连、半夏辛开苦降,本方证以胸脘痞闷,按之则痛,舌苔黄腻,脉滑数为证治要点。吴老称胸次不舒应指胸部与胃脘部不适,功能性胃肠病中的胃食道反流病常常表现为上述的胸次不舒,与小结胸病比较吻合,因此,用小陷胸汤方证治疗胃食道反流病是吴老常用之法。对符合痰热互结证者,疗效明显。

5.柴胡汤方证注重解郁疏肝,理气,通腑、泻热

小柴胡汤方证见于《伤寒论》:"伤寒五六日,中风,往来寒热,胸胁苦满,默默不欲饮食,心烦喜呕,或胸中烦而不呕,或渴,或腹中痛,或胁下痞鞕,或心下悸,小便不利,或不渴,身有微热,或咳者,小柴胡汤主之。"功用和解少阳,和胃降逆,扶正祛邪。小柴胡汤方证因其"但见一证便是,不必悉俱",故临床运用非常广泛。功能性胃十二指肠病变,功能性胆道和 oddi 括约肌功能障碍,常常有小柴胡证的表现,吴老常以小柴胡汤和平胃散,和温胆汤,和陷胸汤共同化裁进行辨治,达到解郁、理气、和胃降逆的功效。也是吴老在功能性胃肠病治疗中重视解郁,重视气机条畅的观点。

大柴胡汤方证见于《金匮要略·腹满寒疝宿食病脉证并治》:"按之心下满痛者,此为实也,当下之,宜大柴胡汤。"本方系小柴胡汤去人参、甘草,加大黄、枳实、芍药而成,亦是小柴胡汤与小承气汤两方加减合成,是和解为主与泻下并用的方剂。临床以往来寒热,胸胁苦满,心下满痛,呕吐,苔黄,脉弦数有力为证治要点。吴老在功能性胃肠病治疗中,以痛、吐、胀、秘为大柴胡汤方证的指征,每获效验。现代大柴胡汤方证的规范化研究较多,说明大柴胡汤是有实证的效方。

6.葛根芩连汤方证立足解肌止泻、重在升清

葛根芩连汤方证见于《伤寒论》30 条"太阳病桂枝证,医反下之,利遂不止,脉促者,表未解也;喘而汗出者,葛根黄芩黄连汤主之"。方中葛根外解肌表之邪以散热,内清阳明之热,升发脾胃清阳之气止泻生津,黄芩清热燥湿,黄连苦燥止利,主治表证未解,邪热入里证。吴老在使用葛根芩连汤治疗功能性肠病时,强调了升清的作用,与"清气在下则生飧泄"的机理相对应。

徐灵胎在《金匮要略心典·序》说:"仲景之方,犹百钧之弩也,如其中的,一举贯革,如不中的,弓劲矢疾,去的弥远。"就是说方证必须相应。方证相应了,就是特效方,就是必效方,不对应,就是无效方。吴光炯名老中医临床中强调方证,除了经典的方证,对后来的有明确运用指征的方剂也摸索其方证特点。因此,吴老强调记方,指出借鉴最有效的间接经验,比自己摸索,随意加减疗效高得多。

(发表于《中国医药指南》2010 年 23 期)

参考文献

[1] 罗马委员会.功能性胃肠病罗马Ⅲ诊断标准[J].现代消化及介入诊疗,2007,11(2):137-140.

[2] 黄煌.论方证相应说及其意义[J].1998(6):11-13.

升清降浊强调脾胃同治重在治水湿痰饮
——吴光炯谈膀胱何以与脾胃并列

许 滔

本论文在比较详尽地解读《黄帝内经》和《伤寒杂病论》中关于脾胃生理病理论述的基础上,对李东垣和叶天士治脾胃病的学术思想作了简要的述评。在总结整理指导老师吴光炯教授诊治脾胃病的学术经验时我们发现,如果说李东垣益气升阳重在治脾,叶天士益气养阴重在治胃,那么吴光炯老师升清降浊是脾胃同治重在治邪,即重视治疗脾胃病中的水湿痰饮。在脾胃病病机的三个相互关联环节中,吴老师在湿浊阻遏和气机郁滞两个环节下分别提示脾胃肠是多水湿的、多气体的器官,这一提示包含有深刻的内容及临床意义。

胃为水谷之海,确实是多水湿的器官。按照现代医学的认识,正常成人每天有

9 L左右的液体进入肠道,大部分被肠道吸收;同时,肠道也要分泌一定量的液体,吸收的液体量减去分泌的液体量,为净吸收量。被吸收液体和组织代谢产生的水,部分由尿和汗等方式排出,从而保持人体内环境的恒定性。在病理情况下,如果吸收相对减少或分泌过多,则肠道内液体量过多,粪便被稀释而产生腹泻;反之则便秘。那么按照中医学的认识,这些水液是如何代谢的呢?《素问·经脉别论》说:"饮入于胃,游溢精气,上输于脾,脾气散精,上归于肺,通调水道,下输膀胱,水精四布,五经并行。"近代的中医通常都是根据这段经文论述脾肺与痰饮、水肿的关系。吴老师认为,在人体水液代谢过程中除脾肺的作用外,还有两个被忽略的重要环节,就是小肠泌别清浊的功能作用和膀胱气化的作用。

上段经文笼统说得通调水道下输膀胱,是省去了三焦的气化作用。"三焦者,决渎之官,水道出焉。"在《灵枢·营卫生会篇》中所提及的三焦主要与胃肠有关。如说:"上焦出于胃上口,并咽以上,贯膈而布胸中……中焦亦并胃中,出上焦之后,此所受气者,泌糟粕,蒸津液,化其精微,上注于肺,乃化为血,以奉生身……下焦者,别回肠,注于膀胱而渗入焉。故水谷者,常并居于胃中,成糟粕,而俱下于大肠,而成下焦,渗而俱下,济泌别汁,循下焦而渗入膀胱焉。"小肠泌别清浊的功能可能与这段经文中提到的"济泌别汁"一语有关。"济"通"挤"(引陆九芝),就是挤泌出糟粕中的津液部分以利肠道吸收利用。至于挤泌别汁、泌别清浊的功能是在胃、在小肠、大肠,2000多年前的古人是无法搞清楚的。明末清初,西方文化以传教的方式带到我国,对我国传统文化产生了较大的影响。正如徐光启以中西学会通纠正了传统历法之误、汪昂纠正了人的灵机记性不在心而在脑一样,明末医家李梴也大体上理清了胃和小肠大肠的顺序,他在《医学入门》一书中说:"小肠上接胃口,受盛其糟粕传化,下达膀胱、广肠、大肠,泌别清浊宜通。小肠者受盛之官,化物出焉。凡胃中腐熟水谷,其滓秽自胃之下口并入小肠上口,自小肠下口泌别清浊,水入膀胱上,滓秽入大肠上口。"现在我们可以顺理成章的表达为:小肠受盛从胃推下来的经腐熟的水谷,"化物出焉"是小肠将水谷精微与糟粕别处,精微部分被机体吸收利用(转化为气血);糟粕部分除食物残滓外还会有大量的水液,小肠的泌别作用还要将水液从食物残渣中"挤泌"出来,粪便排到大肠,水液渗入膀胱。在中医学看来,渗入膀胱的水液不全都是废料全部排出,其中大部分还可以被利用,故称膀胱为"津液之府"。膀胱为足太阳经,太阳主表,毫毛以其应。所谓"气化则能出也",是说膀胱的津液经过肾阳的气化后,一部分作为尿排出,还有一部分可以通过出汗的方式排出,即所谓"膀胱气化出太阳"。中医学上的"膀胱"不能等同于解剖形态学上的膀胱。中医学所说的膀胱与小肠的关系非常密切,因为营卫运行的顺序是从心到小肠到膀胱,如说心遗热于小肠,小肠遗热于膀胱。临床上利尿可以除热,还可以实大便(止泻)。可见小肠和膀胱在调节人体水液代谢中起到很重要的作用。由于膀胱气化出太阳,故解表发汗既可以退热,也可以止泻,喻嘉言立人参败毒散所称的"逆流挽舟"法即是最好的例证。原来《黄帝内经》说的"去菀陈莝,开魄门,洁净府"在胃肠病中也用得上。

由于中医脏象论是以脾(脏)统胃(府),胃又包括大小肠,故后世医家也每多称脾胃论、脾胃病,无意中忽略了对大小肠生理病理的深入研究。例如小肠泌别清浊这个概念是谁首先提出来的,连中医高级丛书《中医学基础》都说现在还未查到出处。对小肠病症的忽略不仅仅是中医,就是西医学家也有同样的感触,如国内著名消化病学家萧树东教授就说:"小肠位于腹腔中下部,上起自胃幽门,下至盲肠,由十二指肠、空肠和回肠三部分组成,与大肠连接,是人体内食物消化和吸收的主要场所,对于机体的营养和能量代谢起着至关重要的作用。……但由于其长度(3~5 m)和解剖结构的特殊性(面积大、皱襞多等),长期以来一直缺乏有效地检查手段,小肠疾病的研究也少人问津。"(2005年)

这里详尽讨论了人体水液代谢过程中的几个重要环节,特别是小肠泌别清浊及膀胱气化与水液代谢的关系,既重视脾肺和胃,又不停留在脾肺和胃上,而是将脾、肺、胃、肠、膀胱有机地联系起来,说明不论是外感、内伤、饮食、药物,还是其他因素,只要打破了其中任何一个环节,都可以导致水液代谢障碍,久而酿湿生痰。水湿既可外感,又可内生;内生的水湿痰饮大多是病理产物,这些病理产物又可成为病因直接或间接地引起各脏腑的病症,而脾胃首当其冲。吴老师还指出,胃肠确实又是多气体的器官,如进食、食物在肠内酵解、肠道菌群失调等,都是肠道气体的来源。如果肠道气体过多,也会发生腹胀、腹痛,但比起水湿痰饮引起的腹胀、腹痛来,好治得多;只要不兼夹湿和痰,有时候放几个屁都可能缓解。但如果气与水湿痰饮裹结,相互影响,治疗就比较困难了。

脾主湿而喜燥恶湿,为生痰之源。脾病则水湿痰饮形成,后者又阻遏气机升降枢纽。这在脾胃肠病症的发生发展过程中形成互为因果的不良循环,是脾胃肠病症每多时轻时重、缠绵难愈的重要原因。因此,吴老师说,中医诊治胃肠病,升降气机是方法、是手段,治水湿痰浊是目的。这从他临床治脾胃肠病症常用的六君类、陷胸类、旋覆代赭类、温胆类、泻心类、理中类、胃苓类、苓桂术甘类、柴胡类、补中类、三仁类、承气类等系列方（所谓系列方不是所举这类方，而是指每类方的加减化裁方，如六君类系列方包括香砂六君、金水六君、归芍六君等，柴胡类系列方包括大小柴胡汤、四逆散、疏肝散、逍遥散等）就充分体现出来，同时，也与吴老师关于脾胃肠病辨证属纯虚者极少见，纯实证常有之，虚中夹实、寒热错杂证最多的论断相符合。

（选自师承学习博士论文，有增删）

编 后 记

　　作为吴光炯名老中医药专家传承工作室的负责人,我主持编写了这部 60 余万字的书,如果没有吴光炯老师和师兄师妹们所做的大量工作,是不可能在短短 3 个月内(而且都是利用双休日)完成的。

　　我们都是吴光炯老师指导的全国第四批、第五批师承学员,所撰写的学位论文都是从不同方面总结了吴光炯老师医学学术思想和临床经验。吴光炯老师在医疗、教学之余也勤于笔耕,所发表的和未发表的论文和专题讲座稿相当多,内容十分丰富。这些资料为编写这部书打下了良好的基础。需要特别指出的是,在将这些资料做合理选择进行整合、修改、补充后编写成书稿的过程中,吴光炯老师始终亲自指导。他指出,编写出版一部书,就必须对社会对读者负责,从而在选材上要重质量,不要图数量,宁缺毋滥;要尽量做到内容与形式的统一。当校样稿印出来后,吴光炯老师又亲自校对、修改和补充;还多次同我一道去贵州科技出版社与本书的责任编辑施雯女士就封面设计和个别章节编排调整等问题进行真诚的沟通,使之尽量臻于完善。

　　我们要感谢国家中医药管理局授予吴光炯名老中医药专家传承工作室。吴光炯老师多次声明自己没有著书立说的意愿,如果不是工作室验收条件的要求,就不可能编写出版这部书,或许吴光炯老师的学术思想和临床经验就会被时间和岁月带走。感谢贵阳中医学院第一附属医院的领导对工作室的重视,为这部书的出版在经费上给予支持;感谢贵州科技出版社和责任编辑施雯女士,你们的用心付出为这部书增色不少。

　　由于时间仓促,加上编者水平有限,书中难免出现舛错,例如,医案举隅部分,只能按当时的实际情况记录,过后不宜过多修改,以免失真,等等,敬请读者批评指正,有望再版时进一步修订完善。

吴泽湘

2016 年 6 月